W0255245

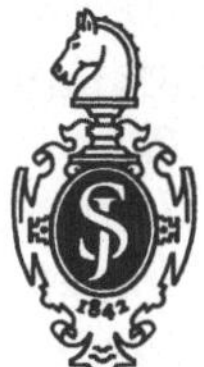

Springer
Berlin
Heidelberg
New York
Barcelona
Budapest
Hongkong
London
Mailand
Paris
Santa Clara
Singapur
Tokio

26. Hämophilie-Symposion

Hamburg 1995

Herausgeber: I. Scharrer, W. Schramm

Verhandlungsberichte:

HIV-Infektion
Sicherheit von Faktorenkonzentraten
Hämophilie-Therapie
Pädiatrie
Thrombophilie
Thrombophile Diathese
Hämorrhagische Diathese
Kasuistiken

Wissenschaftliche Leitung:
I. Scharrer, Frankfurt
W. Schramm, München

Moderatoren:
K. Lechner, Wien; L. Gürtler, München; W. Schramm, München;
E. O. Meili, Zürich; I. Scharrer, Frankfurt; K. Schimpf, Bonn;
A. H. Sutor, Freiburg; W. Kreuz, Frankfurt; I. Pabinger, Wien;
M. Barthels, Hannover; C. Heinrichs, Berlin; R. Zimmermann, Heidelberg

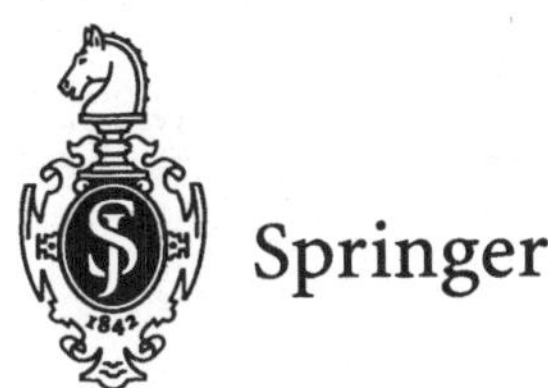

Springer

Professor Dr. med. Inge Scharrer
Med. Klinik I,
Schwerpunkt Angiologie, Universitätsklinikum
Theodor-Stern-Kai 7
D-60590 Frankfurt am Main

Professor Dr. med. Wolfgang Schramm
Hämostaseologische Abteilung
Med. Univ.-Klinik Innenstadt
Ziemssenstraße 1a
D-80336 München

Mit 176 Abbildungen

ISBN-13: 978-3-540-61101-1 e-ISBN-13: 978-3-642-60418-8
DOI: 10.1007/978-3-642-60418-8

Die Deutsche Bibliothek – CIP-Einheitsaufnahme

Hämophilie-Symposion <26, 1995, Hamburg>:
Verhandlungsberichte / 26. Hämophilie-Symposion : Hamburg 1995 / Hrsg: I. Scharrer ; W. Schramm. Wiss. Leitung: I. Heidelberg ; New York ; Barcelona ; Budapest ; Hongkong ; London ; Mailand ; Paris ; Santa Clara ; Singapur ; Tokio : Springer, 1997
ISBN-13: 978-3-540-61101-1
NE: Scharrer, Inge [Hrsg.], Lechner, Klaus: Verhandlungsberichte; Verhandlungsberichte

Satzherstellung: Fotosatz-Service Köhler OHG, Würzburg
Druck: Druckhaus Beltz, 69502 Hemsbach

SPIN 10534823 23/3134/5 4 3 2 1 0

Inhaltsverzeichnis

I. HIV-Infektion

II. Sicherheit von Faktorenkonzentraten

III. Hämophilietherapie

IV. Pädiatrie

V. Thrombophilie: prädiktiver Wert von Aktivierungsmarkern

VI. Freie Vorträge

VII. a Thrombophile Diathese

VII. b Hämorrhagische Diathese

VII.c Kasuistiken

Teilnehmerverzeichnis

Ackermann, K., Dr.
Klinik und Poliklinik für Kieferchirurgie/Klinikum der Ludwig-Maximilians-Universität, München

Adam
Abt. f. Angiologie/Zentrum der Inneren Medizin/Klinikum der Johann-Wolfgang-Goethe-Universität, Frankfurt/M.

Anderle, K. Dr.
Immuno, Wien

Anders, O., Priv.-Doz. Dr.
Klinik und Poliklinik für Innere Medizin der Universität Rostock, Rostock

Arends, P., Dr.
Arzt für Kinderheilkunde, Güssing

Arndt, R., Dr.
Kinderklinik, Klinikum Neubrandenburg, Neubrandenburg

Asbeck, F., Prof. Dr.
I. Medizinische Klinik, Städtisches Krankenhaus, Kiel

Astermark, J., Dr.
Dept. for Koagulation illnesses, University Hospital, Malmö

Auberger, K., Frau Dr.
Kinderklinik im Dr. von Hauner'schen Kinderspital der Ludwig-Maximilians-Universität, München

Auerswald, G., Prof. Dr.
Professor-Hess-Kinderklinik, Zentralkrankenhaus St.-Jürgen-Straße, Bremen

Auler, A., Dr.
Kieferchirurgische Klinik, Bethesda-Krankenhaus, Mönchengladbach

Aumann, V., Dr.
Klinik für Kinderheilkunde, Otto-von-Guericke-Universität, Magdeburg

Aumann, A., Frau Dr.
Krankenhaus Altstadt, Magdeburg

Awenarius, H.-J., Prof. Dr.
Abt. Hämatologie und Onkologie, Zentrum Innere Medizin, Medizinische Hochschule Hannover, Hannover

Aygören-Pürsün, E., Frau Dr.
Abt. für Angiologie/Zentrum der Inneren Medizin/Klinikum der Johann-Wolfgang-Goethe-Universität, Frankfurt/M.

Balleisen, L., Prof. Dr.
Abteilung Hämatologie u. Onkologie, Innere Medizin, Evangelisches Krankenhaus, Hamm

Barthels, M., Frau Prof. Dr.
Abt. Hämatologie und Onkologie, Zentrum Innere Medizin, Medizinische Hochschule Hannover, Hannover

Bartsch, N., Frau
Abt. Transfusionsmedizin, Transplantationsimmunologie, Universitätskrankenhaus Eppendorf, Hamburg

Bau, J., Frau
Abt. Transfusionsmedizin, Transplantationsimmunologie, Universitätskrankenhaus Eppendorf, Hamburg

Baumgartner, H., Dr.
Ostschw. Säuglings und Kinderspital, St. Gallen

Beck, Ch., Frau Dr.
Ärztin für Kinderheilkunde, Berlin

Beck, E. A., Prof. Dr.
Arzt für Hämatologie, Lugano

Bedenian, R., Frau
Abt. für Angiologie/Zentrum der Inneren Medizin/Klinikum der Johann-Wolfgang-Goethe-Universität, Frankfurt/M.

Beeg, Th., Dr.
Abt. Hämatologie u. Ger./Zentrum der Kinderheilkunde/Klinikum der Johann-Wolfgang-Goethe-Universität, Frankfurt/M.

Beeser, H. P., Prof. Dr.
Institut für Transfusionsmedizin, Zentrum Innere Medizin/Klinikum der Albert-Ludwigs-Universität, Freiburg

Bergmann, F., Frau Dr.
Zentrum Kinderheilkunde, Medizinische Hochschule Hannover, Hannover

Berntorp, E., Dr.
Medicincka Kliniken, Malmö Allmänna Sjukhus, Malmö

Berthold, B., Dr.
Hämophilie-Zentrum, Klinik für Innere Medizin I, Klinikum Neubrandenburg, Neubrandenburg

BIEDERMANN, B., Frau
Universitätsklinik für Innere Medizin I, Wien

BINDER, F., Dr.
Chirurgische Abteilung, Diakoniekrankenhaus, Schwäbisch Hall

BODA, Z, Dr.
DOTE, II. Belklinika, Debrecen/Ungarn

BÖSCHOW, G., Frau
Kinderklinik, Cottbus

BÖTTCHER, D., Prof. Dr.
Abteilung Innere Medizin, Krankenhaus Bethesda, Wuppertal

BOUKA, A., Frau Dr.
Abteilung Gerinnung, Klinikum der Julius-Liebig-Universität, Gießen

BRACKMANN, H.-H., Dr.
Institut für Experimentelle Hämatologie und Transfusionsmedizin der Universität, Bonn

BRANKOVA, J., Frau Dr.
Appartement 1/154, München

BRATANOFF, E., Frau Dr.
Klinik und Poliklinik für Kindermedizin, Medizinische Akademie Erfurt, Erfurt

BRAUN, U., Frau Dr.,
Deutsche Hämophiliegesellschaft, München

BREUER, W.
IGH, Bonn

BROCKHAUS, W., Priv.-Doz. Dr.
Abteilung Hämostaseologie, 7. Medizinische Klinik, Klinikum Süd, Nürnberg

BRUHN, H. D., Prof. Dr.
I. Medizinische Klinik, Klinikum der Christian-Albrechts-Universität, Kiel

BUDDE, U., Priv.-Doz. Dr.
Blutspendedienst, Allgemeines Krankenhaus Harburg, Hamburg

BUXMANN, Herrn
Abt. f. Angiologie/Zentrum der Inneren Medizin/Klinikum der Johann-Wolfgang-Goethe-Universität, Frankfurt/M.

CASPARI, G., Dr.
Institut für Med. Virologie, Klinikum der Justus-Liebig-Universität, Gießen

CASTORPH, TH., Dr.
Abteilung Hämatologie, I. Medizinische Abteilung, Krankenhaus München-Schwabing, München

Chrobak, L., Prof. Dr.
Hämatologische Abteilung, I. Medizinische Klinik, Universitätskrankenhaus Hradec Králové

Depka Prondzinski von, M., Dr.
Abt. für Angiologie/Zentrum der Inneren Medizin/Klinikum der Johann-Wolfgang-Goethe-Universität, Frankfurt/M.

Dicato, M.-A., Prof. Dr.
Département Hématologie, Service de Médicine Interne, Centre Hospitalier du Luxembourg, Luxembourg

Dick, A., Frau
Abteilung Hämostaseologie, Medizinische Klinik Innenstadt der Ludwig-Maximilians-Universität, München

Dietrich, M., Frau
Zentrum der Inneren Medizin, Klinikum der Johann-Wolfgang-Goethe-Universität, Frankfurt/M.

Dingeldein, E., Frau
Abt. für Angiologie/Zentrum der Inneren Medizin/Klinikum der Johann-Wolfgang-Goethe-Universität, Frankfurt/M.

Dittrich, H., Prof. Dr.
Wien

Dockter, G., Prof. Dr.
Kinderklinik, Universitätskliniken des Saarlandes, Homburg

Dorner, F., Prof. Dr.
Biomedizinisches Forschungszentrum, IMMUNO AG, Orth a./D.

Dulicek, P., Dr.
Hämatologische Abteilung, I. Medizinische Klinik, Universitätskrankenhaus, Hradec Králové

Dürr, M., Frau Dr.
Zentrum für Kinderheilkunde, Univ.-Klinikum der Gesamthochschule, Essen

Eberl, W., Dr.
Kinderklinik, Städtisches Klinikum Holwedestraße, Braunschweig

Eckert, G., Frau
Abt. für Angiologie/Zentrum der Inneren Medizin/Klinikum der Johann-Wolfgang-Goethe-Universität, Frankfurt/M.

Effenberger, W.,
Institut für Exp. Hämatologie und Transfusionsmedizin der Universität, Bonn

Egbring, R., Prof. Dr.
Gerinnungslabor, Zentrum für Innere Medizin, Klinikum der Philipps-Universität, Marburg

EGGERS, G., Frau Priv.-Doz. Dr.
Klinik für Kinder und Jugendliche, Universität Rostock, Rostock

EGLI, H., Prof. Dr.
Bonn

EHRENFORTH, S., Frau Dr.
Abt. für Angiologie/Zentrum der Inneren Medizin/Klinikum der Johann-Wolfgang-Goethe-Universität, Frankfurt/M.

EIBL, J., Dr.
IMMUNO, AG, Wien

EICHINGER, S., Frau Dr.
Universitätsklinik für Innere Medizin I, Wien

EICKHOFF, H. H., Dr.
Orthopädische Klinik, St.-Josef-Hospital, Troisdorf

EIFRIG, B., Frau Dr.
Abt. für Blutgerinnungsstörungen, Chirurgische Klinik, Universitätskrankenhaus Eppendorf, Hamburg

ELLBRÜCK, D., Dr.
Abteilung Hämostaseologie, Medizinische Universitätsklinik, Ulm

ERNST, R., Dr.
Abteilung Hämatologie u. Onkologie, Kinderklinik/Medizinische Einr. d. Westfälischen Wilhelms-Universität, Münster

ERTL, R. L., Prof. Dr.
Universitätsklinik für Zahn-, Mund- und Kieferheilkunde, Wien

ESCURIOLA-ETTINGSHAUSEN, C., Frau
Zentrum der Kinderheilkunde, Klinikum der Johann-Wolfgang-Goethe-Universität, Frankfurt/M.

EVENSEN, ST., Dr. St.
Rikshospitalet, Oslo

EVERAUS, H., Frau Dr.
Tartu University, Children's Hospital, Tartu/Estland

FABRIZIUS, TH., Dr.
Pharmacia GmbH, Tennenlohe

FAESSLER, H., Dr.
Innere Medizin, Chiasso

FALGER, J., Frau Dr.
Universitätsklinik für Kinderheilkunde, Wien

FELTEN VON, A., Prof. Dr.
Gerinnungslabor, Abteilung Innere Medizin, Universitätsspital, Zürich

FISCHER, B., Frau Dr.
Institut für Humangenetik, Klinikum der Christian-Albrechts-Universität, Kiel

FISCHER, M., Prof. Dr.
Zentrallaboratorium, Krankenhaus der Stadt Wien-Lainz, Wien

FLEPP, M., Dr.
Abt. Infektionskrankheiten, Abteilung Innere Medizin, Universitätsspital Zürich, Zürich

FODE, B., Dr.
Kinderklinik, Klinikum der Eberhard-Karls-Universität, Tübingen

FORENBACHER, H., Prim. Dr.
IV. Med. Infektionsabteilung, Landeskrankenhaus, Graz

FRANKE, ST., Frau
Abt. für Angiologie/Zentrum der Inneren Medizin/Klinikum der Johann-Wolfgang-Goethe-Universität, Frankfurt/M.

FRANKE, D., Priv.-Doz. Dr.
Praxis für Medizin und Gefäßkrankheiten, Magdeburg

FRANTOVA, Z., Frau Dr.
Hemat-transfuz. odd, Nemocnica s. poliklinikou, Nitra

FRICK, U., Frau Prof. Dr.
Institut für Pathologische und Klinische Biochemie der Ernst-Moritz-Arndt-Universität, Greifswald

FUCHS, A., Frau
Hämophilie-Ambulanz, Universitätsklinik für Innere Medizin I, Wien

FUNKE, Dr.
Abt. Hämatologie u. Hämostaseologie, Kinderklinik/Klinikum der Albert-Ludwigs-Universität, Freiburg

FUNKE, U.,
Klin.-Chem. Zentrallabor, Kreiskrankenhaus Zittau, Zittau

FURRER, H.-U., Dr.
Arzt für Kinderheilkunde, Sarnen

GALLISTL, S., Dr.
Zentrallabor, Universitäts-Kinderklinik, raz

GANDENBERGER-BACHEM, S., Frau Dr.
Kinderklinik im Dr. von Hauner'schen Kinderspital der Ludwig-Maximilians-Universität, München

GAZDA H., Frau Dr.
Hematology/Oncology, Department of Pediatrics Medical Academy, Warsaw

Gaze, H., Dr.
Service de Pédiatrie, Hopital Pourtalès, Neuchatel

Gebauer, E., Prof. Dr.
Inst. of Mother and Child Health, University of Novi Sad, Novi Sad

Geib, R., Frau Dr.
Kinderklinik, Saarbrücker Winterbergkliniken, Saarbrücken

Giangrande, P. L. F., Dr.
Oxford Haemophilia Centre, Radcliffe Hospital, Hoadiagiou Oxford

Gnauck, M., Frau
Klinik und Poliklinik für Kinderheilkunde/Universitätsklinikum Carl Gustav Carus, Dresden

Göbel, F.-J., Dr.
DRK-Kinderklinik, Siegen

Goldmann, B., Dr.
Arzt für Hämatologie und Onkologie, Lüneburg

Graf, B., Dr.
II. Med. Abteilung, Allg. Österr. Landeskrankenhaus, Salzburg

Grienberger, H., Dr.
Kinderspital und Infektion, Allg. Österr. Landeskrankenhaus, Salzburg

Grob, P., Prof. Dr.
Kantonsspital, Abteilung Immunologie, Zürich

Grohmann, Frau Dr.
Abt. Hämatologie u. Hämostaseologie, Kinderklinik/Klinikum der Albert-Ludwigs-Universität, Freiburg

Gross, J., Dr.
Abt. Klinische Hämostaseologie und Transfusionsmedizin, Universitätskliniken des Saarlandes, Haus 75, Homburg

Gross, W., Prof. Dr.
Medizinische Poliklinik der Julius-Maximilians-Universität, Würzburg

Grote, R., Dr.
IGH, Bonn

Gstöttner, M., Prim. Dr.
Oberösterr. Gebietskrankenkasse, Linz

Gürtler, L., Prof. Dr.
Max-von-Pettenkofer-Institut für Hygiene und Med. Mikrobiologie der Universität München, München

Gutensohn, K., Dr.
Abt. Transfusionsmedizin, Transplantationsimmunologie, Universitätskrankenhaus Eppendorf, Hamburg

Halm, G., Frau Dr.
Orszagos Haematologiai es Vertransfuzios Intezet, Budapest

Hartl, H. K., Dr.
Institut für Sozialmedizin der Universität Wien, Wien

Hartmann, S., Frau Dr.
Ärztin für Hämatologie u. Onkologie, Chur

Hartung, K.-J., Dr.
Institut für Klinische Chemie und Laboratoriumsdiagnostik, Otto-von-Guericke-Universität, Magdeburg

Hasler, K., Frau Prof. Dr.
Abteilung Hämatologie u. Onkologie, Zentrum Innere Med.I/Klinikum der Albert-Ludwigs-Universität, Freiburg

Haushofer, A., Dr.
Zentrallabor, Krankenhaus der Stadt Wien-Lainz, Wien

Hausmann, K., Prof. Dr.
Hamburg

Heinemann, H., Dr.
Abteilung Anästhesie, Allgemeines Krankenhaus Altona, Hamburg

Heinrichs, Ch., Frau Doz. Dr.
Zentralabteilung Hämostaseologie, Hämophilie-Zentrum, Krankenhaus im Friedrichshain, Berlin

Hellstern, P., Prof. Dr.
Institut für Transfusionsmedizin und Immunhämatologie, Klinikum der Stadt Ludwigshafen, Ludwigshafen

Hempelmann, L., Dr.
Kinderklinik Lindenhof, Krankenhaus Lichtenberg, Berlin

Herlin, T., Dr.
University Hospital in Arhus, Arhus

Herrmann, F. H., Prof. Dr. Dr.
Institut für Humangenetik, Medizinische Fakultät der Ernst-Moritz-Arndt-Universität, Greifswald

Hilgenfeld, E., Frau Dr.
Klinik für Kinderheilkunde, Bereich Medizin (Charité), Humboldt-Universität zu Berlin, Berlin

Hofmann, K., Dr.
Abt. Hämatologie und Onkologie, Kinderklinik, Klinikum GmbH, Chemnitz

Hofmann, H., Dr.
Potsdam

HOLECKOVA, M., Frau Dr.
Abteilung Hämatologie, Fakultäts-Krankenhaus, Budejovice

HOVY, L., Priv.-Doz. Dr.
Orthopädische Universitätsklinik Friedrichsheim, Frankfurt/M.

HUBER, A., Frau
Universitätsklinik für Innere Medizin I, Wien

HULPKE-WETTE, M., Dr.
Zentrum Kinderheilkunde, Med. Klinik und Poliklinik
der Georg-August-Universität, Göttingen

IFSITZ, A., Frau
Wiener Gebietskrankenkasse, Wien

IMAHORN, P., Dr.
Kinderspital, Luzern

ISAK, E., Frau Dr.
I. Medizinische Abteilung, Allg. österr. Landeskrankenhaus, Klagenfurt

ISTVAN, L., Prof. Dr.
Bluttransfusionsdienst, Szombathely

JAGER, R., Frau Dr.
Vertranszfuzios Allomas, Szombathely

JOACHIM, D., Frau Dr.
Kinderklinik, Klinikum Görlitz, Görlitz

JOSEPH-STEINER, J., Dr.
Zentrum der Kinderheilkunde, Klinikum
der Johann-Wolfgang-Goethe-Universität, Frankfurt/M.

KAISER, R., Dr.
Institut für Medizinische Mikrobiologie und Immunologie der Universität Bonn

KALNINS, W.
Marmagen

KAPIOTIS, S., Dr.
Klin. Institut für Medizin und Chem. Labordiagnostik, Wien

KEHL, H. G., Dr.
Abteilung Hämatologie/Onkologie, Kinderklinik/Medizinische
Einr. d. Westfälischen Wilhelms-Universität, Münster

KELLER, F., Prof. Dr.
Zentrallabor, Kinderklinik und Poliklinik
der Julius-Maximilians-Universität, Würzburg

KEMKES-MATTHES, B., Frau Priv.-Doz. Dr.
Zentrum für Innere Medizin, Klinikum der Justus-Liebig-Universität, Gießen

KERSTAN, J., Dr.
Kinderklinik, Städtisches Krankenhaus, Hildesheim

KJELLMAN, H.
Skinnskatteberg

KLARE, M., Dr.
III. Innere Klinik, Klinikum Berlin Buch, Berlin

KLARMANN, D., Dr.
Abt. Hämatologie u. Ger./Zentrum der Kinderheilkunde/Klinikum der Johann-Wolfgang-Goethe-Universität, Frankfurt/M.

KLEINSASSER, M., Frau Dr.
Niederösterr. Gebietskrankenkasse, St. Pölten

KLEPANCOV, D., Frau Dr.
Primarka Hemat-Transfuz. odd, Nemocnica s poliklinikou, Piestany

KLINGE, J., Dr.
Kinderklinik mit Poliklinik der Universität Erlangen-Nürnberg, Erlangen

KLINKE, S., Frau Dr.
Abt. für Angiologie/Zentrum der Inneren Medizin/Klinikum der Johann-Wolfgang-Goethe-Universität, Frankfurt/M.

KNÖFLER, R., Dr.
Klinik und Poliklinik für Kinderheilkunde/Universitätsklinikum Carl Gustav Carus, Dresden

KOBELT, R., Dr.
Arzt für Kinderheilkunde, Wabern

KÖHLER, M., Prof. Dr.
Abteilung Transfusionsmedizin, Zentrum Hygiene- und Humangenetik der Georg-August-Universität, Göttingen

KÖHLER-VAJTA, K., Frau Dr.
Ärztin für Kinderheilkunde, Grünwald

KOMRSKA, V., Dr.
II. Detska Klinika, FN Motol, Praha

KOPYLOV, K. G., Dr.
The Russian Academy of Medical Sciences, Moskau

KORNINGER, H. CHR., Doz. Dr.
Unfallkrankenhaus Lorenz Böhler d. Allg. Unfallversicherungsanstalt, Wien

KORTEN., V., Dr.
Rehabilitationsklinik und Hämophiliezentrum, Stiftung Rehabilitation, Heidelberg

KOSCIELNY, J., Dr.
Institut für Transfusionsmedizin und Immunhämatolgie (Charité), Humboldt-Universität zu Berlin, Berlin

KÖSTERING, H., Prof. Dr.
Blutgerinnungslabor, Zentrum Innere Medizin der Georg-August-Universität, Göttingen

KOTTE, W., Priv.-Doz. Dr.
Kinderklinik, Städtisches Krankenhaus, Dresden

KRALOVA, S., Frau Dr.
Krevni centrum, 17, Ostrava

KREIBICH, U., Frau Dr.
Klinik für Innere Medizin B des Heinrich-Braun-Krankenhauses, Zwickau

KRETSCHMER, V., Prof. Dr.
Abteilung Transfusionsmedizin und Gerinnungsphysiologie, Klinikum der Philipps-Universität, Marburg

KREUZ, W., Dr.
Zentrum der Kinderheilkunde, Klinikum der Johann-Wolfgang-Goethe-Universität, Frankfurt/M.

KRÖGER, C., Frau
c/o Praxis Holzhüter, Bremen

KÜHN-WALZ, K., Frau Dr.
Institut für Transfusionsmedizin des Städtischen Krankenhauses Köln Merheim, Köln

KULOZIK, A., Priv.-Doz. Dr.
Universitätsklinik u. Poliklinik für Kinderheilkunde (Charité), Humboldt-Universität zu Berlin, Berlin

KUNZE, M., Prof. Dr.
Institut für Sozialmedizin, Wien

KUPFER, B., Dr.
Institut für Medizinische Mikrobiologie und Immunologie der Universität, Bonn

KURME, A., Dr.
Arzt für Kinderheilkunde, Hamburg

KURNIK, P., Dr.
Kinderinterne Abteilung, Allg. österr. Landeskrankenhaus, Klagenfurt

KUSE, R., Prof. Dr.
Abteilung Hämatologie, Allgemeines Krankenhaus St. Georg, Hamburg

KYANK, U., Frau Dr.
Kinderklinik und Poliklinik, Medizinische Fakultät, Universität Rostock, Rostock

Kyrle, P.-A., Doz. Dr.
Universitätsklinik für Innere Medizin I, Wien

Lang, A., Dr.
Interne Abteilung, Allg. österr. Landeskrankenhaus, Feldkirch-Tisis

Lang, I., Frau
Universitätsklinik für Innere Medizin I, Wien

Langmacker, M., Frau Dr.
Abteilung Innere Medizin II, Hämophilie-Zentrum,
Krankenhaus im Friedrichshain, Berlin

Laufs, R., Prof. Dr.
Institut für Medizinische Mikrobiologie und Immunologie,
Universitätkrankenhaus Eppendorf, Hamburg

Lechler, E., Prof. Dr.
Gerinnungslabor, Klinik I für Innere Medizin der Universität zu Köln, Köln

Lechner, K., Prof. Dr.
Abt. Hämatologie/Hämostaseologie, Universitätsklinik für Innere Medizin I, Wien

Leimkühler, K., Dr.
Insitut für Transfusionsmedizin und Immunhämatologie mit Blutbank,
Otto-von-Guericke-Universität, Magdeburg

Lejniece, S., Frau Dr.
Head of National Centre of Haematology, Clinc Linezers, Riga

Lenk, H., Priv.-Doz. Dr.
Klinik für Kindermedizin, Universität Leipzig, Leipzig

Leutner, E., Frau Dr.
Abteilung Innere Medizin, Südwestdeutsches Rehabilitationszentrum für Kinder und Jugendliche, Neckargemünd

Lighezan, D., Dr.
IIIrd. Pediatric Clinic, University of Medicine and Pharmacy, Timisoara

Limbach, H.-G., Dr.
Kinderklinik, Universitätskliniken des Saarlandes, Homburg

Linde, R., Dr. Dr.
Zentrum der Kinderheilkunde, Klinikum
der Johann-Wolfgang-Goethe-Universität, Frankfurt

Lindstedt, M., Frau Dr.
Koagulationsmottagningen, Karolinska Sjukhuset, Stockholm

Lopaciuk, S., Prof. Dr.
Department of Internal Medicine and Laboratory of Blood Coagulation,
Institute of Hematology, Warszawa

LORETH, R. M., Dr.
Abt. für Klin. Hämostaseologie, Medizinische Klinik III,
Klinikum Kaiserslautern, Kaiserslautern

LOSONCZY, H., Frau Doz. Dr.
1. Medizinische Klinik, Medizinische Universität, Pécs

LUTZE, G., Prof. Dr.
Institut für Klinische Chemie und Laboratoriumsdiagnostik,
Otto-von-Guericke-Universität, Magdeburg

MAAK, B., Priv.-Doz. Dr.
Thüringen-Klinik, Georgius Agricola Saalfeld, Saalfeld

MAURER, M., Prof. Dr.
Bernau/Chiemsee

MAURIN, N., Prof. Dr.
Innere Medizin II/Med. Einr. der Rheinisch-Westfälischen Technischen
Hochschule, Aachen

MAUZ-KÖRHOLZ, CH., Frau Dr.
Abteilung Pädiatrie, Medizinische Einrichtungen
der Heinrich-Heine-Universität, Düsseldorf

MEDGYESSY, I., Frau Dr.
Vertranszfuzios Központ, Debrecen

MEILI, E. O., Frau Dr.
Gerinnungslabor, Abteilung Innere Medizin, Universitätsspital, Zürich

MENTZER, D., Dr.
Abt. Hämatologie und Ger./Zentrum der Kinderheilkunde/Klinikum
der Johann-Wolfgang-Goethe-Universität, Frankfurt/M.

MICHALSKI, Y., Frau Dr.
Abt. Hämatologie u. Hämostaseologie, Kinderklinik/Klinikum
der Albert-Ludwigs-Universität, Freiburg

MICHIELS, J. J., Prof.
Haematology Department, Hospital Dijkzigt Rotterdam,
Erasmus University Hospital, GD Rotterdam

MIKLUS, M., Dr.
Arzt f. Orthopädie u. Rheumatologie, Potsdam

MINGERS, A.-M., Frau Prof. Dr.
Würzburg/Lengfeld

MONDORF, W., Dr.
Abt. für Angiologie/Zentrum der Inneren Medizin/Klinikum
der Johann-Wolfgang-Goethe-Universität, Frankfurt/M.

MONTAG-LESSING, T., Dr.
Paul-Ehrlich-Institut, Bundesamt für Sera u. Impfstoffe, Langen

MÖSSELER, J., Dr.
Arzt für Kinderheilkunde, Dillingen

MÜLLER, G., Prof. Dr. Dr.
Inst. f. klin. Chemie u. Pathobiochemie d. Martin-Luther-Universität, Halle-Wittenberg, Halle

MÜLLER, H., Dr.
Institut für Anästhesiologie, Klinik Balgrist, Zürich

MÜLLNER, H., Dr.
Burgenländische Gebietskrankenkasse, Eisenstadt

MUNTEAN, E. W., Prof. Dr.
Universitäts-Kinderklinik, Graz

MUSS, N., Dr.
Facharzt für Innere Medizin, Salzburg

NEUBAUER, M., Dr. M.
Krankenhaus der Barmherzigen Brüder, Graz

NEUBAUER, M., Frau
Abteilung Gerinnung, Med. Universitäts-Kinderklinik, Graz

NEUGEBAUER, H., Dr.
Universitätsklinik für Kinderheilkunde, Innsbruck

NIEKRENS, C., Frau Dr.
Kinderklinik, Städtische Krankenanstalten, Delmenhorst

NIENHAUS, K., Dr.
Chirurgische Intensivstation, Universitätskliniken des Saarlandes, Homburg

NIMTZ, A., Frau Dr.
Kinderklinik, Klinikum Markendorf, Frankfurt/O.

NOHE, N., Frau
Kinderklinik im Dr. von Hauner'schen Kinderspital der Ludwig-Maximilians-Universität, München

NOWAK-GÖTTL, U., Frau Priv.-Doz. Dr.
Abteilung Hämatologie/Onkologie, Kinderklinik/Medizinische Einr. d.Westfälischen Wilhelms-Universität, Münster

NÜBLING, M., Dr.
Paul-Ehrlich-Institut, Bundesamt für Sera u. Impfstoffe, Langen

OEHLER, G., Prof. Dr.
Rehabilitationsklinik, Föhrenkamp, Mölln

Oldenburg, J., Dr.
Institut für Humangenetik, Biozentrum, Universität Würzburg, Würzburg

Ostendorf, P., Prof. Dr.
Marienkrankenhaus, I. Medizinische Abteilung, Hamburg

Pabinger, I., Frau Doz. Dr.
Universitätsklinik für Innere Medizin I, Wien

Paffenholz, M.
Institut für Exp. Hämatologie und Transfusionsmedizin der Universität, Bonn

Peter, K., Frau Dr.
Universitätsklinik für Kinderheilkunde, Wien

Petrescu, Frau Dr.
1st. Pediatric Clinic, University of Medicine and Pharmacy, Timisoara

Petrini, P., Frau Dr.
Barnkliniken, Karolinska Sjukhuset, Stockholm

Pillkahn, R., Frau Dr.
Abteilung Hämatologie, Medizinische Klinik I, Klinikum der Stadt Gera, Gera

Poek, K.
Deutsche Hämophiliegesellschaft, Berlin

Poliwoda, H., Prof. Dr.
Abt. Hämatologie und Onkologie, Zentrum Innere Medizin,
Medizinische Hochschule Hannover, Hannover

Pollmann, H., Dr.
Abteilung für Hämostaseologie, Kinderklinik/Medizinische
Einr. d. Westfälischen Wilhelms-Universität, Münster

Prohaska, W., Dr.
Institut für Laboratoriums- und Transfusionsmedizin,
Herzzentrum Nordrhein-Westfalen, Bad Oeynhausen

Rabenstein, C., Frau
Abt. für Angiologie/Zentrum der Inneren Medizin/Klinikum
der Johann-Wolfgang-Goethe-Universität, Frankfurt/M.

Radziwon, P. M., Dr.
Wojewodzka Stacja Krwiodawstwa, Bialystok

Rageliene, L., Frau Dr.
Department of Hematology, Children's Hospital, Vilnius University, Vilnius

Rajantie, J., Dr.
Auroran Sairaala, Helsinki

RAMSCHAK, H., Doz. Dr.
I. Medizinische Universitätsklinik, Graz

RASCHE, CH., Prof. Dr.
Zentralkrankenhaus St.-Jürgen-Staße, Medizinische Klinik I, Bremen

RAUCH, R., Dr.
Kinderklinik mit Poliklinik der Universität Erlangen-Nürnberg, Erlangen

RAUSCHER, CH., Dr.
Kinderspital und Infektion, Allg. Österr. Landeskrankenhaus, Salzburg

REDDEMANN, H., Prof. Dr.
Abt. Hämatologie und Onkologie,
Kinderklinik der Ernst-Moritz-Arndt-Universität, Greifswald

REPAS-HUMPE, L. M., Frau
Zentrum Kinderheilkunde, Med. Klinik und Poliklinik
der Georg-August-Universität, Göttingen

REUTER, H., Frau
Abt. für Blutgerinnungsstörungen, Chirurgische Klinik,
Universitätskrankenhaus Eppendorf, Hamburg

RODRIGUEZ, M., Dr.
Schweizerisches Paraplegikerzentr., Orthopädische Universitätsklinik,
Klinik Balgrist, Zürich

ROOSENDAAL, G., Dr.
Van Creveld Clinic, Utrecht

SAILER, S., Prim. Prof. Dr.
II. Med. Abteilung u. Lungenabt., Allg. Österr. Landeskrankenhaus, Salzburg

SARINAY, F., Frau Dr.
Nemocnica s poliklinikou, Trencin

SCHAMBECK, CHR., Dr.
Zentrallabor, Kinderklinik und Poliklinik der Julius-Maximilians-Universität,
Würzburg

SCHARRER, I., Frau Prof. Dr.
Abt. für Angiologie/Zentrum der Inneren Medizin/Klinikum
der Johann-Wolfgang-Goethe-Universität, Frankfurt/M.

SCHEEL, H., Dr.
Ambulanz f. Hämostase u. Thrombose, Klinik für Innere Medizin,
Universität Leipzig, Leipzig

SCHEIRING, H., Dr.
Tiroler Gebietskrankenkasse, Innsbruck

SCHERER, W., Dr.
Abt. Klinische Hämostaseologie und Transfusionsmeldizin,
Universitätskliniken des Saarlandes, Haus 75, Homburg

SCHIEMANN, M., Dr.
Abt. für Angiologie/Zentrum der Inneren Medizin/Klinikum
der Johann-Wolfgang-Goethe-Universität, Frankfurt/M.

SCHIMPF, KL., Prof. Dr.
Heidelberg

SCHLENKRICH, U., Dr.
Leipzig

SCHMELTZER, B., Frau Dr.
Arzt für Kinderheilkunde, Potsdam

SCHMID, L., Dr.
Institut für klinische Chemie und Hämatologie, Kantonsspital, St. Gallen

SCHMIDT, M.
IGH – Bonn, Kerpen

SCHMUTZLER, R., Prof. Dr.
Wuppertal

SCHNEPPENHEIM, R., Priv.-Doz.
Kinderklinik, Klinikum der Christian-Albrechts-Universität, Kiel

SCHNEWEIS, K. E., Prof. Dr.
Institut für Medizinische Mikrobiologie und Immunologie der Universität, Bonn

SCHOTT, G., Doz. Dr.
Klinik für Innere Medizin B des Heinrich-Braun-Krankenhauses, Zwickau

SCHRAMM, W., Prof. Dr.
Abteilung Hämostaseologie, Medizinische Klinik Innenstadt der
Ludwig-Maximilians-Universität, München

SCHRÖDER, W., Frau Dr.
Insitut für Humangenetik, Med. Fakultät der Ernst-Moritz-Arndt-Universität,
Greifswald

SCHULTE-OVERBERG, U., Frau Dr.
Abt. Hämatologie u. Onkologie, Kinderpoliklinik/Virchow-Klinikum, Humboldt-
Universität zu Berlin, Berlin

SCHULZ, R., Dr.
Orthopädische Universitätsklinik Friedrichsheim, Frankfurt/M.

SCHULZ, M., Frau Dr.
Abteilung Blutspende- und Transfusionsmedizin
der Ernst-Moritz-Arndt-Universität, Greifswald

Schumacher, R.
Kinderklinik, Klinikum Schwerin, Schwerin

Schuster, J., Dr.
IMMUNO Heidelberg

Schwaab, R., Dr.
Institut für Exp. Hämatologie u. Onkologie-Bluttransfusionswesen der Universität, Bonn

Schwarz, R., Dr.
Landeskinderklinik, Linz

Schwarz, H., Frau Dr.
Kinderambulanz, Klinikum Suhl, Suhl

Sedlak, W., Dr.
Arzt für Kinderheilkunde, Linz

Seifert, R., Frau
Blutkonservendepot, Universitätsklinikum Carl-Gustav-Carus, Dresden

Seitz, R., Prof. Dr.
Marburg

Serban, M., Frau Dr.
1st. Pediatric Clinic, University of Medicine and Pharmacy, Timisoara

Seuser, A., Dr.
Orthopädische Klinik, Med. Einrichtungen
der Rheinischen Friedrich-Wilhelms-Universität, Bonn

Siegemund, A., Frau Dr.
Gerinnungslabor, Klinik für Innere Medizin I, Universität Leipzig, Leipzig

Siegert, G., Frau Dr.
Institut für Klinische Chemie und Laboratoriumsmedizin/Universitäts-Klinikum Carl-Gustav-Carus, Dresden

Siegert, S., Frau
Abt. f. Angiologie/Zentrum der Inneren Medizin/Klinikum
der Johann-Wolfgang-Goethe-Universität, Frankfurt/M.

Siemens, H. J., Dr.
Klinik für Innere Medizin, Universitätskliniken zu Lübeck, Lübeck

Sigg, P., Dr.
Schweiz. Pflegerinnenschule, Zürich

Siimes, M., Prof. Dr.
HYKS Lasten KL, Helsinki

Skrandies, G., Frau Dr.
Fachärztin für Innere Medizin, Hamburg

Sölder, B., Frau Dr.
Universitätsklinik für Kinderheilkunde, Innsbruck

Sosada, M., Dr.
Abt. Hämatologie und Onkologie, Zentrum Innere Medizin, Medizinische Hochschule Hochschule, Hannover

Sosada, U., Frau Dr.
Kinderklinik, St. Bernward Krankenhaus, Hildesheim

Spannagel, M.
Abt. Biomechanik/Orthopäd. Klinik, Med. Einrichtungen der Rheinischen Friedrich-Wilhelms-Universität, Bonn

Spannagl, M., Dr.
Abteilung Hämostaseologie, Medizinische Klinik Innenstadt der Ludwig-Maximilians-Universität, München

Speiser, W., Prof. Dr.
Klinisches Institut für Med. und Chem. Labordiagnostik, Wien

Stechmann, Frau Dr.
Abt. Hämatologie u. Hämostaseologie, Kinderklinik/Klinikum der Albert-Ludwigs-Universität, Freiburg

Steffens, C.-Ch., Dr.
I. Medizinische Klinik, Klinikum der Christian-Albrechts-Universität, Kiel

Stein, W., Dr.
Abteilung Hämatologie, Klinik für Innere Medizin, Klinikum Frankfurt/Oder, Frankfurt/O.

Stenszky, V., Frau Doz. Dr.
Vertransfuzios Központ, Debrecen

Stigendal, L., Dr.
Koagulationscentrum, Göteborg

Stoll, H. Frau
Abt. f. Angiologie/Zentrum der Inneren Medizin/Klinikum der Johann-Wolfgang-Goethe-Universität, Frankfurt/M.

Streif, W., Dr.
Universitätklinik für Kinderheilkunde, Innsbruck

Subert, R., Frau Dr.
Abt. für Hämatologie u. Onkologie, Klinik für Innere Medizin, Klinikum Schwerin, Schwerin

Suchoviy, M., Dr.
Surgeon Hospital, Kiew Institute of Hematology and Blood Transfusion, Kiew

SULOVSKA, I., Frau Dr.
Hämatologische Klinik, Fakultäts-Krankenhaus, Olomouc

SUTOR, A. H., Prof. Dr.
Abt. Hämatologie u. Hämostaseologie, Kinderklinik/Klinikum der Albert-Ludwigs-Universität, Freiburg

SYRBE, G., Priv.-Doz. Dr.
Innere Abteilung, Landesfachkrankenhaus Stadtroda, Stadtroda

SZUCS, T.
Abteilung Hämostaseologie, Medizinische Klinik Innenstadt der Ludwig-Maximilians-Universität, München

THIENEL, F., Dr.
I. Medizinische Klinik, Klinikum der Stadt Mannheim, Mannheim

THOR, S., Frau Dr.
Fachärzte Blutgasse, Wien

TILSNER, V., Prof. Dr.
Hamburg

TSAKIRIS, A. D., Dr.
Gerinnungs- und Fibrinolyselabor, Kantonsspital, Basel

TUCHSCHMID, P., Dr.
Abteilung Hämatologie, Universitäts-Kinderklinik, Zürich

TÜRK-KRAETZER, B., Frau Dr.
Ärztin für Kinderheilkunde, Oldenburg

UHLE, CH., Dr.
Rehabilitationsklinik und Hämophiliezentrum, Stiftung Rehabilitation, Heidelberg

UNKRIG, CH., Dr.
Med. Universitäts-Poliklinik, Bonn

VEZENDI, K., Frau Dr.
Szote II. Belklinika, Szeged

VIELHABER, K., Dr.
Abtl. Hämatologie/Onkologie, Kinderklinik, Med. Einrichtung der Westfäl. Wilhelms-Universität, Münster

VIGH, T.
Abt. für Angiologie/Zentrum der Inneren Medizin/Klinikum der Johann-Wolfgang-Goethe-Universität, Frankfurt/M.

VINAZZER, H., Prof. Dr.
Laboratorium für Blutgerinnung, Hämophiliezentrum, Linz

VOERKEL, W., Dr.
Markkleeberg

VORVOLA, Z., Frau Dr.
Institut für Hämatologie und Bluttransfusion, Praha 2

VOSS, A., Dr.
Wolfsbüttel

WAGNER, Frau Dr.
Abt. Klinische Hämostaseologie und Transfusionsmedizin, Universitätskliniken des Saarlandes, Haus 75, Homburg

WAHLBERG, T., Dr.
Health Indicator, Stockholm

WANK, H., Dr.
St.-Anna-Kinderspital, Wien

WATZKE, H., Dr.
Universitätsklinik für Innere Medizin I, Wien

WEIDAUER, CH.
DHG, Freiburg

WEINSTOCK, N., Dr.
Zentrallabor, St. Vincentius-Krankenhäuser, Karlsruhe

WEIPPERT-KRETSCHMER, M., Frau Dr.
Abteilung Transfusionsmedizin und Gerinnungsphysiologie, Klinikum der Philipps-Universität, Marburg

WEISSBACH, G., Prof. Dr.
Klinik u. Poliklinik für Kinderheilkunde/Universitätsklinikum Carl Gustav Carus, Dresden

WEISS, J.
Österr. Hämophiliegesellschaft, Wien

WEISSER J., Dr.
Abteilung Pädiatrie/Neuropädiatrie, Südwestdeutsches Rehabilitationszentrum für Kinder und Jugendliche, Neckargemünd

WENDISCH, J., Dr.
Klinik u. Poliklinik für Kinderheilkunde/Universitätsklinikum Carl-Gustav Carus, Dresden

WENKE, A., Frau
Abt. für Angiologie/Zentrum der Inneren Medizin/Klinikum der Johann-Wolfgang-Goethe-Universität, Frankfurt/M.

WERNER, N., Frau
Abt. f. Angiologie/Zentrum der Inneren Medizin/Klinikum der Johann-Wolfgang-Goethe-Universität, Frankfurt

ZEGNER, M., Frau
Hämophilie-Ambulanz, Universitätsklinik für Innere Medizin I, Wien

ZEITLER, P., Frau Dr.
Kinderklinik und Poliklinik der Julius-Maximilians-Universität, Würzburg

ZENZ, W., Dr.
Universitäts-Kinderklinik, Graz

ZIMMERMANN, R., Prof. Dr.
Rehabilitationsklinik und Hämophiliezentrum, Stiftung Rehabilitation, Heidelberg

ZIMONYL, I., Frau Dr.
HematologiaHeim Pal Korhaz, Heim Pal Korhaz, Budapest

ZINSMEYER, J., Dr.
Institut für Klinische Chemie und Labormedizin, Vogtland-Klinikum Plauen, Plauen

ZWIEAUER, K., Prim. Dr.
Abteilung für Kinderheilkunde, Allg. Österr. Krankenhaus, St. Pölten

ZWINGE, B., Frau
Abt. für Angiologie/Zentrum der Inneren Medizin/Klinikum der Johann-Wolfgang-Goethe-Universität, Frankfurt/M.

HIV-Infektion

Diskussionsleitung:
K. Lechner (Wien)
L. Gürtler (München)

Todesursachen und Aids-Erkrankungen Hämophiler in der Bundesrepublik Deutschland – Umfrageergebnisse Oktober 1995

W. Schramm, J. Schulte-Hillen

In den alten Bundesländern begann Prof. Landbeck 1983, durch jährliche Erhebungen rückwirkend bis 1980 die Todesursachen und Aids-Erkrankungen Hämophiler zu erfassen. Ziel war es, das Risiko therapiebedingter Virusinfektionen möglichst zuverlässig zu erkennen.

Im Jahr 1987, 2 Jahre nach allgemeiner Etablierung der Anti-HIV-Testverfahren, wurde erstmals versucht, die Gesamtzahl Hämophiler, aufgeteilt nach Faktor-VIII- und Faktor-IX-Mangel, nach Schweregraden sowie nach HIV-Infizierten und Nicht-HIV-Infizierten zu ermitteln.

Bei der damaligen Erhebung waren von 2476 Patienten 47,4% anti-HIV-positiv, d.h. fast die Hälfte unserer Patienten mußte zu Beginn der 80er Jahre eine HIV-Infektion erlitten haben.

In den folgenden Jahren konnten diese Zahlen durch altersbezogene Umfragen mit geringen Abweichungen von etwa 10 Fällen weitgehend bestätigt werden. Bei der Umfrage 1995 haben sich 119 Behandlungseinrichtungen aus der Bundesrepublik beteiligt (Tabelle 1).

Aus 81 Behandlungseinrichtungen wurden anti-HIV-positive Hämophile gemeldet. Allen Kolleginnen und Kollegen sei herzlich für ihre aktive Mitarbeit gedankt.

Mit Stand 23.02.1996 ergeben sich folgende Zahlen bzgl. der Prävalenz einer HIV-Infektion bei Hämophilen, der Aufteilung in Verstorbene, manifest an Aids-Erkrankten sowie asymptomatisch infizierten Patienten (Tabelle 2).

Aus den uns vorliegenden Meldungen über die Anzahl der in Behandlung befindlichen Hämophilen ergibt sich eine Gesamtanzahl von 4434 Hämophilen, wobei bei dieser Zahl Doppelmeldungen nicht ausgeschlossen werden können, da bei Meldung von Anti-HIV-negativen Hämophilen nur die Anzahl ohne die Möglich-

Tabelle 1. Beteiligte Hämophiliezentren

	1991	1992	1993	1994	1995
BRD West	47	62	79		
BRD Ost	18	18	24		
Gesamt	65	80	103	111	119

I. Scharrer/W. Schramm (Hrsg.)
26. Hämophilie-Symposion Hamburg 1995

Tabelle 2. Erfassung Hämophiler in Deutschland (inklusive Verstorbener)

Gesamtzahl Stand 23.02.1996	4434 (inklusive möglicher Doppelmeldungen) (im Vorjahr 4121)			
	(n)	[%]	[%]	Gesamt (n)
Anti-HIV-positiv (inklusive Verstorbener)	**1355**	30,6		von 4434
Hämophilie A	1099	85,7		von 1282
Hämophilie B	183	14,3		von 1282
ohne Angabe	73			
Lebend (Anti-HIV-positiv)	**710**	52,4		von 1355
manifest an Aids erkrankt	119		16,8	von 710
asymptomatisch anti-HIV-positiv	591		83,2	von 710
Verstorben (Anti-HIV-positiv)	**645**	47,6		von 1355
Hämophilie A	532	86,2		von 617
Hämophilie B	85	13,8		von 617
ohne Angabe	28			
verstorben an Aids	**511**	81,6		von 626
Hämophilie A	433	86,3		von 502
Hämophilie B	69	13,7		von 502
ohne Angabe	9			
verstorben an anderen Ursachen	**134**			von 626
Verstorben (Anti-HIV-negativ)	53			

keit einer Einzelidentifizierung angegeben wurde. Wahrscheinlich liegt die tatsächliche Zahl niedriger.

Darüber hinaus ergibt sich eine Differenz von 313 Patienten im Vergleich zum Vorjahr, möglicherweise einerseits als Ausdruck der 8 zusätzlichen an der Umfrage beteiligten Zentren, andrerseits vielleicht ein Hinweis auf zunehmende Behandlung einer relativ großen Zahl von Hämophilen durch jeweils mehrere verschiedene Zentren.

Von den 4434 Patienten wurden 1355 als anti-HIV-positiv gemeldet. Dies entspricht einem Anteil von 30,6%. Aufgrund der oben genannten Doppelmeldungen ist dieser prozentuale Anteil HIV-Infizierter an der Gesamtzahl der Hämophilen möglicherweise höher. Bei der Erhebung 1994 hat sich gezeigt, daß sich bei den mit BGA-Kode, Geburtsjahr und Initialen gemeldeten anti-HIV-positiven Hämophilen 693 als sichere Mehrfachmeldungen identifizieren und von der Auswertung ausschließen ließen. Das entsprach damals 33,4%.

Legt man diesen Anteil bei der Meldung anti-HIV-negativer Hämophiler zugrunde, errechnet sich eine Anzahl von insgesamt 2953 in Behandlung befindlichen anti-HIV-positiven und anti-HIV-negativen Hämophilen. Damit wäre es bei 45,9% der Hämophilen zu einer HIV-Infektion gekommen.

Die Verteilung von anti-HIV-positiven Hämophilen (inklusive Verstorbene) in Hämophilie A und Hämophilie B entspricht mit 85,7% zu 14,3% den früheren Daten.

Von den anti-HIV-positiven Patienten mit Hämophilie A sind 48,4%, von den anti-HIV-positiven Patienten mit einer Hämophilie B 46,4% verstorben (Tabelle 3).

Tabelle 3. Anteil der Verstorbenen bei Hämophilie A und Hämophilie B

	Anti-HIV-positiv (n)	Verstorben (n)	[%]
Hämophilie A	1099	532	48,4
Hämophilie B	183	85	46,4

Somit besteht kein nennenswerter Unterschied bzgl. der Mortalität von anti-HIV-positiven Patienten mit Hämophilie A oder B.

Die Darstellung der Geburtsjahre (Tabelle 4, Abb. 1) von anti-HIV-positiven Hämophilen und an Aids verstorbenen Hämophilen zeigt die auffällige Altersverteilung mit 62% im Alter von 21 bis 40 Jahren.

Bei den anti-HIV-positiven Hämophilen steht Aids als Todesursache mit 511 von 645 (79,2%) mit Abstand an erster Stelle (Tabelle 4), gefolgt von Tod an den Folgen der Leberzirrhose mit 5,8%.

Bei den anti-HIV-negativen Hämophilen stehen die Folgen der Leberzirrhose als Todesursache mit 34% an erster Stelle, wie bei den anti-HIV-positiven Hämophilen gefolgt von Blutungen als nächsthäufigere Todesursache.

Aus Tabelle 4 und Abb. 2 geht die Verteilung der Todesursachen bei anti-HIV-positiven und anti-HIV-negativen Hämophilen im Erhebungszeitraum 01.1978–10.1995 hervor.

Über den Erhebungszeitraum 1978 bis 1995 war bei 80,7% der verstorbenen Hämophilen Aids oder die Folgen einer Leberzirrhose als Todesursache zu sehen. Bei 548 von 645 (85%) der verstorbenen anti-HIV-positiven Hämophilen ergeben sich letztendlich therapiebedingte Komplikationen (Aids oder Leberzirrhose) als Todesursache.

Bei der jährlichen Todesursachenerfassung liegt Aids als Todesursache im Erfassungszeitraum 11.1994–10.1995 bei 75% der verstorbenen Hämophilen.

Tabelle 4. Altersverteilung anti-HIV-positiver Hämophile

Geburt	HIV-positiv (n)	[%]	davon an Aids verstorben	
			(n)	[%]
ab 1985	3	0,2	0	0,0
1975–1984	104	7,7	28	26,9
1965–1974	448	33,1	130	29,0
1955–1964	390	28,8	169	43,3
1945–1954	204	15,1	84	41,2
1935–1944	98	7,2	46	46,9
1925–1934	61	4,5	32	52,5
1915–1924	15	1,1	7	46,7
1905–1914	5	0,4	3	60,0
Ohne Angabe	27	2,0	12	44,4
Gesamt	1355	100,0	511	37,7

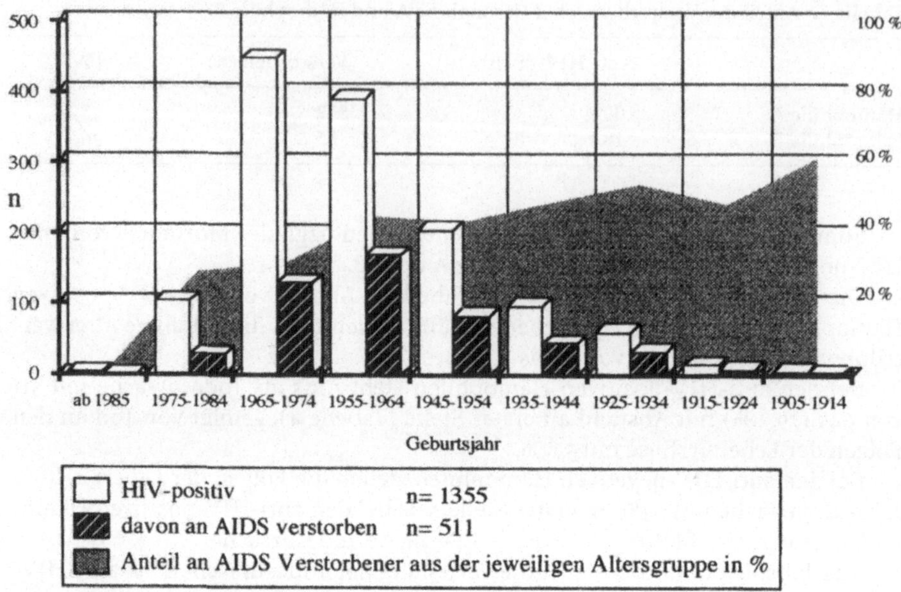

Abb. 1. Altersverteilung anti-HIV-positiver Hämophiler

Tabelle 5. Todesursachen bei anti-HIV-positiven und anti-HIV-negativen Hämophilen (01.1981 – 10.1994)

Todesursachen/HIV-Status	positiv		negativ		Gesamt	
	(n)	[%]	(n)	[%]	(n)	[%]
AIDS	511	81,6			511	75,3
Leberzirrhose [a]	37	5,9	18	34,0	55	8,1
Blutung [b]	22	3,5	9	17,0	31	4,6
Malignome	6	1,0	7	13,2	13	1,9
andere innere Krankheiten	13	2,1	10	18,9	23	3,4
Unfall	4	0,6	7	13,2	11	1,6
Suizid	5	0,8	1	1,9	6	0,9
Mord	1	0,2		0,0	1	0,1
Drogen	1	0,2		0,0	1	0,1
ohne Angabe	45	4,2	1	1,9	46	4,0
Gesamt	**645**		**53**		**698**	

[a] Unter „Tod an Leberzirrhose" wurde auch Tod an Blutung aus Ösophagusvarizen bei posthepatischer Leberzirrhose subsummiert.

[b] „Tod an Blutung" enthält nicht die Folgen der Ösophagusvarizenblutung oder Verbluten bei HIV Thrombopenie.

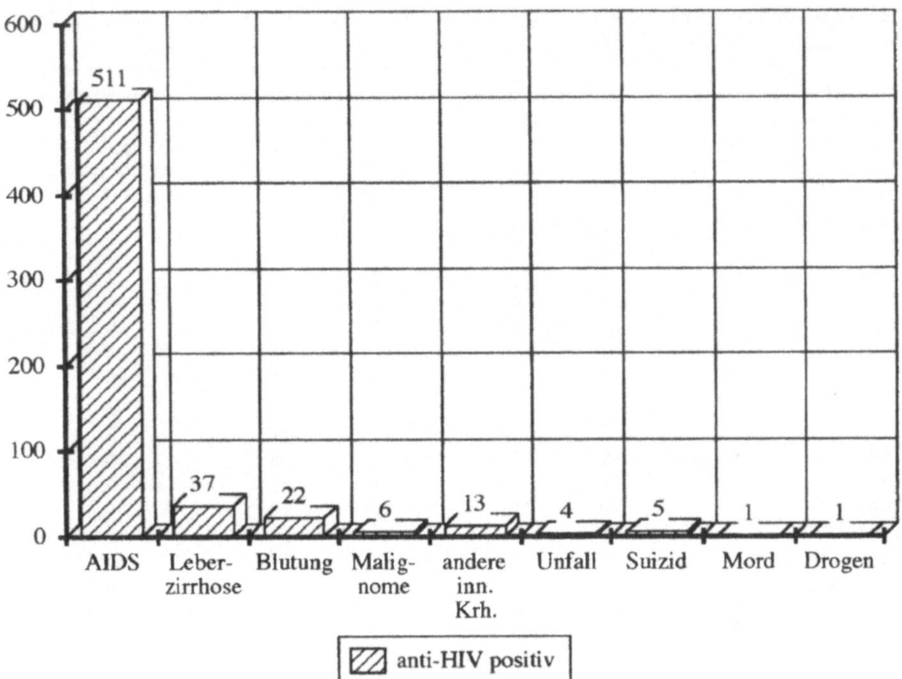

Abb. 2. Todesursachenverteilung bei anti-HIV-positiven Hämophilen im Erhebungszeitraum 01.1978 bis 10.1995

Seit 1982 steigt der Anteil von Aids als Todesursache von wenigen Prozent auf nunmehr 75 % pro Jahr an (Tabelle 5).

Es ist zu bedenken, daß unter Berücksichtigung einer Meldeverzögerung sicherlich noch nicht alle tatsächlich bis zum 31.10.1995 Verstorbenen in den 52 im Erhebungszeitraum 1995, also vom 01.11.1994 bis 31.10.1995 an Aids als verstorben gemeldeten Hämophilen enthalten sind.

Eine graphische Darstellung der in den letzten Jahren deutlich zugenommenen Todesfälle an Aids zeigt Abbildung 2.

Aus der Darstellung wird ersichtlich, daß es zu dem Zeitpunkt (1982/83) des Auftretens von Aids als Todesursache bereits bei weit mehr als der Hälfte unserer Hämophilen zu einer HIV-Infektion gekommen war.

Wichtig in der Beurteilung der über einen Zeitraum von nunmehr 14 Jahren erhobenen Daten ist die Beurteilung der HIV-Infektion und der kumulativ erfaßten Todesfälle. Diese systematischen Untersuchungen unserer Hämophilen wurden erstmals 1983/84 möglich. Anhand dokumentierter Serokonversionen durch Untersuchungen tiefgefrorener Plasmen, in denen sich letzter anti-HIV-negativer und erster anti-HIV-positiver Befund nachweien ließen, waren Rückschlüsse auf den Zeitpunkt der Serokonversion bei einer großen Anzahl von Hämophilen möglich.

Tabelle 6. Todesursachen anti-HIV-positiver und anti-HIV-negativer Hämophiler im Erhebungszeitraum 01.1980–10.1994

Verstorben im Erhebungszeitraum	Todesursache Aids		Andere Ursachen		Gesamt
	(n)	[%]	(n)	[%]	(n)
1981					
1982	1	50	1	50	2
1983	1	33	2	67	3
1984	1	50	2	50	2
1985	7	47	8	53	15
1986	16	84	3	16	19
1987	49	82	11	18	60
1988	47	68	22	32	69
1989	43	68	20	32	63
1990	60	83	12	17	72
1991	48	64	27	36	75
1992	52	79	14	21	66
1993	72	81	17	19	89
1994	59	75	20	25	79
1995	52	76	16	24	68
nicht bekannt	3		13		16
Gesamt	511	73	187	27	698
davon HIV-negativ			53		645

Kroner und Goedert (NIH) konnten so aus unserem Münchner Patientenkollektiv durch Anwendung der Turnball-Berechnung die Serokonversion von 93 Hämophilen in München in Prozent der anti-HIV-negativen Patienten beschreiben. Diese abnehmende Zahl anti-HIV-negativer Patienten ist der ansteigenden Zahl an Aids verstorbener Hämophilen, wie in den Umfrageergebnissen ermittelt, in den entsprechenden Jahren gegenübergestellt (Abb. 3).

Setzt man die Anzahl der pro Jahr an Aids verstorbenen anti-HIV-positiven Hämophilen ins Verhältnis zu den jeweils noch lebenden zeigt sich ein kontinuierlicher Anstieg des Anteils der an Aids verstorbenen Patienten bei den Todesursachen bei abnehmender Zahl lebender anti-HIV-positiver Hämophiler (Tabelle 6, Abb. 4).

Eine Darstellung des Vergleichs der Mortalität an Aids, Leberzirrhose und anderen Todesursachen bei anti-HIV-positiven Hämophilen, bezogen auf die im jeweiligen Erhebungszeitraum noch lebenden Patienten verdeutlicht den überproportionalen Anstieg von Aids als Todesursache (Tabelle 8, Abb. 5).

Bezüglich der Verteilung von asymptomatisch HIV-Infizierten, manifest an Aids Erkrankten und Verstorbenen anti-HIV-positiven Hämophilen zeigt sich heute folgendes Bild (Tabelle 2, Abb. 6).

Zusammengefaßt waren am 31.12.1995 von den 1355 anti-HIV-positiven Hämophilen 591 asymptomatisch HIV-infiziert (43,6%). Bei 119 von 1355 Hämophilen

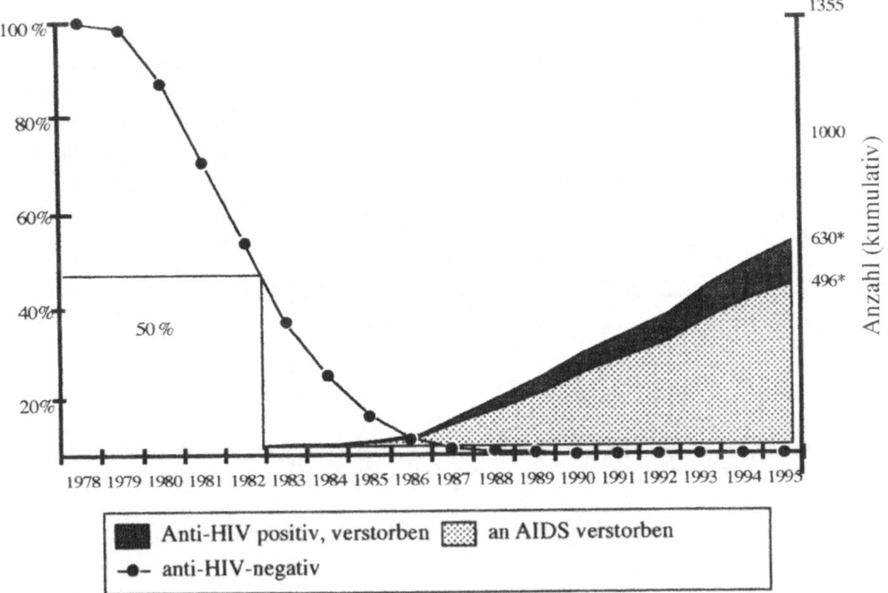

* bei 15 anti HIV positiven Hämophilen lagen uns keine Angaben über den Todeszeitpunkt vor

Abb. 3. Serokonversion von 93 Hämophilen in München in Prozent der HIV-AK-negativen Patienten, Anstieg der an Aids verstorbenen Hämophilen in der BRD (Umfrageergebnisse 1995)

Tabelle 7. Anteil der pro Jahr an Aids verstorbenen an der Zahl der jeweils noch lebenden anti-HIV-positiven Hämophilen

Erhebung an Aids verstorben	(n)	kumulativ (n)	noch lebende[a] (n)	Anteil [%]
1981			1355	
1982	**1**	1	1354	0,07
1983	**1**	2	1352	0,07
1984	**1**	3	1350	0,07
1986	**7**	10	1337	0,52
1986	**16**	26	1319	1,21
1987	**49**	75	1260	3,89
1988	**47**	122	1198	3,92
1989	**43**	165	1138	3,78
1990	**60**	225	1070	5,61
1991	**48**	273	1005	4,78
1992	**52**	325	944	5,51
1993	**72**	397	858	8,39
1994	**59**	456	786	7,51
1995	**52**	508	725	7,17
ohne Angabe	**3**	**511**	710	

[a] Jeweils nach Abzug der nicht an Aids verstorbenen anti-HIV-positiven Hämophilen.

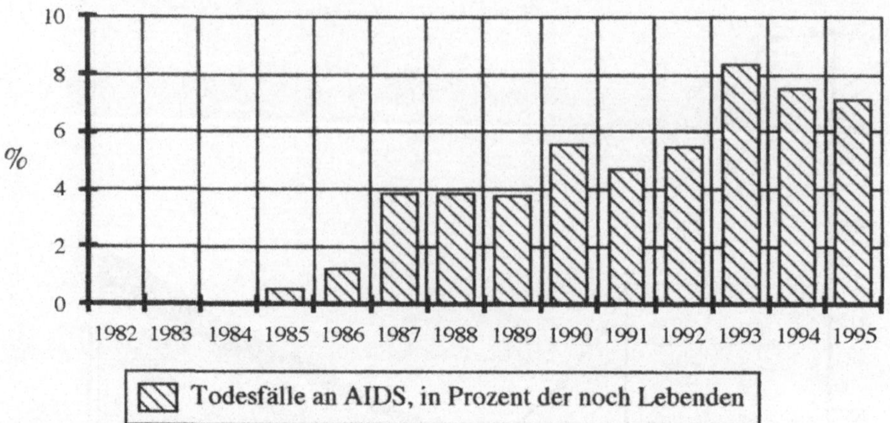

Abb. 4. Anteil der pro Jahr an Aids Verstorbenen an der Zahl der jeweils noch lebenden anti-HIV-positiven Hämophilen

Tabelle 8. Aids, Leberzirrhose und andere Todesursachen, bezogen auf die jeweils noch lebenden anti-HIV-positiven Hämophilen

Jahr	Todesursache (kumulativ)			in Prozent der noch lebenden		
	Aids	Hepatitis	andere Ursachen	Aids	Hepatitis	andere Ursachen
1980						
1981						
1982	1			0,1		
1983	1	1		0,1	0,1	
1984	1		1	0,1		0,1
1985	7	3	3	0,5	0,2	0,2
1986	16		2	1,2		0,2
1987	49	3	7	3,8	0,2	0,5
1988	47	5	10	3,8	0,4	0,8
1989	43	3	14	3,6	0,3	1,2
1990	60	1	7	5,3	0,1	0,6
1991	48	2	15	4,5	0,2	1,4
1992	52	5	4	5,3	0,5	0,4
1993	72	6	8	7,8	0,6	0,9
1994	59	3	10	7,0	0,4	1,2
1995	**52**	**4**	**5**	**6,7**	**0,5**	**0,6**
Gesamt	**511**	**37**	**97**			
Ohne Angaben	*3*	*1*	*11*			

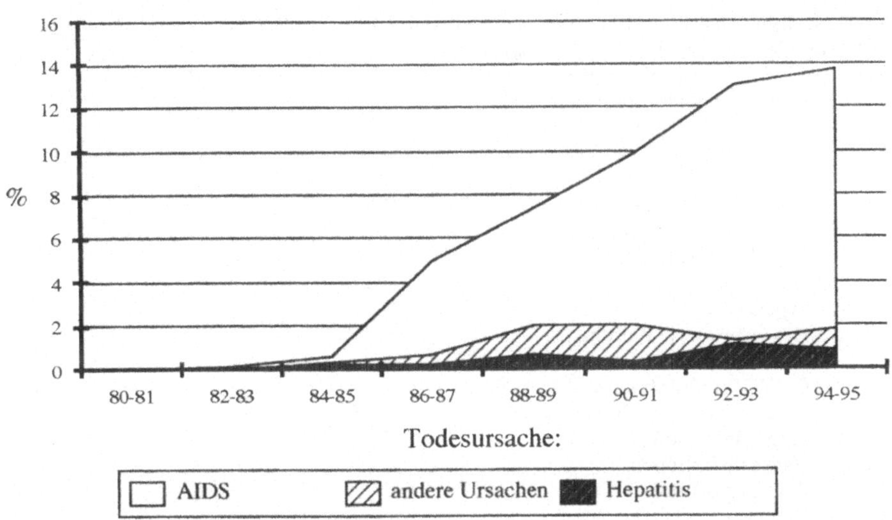

Abb. 5. Anteil der pro Jahr an Aids Verstorbenen an der Zahl der jeweils noch lebenden anti-HIV-positiven Hämophilen

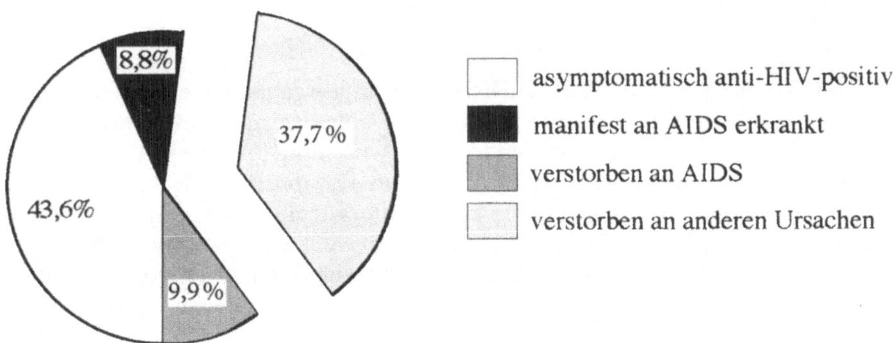

Abb. 6. Anti-HIV-positive Hämophile: asymptomatisch infizierte, manifest an Aids Erkrankte und Verstorbene

(8,8%) besteht das Vollbild Aids. 626 von 1355 anti-HIV-positiven Hämophilen sind bisher verstorben (47,6%), davon 511 an Aids (37,7%), 134 (9,9%) an anderen Ursachen.

Eine Aufschlüsselung der Erkrankungen, die eine Zuordnung der Verstorbenen in die Gruppe „an Aids verstorben“ bedingte, geht aus Tabelle 9 und Abbildung 7 hervor.

Tabelle 9. Todesursache Aids: Weitere Aufschlüsselung bei 240 Patienten mit diesbezüglichen Angaben (z.T. Mehrfachnennungen)

Nr.	Aufgeschlüsselte Todesursache	Anzahl (n)
1	Kachexie	48
2	Pneumocystis-carinii-Pneumonie	45
3	zerebrale Toxoplasmose	42
4	HIV-Enzephalopathie	29
5	Lymphom, NHL	23
6	„Pneumonie"	23
7	Sepsis	23
8	HIV-assoziierte Blutung	16
9	Candidiasis, Soor	13
10	CMV-Manifestationen	12
11	„opportunistische Infektionen"	10
12	atypische Mykobakteriose	9
13	Herpesinfektionen	7
14	Kryptosporidiose	7
15	Diarrhoe	6
16	Kryptokokken	5
17	PML	5
18	Salmonelleninfektion	4
19	Mycoplasmeninfektion	1
20	Karposi-Sarkom	1

In Ergänzung zu den in den jährlichen Umfrageergebnissen erhobenen Angaben ergibt eine Analyse von anonymisierten[1] Daten bzgl. des Familienstands von 916 anti-HIV-positiven Hämophilen folgende Verteilung (Tabelle 9, Abb. 8).

Abbildung 8 zeigt, daß ein Viertel der anti-HIV-positiven Hämophilen verheiratet ist, was unter Berücksichtigung der Altersstruktur dem Anteil an Verheirateten in einer „Normalpopulation" entspricht. Aus 237 Ehen mit Hämophilen sind 283 Kinder hervorgegangen. Das entspricht einem Mittelwert von 1,1 Kindern pro Ehe. Die Verteilung der Anzahl der Familien mit verschieden vielen Kindern geht aus Tabelle 10 und Abbildung 9 hervor.

Bei Analyse des Alters von Nachkommen anti-HIV-positiver Hämophiler wird ersichtlich, daß die Zahl der Nachkommen von Hämophilen vor etwa 30 Jahren relativ sprunghaft angestiegen ist (Tabelle 11, Abb. 10).

Die Erklärung liegt sicher in einer weitgehenden sozialen Integration von Hämophilen durch die Verminderung der Frequenz von Gelenkblutungen unter Verwendung von Blutplasmapräparaten.

[1] Mit freundlicher Genehmigung C.-H. Schulte-Hillen.

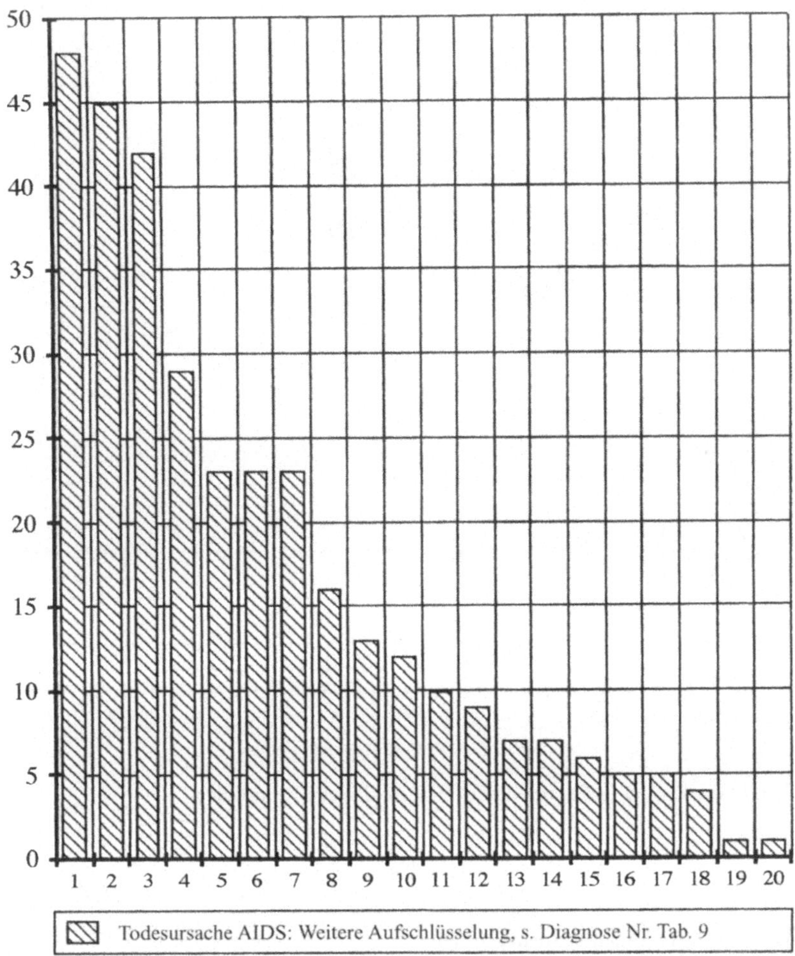

Abb. 7. Todesursache Aids: weitere Aufschlüsselung bei 240 Patienten mit diesbezüglichen Angaben (z. T. Mehrfachnennungen)

Tabelle 10. Familienstand

	(n)	[%]		(n)	[%]
ledig	676	73,8	verheiratet, 4 Kinder	9	1,0
ledig 1 Kind	3	0,3	verheiratet, 5 Kinder	2	0,2
verheiratet, kein Kind	66	7,2	geschieden, kein Kind	12	1,3
verheiratet, 1 Kind	74	8,1	geschieden, 1 Kind	1	0,1
verheiratet, 2 Kinder	60	6,6	geschieden, 2 Kinder	2	0,2
verheiratet, 3 Kinder	10	1,1	verwitwet	1	0,1
Gesamt				916	

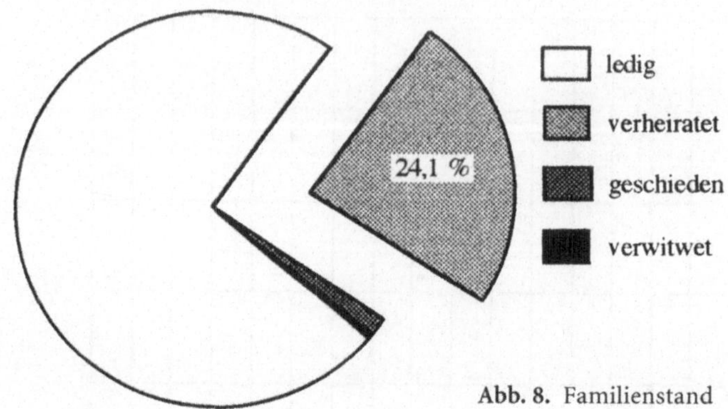

Abb. 8. Familienstand

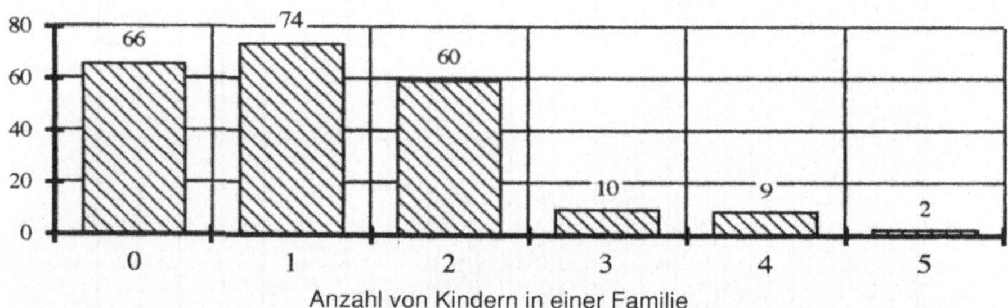

Abb. 9. Anzahl der Kinder in Familien anti-HIV-positiver Hämophiler

Tabelle 11. Altersverteilung der Nachkommen

Geburtsjahr	Anzahl (n)	Geburtsjahr	Anzahl (n)
1985–1989	61	1955–1959	11
1980–1984	68	1950–1954	6
1975–1979	41	1945–1949	6
1970–1974	32	1940–1944	4
1965–1969	44	1935–1939	1
1960–1964	14	1930–1934	0

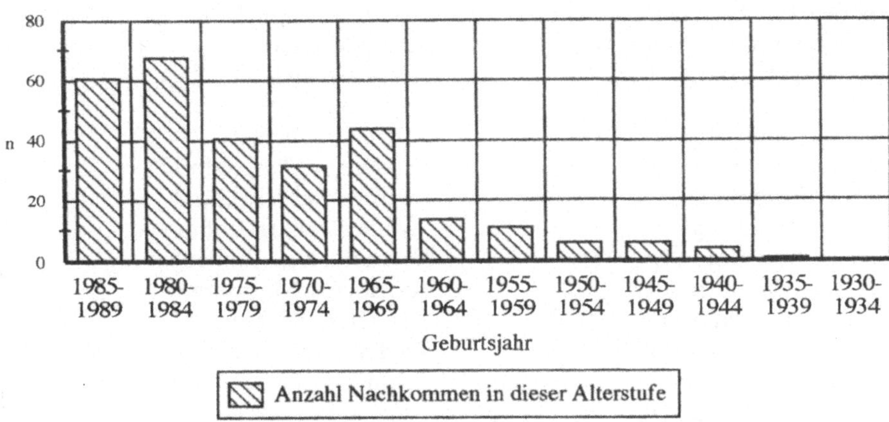

Abb. 10. Altersverteilung von Nachkommen anti-HIV-positiver Hämophiler

Besonderer Dank gilt den an der Umfrage beteiligten Kollegen in den verschiedenen Hämophilie Behandlungszentren Deutschlands

Maurin, Aachen
Rützler, Altstädten
Heidemann, Augsburg
Marbet, Basel
Schulte-Overberg, Berlin
Grosch-Wörner, Berlin
Henze, Berlin
Ries, Berlin
Beck, Berlin
Heinrichs, Berlin
Hilgenfeld, Berlin
Hempelmann, Berlin
Bock, Bielefeld
Teufel, Böblingen
Lentze, Bonn
Brackmann, Bonn
Steinbeck-Klose, Bonn
Eberl, Braunschweig
Rasche, Bremen
Auerswald, Bremen
Holzhüter, Bremen
Brunswig, Buende
Hofmann, Chemnitz
Holfeld, Cottbus
Niekrens, Delmenhorst
Moesseler, Dillingen
Freund, Dortmund
Kotte, Dresden
Weißbach, Dresden
Wolf, Dresden
Kropp, Düsseldorf
Scharf, Düsseldorf
Niehues, Düsseldorf
Trobisch, Duisburg
Bratanoff, Erfurt
Vogel, Erfurt
Klinge, Erlangen
Eckstein, Erlangen
Duerr, Essen
Drexel, Feldkirch
Kreuz, Frankfurt/M.
Scharrer, Frankfurt/M.
Klinkenstein, Frankfurt/M.
Nimtz, Frankfurt/O.
Hasler, Freiburg/Br
Sutor, Freiburg/Br.
Kemkes-Matthes, Giessen
Joachim, Goerlitz

Reddemann, Greifswald
Schobess, Halle-Wittenberg
Mueller, Halle-Wittenberg
Marx, Hamburg
Bethke, Hamburg
Kuse, Hamburg
Kurme, Hamburg
Verport, Hamburg
Balleisen, Hamm
Berthels, Hannover
Bergmann, Hannover
Zimmermann, Heidelberg
Kerstan, Hildesheim
Wenzel, Homburg/Saar
Dockter, Homburg/Saar
Wollina, Jena
Eggeling, Kassel
Schneppenheim, Kiel
Bruhn, Kiel
Asbeck, Kiel
Lechler, Köln (Lindenthal)
Scheel, Leipzig
Lenk, Leipzig
Bartels, Lübeck
Franke, Magdeburg
Franke, Magdeburg
Aumann, Magdeburg
Havemann, Marburg
Seitz, Marburg
Weipert, Marburg
Eschenbach, Marburg
Gandenberger, München
Klose, München
Schramm, München
Hiller, München
Koehler-Vajta, München
Pollmann, München
Bogner, München
Weisser, Neckargmünd
Leutner, Neckargmünd
Arndt, Neubrandenburg
Berthold, Neubrandenburg
Brockhaus, Nürnberg
Drescher, Oldenburg
Wedemeyer, Potsdam
Schmelzer, Potsdam Drewitz
Anders, Rostock
Kyank, Rostock
Maak, Saalfeld
Kirsch, Saarbrücken
Roost, Schwerin
Subert, Schwerin
Schumacher, Schwerin
Goebel, Siegen
Osswald, Singen
Syrbe, Stadtroda
Maass, Stuttgart
Schwarz, Suhl
Scheel-Walter, Tübingen
Ellbrueck, Ulm
Mingers, Würzburg
Boettcher, Wuppertal
Richter, Zella-Mehlis
Graebner, Zwickau
Kreibich, Zwickau

HIV-Infektion bei Hämophilen in Österreich Sammelerhebung der Hämophiliezentren, November 1995

H. K. Hartl, U. Kunze, P. Arends, H. Grienberger, M. Kronawetter, P. Kurnik, C. Male, G. Müller, I. Pabinger, C. Pechlaner, H. Ramschak, K. Schmitt, W. Streif, H. Traun, H. Türk, H. Vinazzer, H. Wank, W. Zenz

Methode

Die Organisation der Erhebung und die Aufarbeitung und Auswertung der Daten erfolgte wie schon 1994 am Institut für Sozialmedizin der Universität Wien durch N. Miksche und A. Rosenberger. Folgende Zentren waren beteiligt:

- Universitäts-Kliniken Graz,
- LKA Salzburg,
- LKH Klagenfurt,
- Universitäts-Kliniken Innsbruck,
- Universitäts-Kliniken Wien,
- Kinderklinik Linz,
- Ordination Prof. Dr. Helmut Vinazzer, Linz,
- Dr. med. Peter Arends, Güssing,
- St. Anna Kinderspital Wien,
- LKH Feldkirch.

In den österreichischen Landeshauptstädten gibt es zumeist 2 Zentren (eines für Kinder und eines für Erwachsene).

Die Daten wurden von den angeführten Ärzten erhoben und in einem von uns 1994 entwickelten und mit Prof. Dr. Wolfgang Schramm, München, abgestimmten Fragebogen eingetragen.

Wir versandten einen Fragebogen, die Aids-Falldefinition vom 01. Juli 1993, und baten um neuerliche Meldung jedes einzelnen Patienten in Form des BGA-Kodes.

Der Fragebogen beinhaltete Fragen nach:

- Art der Hämophilie,
- HIV-Status,
- Ausbruch von Aids,
- antiretroviraler Therapie,
- Zahl der Verstorbenen und Ursache (Aids, Hepatitis B und C, andere),
- Zahl der Partnerbeziehungen bei HIV-negativen und -positiven und nach Partnerinfektionen.

I. Scharrer/W. Schramm (Hrsg.)
26. Hämophilie-Symposion Hamburg 1995

Ergebnisse

Gemeldet wurden 482 Hämophile und 234 Patienten mit Willebrand-Jürgens-Syndrom sowie 74 Patienten mit anderen Gerinnungsstörungen, Faktor V-, VII-, XI- und XIII-Mangel.

212 Patienten leiden an einer schweren, 103 an einer mittleren und 149 an einer leichten oder Subhämophilie.

18 Patienten mit Hemmkörperhämophilie wurden genannt:

- Hämophilie A (HA) 402:
  - schwere 182,
  - mittelschwere 79,
  - Subhämophilie 124,
  - Hemmkörper 17.
- Hämophilie B (HB) 80:
  - schwere 30,
  - mittelschwere 24,
  - Subhämophilie 25,
  - Hemmkörper 1.

86 Patienten sind HIV-1-Ak-positiv, 76 davon haben eine Hämophilie A und 10 eine Hämophilie B.

Bei 12 Patienten ist Aids ausgebrochen (entsprechend der Aids-Falldefinition vom 01.07.1993).

30 Patienten werden antiretroviral behandelt.

Von 1985 bis Dezember 1994 wurden 51 Patienten als verstorben gemeldet, davon 39 an Aids, 5 an Hepatitis B und/oder C, 7 haben andere Todesursachen (Blutung, Unfall, keine Angabe).

Von Januar bis August 1995 verstarben insgesamt 4 Patienten, davon 2 an Aids, ein Patient an Hepatitis B/C ein weiterer an einer Blutung.

Damit sind von 1985 bis August 1995 insgesamt 55 österreichische Hämophiliepatienten an Aids, 6 an den Folgen einer Hepatitis, 7 an anderen Ursachen, also insgesamt 21% der häufig substitutierten Patienten (schwere Hämophilie) an therapiebedingten Folgen verstorben, bzw. 35% der HIV-infizierten Patienten.

Partnerbeziehungen waren an einigen Zentren nicht erhebbar. Gesamt wurden 23 angegeben, 8 Ehepartner werden als HIV-infiziert geführt, das sind 2 mehr als bei der Erhebung 1994.

Im Vergleich die Erhebungen von 1987, 1989, 1994, und 1995 (Tabelle 1).

In dieser letzten Erhebung ist die Gesamtzahl der Patienten am geringsten. Dies liegt an der Aussonderung von Doppelmeldungen durch den BGA-Kode. Das Verhältnis von Patienten mit schwerer Hämophilie ist im Vergleich ähnlich.

Von insgesamt 141 HIV-positiven Patienten sind 41 (295%) bisher an den Folgen dieser Infektion gestorben.

Diese 141 Patienten entsprechen 26% aller gemeldeten Hämophilen bzw. 52,8% aller Patienten mit schwerer Hämophilie.

Tabelle 1. Hämophilie und HIV-Infektion im Vergleich

	XI 1987	X 1989	VIII 1994	VIII 1995
Gesamtzahl	639	590	494	482
HIV-1 AK positiv	103[a]	115	93	86
An Aids verstorben	9	9	38	55
An Hepatitis verstorben			4	6
Andere Todesursachen			6	7

[a] Von 303 getesteten Patienten.

Zusammenfassung

Ein im Vorjahr als Konsequenz gefordertes Monitoringsystem für Menschen mit Hämophilie und anderen Gerinnungsstörungen konnte noch nicht geschaffen werden (zumindest einmal jährlich sollten Daten gesammelt und ausgewertet werden), neue Vorstöße lassen die Realisierung dieses Vorhabens jedoch wieder realistischer erscheinen. Die im Vergleich zu den Vorjahren ansteigende Mortalität läßt für die nähere Zukunft leider nichts Gutes verheißen und der verstärkte Einsatz von wirksamen antiretroviralen und adjuvanten Arzneimitteln ist die verbleibende Hoffnung.

In Gesprächen während des 26. Hämophiliesymposiums wurde der Wunsch nach einer Erweiterung des Fragebogens im Sinne eines Monitoringsystems und zur besseren Vergleichbarkeit mit der deutschen Todesursachenstatistik eingehend diskutiert. Dazu wird es eine Sitzung des Wissenschaftlichen Beirats der Österreichischen Hämophilie Gesellschaft geben, deren Ergebnis möglicherweise bereits 1996 am 27. Hämophiliesymposium präsentiert werden kann.

Epidemiology of Human Immunodeficiency Virus Infection of Haemophiliacs in the United Kingdom

P. L. F. GIANGRANDE

The care of haemophiliacs in the United Kingdom is restricted to 21 designated Comprehensive Care Centres and approximately 80 smaller Haemophilia Centres (most of the latter exist within hospital departments of haematology). A database relating to haemophiliacs within the United Kindgom has been maintained at the Oxford Haemophilia Centre since 1969. Basic information retained about each patient includes: name, date of birth, diagnosis and factor level, inhibitor status, quantity and brand of concentrate of treatment used, and human immunodeficiency virus (HIV) status. Information about registered patients is updated annually. Copies of relevant death certificates are also received automatically from the Office of Population Censuses and Surveys (OPCS).

The existence of a complete national register of haemophiliacs has permitted analysis of causes of death amongst this patient population, with particular reference to the impact of HIV infection on the group. Use of certified causes of death allows comparison of mortality from specific causes with those for the nation as a whole. The national register includes records of 6278 men with haemophilia for the period 1977–1991 (Table 1). Of these, 1227 were infected with HIV during the period 1979–1986. The median estimated seroconversion date was October 1982 [3]. A total of 82% of the 6278 patients in the United Kingdom were alive on 1. Janury 1993, whilst 15% had died and 3% were lost to follow-up. In contrast to many other countries, far fewer patients with haemophilia A. Approximately 41% of all patients with haemophilia A were infected with HIV (59% of those severely affected, with a baseline factor VIII level of < 2%) [1]. By contrast, only 6% of those with haemophilia B were infected (11% of those severely affected).

The impact on mortality due to HIV is shown by the fact that the annual death rate in patients with severe haemophilia remained steady at 8 per 1000 between 1977 and 1984, but then rose to 38 in 1991/1992 (Fig. 1). This increase was confined to patients seropositive for anti-HIV, among whom the death rate rose to 81 per 1000 in 1991–1992, whilst the death rate among those seronegative for anti-HIV remained unchanged over the same period. Acquired immunodeficiency syndrome (AIDS) has been the commonest cause of death among haemophiliacs in the United Kingdom since 1987. Indeed, study of this haemophilic cohort should surely put to rest any doubts that have circulated concerning the link between HIV and AIDS. Whilst it may be presumed that severely affected haemophiliacs receiv-

I. Scharrer/W. Schramm (Hrsg.)
26. Hämophilie-Symposion Hamburg 1995

Table 1. Men included in the UK National Haemophilia Register, 1977–1991, with haemophilia A (classical haemophilia: factor VIII deficiency) or haemophilia B (Christmas disease: factor IX deficienc) by severity of haemophilia, human immunodeficiency virus (HIV) test status and vital status

Vital status on 1 Jan 1993	Patients with severe haemophilia				Patients with moderate or mild haemophilia				Total	
	Not seropositive[a]		Seropositive[b]		Not seropositive[a]		Seropositive[b]		(*n*)	(%)
	(*n*)	(%)	(*n*)	(%)	(*n*)	(%)	(*n*)	(%)		
Alive and living in the United Kingdom	1195	84	673	66	3132	86	135	65	5135	82
Dead	198	14	341	33	326	9	72	35	937	15
Emigrated	2	0.1	6	0,6	16	0,4	0	0	24	0,4
Lost to follow-up	33	2	0	0	149	4	0	0	182	3
Total	1428	100	1020	100	3623	100	207	100	6278	100

[a] Patients who did not test seropositive for HIV.
[b] Patients who tested seropositive for HIV.

ed more concentrate than those with mild haemophilia, the excess death rate associated with HIV seropositivity was similar in both groups. This study includes deaths only until the end of 1992 and so does not permit examination of data following widespread use in the United Kingdom of high-purity concentrates.

Age at the time of seroconversion had a clear influence on prognosis (Fig. 2). The ages of haemophilic subjects infected with HIV in the United Kingdom ranged from only 8 months to 79 years. Progression to AIDS was slowest among younger patients, and overall survival was also longer in younger patients [5]. A total of 67% of all the haemophiliacs infected with HIV were still alive 10 years after infection. However, survival was 86%, 72%, 45% and only 12% at years among those infected at ages under 15, 15–34, 35–54 and 55 years and over, respectively. This steep age gradient could not be explained by deaths expected in the absence of HIV infection or haemophilia type or severity.

AIDS accounted for only 85% of the deaths among patients known to be seropositive for anti-HIV. Liver disease also contributed to the excess in mortality of patients, particularly those seropositive for anti-HIV. The relative (observed/expected) mortality from liver disease was 16.2 for seropositive patients and 37 for seropositive haemophiliacs. In proportionate terms, this increase has been stable since the early 1970s, but as mortality from liver disease in the general population has nearly doubled since then, this represents a considerable increase in absolute terms. The relative risk of death from liver cancer was also increased to nearly six times the national rate. This increase was concentrated in the most recent time period and was observed largely in patients who were not HIV positive. These

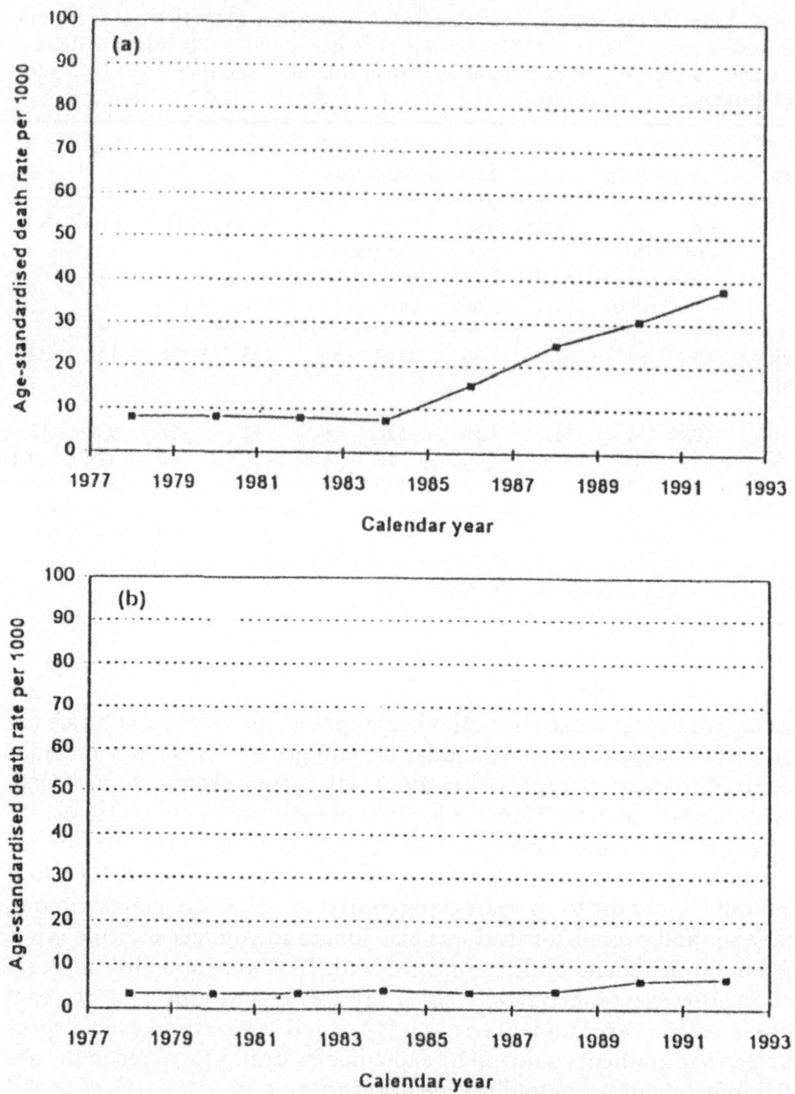

Fig. 1a–d. Annual death rates per 1000, directly standardised for age and severity of haemophilia (**a**, **c** severe, **b**, **d** mild or moderate). Values for all patients (black squares) in each severity group. **c**, **d**. Separate values for human immunodeficiency virus (HIV)-seropositive patients (*triangles*) and those not know to be seropositive (*white squares*)

observations are explained by the fact that a hepatoma is a late manifestation of chronic hepatitis, and patients infected with HIV are more likely to succumb to AIDS before a hepatoma develops.

An earlier study from Oxford reported that intracerebral haemorrhage accounted for a quarter of deaths of all patients with haemophilia [6]. It is clear that

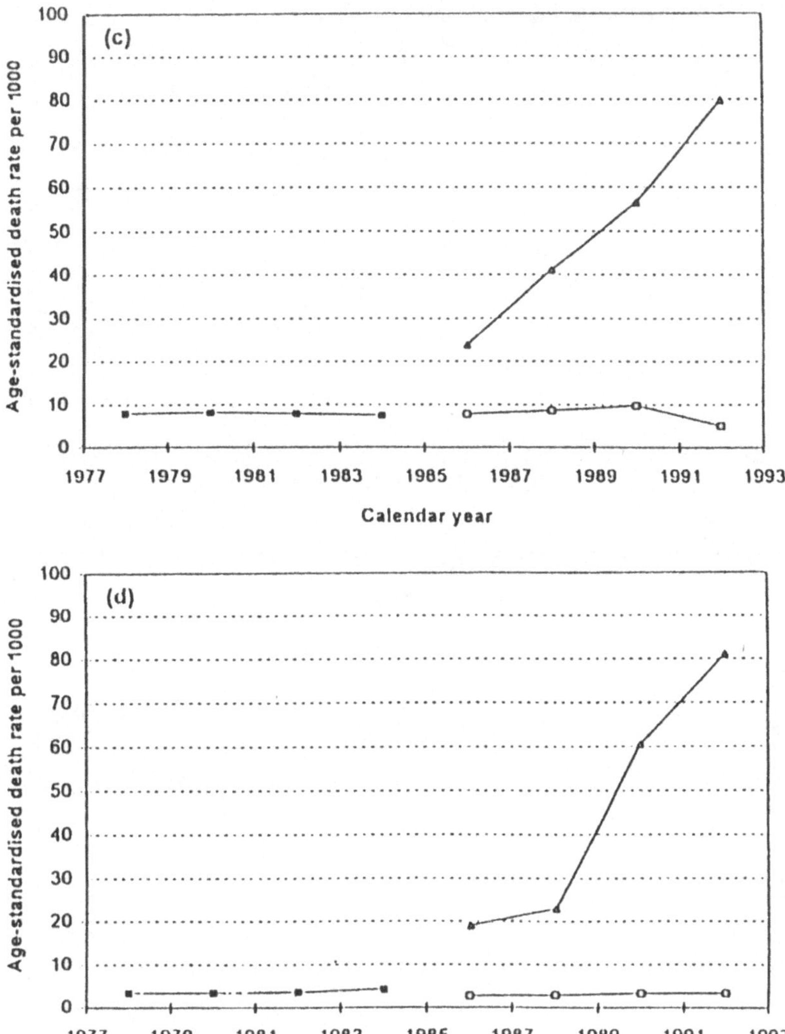

Fig. 1c, d.

haemorrhage (particularly intracerebral) remains a major cause of death and has also been previously observed in studies of Dutch and American haemophiliacs [2, 7]. It will be interesting to follow whether the introduction of prophylactic therapy has any influence on the risk of intracranial haemorrhage. Age-specific mortality among patients with haemophilia who were not infected with HIV was greater by a factor of 3.3 in patients with inhibitory antibodies.

The risk of mortality from ischaemic heart disease was modestly, but significantly reduced in this patient population. With the exception of hepatocellular car-

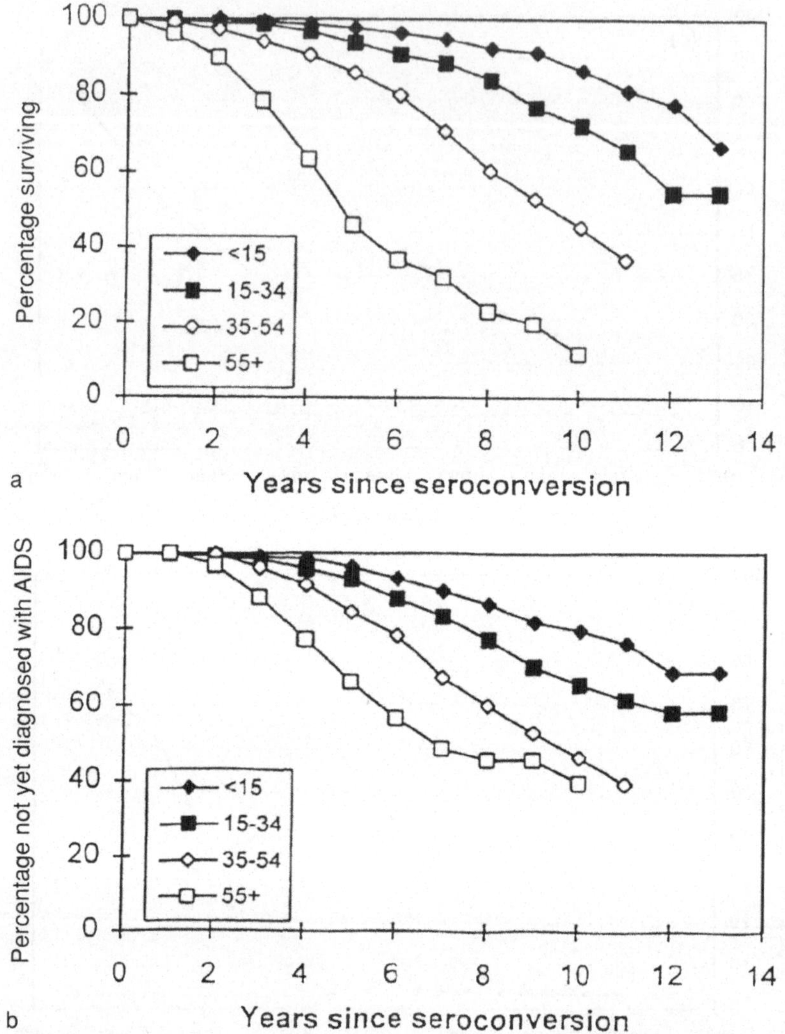

Fig. 2. Influence of age on **a** survival in human immunodeficiency virus (HIV)-infected haemophiliacs and **b** progression to acquired immunodeficiency syndrome (AIDS) after seroconversion

cinoma (hepatoma) referred to above, there was no significant increase in deaths from cancer amongst haemophiliacs seronegative for anti-HIV.

The principal conclusions are as follows:

- HIV infection is the cause of AIDS.
- AIDS has been the principal cause of death among haemophiliacs in the United Kingdom since 1987.

- The risk of death from haemorrhage remains very significant.
- Age-specific mortality was increased threefold amongst those with inhibitors.
- Mortality from liver disease was increased tenfold.
- Haemophilia confers some protection against myocardial infarction.
- There was no significant excess of neoplasia in patients not infected with HIV.

References

1. AIDS Group of UK Haemophilia Centre Directors (1988) Prevalence of antibody to HIV in haemophiliacs in the United Kingdom. Clin Lab Haematol 10:187–191
2. Chorba TL, Holman RC, Strine TW, Clarke MJ, Evatt BL (1994) Changes in longevity and causes of death among persons with hemophilia A. Am J Hematol 45:112–121
3. Darby SC, Doll R, Thakkrar B, Rizza CR, Cox DR (1990) Time from infection with HIV to onset of AIDS in patients with haemophilia in the UK. Stat Med 9:681–689
4. Darby SC, Ewart DW, Giangrande PLF et al. (1995) Mortality before and after HIV infection in the complete UK population of haemophiliacs. Nature 377:7982
5. Darby SC, Ewart DW, Giangrande PLF, Spooner RJD, Rizza CR (1996) The importance of age at infection with HIV-1 in determining survival in the UK haemophilia population. Lancet 347:1573–1579
6. Rizza CR, Spooner RJD (1983) Treatment of haemophilia and related disorders in Britain and Northern Ireland during 1976–80. Br Med J 286:929–933
7. Rosendaal FR, Verekamp I, Smit C, Brocker-Vriends AHJT et al. (1989) Mortality and causes of death in Dutch haemophiliacs, 1973–86. Br J Haematol 71:71–76

Immunologische Aspekte der HIV-Infektion

P. J. Grob

Es geht um eine kurze Zusammenfassung neuerer Hypothesen zur Pathogenese der HIV-Infektion und zu deren labormäßigen Beurteilung.

Zielzellen der HIV-Infektion im Immunsystem

Zum Immunsystem (Abb. 1)

Praktisch jede Fremdsubstanz und teilweise auch verändertes „Eigen"[(Auto)antigen] wird von spezifischen B-Lymphozyten erkannt. Erkennungsstruktur sind zellgebundene Immunglobuline/Antikörper. Die Antigenerkennung führt zur Aktivation, Expansion und Differenzierung der B-Lymphozyten zu antikörperbildenden Plasmazellen. Antikörper sind damit die Effektoren der B-Lymphozyten. Sie bilden die wirksame spezifische Immunabwehr v.a. gegen extrazelluläre Antigene (spezifische humorale Immunabwehr). Für T-Lymphozyten ist die Antigenerkennung komplexer. Eine Fremdsubstanz oder verändertes „Eigen" muß durch eine antigenpräsentierende Zelle (APC: Makrophagen/Monozyten, dentritische Zellen, Langerhans-Zellen, B-Lymphozyten etc.) aufgenommen, in kleine Peptide (8–15 Aminosäuren) zerlegt und auf bestimmten Zelloberflächenstrukturen (Histokompatibilitätsantigene bzw. Produkte der MHC-Regionen Klasse I und II) präsentiert werden. In dieser Form können zytotoxische T-Lymphozyten (CTL: CD8-positiv) und Helfer-T-Lymphozyten (CD4-positiv) über die spezifischen T-Zellrezeptoren (TCR) ein Fremdpeptid oder verändertes „Eigen" (zusammen mit unverändertem „Eigen") erkennen. Bei einer korrekten Antigenerkennung werden die spezifischen CTLs aktiviert und expandiert. Sie können Zielzellen zerstören (T-Zelleffektormechanismus), sofern diese an ihrer Oberfläche ein entsprechendes Antigen wiederum auf MHC-Molekülen (Klasse II) präsentieren. Die Zytolyse der Zielzelle geschieht über Mediatoren wie z.B. Perforin. CTLs stellen den wichtigsten spezifischen Abwehrmechanismus gegen intrazelluläre oder fakultativ intrazelluläre Erreger dar (spezifische zelluläre Immunität). Die klonale Expansion von aktivierten CTLs und v.a. von antikörperproduzierenden Plasmazellen wird erst effizient über Zytokine, die nach Antigenerkennung (Präsentation über MCH-Klasse-II-Moleküle) von aktivierten T-Helferlymphozyten (CD4-positiv) und aktivierten APCs freigesetzt werden und an die entsprechenden Rezepto-

I. Scharrer/W. Schramm (Hrsg.)
26. Hämophilie-Symposion Hamburg 1995

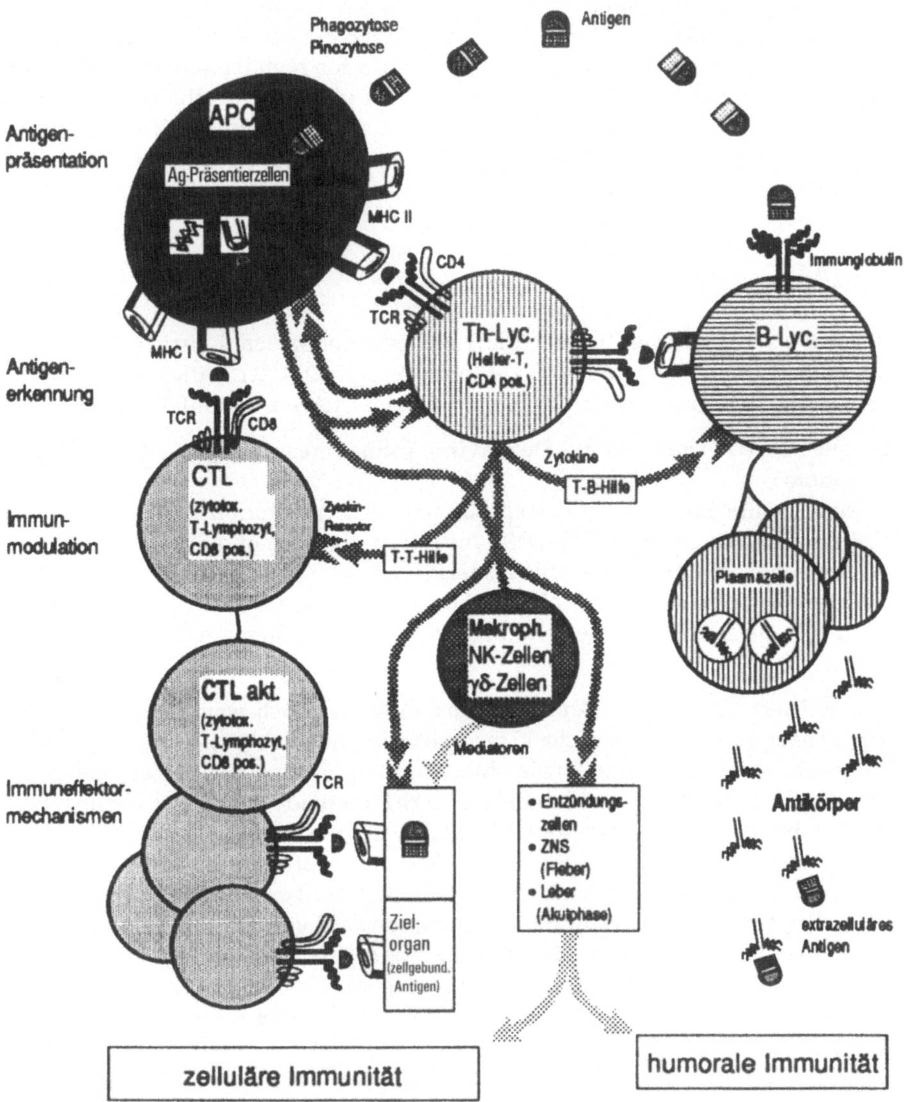

Abb. 1. Schema einer spezifischen Immunantwort

ren auf CTLs und B-Lymphozyten, aber auch auf T-Helferzellen (autokrine Wirkung) gelangen. Man spricht von T-T- und T-B-Hilfe. Diese „Immunhormone“ sind damit mitentscheidend für das örtliche, zeitliche, qualitative und quantitative Ausmaß einer spezifischen Immunantwort. Zytokine sind aber auch wesentlich für die Aktivation von Makrophagen/Monozyten, Natural-Killer(NK)-Lymphozyten und γ-δ-Lymphozyten, die alle bestimmte Zielzellen (z. B. virusinfiziert) unspezifisch zerstören können. Hinzu kommt, daß Zytokine sehr viele andere Körperzellen (Granulozyten, Mastzellen, Fibroblasten etc.) beeinflussen, die die Entzündung im weiteren Sinne aber auch die Reparation regulieren und z. B. auch auf das Temperaturzentrum im ZNS oder auf den globalen Metabolismus Einfluß nehmen können. T- und B-Lymphozyten lassen sich nicht nur spezifisch (antigenabhängig), sondern auch unspezifisch über sog. Superantigene (z. B. Toxine bestimmter Mikroorganismen) aktiviert.

Zielzellen von HIV

HIV hat als wesentliche Zielzelle die T-Helferlymphozyten. Eintrittsort ist CD4, ein obligates akzessorisches Molekül (eine Peptidkette) der Antigenerkennungsstruktur (TCR) solcher Zellen. Man unterscheidet 3 Arten von Infektionen:

- eine abortive Infektion mit Defektviren (ohne Integration des HIV ins Wirtsgenom),
- eine latente Infektion (nichtreproduktiv) mit Integration des HIV-Genoms (nach Transkription in HIV-DNS) ins Wirtszellgenom und
- eine replikative Infektion (mit Translation von HIV-DNS zu -RNS und Behüllung des Virus an der Zelloberfläche bzw. Freisetzung der Viren über „budding“). Diese Vorgänge sind wahrscheinlich mit raschem Zelltod assoziiert (s. unten).

HIV infiziert auch APCs. Der Infektionsmodus ist noch wenig verstanden. Es scheint aber eine kontinuierliche Virusreplikation möglich (evtl. sogar episomaler Natur d. h. ohne Integration sowie ohne „budding“), ohne daß ein Zelltod resultiert. Es wird angenommen, daß infizierte zirkulierende APCs (z. B. Monozyten) für die Infektion von immunologisch „privilegierten“ Organen (d. h. solche primär ohne Lymphozyten) wie z. B. das ZNS verantwortlich sind. Infizierte sessile APCs wie z. B. Makrophagen, dentritische Zellen, Langerhans-Zellen usw. tragen wesentlich zum Virusreservoir bei. Die Infektion solcher Zellen mit HIV aber auch ihre Aktivation über andere Mechanismen (z. B. über konkomittierende, banale Infektionen) kann zur vermehrten Freisetzung von Zytokinen führen, die in verschiedener Weise T- und B-Lymphozyten und viele andere Zellen hemmend oder fördernd beeinflussen können.

Wie erwähnt, kann HIV sowohl T-Helferlymphozyten wie APCs und auch noch weitere Zellen infizieren. In vitro zeigte sich, daß Virusisolate verschiedener Individuen präferentiell die eine oder andere Zellart infizieren (lymphozytotrop oder monozytotrop), aber auch daß konsekutive Isolate derselben Person ihren präferentiellen Zelltropismus verändern können. Aufgrund von In-vitro-Daten gibt es auch Anhaltspunkte dafür, daß verschiedene Subtypen von HIV-1 (z. B. der sich v. a. in Thailand verbreitende E-Subtyp) unterschiedlich präferentielle Zelltropismen zeigen. Inwieweit diese Beobachtungen die In-vivo-Situation reflektieren, ist noch unklar.

Viele Komponenten und Mechanismen des Immunsystems sind bekannt und insbesondere solche, bei denen sich ein intaktes Immunsystem z. B. gegen zirkulierende oder zellgebundene Mikroorganismen (Infektionsabwehr/-Krankheit) oder antigenetisch veränderte Körperzellen (bestimmte Malignome, Autoimmunkrankheiten) richtet. Im Fall der HIV-Infektion ergibt sich eine außergewöhnliche Situation. Wesentliche „Immunzellen“ sind selbst betroffen und zudem noch durch einen komplexen Erreger. Deshalb erstaunt es nicht, daß betreffend der HIV-Pathogenese viele Fragen offen sind. Im folgenden soll ein kurzer Überblick über gängige Hypothesen gegeben werden.

Alte und neue Vorstellungen der Immunpathogenese

Alte Vorstellung

Lange Zeit nahm man an, daß während einer anfänglichen Phase der Virusvermehrung nur wenige periphere lymphoide Organe (wie z. B. lokale Lymphknoten) infiziert würden und dies vorwiegend in der latenten Form. Hinter der eingeschränkten örtlichen Ausbreitung und dem vorwiegenden Verharren der Infektion in einer latenten Phase vermutete man wirksame Immunmechanismen, ohne diese genau zu kennen. Man nahm an, daß diese Abwehrmechanismen innerhalb durchschnittlich mehrerer Jahre langsam an Wirksamkeit verlieren würden und es erst dann zu einer generellen Infektionsausbreitung auf das ganze periphere Immunsystem käme, mit dem Resultat einer generellen Immundefizienz und dem Auftreten opportunistischer Infektionen. Das Konzept beruht v. a. auf der langen klinischen Latenzzeit, aber auch auf der Beobachtung, daß lösliches p24Ag, ein leicht meßbares Strukturprotein des HIV, anfänglich nachweisbar ist (initiale Virämie), dann für durchschnittlich 6 bis 8 Jahre verschwindet und erst 1 bis 3 Jahre vor Ausbruch von Aids wieder meßbar wird (zusammen mit einem entsprechenden Abfall von anti-p24). Hinzu kam das lange Persistieren zirkulierender CD4-Lymphozyten auf normale Werte. Erste Zweifel an dieser Vorstellung kamen mit der Anwendung von Amplifikationsmethoden für virales Genmaterial. Sie zeigten bei vielen Infizierten bereits in der p24Ag-freien Phase nicht unbeträchtliche Mengen von zirkulierendem HIV-RNS. Ebenfalls läßt sich oft schon sehr früh immunkomplexiertes p24Ag (ICD-p24) nachweisen. Hinzu kommen bei vielen Betroffenen Zeichen einer generellen Immunderegulation mit meist verminderten Funktionen von T-Zellen und Zeichen einer polyklonalen B-Lymphozytenstimulation mit Erhöhung der Serumkonzentrationen von Immunglobulinen.

Neue Vorstellung

Ende 1994 kam es zu einem eigentlichen Erkenntnisschub (Abb. 2). Auslöser war ein neuer wirksamer HIV-Proteinaseinhibitor, der nach einmaliger Gabe (Plus) zu einem kurz dauernden und dramatischen Abfall des peripheren HIV-RNS und einem deutlichen Anstieg der CD4-Lymphozyten führte [7, 8, 14]. Daraus ließen sich Berechnungen anstellen, die zusammen mit teils bereits vorliegenden Erkenntnissen [5] zu folgenden neuen Hypothesen führten.

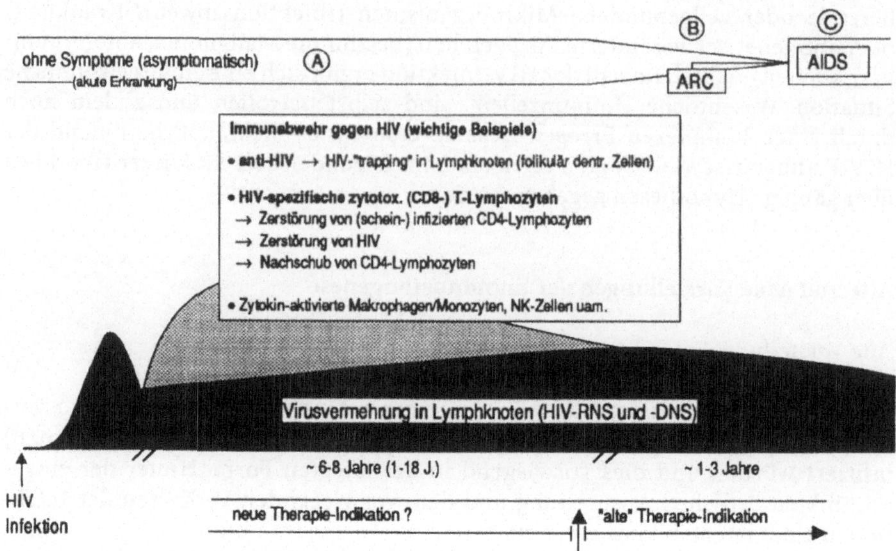

Abb. 2. Schematischer Ablauf einer HIV-Infektion in den periphren lymphoiden Organen

Bereits während der initialen Virusreplikationsphase wird wahrscheinlich ein Großteil der peripheren lymphoiden Organe infiziert und bereits früh kann eine wesentliche Virusvermehrung (replikative Infektion) stattfinden. Dank einer effizienten lokalen Auseinandersetzung zwischen dem Virus und den Immunabwehrmechanismen, geht ein Großteil der Viren in situ zugrunde. Das Blut erreicht nur „Überschußviren". Dank einem effizienten Zellnachschub ergeben sich im Blut während langer Zeit normale Lymphozytenwerte. Folgende Zahlen wurden berechnet. Während der ganzen klinischen Latenzphase – bereits bevor z. B. die CD4-Lymphozyten tiefe Werte erreicht haben – können vorwiegend in Milz und Lymphozyten

- täglich bis 1 Mrd. (10^9) Viren entstehen und größtenteils auch wieder zerstört werden;
- täglich auch eine ähnliche oder sogar höhere Zahl (bis $2 \cdot 10^9$) von CD4-Lymphozyten zerstört aber auch wieder ersetzt werden (hoher Turnover);
- CD4-Lymphozyten in denen HIV als DNS integriert ist (provirale, latente Infektion) wahrscheinlich längere Zeit überleben. Gehen aber solche Zellen in eine virusreplizierende Form über oder kommt es gar nie zu einer latenten Infektion, beträgt deren Lebensdauer nur noch ca. 1 bis 3 Tage;
- HIV-Mutanten entstehen in großer Zahl bis schätzungsweise 10^8 pro Jahr.

In Abbildung 3 werden einige Abwehrvorgänge in den peripheren lymphoiden Organen, z. B. den Lymphknoten dargestellt, wie sie sich aufgrund experimenteller Daten schematisieren lassen.

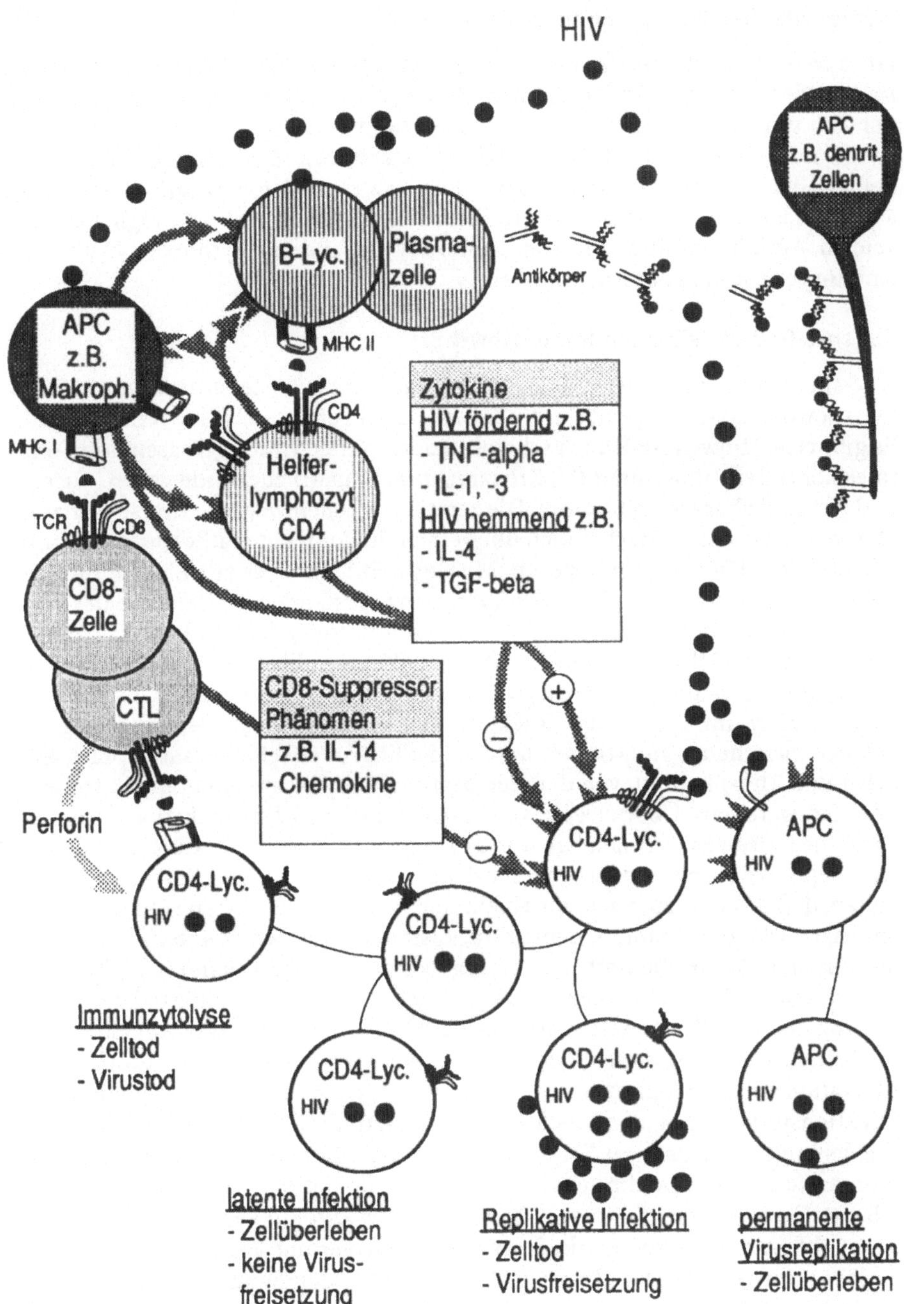

Abb. 3. HIV und Immunabwehr

Zur spezifischen humoralen Immunabwehr

HIVs werden durch spezifische Antikörper gebunden, die sich an die Fc-Rezeptoren der dendritischen Zellen der Lymphknoten fixieren (Antigen-Trapping). Mit der Zeit geht die Lymphozytenstruktur zugrunde; das Trapping wird ineffizient. Aufgrund von In-vitro-Effekten (Infizierbarkeit von Zellkulturen) lassen sich neutralisierende Antikörper messen, ohne daß man deren Spezifität kennt. Ob anti-HIV auch In-vivo-Viren neutralisieren können, ist unklar. Möglicherweise spielen Antikörper über die sog. „antibody dependend cytotoxicity" (ADCC; Antikörper auf Phagozyten) eine Rolle.

Zur spezifischen zellulären Immunabwehr

HIV-spezifische zytotoxische T-Lymphozyten führen zur Zerstörung von infizierten – sowohl latent wie produktiv – Zellen. Damit gehen auch die Viren zugrunde. Es gibt viele Hinweie, daß auch scheininfizierte Zellen (mit Ag-Präsentation ohne Infektion, über Autoimmunität, Kreuzreaktionen usw.) zugrunde gehen. Ausmaß und Art sind aber wenig bekannt. Die zerstörten Zellen werden vorerst ersetzt inklusive solche, die wahrscheinlich über einen direkten zytopathogenen Effekt replizierender HIVs zugrunde gehen. Mit der Zeit kommt es zur Erschöpfung des Zellnachschubs. Wichtig, aber noch nicht ganz verstanden, ist die Rolle der Zytokine, von denen Interleukin-1 und -6 sowie Interferon-γ (verstärkte HIV-Translation) und auch TNF-α zu einer Aktivation der Virusreplikation in latent infizierten Zellen führen, während andere Zytokine wie z.B. IL-4 dies hemmen. Es wird vermutet, daß es im Verlauf der Infektion zur Verschiebung einer ausgewogenen Balance zwischen 2 funktionell unterschiedlichen T-Helferzellsubpopulationen (Th-1 und Th-2) kommt, von der jede bestimmte Zytokine präferentiell freisetzt. Resultat wäre ein Überwiegen von T-Helferzellen, die replikationsfördernde Zytokine freisetzen. Schon lange war den zytotoxischen CD8-positiven Zellen ein HIV-Suppressionsphänomen zugeschrieben worden. Aktuelle Daten lassen vermuten, daß dieses Phänomen durch ein durch solche Zellen freigesetztes chemotaktisch wirkendes Zytokin, dem IL-16, zustande kommen könnte, welches auch die Virusreplikation hemmt [1]. In Frage kommen auch Chemokine (RANTES, MIP1-α und MIP1-β) [2]. Es ist wahrscheinlich, daß die dysregulierte Zytokinfreisetzung der T-Helferlymphozyten, der CD8-Lymphozyten sowie von aktivierten APCs (z.B. infolge interkurrenter Infekte) wesentlich zur erwähnten polyklonalen Aktivation von B-Lymphozyten (und damit zur Hyperimmunoglobulinämie), zur Infektionsprogression, aber auch zu bestimmten klinischen Symptomen beitragen. Es zeigte sich, daß mit Fortschreiten der HIV-Infektion bestimmte Zytokine spontan (ex vivo, ohne die sonst notwendige Stimulation) freigesetzt werden, so z.B. der Tumornekrosefaktor-α) (TNF-α). Dieses Zytokin kann neben vielen anderen Effekten Symptome wie Schwitzen, Abmagerung, Müdigkeit und Fieber auslösen. Inwieweit dieses In-vitro-Phänomen für den Symptomenkomplex des klinischen HIV-Stadiums B mitverantwortlich ist, bleibt offen. Wesentlich ist schließlich auch, daß HIV in einer großen Häufigkeit mutiert; es entstehen „Immune-excape-Mutanten"; die vorerst wirksamen, spezifischen Abwehrmechanismen werden ineffizient bzw. umgangen [4].

Unspezifische Immunabwehr

Aktivierte Natural-killer-Lymphozyten, Makrophagen/Monozyten und spekulativ auch γ/δ-Lymphozyten haben möglicherweise bei Beginn der Infektion einen Einfluß; Belege fehlen. Die Konzentrationen dieser Zellen im Blut geben kaum Hinweise.

Wenn die Zusammenhänge auch noch nicht genau geklärt sind, läßt sich doch aus den Befunden ableiten, daß am Anfang einer HIV-Infektion in der Regel eine wirksame spezifische Immunantwort zustande kommt, gefolgt von einer zunehmenden Disbalance verschiedener Immunfunktionen und noch später von einer generellen Immundefizienz. Daraus wird klar, wie schwierig es ist, relevante Strategien zu definieren, ob überhaupt und zu welchem Zeitpunkt das Immunsystem therapeutisch gestärkt oder gehemmt werden soll; abgesehen davon, daß heute außer auf experimenteller Basis keine selektive Immunmodulation möglich ist.

Langzeitbeobachtungen zeigen, daß – wenn auch nicht ganz linear – pro Jahr nach Infektion bei ca. 5% der Betroffenen Aids auftritt. Nach 10 Jahren haben ca. 50% der Infizierten Aids entwickelt. In Abbildung 4 sind einige Faktoren aufgeführt, die für die individuell ganz unterschiedlichen Perioden von klinischer Latenz verantwortlich sein können. Einige sind eindeutig wirtsbedingt (und damit zumindest teilweise unter genetischer Kontrolle), andere virusbedingt. Biologisch entscheidend ist die Bilanz dieser Einflüsse und hier scheint auch die Zeit eine wesentliche Rolle zu spielen. Für den Langzeitverlauf sind wahrscheinlich die ersten Tage bis Wochen nach erfolgter Infektion entscheidend. Kleine Mengen von Viren mit beschränktem virulentem und mutagenem Potential sowie früheinsetzende spezifische Immunität wären mit Langzeitüberleben assoziiert, die reziproke Situation mit einem raschen Fortschreiten der Infektion. Hinweis dafür ist, daß das Niveau der „viral load", welches unmittelbar nach der initialen virämischen Phase erreicht wird, von großer prognostischer Wertigkeit ist [3, 11, 15]. Welche Faktoren im individuellen Fall über langsame oder rasche Progression entscheidend sind, ist noch ungeklärt.

Wesentliche Folgerungen dieser neuen Hypothesen betreffen die Therapie und zwar auf zwei Ebenen.

1. Da bereits früh nach der Infektion eine wesentliche und generalisierte HIV-Replikation stattfinden kann, sollten bei solchen Personen Therapien viel früher einsetzen als heute üblich.
2. Es sollte von Monotherapien auf Kombinationstherapien umgestellt werden, damit die „viral load" tiefgehalten und die Mutationsrate gesenkt werden kann. Aufgrund erster Studien mit Kombinationstherapien hat sich der zweitgenannte Punkt bereits eindeutig durchgesetzt, während bzgl. der Frühtherapie noch Kontroversen bestehen. Ein weiterer Grund ist, daß heute frühe Beurteilungskriterien einer HIV-Infektion fehlen, ein Aspekt, der im folgenden diskutiert wird.

Alte und neue Verlaufsbeurteilung der HIV-Infektion

Steht einmal die Diagnose einer HIV-Infektion fest, ergeben weder Anti-HIV-Screeningtests und WBs noch qualitative HIV-RNS(DNS)-Bestimmungen irgend-

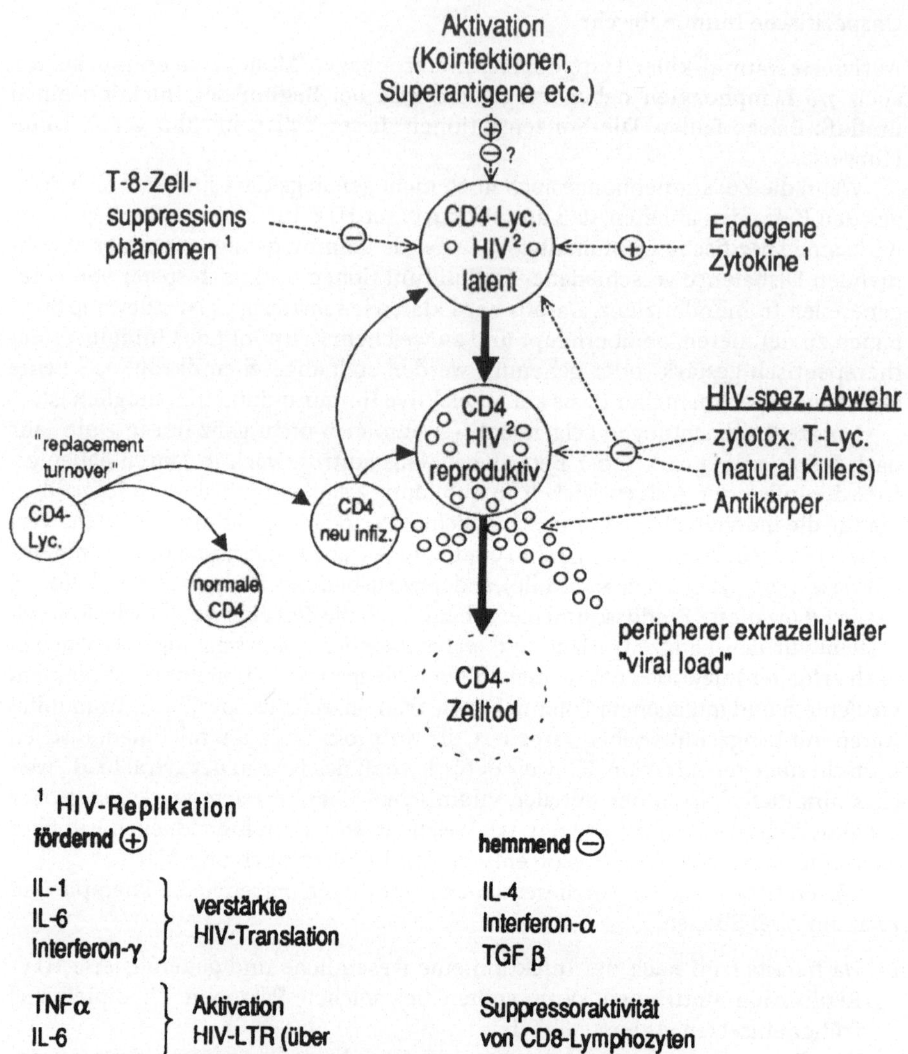

Abb. 4. Entscheidende Faktoren für den Verlauf einer HIV-Infektion

welche weiteren Informationen. Es geht dann um die Beantwortung folgender Fragen; dies v. a. bei klinisch gesunden HIV-infizierten Personen (Stadium A):

- In welcher Phase einer HIV-Infektion befindet sich der Betroffene;
- rasche/langsame Progression (Prognose?);
- labormäßiger Ausgangspunkt bei Therapiebeginn;

- primäres Ansprechen/Nichtansprechen auf Therapie (Monitoring);
- „Auslaufen" der Therapiewirkung (Resistenzenentwicklung?)?

Alte Verlaufsbeurteilung

Prognose – Therapiebeginn

Erste Therapieversuche bis ca. 1986/87 betrafen vorwiegend Patienten mit Aids (Stadium C) und später, bis 1988/89 auch solche mit dem „Aids reladed complex" (Stadium B). Allein klinische „Endpunkte" waren für die Beurteilung wesentlich. Ab 1989 hat sich zunehmend durchgesetzt, antivirale Therapien bereits in der klinischen Latenzphase – sie dauert wie erwähnt durchschnittlich 7 bis 8 Jahre bis zum klinischen Stadium B bzw. 8 bis 10 Jahre bis zum Auftreten von Aids – einzusetzen. Als kritischer Zeitpunkt für den Therapiebeginn galt und gilt teilweise immer noch, wenn Parameter mit anerkannt prognostischer Bedeutung pathologische Werte erreichen. Dazu gehört der in mindestens 2 bis 3 Blutproben bestätigte Abfall von CD4-Lymphozyten unter 350–500 bzw. unter 200 Zellen/ml. In der Schweiz werden z. B. ebenfalls berücksichtigt: erneutes Erscheinen von löslichem p24Ag, Verschwinden von anti-p24 sowie Ansteigen von β_2-Mikroglobulin und Neopterin, beide mindestens über das 2fache der oberen Normgrenze. (Alle diese Parameter haben per se eine prognostische Wertigkeit, die sich teilweise summieren läßt, prognostische Scores). Bei Auftreten von 2 oder mehreren dieser Kriterien nahm man gemäß der „alten" Vorstellung an, daß die HIV-Infektion aus einer Phase von eingeschränkter Lokalisation und relativ niedriger HIV-Replikation in eine generalisierte Form mit hoher Virusvermehrung übergangen sei. Verschiedene Studien zeigten, daß dann innerhalb weniger Monate bis Jahre ein Übergang in die klinischen Stadien B und C stattfindet. Die prognostische Aussagekraft sei anhand einer alten, aber noch immer gültigen Analyse aus Zürich bzgl. den CD4-Lymphozyten dargestellt (Abb. 5). Bei asymptomatischen HIV-infizierten Personen mit CD4-Ausgangswerten über 500 pro µl trat innerhalb von 6 bis 7 Jahren bei 20–30% Aids auf. Lagen aber die Ausgangswerte unter 50 pro µl, zeigten bereits über 60% der Betroffenen Aids und dies innerhalb von 2 bis 3 Jahren.

Der genaue prognostische Stellenwert der erwähnten Parameter bzw. bestimmter Parameterkombinationen (Scores) ist teilweise umstritten bzw. wird von verschiedenen Aids-Experten unterschiedlich beurteilt. Ursache dafür dürfte sein, daß verschiedene Studien unterschiedliche „Wertigkeitsranglisten" [9, 12, 16] ergaben. Unterschiedliche Patientenselektionen und Untersuchungsperioden sowie unterschiedliche Berechnungsgrundlagen sind dafür eine wahrscheinliche Erklärung.

Therapiemonitoring

Als labormäßiges Zeichen für einen positiven Therapieeffekt galten und gelten immer noch, der Nichtabfall bzw. Anstieg von CD4-Lymphozyten sowie z. B. der

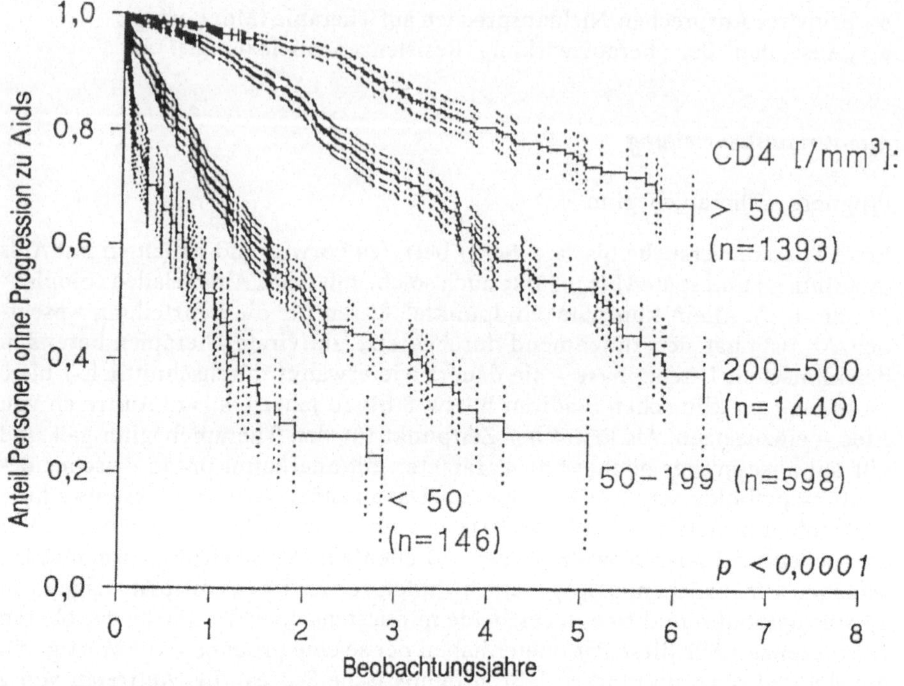

Abb. 5. Prognostische Aussagekraft (Kaplan-Meyer-Analyse) bei asymptomatischen HIV-infizierten Personen. (Aus Ledergerber et al. 1992, unpubliziert)

Abfall bzw. das Verschwinden von löslichen p24Ag (sofern vorgängig nachweisbar). Als entscheidend wird aber meist ein klinischer Endpunkt wie z. B. Übergang in die klinischen Stadien B oder C angesehen.

Neue Verlaufsbeurteilung

Eine neue Situation ergibt sich, wenn antivirale Therapien noch früher eingesetzt werden als heute, d. h. noch bevor die oben erwähnten, „alten" Laborkriterien erfüllt sind (z. B. CD4-Lymphozyten unter 500 zw. 200 Zellen/ml oder Nachweis von löslichen p24Ag). Für diese früheren Phasen fehlen z. Z. allgemein akzeptierte Laborparameter zur Beurteilung des Infektionsstadiums. Es geht auch um neue Meßgrößen für das therapeutische Monitoring; klinische Endpunkte sind zeitlich zu weit entfernt. Zur Zeit ist auch in der Schweiz die Berücksichtigung der Konzentrationen von HIV-RNS, HIV-DNS und ICD-p24, des Turnovers oder von veränderten Funktionen von Lymphozytensubpopulationen aktuell. In Abbildung 6 ist das Verhalten einiger Immunparameter in stark schematisierter Form dargestellt, dazu ein kurzer Kommentar.

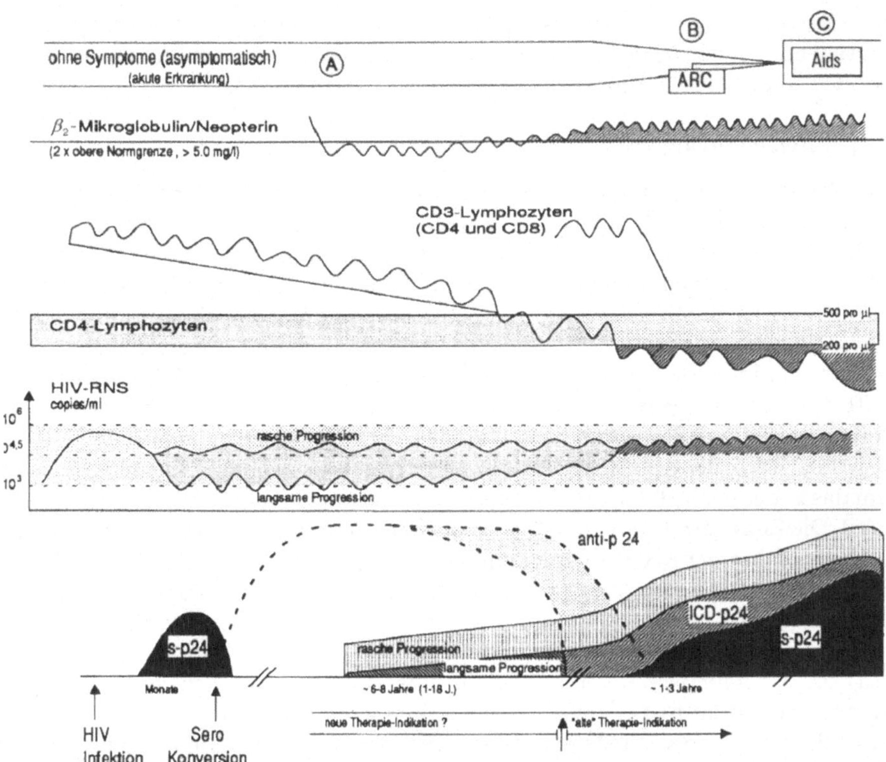

Abb. 6. Hypothetischer Ablauf einer HIV-Infektion – periphere immunvirologische Parameter

Ad HIV-RNS und HIV-DNS

Die Zahl der zirkulierenden RNS-Kopien pro ml (Meßbereich 10^{3-4} bis 10^7) scheint wie erwähnt von großer prognostischer Bedeutung zu sein. Die ersten Langzeitstudien machen wahrscheinlich, daß die HIV-RNS-Konzentration, die kurz nach der initialen Virämie erreicht werden, innerhalb von 1 bis 2 Logstufen relativ konstant bleiben, mit nur einem beschränkten Anstieg bis zu Aids. Es läßt sich deshalb schon sehr früh eine prognostische Aussage machen. Werte über 10^4 sprechen für Progression bzw. machen einen „long-term survivor state“ unwahrscheinlich [6, 11]. Diese Aussagen basieren aber auf noch relativ kleinen Verlaufsstudien. Von großer praktischer Bedeutung ist, daß das Ansprechen auf eine Therapie mit einem Abfall von HIV-RNS verbunden ist, so z.B. bei wirkungsvollen Reverse-Transciptasehemmern um durchschnittlich 0,7 Logstufen und bei bestimmten Proteaseinhibitoren sogar um 2 Logstufen. Ein Wiederanstieg der HIV-RNS-Konzentration würde auf einen therapeutischen Wirkungsabfall z.B. durch Bildung von therapieresistenten Mutanten hinweisen und eine Neuorientierung der Therapie bedingen. Die quantitative Messung von HIV-RNS ist allerdings methodisch nicht leicht, arbeitsaufwendig und teuer, es gibt auch noch keine internationalen

Standards. Dasselbe gilt für die quantitative Bestimmung von HIV-DNS, die potentiell eine hohe Wertigkeit bekommen könnte (Maß für latent infizierte Zellen), für den Alltag aber methodisch noch nicht ausgereift ist.

p24-Antigen und anti-p24

Ein Großteil des meßbaren HIV-p24Ag, sei dies in komplexierter (ICD-p24) oder freizirkulierender, löslicher (s-p24) Form, ist nicht an HIV-RNS gebunden. Ob es sich um „Überschußmaterial" z. B. von Defektviren oder um „Trümmer" von zerstörten HIVs handelt, ist ungeklärt. Die Interpretation der Serumkonzentrationen von p24Ag ist damit schwierig und reflektiert wahrscheinlich sowohl die periphere „viral load", wie auch die Kapazität des Immunsystems, diese Virusbestandteile zu eliminieren. Während s-p24 meist erst spät im Lauf der HIV-Infektion auftritt, und keineswegs bei allen Patienten, lassen sich bei einem Großteil der HIV-Infizierten ICD-p24 messen. Falls dies nicht zutrifft, ist meist auch HIV-RNS tief bzw. liegt unter dessen Nachweisgrenze. Die Werte für IDC-p24 liegen in der Regel um das 2- bis 3fache über der Konzentration von s-p24 (sofern überhaupt vorhanden). Die Konzentration von ICD-p24 ist ebenfalls von prognostischer Wertigkeit und gemäß einiger Arbeiten von unabhängiger Aussagekraft gegenüber HIV-RNS und den CD4-Lymphozyten (z. B. [11]). Bezüglich des Therapiemonitorings fällt bei Einsatz wirksamer antiviraler Medikamente auch die Konzentration von ICD-p24 ab, wenn auch weniger ausgeprägt als HIV-RNS. Die Konzentration von ICD-p24 ist statistisch hoch signifikant umgekehrt proportional zur Serumkonzentration von anti-p24. Viele Studien haben auch eine prognostische Aussagekraft dieser Antikörper belegt, andere nicht. Wie bereits erwähnt, lassen sich hier diskrepante Resultate zumindest teilweise durch unterschiedliche Patientenselektionen erklären.

Lymphozytenfunktion und -Turnover

CD4-Lymphozyten beginnen kurz nach der Infektion relativ regelmäßig abzufallen, mit Raten von 50 bis 100 Zellen pro Jahr. Deshalb wären eigentlich Slope-Analysen des Abfalls relevant (steiler Slope: rasche Progression). Gemäß dem heutigen Gebrauch gilt aber der Zeitpunkt als wichtig, bei dem bestimmte kritische tiefe Grenzwerte wie z. B. 500 pro µl bzw. 250 erreicht werden. Obwohl diese Grenzen statistisch von prognostischer Wertigkeit sind, werden viele individuelle Ausnahmen beobachtet, wie dies auch aus Abb. 5 hervorgeht; z. B. erfolgt nicht immer ein rascher Übergang vom Stadium A zu B oder C trotz deutlich erniedrigter CD4-Lymphozyten. Eine mögliche Erklärung für solche Diskrepanzen läßt sich aus einer Studie der „Multicenter Aids-Cohort Study, MACS" [10] ableiten. Neben dem Abfall der CD4-Lymphozyten ist der kompensatorische Anstieg der CD8-Lymphozyten wesentlich, bzw. die Gesamtzahl der CD3-(Summe von CD4 und CD8)-Lymphozyten. Gemäß der Studie erwies sich der Abfall der CD3-Zellen – sie bleiben länger konstant hoch als CD4-Lymphozyten – als prognostisch besonders relevant. Ob normal hohe oder sogar erhöhte CD8-Lymphozytenzahlen im Blut ein Maß für die diesen Zellen zugeordnete HIV-spezifische zytolytische Aktivität und/oder Bildung replikationshemmender Faktoren wie die erwähnten

IL-16 oder Chemokine reflektieren, ist noch nicht geklärt. Da CD4-Lymphozyten lange im Normbereich liegen, wird auch nach Parametern gesucht, die Maß für den Turnover oder Funktionen von CD4-Lymphozyten sind. Kandidaten sind z.B. die Messung der Apoptose (z.B. [13]) oder der Zellzyklusphasen sowie die Zytokinfreisetzung stimulierter Zellen bzw. die Verteilung der erwähnten T-Helfersubpopulationen. Daß sich hinter gleichen CD4-Lymphozytenzahlen ganz unterschiedliche Situationen verbergen können, sei an 2 asymptomatisch Infizierten gezeigt, bei denen die CD4-Lymphozytenwerte 316 bzw. 343 betrugen. Im ersten Fall waren s-p24 und ICD-p24 nicht nachweisbar, anti-p24 war mit 160 Schweizer Einheiten hoch, HIV-RNS unter der Nachweisbargrenze von 10^3 und 31,5% der peripheren mononukleären Zellen befanden sich in der S-Phase. Im zweiten Fall war ICD-p24 mit 46 mg/ml nachweisbar, die anti-p24 mit 66 SU erniedrigt, lagen die HIV-RNS bei $7 \cdot 10^4$ Kopien/ml und nur 7,2% der Zellen waren in S-Phase.

Nicht diskutiert werden hier weitere virologische Parameter wie die HIV-Mutationshäufigkeit und -Art (Immunescape-Mutaten, medikmentöse Resistenzmutanten), der HIV-Zelltropismus, die Fähigkeit HIV-infizierter Zellen In-vitro-Zellsynzytien zu bilden, da die entsprechenden Messungen zumindest heute noch aufwendig und größtenteils nicht standardisiert sind. Ebenfalls nicht weiter eingegangen wird auf β_2-Mikroglobulin und Neopterin. Beide haben sich in mehreren Studien als von eindeutig prognostischer Aussagekraft erwiesen. Dabei ist Neopterin der einzige Parameter, der einen Hinweis auf das Engagement von Makrophagen/Monozyten gibt (Endprodukt des Pteridinstoffwechsels solcher Zellen).

Welcher Test bzw. welche Testkominationen sich durchsetzen, werden erst Langzeitstudien zeigen; solche sind vielerorts im Gange. Schon jetzt ist klar, daß es Parameter gibt, die zeitlich gesehen früh eine prognostische Aussage erlauben (z.B. HIV-RNS und evtl. ICD-p24) und solche, bei denen dies erst später der Fall ist (CD4-Lymphozyten, Neopterin usw.). Viele der diskutierten Wertigkeiten bestimmter Meßgrößen basieren auf Statistiken relativ kleiner Verlaufsserien von HIV-Infizierten. Daraus ergeben sich statistisch gesicherte typische Verlaufsmuster, aber auch viele Ausnahmen/Diskrepanzen. Die genaue Analyse gerade dieser Patienten wird wesentlich sein, um relevante, unterschiedliche HIV-Pathogenesen – die es ohne Zweifel gibt – charakterisieren zu können. Entscheidend ist dabei, labormäßige Kriterien zu finden, die auf individueller Basis eine rationale Indikation und Verlaufsbeurteilung einer Frühtherapie und eines späteren Therapiewechsels (maßgeschneiderte bzw. „tailured“ Therapie) erlauben. Dabei ist voraussehbar, daß neben fachlichen zunehmend auch finanzielle Aspekte eine Rolle spielen werden.

Literatur

1. Baier M, Werner A, Bannert N, Metzner K, Kurth R (1995) HIV suppression by interleukin-16. Nature 378:563
2. Balter M (1995) Elusive HIV Suppressor factors found. Science 270:1560–1561
3. Cao Y et al. (1995) Virologic and immunologic characterization of long-term survivors of human immunodeficiency virus type 1 infection. N Engl J Med 332:201–208

4. Condra JH, Schleif WA, Blahy OM et al. (1995) In vivo emergency of HIV-1 variants resistant to multiple protease inhibitors. Nature 374:569–571
5. Fauci A, Schnittmann SM, Poli G et al. (1991) Immunopathogenic mechanisms in human immunodeficiency virus (HIV) infection. Ann Intern Med 114:678–693
6. Henrard DR, Philips JF, Muenz LR et al. (1995) Natural History of HIV-1 Cell-Free Viremia. JAMA 274 7:554–558
7. Ho DD, Neumann AU, Perelson AS et al. (1995) Rapid turnover of plasma virions and CD4 lymphocytes in HIV-1 infection. Nature 373:123–126
8. Koup RA, Do HH (1994) Shutting down HIV. Nature 370:416
9. Lin HJ, Myers LE, Yen-Liebermann B et al. (1994) Multicenter Evaluation of Quantification Methods for Plasma Human Immunodeficiency Virus Type 1 RNA. J Infect Dis 170:553–562
10. Margolick JB, Munoz A, Donnenberg AD et al. (1995) Failure of T-cell homeostasis preceding AIDS in HIV-infection. Nature Med 1: 7:674–680
11. Mellors JW, Kingsley LA, Rinaldo CR et al. (1995) Quantitation of HIV-1 RNA in Plasma Predicts Outcome after seroconversion. Ann Intern Med 122:573–579
12. Multicohort Analysis Project Workshop. Part I. (1994) Immunologic markers of AIDS progression: consistency across five HIV-infected cohorts. AIDS 8:911–921
13. Pandolfi F, Pierdominici M, Oliva A et al. (1995) Apoptosis-related mortality in vitro of mononuclear cells from patients with HIV infection correlates with disease severity and progression. J Acquir Imm Deficiency Synd Hum Retrovirol 9:450–458
14. Pantaleo G, Demarest JF, Soudeynes H et al. (1994) Major expansion of CD8+ T cells with a predominant Vβ usage during the primary immune response to HIV. Nature 370: 463–467
15. Pantaleo G et al. (1995) Studies in subjects with long-term nonprogressive human immunodeficiency virus infection. N Engl J Med 332 : 209–216
16. Simmonds P, Beatson D, Cuthbert RJG et al. (1991) Determinants of HIV disease progression: six-year longitudinal study in the Edinburgh haemophilia/HIV cohort. Lancet 338:1159–1163
17. Wei X, Ghosh SK, Taylor ME et al. (1995) Viral dynamics in human immunodeficiency virus type 1 infection. Nature 373:117–122

Update der antiretroviralen Therapie der HIV-Infektion

M. Flepp

Der Verlauf der HIV-Krankheit ist charakterisiert durch eine über Jahre progrediente Immunschwäche, deren Ausmaß sich an der Anzahl CD4-positiver Lymphozyten abschätzen läßt. Der klinische Verlauf ist gekennzeichnet durch eine Phase der klinischen Latenz (asymptomatisches Stadium) gefolgt von einem Stadium der manifesten Erkrankung. In diesem treten in der Regel zunächst leichte, später dann gravierende und potentiell lebensbedrohliche, sog. Aids-definierende opportunistische Krankheiten auf. Zumeist handelt es sich dabei um Reaktivierungen latenter Infektionen, seltener um Neuinfektionen mit wenig virulenten Keimen, die vom Immunsystem nicht mehr kontrolliert werden können.

Die Geschwindigkeit mit der die Immunschwäche fortschreitet zeigt eine beträchtliche Variabilität. Es ist naheliegend, hierfür unterschiedliche Wirtsfaktoren und Viruseigenschaften anzunehmen. Wirtsfaktoren wie Art und Ausmaß der Immunantwort, der zellulären Aktivierung, der Zytokinsekretion oder Immunopathogenizität sind zumindest teilweise genetisch determiniert. Sie sind deshalb nur schwer und andere, wie z.B. das Alter, überhaupt nicht zu verändern. Demgegenüber stehen Viruseigenschaften wie Replikationskapazität, Zytopathogenizität und Mutagenizität die durch eine antiretrovirale Therapie beeinflußt werden können. Nebst den Maßnahmen zur Verhütung einer HIV-Infektion (Primärprävention) und der Primär- und Sekundärprophylaxe opportunistischer Infektionen bzw. deren Behandlung stellt die antiretrovirale Therapie die wichtigste therapeutische Interventionsebene dar.

Ziele der antiretroviralen Therapie sind

- die Hemmung der Virusreplikation und -Verbreitung,
- die Verbesserung bzw. Stabilisierung der Immunitätslage und
- die Verbesserung der Lebensqualität und Lebenserwartung des Patienten. Die Wirksamkeit einer antiretroviralen Therapie läßt sich deshalb, je nach Gesichtspunkt, auf einer virologischen, immunologischen oder klinischen Ebene beurteilen.

Monotherapie mit Reverse-Transkriptaseinhibitoren

Die klinische Wirksamkeit einer Monotherapie mit einem Nukleosidanalogon-Reverse-Transkriptaseinhibitor ist erwiesen; allerdings ist diese zeitlich limitiert.

I. Scharrer/W. Schramm (Hrsg.)
26. Hämophilie-Symposion Hamburg 1995

AZT (Azidothmidin, Zidovudin) ist besser als Placebo [5], reduziert die vertikale Transmission [10] reduziert das Infektionsrisiko nach akzidententeller perkutaner Exposition [2] und scheint eine neuroprotektive Wirkung aufzuweisen [13]. Ein Wechsel von AZT auf ddl (Didanosin) ist von Vorteil für Patienten ohne Aids-definierende Erkrankungen [7], und aufgrund neuerer Studien scheint ddl wirksamer als AZT ([6] und ACTG 152). DDC (Zalcitabin) scheint gleich oder besser wirksam als ddl bei Patienten mit fortgeschrittener Immunschwäche, die AZT nicht mehr tolerieren [7] und ein Wechsel von AZT auf d4T (Stavudin) scheint, unabhängig vom Krankheitsstadium des Patienten, die weitere Krankheitsprogression zu verzögern [12].

Kombinationstherapien mit Reverse-Transkriptaseinhibitoren

Mehrere kleine Studien zeigen, daß die initiale Kombination zweier Reverse-Transkriptaseinhibitoren einer AZT-Monotherapie sowohl bzgl. immunologischer als auch antiretroviraler Aktivität überlegen ist. Im Vergleich zu einer AZT-Monotherpapie konnten beeindruckende Effekte unter einer Kombination AZT + 3TC (Lamivudin) beobachtet werden. In der amerikanischen Studie NUCA 3001 wurden 366 bisher nicht behandelte Patienten mit CD4-Zellen 200–500/mm^3 während einem Jahr entweder mit AZT, 3TC, AZT + 3TC (2 · 150 mg/Tag) oder AZT + 3TC (2 · 300 mg/Tag) behandelt. Die mediane Reduktion der Virusmenge während der ersten 6 Monate betrug 0,3, 0,6 und 1,1 bzw. 1,2 log HIV RNA Kopien/ml und der mittlere Anstieg der CD4-Zellen 12, 24 und 55 bzw. 45 Zellen/mm^3. Ein signifikanter Unterschied zugunsten der Kombinationstherapie persistierte über die gesamte Studiendauer, sowohl bzgl. dem Ausmaß der Reduktion der Virusmenge als auch des prozentualen Anstiegs der CD4-positiven Lymphozyten. Die Nebenwirkungen unter der Kombinationstherapie waren nicht häufiger als unter der AZT-Monotherapie [4].

3TC scheint einerseits vor einer Resistenzentwicklung gegen AZT zu schützen und andererseits werden AZT-resistente Stämme (215M) durch eine weitere Mutation am Kodon 184 (3TC-Resistenz) wieder phänotytisch AZT-sensibel [15].

Seit der Mitteilung der vorläufigen Resultate der Delta-Studien [17] sowie den Ergebnissen der Studie ACTG 175 [6] im September 1995 wissen wir, daß die Kombination von 2 Reverse-Transkriptaseinhibitoren v.a. bei zuvor unbehandelten Patienten einer AZT-Monotherapie nicht nur virologisch oder immunologisch, sondern auch klinisch überlegen ist.

Delta 1 verglich die Kombination AZT + DDI, AZT + DDC mit einer AZT-Monotherapie bei 2131 zuvor unbehandelten Patienten mit CD4-Zellen < 350/mm^3 CD4-Zellen (Mittelwert 212 Zellen). Die meisten Patienten waren asymptomatisch, lediglich 12 % hatten Aids, und der mediane Follow up betrug 26 Monate. Die Kombinationstherapien waren einer AZT-Monotherapie überlegen bzgl. Überleben (Reduktion der Mortalität 38 %) und dem Überleben ohne Aids für Patienten ohne Aids bei Studienbeginn. Bezüglich dem Endpunkt Überleben ohne Aids scheint die Kombination AZT + ddl der Kombination AZT + ddC überlegen (Tabelle 1).

Tabelle 1. Vorläufige Resultate der Delta-Studien

Studie	**Delta 1**			
Endpunkt	AZT	AZT/ddl	AZT/ddC	Global p
Aids/Tod [%]	28	18[a]	23	p < 0,001
Tod [%]	17	10	12	p = 0,0003
Studie	**Delta 2**			
Endpunkt	AZT	AZT/ddl	AZT/ddC	Global p
Aids/Tod [%]	39	38	38	n.s.
Tod [%]	26	23	26	n.s.

[a] Signifikant im Vergleich zu AZT/ddC.

Delta 2 verglich die gleichen Therapien bei 1083 zuvor mit AZT behandelten Patienten (63% > 1 Jahr) mit < 350 CD4-Zellen/mm³ (Mittelwert 189 Zellen). Die meisten Patienten waren asymptomatisch, lediglich 16% hatten Aids, und der mediane Follow up betrug 26 Monate. Der mögliche Vorteil einer Kombinationstherapie war nicht signifikant (Tabelle 1); die Aussagekraft von Delta 2 im Vergleich zu Delta 1 ist jedoch limitiert aufgrund der geringen Anzahl Patientenjahre. Die kombinierte Analyse beider Studien zeigt eine Reduktion der Mortalität von ca. 25% (p = 0,001).

Die amerikanische Studie ACTG 175 verglich die Kombinationen AZT + ddl und AZT + ddC mit einer AZT- und ddl-Monotherapie bei 2467, 1067 unbehandelten und 1400 AZT-vorbehandelten Patienten mit 200–500 CD4-Zellen/mm³ (Mittelwert 352 Zellen). Ca. 80% der Patienten waren asymptomatisch, abgesehen von Patienten mit einem mildem kutan-limitierten Kaposi-Sarkom hatte keiner Aids. Der mediane Follow-up bei den nichtvorbehandelten Patienten („AZT-naive Patienten") betrug 34, bei den vorbehandelten Patienten 37 Monate. Der primäre Studienendpunkt war die Kombination Abfall der CD4-Zellen > 50% des Ausgangswerts, Auftreten einer Aids-definierenden Erkrankung oder Tod, sekundäre Endpunkte waren rein klinisch,

- Auftreten einer Aids-definierenden Erkrankung oder Tod und
- Tod.

Die Resultate der Gesamtstudie sowie der Subgruppenanalyse für die AZT-naiven und die vorbehandelten Patienten zeigt Tabelle 2.

Im Gegensatz zu Delta ist in der Studie ACTG 175 ein klinischer Vorteil für die Kombination, namentlich AZT + ddl, und bei AZT-vorbehandelten Patienten ersichtlich und bei AZT-naiven Patienten scheint die Kombination AZT + ddC am wirksamsten. Das erstaunlichste Resultat ist jedoch die Wirksamkeit von ddl, verabreicht als Monotherapie. Dieses unerwartete Ergebnis steht im Widerspruch zu den Resultaten der virologischen Untersuchungen, welche für die Gesamtstudie

Tabelle 2. Resultate der Studie ACTG 175

Alle Patienten

Endpunkt	AZT	AZT/ddl	AZT/ddC	ddl	Global p
CD4/Aids/Tod	32	18[a]	20[a]	22[a]	< 0,001
Aids/Tod [%]	16	11[a]	12	11[a]	0,021
Tod [%]	9	5[a]	7	5[a]	0,007

AZT-naive Patienten

Endpunkt	AZT	AZT/ddl	AZT/ddC	ddl	Global p
CD4/Aids/Tod	23	14[a]	10[a]	17[a]	< 0,001
Aids/Tod [%]	12	8	6[a]	9	0,074
Tod [%]	7	4	3	4	0,23

Behandelte Patienten

Endpunkt	AZT	AZT/ddl	AZT/ddC	ddl	Global p
CD4/Aids/Tod	38	22[a]	27[a]	26[a]	< 0,001
Aids/Tod [%]	18	13[a]	17	14	0,091
Tod [%]	10	6[a]	9	5[a]	0,023

[a] Signifikant im paarweisen Vergleich zu AZT.

die ausgeprägteste Reduktion der Virusmenge bei den mit einer Kombination behandelten Patienten zeigt [8]. Außerdem ist die in dieser Studie bei AZT-naiven Patienten beobachtete virologische und immunologische Wirksamkeit von AZT aus noch unerklärten Gründen geringer, als in anderen Studien.

Therapieempfehlungen

Unter Berücksichtigung der Resultate der Delta-Studien und ACTG 175, der potentiell neuroprotektiven Wirkung von AZT [13] und lediglich 3 zugelassenen Substanzen (AZT, ddl und ddC) empfiehlt die „Subkomission Klinik" der „Eidgenössischen Kommission für Aids-Fragen" im Herbst 1995 eine antiretrovirale Therapie bei asymptomatischen Patienten mit < 350 CD4-Zellen/mm³. Bei Patienten mit 350–500 CD4-Zellen/mm³ ist die Indikation von Fall zu Fall zu stellen; für eine Behandlung sprechen das Vorliegen von Krankheitssymptomen, das Verlangen des Patienten oder abnorme Laborwerte, z. B. eine hohe Virusmenge. Bei Patienten mit > 500 CD4-Zellen/mm³ ist eine antiretrovirale Behandlung in der Regel nicht indiziert.

Bei AZT-nativen Patienten wird eine Behandlung mit AZT + ddl oder AZT + ddC und bei einer AZT-Intoleranz eine ddl-Monotherapie empfohlen. Bei vorbehandelten Patienten soll die einmal begonnene Behandlung mit AZT + ddl oder

AZT + ddC fortgesetzt werden; bei Patienten unter einer AZT bzw. ddl-Monotherapie soll die Behandlung mit ddl bzw. mit AZT erweitert und bei Patienten unter einer ddC-Monotherapie soll sie auf eine Kombination AZT + ddl umgestellt werden [14].

Proteaseinhibitoren

Größere Wirksamkeit als die Reverse-Transkriptaseinhibitoren versprechen die Proteaseinhibitoren, die gegenwärtig in Phase-III-Studien geprüft werden. Saquinavir wurde von der amerikanischen Food and Drug Administration (FDA) Anfang Dezember 1995 aufgrund seiner immunologischen und virologischen Wirksamkeit für eine Kombinationstherapie zugelassen und Ritonavir wurde in den USA Ende Dezember zur Registrierung angemeldet. Sie hemmen die Protease, ein HIV-eigenes Enzym, das die Zusammensetzung von HIV-Bestandteilen zu infektiösen Viruspartikeln bewerkstelligt. Die einzelnen Proteaseinhibitoren unterscheiden sich hinsichtlich ihrer Bioverfügbarkeit, Wirksamkeit, Resistenzentwicklung, Nebenwirkungen und Wechselwirkungen mit anderen Medikamenten. Der folgende Abschnitt versucht einen Überblick über mögliche Vor- und Nachteile der Einzelsubstanzen zu vermitteln.

Saquinavir wurde bisher bei über 10 000 Patienten angewendet. In der gegenwärtigen Formulierung wird die Substanz nur zu einem geringen Teil (ca. 4 %) vom Körper aufgenommen. Nach einer 4wöchigen Behandlung in der üblichen Dosierung (1,8 g pro Tag) senkt Saquinavir die Virusmenge etwa gleich wie die Hemmer der Reverse-Transkriptase (0,5 log) und die CD4-Werte steigen um ca. 50 Zellen (AZT oder ddl ca. 20 – 40 Zellen) an. Die Resistenzentwicklung ist relativ gering, die Verträglichkeit gut. Bei den Wechselwirkungen mit anderen Medikamenten ist in erster Linie die Reduktion der Saquinavirserumkonzentrationen bei gleichzeitiger Behandlung mit Rifampicin oder Rifabutin zu beachten. Höhere Saquinavirdosen (3,6 oder 7,2 g/Tag) sind wirksamer, verzögern die Resistenzentwicklung und sind eher mit Nebenwirkungen behaftet. Eine neue Formulierung mit besserer Verfügbarkeit der Substanz im Körper ist in klinischer Erprobung [9].

Indinavir [MK-639] und Ritonavir [ABT-538] wurden bisher an über 1000 Patienten angewendet. Die Bioverfügbarkeit beider Substanzen ist gut. Nach einer 4- bis 8wöchigen Behandlung in den höheren z. Z. getesteten Dosierungen (2,4 g bzw. 1,2 g pro Tag) senken sie die Virusmenge um 1,5 – 2 log und nach einem halben Jahr sind im Mittel Anstiege der CD4-Werte um 100 – 150 bzw. 150 bis 250 Zellen zu beobachten. Indinavir und Ritonavir gelten somit als die aktivsten bekannten Proteaseinhibitoren. Bei suboptimaler Dosierung ist die Resistenzentwicklung bei beiden Substanzen ausgeprägter als bei Saquinavir. Laboruntersuchungen zeigen zudem eine ausgeprägter Kreuzresistenz zwischen diesen beiden Substanzen (und anderen hier nicht erwähnten Proteaseinhibitoren). Eine Kreuzresistenz in deren Folge HI-Viren vermindert auf Saquinavir ansprechen scheint bei Indinavir häufiger als bei Ritonavir aufzutreten.

Die Verträglichkeit von Indinavir scheint gut. Gelegentlich wird eine Nephrolithiasis beobachtet, weshalb unter einer Behandlung vorsorglich viel Flüssigkeit zu sich genommen werden sollte. Laborchemisch ist gelegentlich ein Anstieg des Bilirubins zu verzeichnen. Über Wechselwirkungen mit anderen Medikamenten ist z. Z. bis auf Interaktionen mit Rifamycinen wenig bekannt [16].

Die Verträglichkeit von Ritonavir in der Formulierung als Kapsel scheint gut, läßt in der Formulierung als Sirup jedoch zu wünschen übrig. Übelkeit und leichter Durchfall sind v. a. bei Behandlungsbeginn häufig. Laborchemisch ist ein Anstieg der Triglyzeride und gelegentlich der Transaminasen zu beobachten. Wechselwirkungen mit anderen Medikamenten sind häufig und ausgeprägt [3, 11].

Proteaseinhibitoren werden voraussichtlich in Kombinationstherapien eingesetzt werden. Von der Kombination eines Proteaseinhibitors mit einem oder mehreren Reverse-Transkriptaseinhibotor(en) oder einem anderen Proteaseinhibitor erhofft man sich eine noch größere Wirkung und eine geringere Resistenzentwicklung. Eine randomisierte Studie mit AZT + ddC + Saquinavir (ACTG 229) sowie eine kleine, offene Studie mit AZT + ddC + Ritonavir (Leibowitch) scheinen diese Hoffnungen zumindest teilweise zu bestätigen.

Zusammenfassung

Die klinische Wirksamkeit einer Monotherapie mit Reverse-Transkriptaseinhibitoren ist etabliert. Da klinisch wirksamer, ist die Kombination der Reverse-Transkriptaseinhibitoren AZT + ddl und AZT + ddC im Herbst 1995 der Standard. Kombinationen von Reverse-Transkriptaseinhibitoren und HIV-Proteaseninhibitoren befinden sich im Moment in Phase-III-Studien und deren Resultate dürften 1996 vorliegen. Vieles spricht dafür, daß die in diesen Studien zu beobachtenden größeren immunologischen und virologischen Effekte auch mit einer größeren klinischen Wirksamkeit einhergehen.

Literatur

1. Abrams DI, Goldman AL, Launer CL et al. (1994) A comparative trial of didanosine or zalcitabine after treatment with zidovudine in patients with human immunodeficiency virus infection. N Engl J Med 330:657–662
2. Centers for Disase control and Prevention (CDC) (1995) Case control study of HIV serconversion in health-care workers after percutaneous exposure to HIV-infected blood – France, United Kingdom, and United States, January 1988–August 1994. Morbid Mortal Wkly Rep 44:929–933
3. Danner SA, Carr A, Leonard JM et al. (1995) A short-term study of the safety, pharmacokinetics, and efficacy of ritonavir, an inhibitor of HIV-1-protease. N Engl J Med 333:1528–1533
4. Eron JJ, Benoit SL, Jemsek J et al. (1995) Treatment with lamivudine, zidovudine, or both in HIV-positive patients with 200 to 500 CD4+ cells per cubic millimeter. N Engl J Med 33:1662–1669
5. Fischl MA, Richman DD, Grieco MH et al. (1987) The efficacy of azidothymidine (AZT) in the treatment of patients with Aids and Aids-related complex: a double-blind, placebo-controlled trial. N Engl J Med 317:185–191

6. Hammer S, Katzenstein D, Hughes M et al. (1995) Nucleoside monotherapy (MT) vs. combination therapy (CT) in HIV infected adults: A randomized, doubleblind, placebo- controlled trial in persons with CD4 cell counts 200–500/mm³. 35th Interscience Conference on Antimicrobial Agents and Chemotherapy, September 17–20, San Francisco, USA, LB1.
7. Kahn JO, Lagakos SW, Dichman DD et al. (1992) A controlled trial comparing continued zidovudine with didanosine in human immunodeficiency virus infections. N Engl J Med 327:581–587
8. Katzenstein D, Hammer S, Hughes M et al. (1995) Plasma virion RNA in response to early antiretroviral drug therapy in ACTG 175. Do changes in virus load parallel clinical and immunologic outcomes? 35th Interscience Conference on Antimicrobial Agents and Chemotherapy, September 17–20 1995, San Francisco, USA, LB2.
9. Kitchen VS, Skinner C, Ariyoshi K et al. (1995) The safety and activity of saquinavir in HIV infection. Lancet 345:952–955
10. Lallemant M, Le Coeur S, Tarantola D et al. (1994) Antiretroviral prevention of HIV perinatal transmission. Lancet 343:1429–1430
11. Markovitz M, Saag M, Powderly WG et al. (1955) A preliminary study of ritonavir, an inhibitor of HIV-1 protease, to treat HIV-1 infection. N Engl J Med 333:1534–1539
12. Pavia AT, Gathe J, Grosso R et al. (1955) Clinical efficacy of stavudine compared to zidovudine in ZDV-pretreated HIV positive patients. 35th Interscience Conference on Antimicrobial Agents and Chemotherapy, September 17–20, San Francisco, USA, p. 186
13. Portegies P (1995) HIV-1, the brain, and combination therapy. Lancet 346:1244–1245
14. Subkommission „Klinik“ (SKK) der Eidgen. Kommission für Aids-Fragen (EKAF) (1995) Neue Empfehlungen zu Behandlung der HIV-Infektion. Bull Bundesamt Gesundheitswes 44:3–5
15. Tisdale M, Kemp SD, Parry NR, Larder BA (1993) Rapid in vitro selection of human immunodeficiency virus type 1 resistant to 3'-thiacytidine inhibitors due to mutation of the YMDD region of reverse transcriptase. Proc Natl Acad Sci USA 90:5653–5656
16. Vacca JP, Dorsey BD, Schleif WA et al. (1994) L-735,534: an orally bioavailable human immunodeficiency virus type 1 protease inhibitor. Proc Natl Acad Sci USA 91:4096–4100
17. Yeni P, on behalf of the International Coordinating Committee (1995) Preliminary results of the European/Australian Delta trial based on data up to 31th may. 5th European Conference on Clincal Aspects and Treatment of HIV Infection. September 26–29, 1995, Copenhagen, Denmark, LB.

Sicherheit von Faktorenkonzentraten

Diskussionsleitung:
W. Schramm (München)
E. O. Meili (Zürich)

Bedeutung der PCR für die Sicherheit von Blutprodukten

C. M. Nübling, R. Seitz, J. Löwer

Seit 1985 mußten 4 Episoden von Virusübertragungen (HIV, HAV, HCV oder HBV) durch unterschiedliche Blutprodukte registriert werden (Tabelle 1). Diese Fälle ereigneten sich trotz Untersuchung der Einzelspenden auf HBsAg, HIV-Antikörper und spätestens seit 01.01.1993, auch HCV-Antikörper und anschließender Aussonderung aller reaktiven Plasmen (Screening). Die in den jeweiligen Herstellungsverfahren eingebauten Schritte zur Inaktivierung oder Entfernung von Viren reichten bei diesen Präparaten offensichtlich nicht aus, die trotz Screenings noch vorhandenen Viren komplett zu beseitigen. Mit der Entwicklung und Etablierung äußerst empfindlicher und spezifischer Methoden für den Nachweis geringer Mengen von Nukleinsäuren (PCR: Polymerase chain reaction; NASBA: Nucleic acid sequence based amplification; LCR: Ligase chain reaction) stellte sich die Frage, ob durch Testung von Ausgangsmaterial (Plasmapools), Zwischen- oder Endprodukten auf Vorhandensein von Virusgenomen eine zusätzliche Erhöhung der Sicherheit von Blutprodukten erreicht werden kann. Die optimale Lösung, nämlich die Untersuchung jeder einzelnen Blut- oder Plasmaspende auf Virusgenome, ist aufgrund der noch nicht entsprechend entwickelten Testsysteme und der fehlenen Automatisierung z. Z. noch unrealistisch.

Die Amplifikationsmethoden haben gemeinsam, daß bei Vorliegen eines in seiner Sequenz bekannten Nukleinsäureabschnitts durch enzymatische Reaktionen Kopien in solchen Mengen hergestellt werden, daß diese wiederum leicht nachweisbar sind. Dennoch darf bei Anwendung dieser Methodik nicht außer acht

Tabelle 1. Virusübertragungen durch Blutprodukte seit 1985

Produktgruppe	Inaktivierungs-verfahren	Übertragung von	Anzahl Übertragungen	Jahr
PPSB	β-Propiono-lacton, UV	HIV	> 10	1989/90
Faktor VIII	Solvens – Detergens	HAV	> 80	1991 ff.
i. v.-IgG	Cohn-Fraktionierung	HCV	> 250	1993/94
PPSB	Pasteurisierung	HBV	> 30	1994

I. Scharrer/W. Schramm (Hrsg.)
26. Hämophilie-Symposion Hamburg 1995

gelassen werden, daß nur die auch im Testaliquot (100–500 µl) vorhandenen spezifischen Nukleinsäuren amplifiziert werden können und somit auch bei einem negativen Ergebnis eine geringe Belastung eines Plasmapools bzw. Zwischen- oder Endprodukts nicht ausgeschlossen werden kann.

Aus einem Plasmapool werden durch die verschiedenen Fällungsschritte unterschiedliche Produkte (Faktor VIII, Albumin, Immunglobuline etc.) gewonnen, so daß die Testung des Ausgangsmaterials (Plasmapool) indirekt alle daraus hergestellten Produkte betrifft. Dagegen lassen sich bei Untersuchung von Zwischen- oder Endprodukten lediglich Aussagen für die jeweiligen Produkte ableiten.

Methoden

HCV-Amplifikation

HCV RT-PCR (in-house [4]).

Nach Extraktion der Nukleinsäuren aus 200 µl Untersuchungsmaterial (Plasma, Blutprodukt) wird nach reverser Transkription (RT) die HCV-spezifische cDNA zunächst mit einem äußeren Primerpaar, das einen Bereich der 5'-nichtkodierenden Region als Zielbereich hat, amplifiziert. Zur Steigerung der Empfindlichkeit wird das Produkt dieser 1. PCR-Runde anschließend in einer 2. Runde mit einem inneren Primerpaar erneut amplifiziert („nested" PCR), die Reaktionsprodukte im Agarosegel aufgetrennt und durch Anfärbung mit Ethidiumbromid nachgewiesen.

Amplicor HCV (Hoffmann-La Roche)

Mit Hilfe des PCR-Kits Amplicor HCV werden zunächst Nukleinsäuren aus 100 µl Material extrahiert. HCV-RNA wird dann revers transkribiert, anschließend mit biotinylierten Primern ein Bereich der 5'-nichtkodierenden Region amplifiziert. HCV-spezifische Amplifikate werden in einer Mikrotiterplatte an eine Sonde hybridisiert und anschließend mit an Avidin gebundener Peroxidase in einer Farbreaktion nachgewiesen.

Amplicor HCV Monitor (Hoffmann-La Roche)

Nach Koextraktion und Koamplifikation von Standard-RNA mit bekannter Kopienzahl wird nach spezifischen Hybridisierungen in der Mikrotiterplatte anhand von Verdünnungsreihen und Vergleich der erhaltenen OD-Werte die HCV-Kopienzahl berechnet.

HIV-Amplifikation

HIV 1 RT-PCR (in house)

Nach Extraktion von RNA aus 200 µl Untersuchungsmaterial wird RNA revers transkribiert, HIV-spezifische cDNA in mit den Primerpaaren JA4, JA7 und JA5,

JA6 (gag; [1] nested PCR) oder SK68, SK69 (env; [2]) amplifiziert und im Ethidiumbromidgel bzw. nach Hybridisierung mit der Sonde SK70 (env) nachgewiesen.

Qualitative HIV 1-NASBA (Organon Teknika)

Nach Koextraktion von HIV 1- und zugegebener Kontroll-RNA wird in einer isothermen Reaktion zunächst durch Reverse-Transkriptase- und RNAseH-Aktivität doppelsträngige cDNA gebildet, wobei einer der RT-Primer mit einem T7-RNA-Polymerasepromotor versehen ist. Die gleichzeitig im Reaktionsmix vorhandene T7-RNA-Polymerase katalysiert die Synthese großer Mengen an RNA, die dann im Polyacrylamidgel nach Hybridisierung mit einer spezifischen Sonde nachgewiesen wird.

Quantitative HIV 1-NASBA (Organon Teknika)

Im Unterschied zur qualitativen Variante werden bei diesem Testsystem 3 verschiedene Standard-RNAs, deren Kopienzahlen bekannt sind, mit der HIV 1-RNA koextrahiert und koamplifiziert. Nachweis und Quantifizierung der Produkte erfolgt nach spezifischen Hybridisierungen mit entsprechend markierten Sonden in einem Elektrochemiluminometer.

GB-C-Amplifikation

GB-C RT-PCR

Für den Nachweis von GB-C-Sequenzen wird nach RNA-Extraktion eine RT-PCR mit den Primern GB-C-s1 und GB-C-a1 [6] durchgeführt. Spezifische Amplifikate werden nach Hybridisierung mit einer radioaktiv markierten NS3-Sonde im Southern Blot nachgewiesen.

Bei Anwendung einer seminested RT-PCR [7] werden die Amplifikate im Agarosegel aufgetrennt und mit Ethidiumbromid angefärbt.

Ergebnisse und Diskussion

HCV

Vor Einführung der Anti-HCV-Tests für Plasmen zur industriellen Verwendung zum 01.01.1993 untersuchten wir die möglichen Auswirkungen dieser Maßnahmen auf die HCV-Belastung von kommerziellen Plasmapools (Tabelle 2). Alle untersuchten Pools, die ohne zuvoriges antiHCV-Screening hergestellt worden waren, waren relativ stark mit HCV belastet, da sie sich bereits nach der ersten Runde einer „doppelten" (nested) PCR als positiv erwiesen. Dagegen waren Pools, die nach antiHCV-Screening hergestellt worden waren, nur zu einem geringen Prozentsatz, und dann auch wiederum nur relativ schwach (erst in der 2. Runde der nested PCR) HCV-RNA positiv. Die HCV-positiven PCR-Befunde in Pools, die

Tabelle 2. Plasmapools und Anti-HCV-Screening

Anti-HCV-Screening	Zahl an untersuchten Pools	Reaktivität in Anti-HCV-Tests	Nested HCV-PCR 1. Runde positiv	Nested HCV-PCR 2. Runde positiv
nein	8	8	8 (100%)	8 (100%)
ja	24	0	0	2 (8,3%)

aus antiHCV-gescreenten Plasmen hergestellt wurden, resultieren sicherlich zum größten Teil von Personen, die sich zum Zeitpunkt der Spende im diagnostischen Fenster befanden, d.h. in der frühen hochvirämischen Phase der HCV-Infektion ohne nachweisbare HCV-Antikörper.

Anfang 1994, nach den ersten Berichten zu Übertragungen von HCV durch Gammagard [5], einem intravenösen Immunglobulinpräparat, wurden die PCR-Untersuchungen auf eine größere Zahl an Pools ausgedehnt. Hier erwiesen sich 40% der Plasmapools als HCV-positiv (Tabelle 3). Weiterhin zeigte sich, daß auch die Herkunft der Pools eine Rolle spielt. Pools aus den USA waren nämlich zu einem deutlich höheren Anteil HCV-positiv verglichen mit entsprechenden europäischen Pools, was wiederum eine höhere Durchseuchung der amerikanischen Spenderpopulation mit HCV widerspiegelt. Die unterschiedliche HCV-Prävalenz in verschiedenen Spenderpopulationen wird auch dann offensichtlich, wenn man Ergebnisse der HCV-PCR an Pools nach den verschiedenen Herstellern von Blutprodukten und damit indirekt nach unterschiedlichen Bezugsquellen des Plasmas analysiert. Hier werden positive PCR-Befunde für Pools zwischen 0% (0/44) und 41% (72/177) erhalten.

Als eine Konsequenz aus den Übertragungen von HCV durch Gammagard wurde allen Produzenten von i.v.-Immunglobulinen, die die Wirksamkeit ihrer Viruseliminierungsschritte zu diesem Zeitpunkt nicht experimentell belegen konnten, auferlegt, die entsprechenden Plasmapools mit HCV-PCR zu testen und ausschließlich in diesem Test negative Pools zu verarbeiten. Seit Einführung dieser Auflage wurde bei Gegentestung am Paul-Ehrlich-Institut von bisher etwa 250 für diese Präparate eingereichten Aliquots kein in der HCV-PCR positiver Pool gefunden.

Tabelle 3. Plasmapools nach Einführung des Anti-HCV-Screenings

Anzahl untersuchter Pools	(n)	Herkunft	HCV-PCR-positiv (n)	[%]
	111	USA	57	51
	59	Europa	11	18
Gesamt	170		68	40

Tabelle 4. Untersuchungen von Gammagard mit HCV-PCRs

Präparat	Charge Nr.	HCV-PCR (pos/neg)	Quantitative HCV-PCR (Genomkopien/ml)	Vermutete Anzahl Übertragungen (n)
				(aus [7])
Gammagard	2317A147	neg	–	2
Gammagard	2317A155	neg	–	7
Gammagard	2317A158	pos	$< 6 \cdot 10^2$	7
Gammagard	2317A166	pos	$< 6 \cdot 10^2$	8
Gammagard	2317A179	pos	$< 6 \cdot 10^2$	28
Gammagard	2317A239	pos	$< 6 \cdot 10^2$	?

Die Untersuchung von Gammagard-Chargen, die im Verdacht stehen, HCV übertragen zu haben, ergab, daß mit der HCV-PCR nur bei einem Teil der Chargen HCV-Genomsequenzen im Endprodukt sicher nachweisbar sind (Tabelle 4). Dieses Ergebnis, das auch durch Untersuchungen der amerikanischen Behörde (FDA) bestätigt wird [8], ist bei einer geringen Kontamination des Präparats aus Gründen der Statistik zu erwarten. Im Gegensatz dazu wurden bei der Untersuchung der entsprechenden Plasmapools für jede der untersuchten Verdachtschargen HCV-positive Pools identifiziert. Vergleicht man mit quantitativer HCV-PCR die durchschnittliche Belastung der für Gammagard verwendeten Plasmapools mit der von Pools, die ohne zuvoriges Anti-HCV-Screening hergestellt worden waren, so läßt sich ein Mindestfaktor von 1,5 log ermitteln, um den die HCV-Belastung der Pools nach Einführung der Maßnahme sinkt. Dabei muß hervorgehoben werden, daß nach unseren Erfahrungen die für diese Gammagard-Chargen verwendeten Pools ungewöhnlich häufig (14/16 = 88 %) und außerordentlich stark (bis zu 40 000 Genomkopien/ml) mit HCV belastet waren.

Zwar läßt sich ein möglicher Zusammenhang zwischen quantitativer Belastung der Pools und Infektiosität der entsprechenden Endprodukte (Anzahl von gemeldeten Hepatitisfällen) erkennen, doch ist die Zahl von 16 untersuchten Pools, die in 4 Chargen Eingang fanden, für statistisch abgesicherte Schlußfolgerungen zu gering. Eine Quantifizierung von HCV-RNA in PCR-positiven Endprodukten war nicht möglich, da die Belastung mit HCV in allen Fällen unterhalb der Nachweisgrenze der quantitativen PCR lag (Tabelle 4).

HIV

Für HIV wurden an Plasmapools und Endprodukten spezifische Genomnachweise (HIV-PCR, qual. NASBA) durchgeführt. Dabei erwies sich die für die Übertragungen von HIV in den Jahren 1989/90 verantwortliche Charge des PPSB-Präparats (Tabelle 1) in der qualitativen NASBA als positiv. Die Quantifizierung ergab einen Wert von 17 000 HIV1-Genomequivalenten/ml. Die für diese Charge verwendeten Pools sind für entsprechende Untersuchungen nicht mehr verfügbar.

Unsere Untersuchungen von Plasmapools auf HIV-Genome mittels nested RT-PCR und qualitativer NASBA ergaben bisher in keinem Fall den Nachweis von HIV-RNA. Jedoch gehen wir davon aus, daß HIV, analog zu HCV, auch in Pools nachweisbar ist, wenn das Plasma eines stark virämischen HIV-Infizierten, der sich in der frühen Serokonversionsphase befindet und im Antikörpertest noch nicht auffällig ist, in einem Pool eingeht.

GB-C (HCV)

Die Identifizierung des neuen Humanvirus GB-C [6], das wie HCV zur Familie der Flaviviren gezählt wird und wahrscheinlich identisch mit dem erst unlängst beschriebenen Hepatitis-G-Virus (HGV, [3]) ist, warf die Frage auf, ob dieses Virus auch in Risikogruppen für durch Blut übertragbare Viren nachweisbar ist. Bei der Untersuchung der Seren von 100 HIV1-Infizierten aus dem Frankfurter Raum, die sich hauptsächlich aus i.v.-Drogenabhängigen und männlichen Homosexuellen zusammensetzten, waren Abschnitte des GB-C-Genoms in 9 der 100 Seren (9%) nachweisbar.

Die Untersuchung von Plasmapools, die für die Herstellung von Gammagard verwendet wurden, sowie die Untersuchung von verschiedenen Gammagard-Chargen ergab, daß GB-C-Sequenzen sowohl in 14 von 16 Pools und in 3 der untersuchten 10 Endprodukte gefunden werden.

Die Anwendung einer sensitiveren seminested GB-C RT-PCR zeigte mittlerweile, daß GB-C RNA sehr häufig in Pools und auch in verschiedenen anderen Immunglobulinpräparaten gefunden wird. Die Bedeutung dieser Befunde hinsichtlich der Übertragung von GB-C auf Empfänger entsprechender Präparate ist noch ungeklärt. Erste Befunde weisen darauf hin, daß das GB-C-Virus (bzw. HGV) im Vergleich zu HCV geringer pathogen ist.

Unsere Erfahrungen bei der Anwendung von Amplifikationsmethoden für die Untersuchung von Blutprodukten zeigen, daß Plasmapools für derartige Testungen geeignet sind. Die Ergebnisse belegen, daß Viren, die im Verlauf der Fraktionierung in Endprodukte gelangen können, bereits im Ausgangsmaterial nachweisbar sind. Plasmapools verschiedener Hersteller sind, im Gegensatz zu den daraus hergestellten Blutprodukten, in ihrer Zusammensetzung und in ihren Eigenschaften sehr einheitlich. Dies ermöglicht, labor- und methodenübergreifende Testkriterien zu entwickeln. Es sind auf internationaler Ebene Bestrebungen im Gange, Referenzmaterialien für die Anwendung von Amplifikationsmethoden an Plasmapools zu etablieren, um so unterschiedliche Methoden validieren und standardisieren zu können. Für HCV ist bereits eine „Run control" definiert worden, die von Anwendern über das „National Institute for Biological Standards and Control" in England bezogen werden kann.

Es darf nicht außer acht gelassen werden, daß sehr geringe Virusbelastungen in Pools nicht immer nachweisbar sind und daß auch Virusvarianten oder noch unbekannte Viren dem Nukleinsäurenachweis entgehen können. Obwohl an Plasmapools angewendete Amplifikationsmethoden die Virussicherheit von Blutprodukten erhöhen, können sie in den Herstellungsprozeß zu integrierende Verfahren der Virusinaktivierung und Viruseliminierung nicht ersetzen. Diesen Verfahren muß deshalb nach wie vor größte Bedeutung beigemessen werden.

Literatur

1. Albert J, Fenyö EM (1990) Simple, sensitive, and specific detection of human immunodeficiency virus type 1 in clinical specimens by polymerase chain reaction with nested primers. J Clin Microbiol 28:1560–1564
2. Kellog DE, Kwok S (1990) Detection of human immunodeficiency virus, PCR protocols. In: Innis MA, Gelfand DH, Sninsky J, White TJ (eds) A guide to methods and applications. Academic Press, San Diego, pp 337–347
3. Linnen J, Wages J, Zhang-Keck Z-Y et al. (1996) Molecular cloning and disease association of hepatitis G virus: A transfusion-transmissible agent. Science 271:505–508
4. Nübling CM, Wangenheim G von, Staszewski S, Löwer J (1994) Hepatitis C virus antibody prevalence among human immunodeficiency virus-1-infected individuals: Analysis with different test systems. J Med Virol 44:49–53
5. Outbreak of hepatitis C with intravenous immunoglobulin administration – United States, October 1993–June 1994. (1994) MMWR 43:505–509
6. Simons JN, Leary TP, Dawson GJ, Pilot-Matias TJ, Muerhoff AS, Schlauder GG, Desai SM, Mushawar IK (1995) Isolation of novel virus-like sequences associated with human hepatitis. Nat Med 1:564–569
7. Yoshiba M, Okamoto H, Mishiro S (1995) Detection of the GBV-C hepatitis virus genome in serum from patients with fulminant hepatitis of unknown aetiology. Lancet 346:1131–1132
8. Yu MW, Mason BL, Guo ZP, Tankersley DL, Nedjar S, Mitchell FD, Biswas RM (1995) Hepatitis C transmission associated with intravenous immunoglobulins. Lancet 345:1173–1174

Requirements and New Design of Safety Studies

E. Berntorp

Introduction

The scientific and standardization committee of the International Society for Thrombosis and Haemostasis has issued guidelines for safety studies of clotting factor concentrates [1]. The design of studies based on these criteria is scientifically and rationally sound but has the following shortcomings:

- It is difficult to recruit enough subjects for such studies because the patients must be naive to blood product administration, and the conditions for which they seek treatment are rare.
- A biweekly ALT test schedule is very arduous for the patient, and ALT is a surrogate marker of infection with hepatitis virus.
- Batch-specific testing of blood products is incompatible with their shelf-life.
- Since patients must be naive to blood product administration, blood products used to treat patients with inhibitor antibodies can not be evaluated.

With the relatively new assays based on the polymerase chain reaction (PCR) there is no longer an inevitable lag between infection and its possible detection with a reliable test, and this has enabled us to identify non-infected but previously treated patients. With the aid of the PCR we have designed a new viral safety study with several advantages over former safety studies:

- Direct testing for the presence of a given virus.
- No lag between infection and its possible detection.
- Patients no longer need to be naive to blood product administration.
- Shorter recruitment periods.
- Blood products designed for the treatment of patients with inhibitor antibodies can be evaluated.
- 2-month follow-up is sufficient.
- Specific batches of blood products can be evaluated and different batches of a given product can be tested in a single patient.
- Biweekly ALT testing can be omitted.

I. Scharrer/W. Schramm (Hrsg.)
26. Hämophilie-Symposion Hamburg 1995

Study Design

The study is designed as a prospective, open, noncontrolled study and includes patients with hemophilia A or B or with other congenital or acquired deficiencies, and patients with inhibitor antibodies against factor VIII/IX, including nonhemophilic patients with acquired inhibitors. The sample size is a minimum of 20 evaluable patients for each drug studied. The study focuses on the transmission of hepatitis B virus, hepatitis C virus, and HIV. To role out a carry-over effect from previous therapy, patients undergo a preliminary battery of screening tests at least 1 month prior to entry. At entry into the study the patients must have undergone standard therapy with the same batch of a given blood product for at least 2 months and be prepared to remain on treatment with that batch for another month. At study entry, patients receive the blood product under study for prophylaxis or as a cover for surgery or other treatment. The blood product is PCR-screened for any of the viruses being studied; this precludes passive transmission of virus nucleic acid which can give rise to positive PCR reactions in the patient. The blood product under study is administered for periods of 3 months, and after each period the batch can be changed. As it is planned to study three different batches, the overall duration of the study (from entry) is at least 9 months. Should the full 9-month schedule not be feasible for a certain patient, one batch could be studied for a single study period, for example.

The viral follow-up consists mainly of monthly serological testing for hepatitis B virus, hepatitis C virus, and HIV, in addition to PCR-testing for the same viruses every second month.

Discussion

The problem of viral transmission via blood products is still a reality. New virucidal methods in the manufacturing of clotting factor concentrates are continuously being introduced and there is an urgent need to continuously study the safety of clotting factor concentrates. Because of the difficulty of recruiting patients naive to blood products, the identification of noninfected patients by means of PCR testing would facilitate future safety studies. The present study is an attempt to develop guidelines for such future studies. The study schedule is designed to enable detection of the transmission of viruses or viral genomic equivalents from blood products used in standard therapy or from the different batches of the blood product under study. The advantage with this new PCR-based study design is obvious, as outlined in the introduction. Some problems can be foreseen, however. Prior to entry, the patient must have undergone standard therapy with the blood product of the same batch for 3 or more months. At our center, clotting factor concentrates are dispensed to all patients from the hospital pharmacy which uses a computerized system. This mode of distribution is probably indispensable for the convenient prestudy monitoring of batches used in standard therapy. Another prerequisite for PCR-based safety studies is a well-defined and controlled PCR methodology.

References

1. Mannucci PM, Colombo M (1989) Revision of the protocol for recommended studies of safety from hepatitis of clotting factor concentrates. International Society for Thrombosis and Haemostasis. Thromb Haemost 61: 532–534

Antikörperbildung – die derzeit gravierendste Komplikation der Substitutionstherapie bei Hämophilie

K. Lechner

Nachdem es durch viele Anstrengungen gelungen ist, das Risiko der Virusübertragung durch Gerinnungsfaktorkonzentrate weitgehend, wenn auch nicht vollständig, zu eliminieren und wir hoffentlich in der Zukunft diesbezüglich keine unangenehmen Überraschungen erleben werden, ist die Bildung eines therapiebedingten Antikörpers derzeit die gefährlichste Komplikation der Hämophilietherapie. Sie schränkt nicht nur die Lebensqualität der Patienten wesentlich ein, sondern reduziert auch seine Lebenserwartung. Wenn auch die Inhibitorbildung zweifellos eine Komplikation der Therapie darstellt, ist die emotionale Einstellung gegenüber dieser Komplikation anscheinend eine grundsätzlich andere wie gegenüber infektiösen Komplikationen. Wenn nach einem der derzeit verfügbaren Konzentrate eine Hepatitis-B- oder -C-Infektion auftritt, so verursacht dies große Aufregung und wird publiziert, tritt hingegen ein Inhibitor auf, wird dies als schicksalshaftes Ereignis gewertet, gegen das man eigentlich nichts unternehmen kann. Kommt ein neues Konzentrat auf den Markt, ist man schon zufrieden, wenn die Inhibitorinzidenz nicht größer ist als bei den bisher verwendeten Konzentraten, wenn man sich überhaupt die Mühe macht, die Inhibitorinzidenz systematisch zu studieren. Diese Einstellung ist gefährlich und erinnert fatal an jene Zeiten, als wir eine Virusübertragung durch Konzentrate als schicksalshaft und unvermeidbar angesehen haben. Die Beschäftigung mit den Inhibitoren und Wege, ihr Auftreten zu vermeiden, muß also die wichtigste Aufgabe der nächsten Jahre sein.

Folgendes Referat beschäftigt sich ausschließlich mit Inhibitoren bei Hämophilie A, da diese quantitativ im Vergleich zu den Inhibitoren bei Hämophilie B eine überragende Rolle spielen und darüber auch die meisten Informationen vorhanden sind. Mehrere rezente Übersichtsarbeiten haben sich mit dem Inhibitorproblem beschäftigt [2, 7, 16, 27].

Heterogenität der hämophilen Faktor-VIII-Inhibitoren

Wenn wir sagen, daß ein Patient mit einer Hämophilie einen Inhibitor hat, kann das biologisch, biochemisch oder klinisch etwas ganz Unterschiedliches bedeuten. Die Inhibitor kann permanent sein und nur durch massive therapeutische Maßnahmen eliminierbar sein. Bei engmaschigem Monitoring von behandelten Patienten hat man jedoch festgestellt, daß viele Inhibitoren nur vorübergehend auf-

I. Scharrer/W. Schramm (Hrsg.)
26. Hämophilie-Symposion Hamburg 1995

treten und ohne weitere Maßnahmen verschwinden. Ein Inhibitor ist meist eine Frühkomplikation der Therapie. Wir wissen aber, daß Inhibitoren auch bei massiv vorbehandelten Patienten auftreten können. Nach Verabreichung des Antigens, nämlich Faktor VIII, kann der Inhibitortiter stark ansteigen, wir sprechen dann von einem High responder, oder es kann zu keiner oder nur einer geringen anamnestischen Reaktion kommt. Man spricht dann von Low respondern. Die typischen hämophilen Inhibitoren inaktivieren Faktor VIII schnell und komplett (Typ I), wir haben in letzter Zeit aber auch Inhibitoren kennengelernt, die eher die Inaktivierungskinetik von Autoimmuninhibitoren (Typ II) haben. Wir haben in den letzten Jahren gelernt, daß manche Inhibitoren nur durch ein bestimmtes Konzentrat stimuliert werden, während die meisten Antikörper durch jeden Typ des Konzentrats geboostert werden. Manche Inhibitoren haben nur eine geringe Kreuzreaktivität gegenüber Schweinefaktor VIII, andere eine größere. Schließlich kennen wir von der Immuntoleranztherapie Patienten, bei denen der Antikörper leicht und bei anderen schwer unterdrückbar ist.

Inzidenz von Faktor-VIII-Inhibitoren bei vorher unbehandelten Hämophilen

Das Problem der Inhibitorbildung bei Hämophilie A wurde u. a. deswegen so lange unterschätzt, da in der früheren Literatur meistens die Prävalenz von Inhibitoren angegeben wurde und diese Prävalenz in der Regel 5–10 % betrug. Das wahre Ausmaß des Problems wurde erst erkannt, als man die Inzidenz von Inhibitoren nach der Kaplan-Meier-Methode berechnete. Briet et al. [8] haben durch Auswertung von 8 meist retrospektiven Studien [1, 11, 13, 17, 18, 23, 24, 31] berechnet, daß die Wahrscheinlichkeit eines hochtitrigen Faktor-VIII-Antikörpers nach Plasmakonzentraten nach 20 Jahren etwa bei 20 % liegt. Es besteht aber eine große Variabilität und die kumulative Inzidenz in den verschiedenen Studien reichte von wenigen Prozent [23] bis fast 50 % [13]. Mit der Einführung hochgereinigter, monoklonal gereinigter Faktor-VIII-Konzentrate sowie der rekombinanten Konzentrate gab es naturgemäß Befürchtungen, daß die Inhibitorinzidenz bei der Verwendung dieser Konzentrate eventuell größer sein könnte. Soweit man es bisher sagen kann, scheint sich diese Befürchtung nicht zu bewahrheiten. Das Risiko der Inhibitorbildung mit diesen Konzentraten ist nach den bisherigen Daten nicht größer als das durchschnittliche Risiko nach Plasmakonzentraten [5, 6, 19, 21, 30]. Man muß allerdings sagen, daß in allen Studien bisher immer nur der Prozentsatz der Patienten mit Inhibitoren angegeben wurde und bisher noch keine Daten über die kumulative Inzidenz von hochtitrigen Antikörpern publiziert wurden. Außerdem ist die Beobachtungszeit in den meisten Studien noch relativ kurz, man wird wohl erst in einigen Jahren ein endgültiges Urteil fällen können.

Es gibt wahrscheinlich 2 Unterschiede zwischen Inhibitorbildung nach Plasmakonzentraten und rekombinanten Präparaten, die bemerkenswert sind. Der erste Unterschied besteht darin, daß die Zeit zur Inhibitorbildung anscheinend bei rekombinanten Präparaten kürzer ist. Die mittlere Anzahl von Behandlungstagen bis zum Auftreten des Inhibitors war mit den rekombinanten Präparaten 9 bis 10 Behandlungstage [6, 19] und bei den meisten Plasmakonzentraten länger. Man muß allerdings dazu bemerken, daß die Häufigkeit der Inhibitortestung bei den Plasmakonzentraten v.a. in den retrospektiven Studien wesentlich geringer war. Ein zweiter interessanter Unterschied liegt darin, daß nach Plasmakonzentraten bezogen auf alle Inhibitoren High responder wesentlich häufiger waren als Low responder, während bei rekombinanten Konzentraten mehr Low-responder- als High-responder-Antikörper auftraten.

Pathogenese der Faktor-VIII-Inhibitoren

Wieso bekommt nur ein Teil der behandelten Patienten einen Antikörper, die meisten jedoch nicht [16]? Die Klärung dieser Frage wird eine der vordringlichsten Aufgabe der nächsten Jahre sein. Im Prinzip kommen 2 Gruppen von pathogenetischen Faktoren in Frage:

- Patientenbezogene Faktoren, wie die Art des Gendefektes, HLA-Typ und andere Faktoren, und
- produktbezogene Faktoren, wie die Art des Konzentrats, Reinheitsgrad, Vorhandensein von Tierproteinen, rekombinante Erzeugung und Methode der Virusinaktivierung. Auch Dosis, Dosisintervall oder Beginn der Therapie könnte von Bedeutung sein.

Schließlich mögen auch noch andere Faktoren, wie die gleichzeitige Verabreichung von Medikamenten [33] oder das Auftreten von Infekten in manchen Fällen von Bedeutung sein. So wurde z.B. ein Faktor-VIII-Inhibitor nach Interferontherapie beobachtet [9].

Daß die Art des Faktor-VIII-Defekts für die Inhibitorbildung eine Rolle spielt, war schon lange bekannt. Die überwältigende Anzahl von Faktor-VIII-Inhibitoren wurden bei Patienten mit schwerer Hämophilie beobachtet, wobei allerdings die Definition der schwere Hämophilie in verschiedenen Studien recht unterschiedlich war (< 1% bis < 3%). Man muß auch berücksichtigen, daß Patienten mit leichter Hämophilie viel seltener behandelt werden und man weiß nicht, wie die Inhibitorinzidenz wäre, wenn diese Patienten eine gleich intensive Behandlung wie eine schwere Hämophile bekämen. Man hat zunächst vermutet, daß Patienten mit schwerer Hämophilie und vollkommen fehlendem Protein ein höheres Risiko haben als solche mit noch residualem Protein. Dies ist jedoch nicht der Fall. Wenn der Gendefekt die entscheidende Rolle spielen würde, müßte eine familiäre Neigung zur Inhibitorneigung bestehen. Wir alle wissen, daß dies nicht der Fall ist. 1981 haben Frommel et al. [14] eine gesamteuropäische Studie über das familiäre Risiko der Inhibitorbildung durchgeführt. Hier hat sich gezeigt, daß das Risiko eines Bruders eines Hämophilen mit einem Antikörper, ebenfalls einen Antikörper zu bekommen, zwar erhöht ist, daß eine Konkordanz nur bei weniger als einem Drittel feststellbar war. Besonders bemerkenswert war, daß bei 2 eineiigen Brüderpaaren eine Diskordanz bestand, indem ein Bruder einen Inhibitor entwickelte, der andere nicht.

Mehr Aufschluß über die Beziehung zwischen Gendefekt und Inhibitorrisiko hat man durch molekularbiologische Untersuchungen gewonnen. So ist offenbar das Inhibitorrisiko bei Patienten mit großen Multidomänendeletionen sehr hoch, nämlich etwa 70% [32], und es haben auch Patienten mit Nonsense-Mutationen, die zu einem trunkierten Protein führen, ein überdurchschnittliches Risiko. Bei Patienten mit kleinen Deletionen in nur einer Domäne ist das Risiko unterdurchschnittlich und am geringsten ist es bei Patienten mit schwerer Hämophilie infolge Missense-Mutationen. Bei diesen Patienten ist das Risiko ähnlich wie bei nichtschwerer Hämophilie.

Man hat des weiteren festgestellt, daß bei Patienten mit Nonsense-Mutationen das Inhibitorrisiko größer ist, wenn diese Mutation in der leichten Kette, v. a. in der C2-Domäne, liegt. Die Inversion im Intron 22 hat nur einen minimalen Einfluß auf die Inhibitorfrequenz [4]. Bei den wenigen Patienten mit leichter Hämophilie, die einen Inhibitor entwickelt haben, hat sich bisher kein konsistentes Bild in bezug auf die Mutation ergeben [26, 29].

Die Art des Gendefekts spielt somit eine gewisse Rolle, ist aber als alleinige Erklärung für das Inhibitorrisiko nicht ausreichend.

Eine zweite Möglichkeit, die bei vielen anderen Krankheiten eine Rolle spielt, ist der HLA-Typ. Hier hat man bisher keine konsistenten Befunde über den Zusammenhang eines bestimmten HLA-Typs mit dem Inhibitorrisiko gefunden [3].

Produktbezogene Faktoren

Wie schon früher erwähnt, war das Inhibitorrisiko bei Anwendung verschiedener mehr oder weniger reiner Plasmakonzentrate außerordentlich unterschiedlich [7, 8, 15, 28]. Die Gründe für diese Unterschiede sind bisher nicht aufgeklärt worden. Weder die Menge der verabreichten Konzentrate, noch die Art des Konzentrats konnte eine Erklärung für die verschiedene Inhibitorinzidenz liefern [8]. Die Beziehung zwischen der Art des Produkts und dem Inhibitorrisiko hat aber durch Beobachtungen in den letzten Jahren neues Interesse bekommen, nämlich durch die Beobachtung, daß in verschiedenen Ländern bei schon lange und massiv vorbehandelten Patienten eine unüblich hohe Anzahl von Inhibitoren nach Einführung neuer Konzentrate beobachtet wurden [12, 15, 22, 25]. Bis dahin galt als Regel, daß Patienten, die mehr als 50 bis 100 Behandlungstage hinter sich hatten, ein extrem niedriges Risiko der Inhibitorbildung hatten. Allerdings sieht man beim Studium der früheren Literatur, daß diese Behauptung nicht ganz richtig war. So hat schon Brinkhous beschrieben, daß 19% der Inhibitoren nach dem 30. Lebensjahr entdeckt wurden und in der Cooperative Inhibitor Study des NIH 1984 [10a] wurden 15% der Inhibitoren nach dem 30. Lebensjahr entdeckt, wobei manche dieser Patienten über viele Jahre massiv behandelt waren. Fünf der Inhibitoren traten nach mehr als 200 Behandlungstagen auf.

Echte Hinweise, daß ein bestimmtes Faktor-VIII-Konzentrat bei lange vorbehandelten Patienten zur Inhibitorbildung führen kann, ergaben sich erst aus Beobachtungen, die man in Belgien [22] und Holland [25], in Deutschland [12] und in gewissem Ausmaß auch in Kanada [15] gemacht hat. In Belgien und Holland wurden 1990 und 1991 Hämophiliepatienten mit einem neuen Konzentrat, Faktor VIII P bzw. Faktor VIII CPS-P, behandelt. Das Präparat war ein Intermediate-purity-Konzentrat, das durch „controlled silicapore“ Absorption hergestellt und durch Pasteurisierung virusinaktiviert wurde. In Belgien entwickelten 5 von 50 mit diesem Präparat behandelten schwere Hämophile einen potenten Inhibitor, während keiner der mit einem anderen Konzentrat behandelten Patienten einen Inhibitor entwickelte [22]. In Holland entwickelten 11 von diesen mit diesem Präparat massiv vorbehandelten Patienten einen Inhibitor, eine Zunahme um das 4,5fache gegenüber der Zeit vor der Einführung des Präparats [25].

Diese Inhibitoren traten – wie gesagt – bei massiv vorbehandelten Patienten auf, 4/16 Patienten hatten mehr als 200 Behandlungstage hinter sich. Die Latenzzeit vom Beginn der Behandlung mit dem neuen Konzentrat zur Inhibitorbildung war ungewöhnlich lang, nämlich 98 bis 170 Behandlungstage, es waren meistens High responder und diese Inhibitoren hatten einen anderen Inaktivierungstyp als die klassischen Hämophileninhibitoren. Im Gegensatz zu den klassischen Inhibitoren sind sie vorwiegend oder fast ausschließlich gegen die leichte Kette gerichtet [34] und es hat sich gezeigt, daß die Umstellung der Patienten auf das ursprüngliche Konzentrat zu einem raschen Abfall des Antikörpertiters führte [20].

Ähnliche Beobachtungen wurden rezent in Deutschland mit dem Präparat Octavi ST Plus gemacht, über die von Effenberger berichtet wurde [12], vgl. S. 68 in diesem Band).

Schließlich wurde in Kanada die Beobachtung gemacht, daß nach Umstellung von Patienten von Plasmakonzentraten auf rekombinante Produkte 11% einen niedrigtitrigen Inhibitor von mehr als 0,5 BE entwickelten und 43% sehr niedrigtitrige Inhibitoren (< 0,5 BE/ml, [15]). Dies ist allerdings die einzige Beobachtung dieser Art, die bisher publiziert wurde.

Wenn man diese Inhibitorepidemien bei massiv vorbehandelten Patienten vergleicht, so sieht man, daß es gewisse Gemeinsamkeiten gibt, v. a. die lange Latenzzeit bis zum Auftreten dieser Inhibitoren, aber auch Unterschiede. Nach CPS-P wurden nur Typ-II-Inhibitoren, nach Octavi Typ-I- und -II-Inhibitoren beobachtet. Die Titer nach CPS-P waren im Regelfall hoch, nach Octavi im Regelfall niedrig und nach rekombinantem Faktor VIII außerordentlich niedrig.

Man sieht also, daß dieser Typ von Inhibitoren je nach dem Konzentrat unterschiedlich zu sein scheint. Alle unterscheiden sich aber entscheidend durch die lange Latenzzeit von den Inhibitoren bei vorher nichtbehandelten Patienten. Wenn auch der Zusammenhang mit der Einführung dieser neuen Konzentrate gesichert erscheint, ist es bisher noch unbekannt, worauf diese Immugenität zurückzuführen ist.

Vor allem die letztgenannten Daten belegen die bittere Erfahrung in der Medizin, daß jeder Fortschritt auch seinen Preis hat und wenn man 2 Schritte vorangekommen ist, man oft einen Schritt zurückgehen muß. Allerdings bieten diese Beobachtungen auch die Chance, neue Erkenntnisse über das Inhibitorrisiko zu erhalten. Es sieht so aus, als ob das Inhibitorrisiko auf mehrere Faktoren zurückgeht, deren Anteil von Patient zu Patient unterschiedlich ist. Künftige prospektive Studien mit neuen Konzentraten sollten sich v. a. auf das Inhibitorrisiko konzentrieren, wobei durch entsprechende Untersuchungen versucht werden kann, die Risikofaktoren oder vielleicht auch protektive Faktoren zu identifizieren. So sollten bei allen neuen prospektiven Studien bei jedem Patienten die Art des Gendefekts sowie der HLA-Typ bekannt sein.

Literatur

1. Addiego J, Kasper C, Abildgard C et al. (1993) Frequency of inhibitor development in haemophiliacs treated with low-purity factor VIII. Lancet 342:462
2. Aledort L (1994) Inhibitors in hemophilia patients: current status and management. Am J Hematol 47:208
3. Aly A, Aledort LM, Lee TD et al. (1990) Histocompatibility antigen patterns in haemophilic patients with factor VIII antibodies. Br J Haematol 76:238
4. Antonarakis SE, Rossiter JP, Young M et al. (1995) Factor VIII gene inversions in severe hemophilia A: results of an international consortium study. Blood 86:2206
5. Bray GL, Gomperts ED, Courter S et al. (1994) A multicenter study of recombinant factor VIII (recombinate): safety, efficacy, and inhibitor risk in previously untreated patients with hemophilia A. Blood 83 0:2428
6. Bray GL, Schroth P, Lynes M et al. (1995) Results from the recombinate (recombinant factor VIII) study of previously untreated patients with hemophilia A: a 4.5 year follow-up report Thromb Haemost 74:434a (Abstract)
7. Briet E, Rosendaal FR (1994) Inhibitors in hemophilia A: are some products safer? Sem Hematol 31:11
8. Briet E, Rosendaal FR, Kreuz W et al. (1994) High titer inhibitors in severe haemophilia A. A meta-analysis based on eight long-term follow-up studies concerning inhibitors associated with crude or intermediate purity factor VIII products. Thromb Haemost 72:162
9. Castenskiold EC, Colvin BT, Kelsey SM (1994) Acquired factor VIII inhibitor associated with chronic interferon-alpha therapy in a patient with haemophilia A. Br J Haematol 87:434
10. Colvin BT, Hay CRM, Hill FGH et al. (1995) The incidence of factor VIII inhibitors in the United Kingdom, 1990–93. Br J Haematol 89:908

10 a. Cooperative Inhibitor Study des NIH (1984)

11. De Biasi R, Rocino A, Pappa ML et al. (1994) Incidence of factor VIII inhibitor development in hemophilia A patients treated with less pure plasma derived concentrates. Thromb Haemost 72:547
12. Effenberger W, Oldenburg J, Budde U et al. (1996) Entwicklung von Faktor-VIII-Hemmkörpern bei vorher behandelten (PTP) Hämophilie-A-Patienten unter der Anwendung eines doppelt virusinaktivierten plasmatischen Faktor-VIII-Konzentrats (Octavi SD Plus). (Abstract in diesem Symposium)
13. Ehrenforth S, Kreuz W, Scharrer I et al. (1992) Incidence of development of factor VIII and factor IX inhibitors in haemophiliacs. Lancet 339:594
14. Frommel D, Allain JP, Saint-Paul E et al. (1981) HLA antigens and factor VIII antibody in classic hemophilia. Thromb Haemost 46:687
15. Giles AR, Rivard GE, Teitel J et al. (1995) The prevalence of factor VIII inhibitors detected in a national study to assess the effect of widespread introduction of high purity factor VIII for the treatment of hemophilia A. Thromb Haemost 83:1029 (Abstract)
16. Guérois C, Laurian Y, Rothschild C et al. (1995) Incidence of factor VIII inhibitor development in severe hemophilia A patients treated only with one brand of highly purified plasmaderived concentrate. Thromb Haemost 73:215
17. Hoyer LW (1995) Why do so many haemophilia A patients develop an inhibitor? Br J Haematol 90:498
18. Lorenzo JI, Garcia R, Molina R (1992) Factor VIII and factor IX inhibitors in haemophiliacs (Letter to the Editor). Lancet 339:1550
19. Ljung R, Petrini P, Lindgren AC et al. (1992) Factor VIII and factor IX inhibitors in haemophiliacs. Lancet 339:1550
20. Lusher JM, Arkin S, Abildgaard CF et al. (1993) Recombinant factor VIII for the treatment of previously untreated patients with hemophilia A. N Engl J Med 328:454
21. Lusher J, Arkin S, Abildgard CF et al. (1995) Recombinant F VIII (Kogenate) treatment of previously untreated patients (PUPS) with hemophilia A: update of safety, efficacy, and inhibitor development after five study years. Thromb Haemost 83:1012 (Abstract)

22. Mauser-Bunschoten EP, Rosendaal FR, Nieuwenhuis HK et al. (1995) Clinical course of factor VIII inhibitors developed after exposure to a pasterised Durch concentrate compared to classic inhibitors in hemophilia A. Thromb Haemost 73:703
23. Peerlinck K, Arnout J, Gilles JG et al. (1993) A higher than expected incidence of factor VIII inhibitors in multitransfused haemophilia A patients treated with an intermediate purity pasteurized factor VIII concentrate. Thromb Haemost 69:115
24. Peerlinck K, Rosendal FR, Vermylen J (1993) Incidence of inhibitor development in a group of young hemophilia A patients treated exclusively with lyophilized cryoprecipitate. Blood 81:3332
25. Rasi V, Ikkala E (1990) Haemophiliacs with factor VIII inhibitors in Finland: prevalence, incidence and outcome. Br J Haematol 76:369
26. Rosendal FR, Nieuwenhuis HK, Berg HM van den et al. (1993) A sudden increase in factor VIII inhibitor development in multitransfused hemophilia A patients in the Netherlands. Blood 81:2180
27. Santagostino E, Gringeri A, Tagliavacca L et al. (1995) Inhibitors to factor VIII in a family with mild hemophilia: molecular characterization and response to factor VIII and desmopressin. Thromb Haemost 74:619
28. Scharrer I, Neutzling O (1993) Incidene of inhibitors in haemophiliacs. A review of the literature. Blood Coagulation and Fibrinolysis 4:753
29. Schimpf K, Schwarz HP, Kunschak M (1995) Zero incidence of inhibitors in previously untreated patients who received intermediate purity factor VIII concentrate or factor IX complex. Thromb Haemost 73:546
30. Schwaab R, Oldenburg J, Schwaab U et al. (1995) Characterization of mutations within the factor VIII gene of 73 unrelated mild and moderate haemophiliacs. Br J Haematol 91:458
31. Schwartz RS, Abildgaard CF, Aledort LM (1990) Human recombinant DNA-derived antihemophilic factor (factor VIII) in the treatment of hemophilia A. N Engl J Med 323:1800
32. Schwarzinger I, Pabinger I, Korninger C et al. (1987) Incidence of inhibitors in patients with severe and moderate hemophilia A treated with factor VIII concentrates. Am J Hematol 24:241
33. Tuddenham EGD, Cooper DN, Gitschier J et al. (1991) Haemophilia A: database of nucleotide substitutions, deletions, insertions and rearrangements of the factor VIII gene. Nucleic Acids Res 19:4821
34. Van Beek EJR, Peters M, Ten Cate JW (1993) Factor VIII inhibitor associated with ciprofloxacin. Thromb Haemost 69:403
35. Van den Berg M, Mauser-Bunschoten EP, Prescott R et al. (1995) Inhibitors which developed after exposure of hemophiliacs to a Dutch pasteurized factor VIII concentrate are restricted to C2 domain epitopes. Thromb Haemost 83:1027 (Abstract)

Entwicklung von Faktor-VIII-Hemmkörpern bei zuvor behandelten Patienten (PTP) mit schwerer Hämophilie A unter Anwendung eines doppelt virusinaktivierten plasmatischen Faktor-VIII-Konzentrats (Octavi SD Plus)

W. Effenberger, J. Oldenburg, U. Budde, U. hammerstein,
M. Paffenholz, P. Hanfland, H.-H. Brackmann

Während zur Inzidenz von Faktor-VIII-Hemmkörpern und dem kumulativen Risiko ihrer Entstehung bei bis dahin unbehandelten Patienten (PUP) aufgrund der Häufigkeit ihres Auftretens statistisch gesicherte Erfahrungen vorliegen, beschränken sich die Beobachtungen zu erworbenen Faktor-VIII-Hemmkörpern bei vorbehandelten Patienten (PTP) auf vergleichbar wenige Beobachtungen. Eine Häufung solcher Fälle trat in Belgien und Holland 1990 nach Einführung eines pasteurisierten Kryopräzipitats auf. Insgesamt 17 gut dokumentierte Fälle wurden bekannt. Die Hemmkörpertiter betrugen 6 – 457 BE. Darüber hinaus sind weltweit mehrere hundert Fälle von erworbenen Hemmkörpern bei Nichthämophilen im Zusammenhang mit Schwangerschaften, als paraneoplastisches Phänomen, im Verlauf immunmodulatorischer Behandlungen, aber auch ohne erkennbaren Zusammenhang mit anderen Erkrankungen beschrieben worden.

Wir berichten über Faktor-VIII-Antikörper bei vorbehandelten Hämophilie-A-Patienten, die vor Auftreten des Hemmkörpers mit dem Faktor-VIII-Konzentrat Octavi SD Plus der Firma Octapharma behandelt wurden.

Material und Methoden

- Faktor-VIII-Bestimmung:
  - Einphasenmethode mit natürlichem Faktor-VIII-Mangelplasma,
  - Chromogene Faktor-VIII-Bestimmung (Firma Baxter).
- Faktor-VIII-Hemmkörperbestimmung:
  - Modifizierte Bethesda-Methode (1 h Inkubationszeit).
- Thrombelastogramm:
  - Recovery und Halbwertzeitbestimmungen.

Patienten

Erste Hinweise auf Faktor-VIII-Hemmkörperentwicklung ergaben sich aus der Blutungsanamnese eines Patienten, der unter für ihn typischen Faktor-VIII-Substitutionen deutlich vermehrte Hautblutungen feststellte, die auch unter erhöhter Substitution nur verzögert resorbiert wurden. Bei der Untersuchung zeigte sich

I. Scharrer/W. Schramm (Hrsg.)
26. Hämophilie-Symposion Hamburg 1995

eine Reduzierung der Halbwertzeit und Recovery bei deutlich verlängerten Reaktionszeiten im Thrombelastogramm und nicht meßbaren Faktor-VIII-Aktivitäten 12 h nach Substitution. Die anschließend durchgeführte Inhibitoruntersuchung ergab einen Antikörper mit einer Typ-II-Kinetik von 3,2 BE in der Ausgangsverdünnung.

Der 35jährige Patient hatte zu diesem Zeitpunkt deutlich mehr als 1000 Substitutionen erhalten und verwendete das doppelt virusinaktivierte Präparat der Firma Octapharma seit mehr als 1/2 Jahr. Er ist HIV-negativ, hat einen chronischen Verlauf einer Hepatitis C mit einer, zum Zeitpunkt der Hemmkörperbildung erstmals aufgetretenen, Erhöhung der Transaminasen.

Bereits am Folgetag konnte im Rahmen einer Routineuntersuchung bei einem weiteren Patienten eine starke Reduzierung der bis dahin unauffälligen Recovery festgestellt werden. Die Inhibitorbestimmung zeigte einen Hemmkörper mit einer Typ-I-Kinetik. Der 8jährige Patient hatte bis zu diesem Zeitpunkt ca. 250 Substitutionen erhalten und war ebenfalls ein halbes Jahr zuvor auf Octavi SD Plus umgestellt worden. Diese beiden Ereignisse führten zu einem Screening aller Patienten, die dieses Produkt erhalten hatten.

Hierbei konnten 2 weitere Patienten mit Antikörpern festgestellt werden, wobei es sich in einem Fall wiederum um einen Antikörper mit einer Typ-II-Kinetik handelte. Bei diesem Patienten war 5 Jahre zuvor erfolgreich eine durchgeführte Immuntoleranztherapie eines Faktor-VIII-Hemmkörpers durchgeführt worden. Der andere Patient wies einen niedrigtitrigen Hemmkörper mit einer Typ-I-Kinetik auf.

Zur Untersuchung der Frage, ob es sich bei dem bis dahin beobachteten Phänomen um eine Scheinhäufung im Rahmen gezielter Untersuchung eines ausgewählten Patientenkollektivs handelte, wurden in den folgenden Monaten Patienten produktunabhängig einer Hemmkörperaustestung unterzogen. Zur genaueren Hemmkörperbestimmung wurde ein substitutionsfreies Intervall von 24–48 h angestrebt. Diese Untersuchungen erfolgten bei mehr als 400 Patienten und ergab in 3 Fällen Faktor-VIII-Antikörper an der Obergrenze physiologischer Werte mit einer Typ-I-Kinetik, die sich hämostaseologisch allerdings weder in einer verminderten Recovery noch in einer klinisch relevanten verstärkten Blutungsneigung bemerkbar machten. Kontrollen in einem Referenzlabor (Budde, Hamburg-Harburg) konnten hier lediglich Antikörpertiter im physiologischen Bereich unter einer Bethesda-Einheit feststellen. Demgegenüber konnte bei keinem der Untersuchten mit bekannt niedriger Recovery in der Eigenanamnese ein Hemmkörper diagnostiziert werden.

Im Juni 1995 wurde erneut bei einem Patienten durch starke Erniedrigung der Recovery und zusätzlich durchgeführter Hemmkörperuntersuchung ein Antikörper mit einer Typ-II-Kinetik festgestellt. Wiederum war ausschließlich das Produkt der Firma Octapharma verwendet worden. Bei diesem Patienten handelt es sich um einen 8jährigen Jungen, der vor mehr als 5 Jahren erfolgreich eine Immuntoleranztherapie abgeschlossen hatte und seit dieser Zeit keinen Anhaltspunkt für einen Antikörper zeigte. Drei weitere Patienten entwickelten in diesem Zeitpunkt ebenfalls Antikörper, die in vorausgegangenen Befunden diesbezüglich unauffällig waren. In 2 dieser Fälle zeigte sich wiederum ein Hemmkörper mit einer Typ-II-Kinetik, wovon der eine Patient seit Wochen eine Interferontherapie zur Behandlung seiner chronischen Hepatitis C durchführte. Bei dem anderen Patienten handelt es sich um den insgesamt dritten ehemaligen Hemmkörperpatienten, der 3 Jahre zuvor erfolgreich eine Immuntoleranztherapie beendet hatte. Beim 8. Patienten zeigte der Hemmkörper eine Typ-I-Kinetik. Es handelt sich hierbei um den einzigen Patienten mit einer HIV-Infektion, aber mit immunologisch weitgehend unauffälligem Befund (T4 absolut: 478, relativ 24% und einer T4/T8-Ratio von 0,56).

Therapie

Zur Behandlung des Hemmkörpers sowie zur Blutungsprophylaxe wurde bei den Patienten die vorausgegangene Substitutionsgabe bei täglicher Gabe etwa verdoppelt. Alle Patienten wurden nach Diagnose des Hemmkörpers auf andere Faktor-VIII-Produkte umgestellt. Unter der genannten täglichen Substitution konnten bei allen Patienten nach Faktorengabe meßbare Faktor-VIII-Aktivitäten festgestellt werden. Wesentliche Booster-Effekte nach Beginn der Immuntoleranztherapie blieben aus, ebenso schwere Blutungskomplikationen. Aus diesem Grund konnte auf die Gabe von FEIBA in allen 8 genannten Fällen verzichtet werden. Bereits nach Ablauf von 2 bis 4 Wochen setzte eine Regression des Hemmkörpertiters ein. Zwei Patienten erhalten bereits wieder Substitutionsmengen, die der Prophylaxe vor Auftreten des Hemmkörpers entsprechen.

Diskussion

Auch wenn bisher durchgeführte Untersuchungen die Neoantigenität eines doppelt virusinaktivierten Faktor-VIII-Präparats noch nicht nachweisen konnten, zeigen die klinischen Ergebnisse einen eindeutigen Zusammenhang zwischen der Anwendung von Octavi SD Plus und der Bildung von Faktor-VIII-Antikörpern. Dabei verdeutlichen die Ereignisse die mögliche Begrenztheit von In-vitro-Diagnostik hinsichtlich des In-vivo-Verhaltens.

Untersuchungen vor Einführung des Präparats wie auch mehrere pharmakokinetische Anwendungsbeobachtungen sowie eine ausführliche Pharmakovigilanzstudie hatten keinen Hinweis auf Modifizierung des Faktor-VIII-Moleküls durch Kombination mehrerer Virusinaktivierungsverfahren ergeben. Bereits laufende Untersuchungen des Paul-Ehrlich-Instituts, sowie bei Octapharma selbst, dienen der weiteren Aufklärung der Kausalität und damit dem Ziel, ein mögliches Gefahrenpotential durch andere doppelt virusinaktivierte Plasmapräparate von vornherein auszuschließen.

Literatur

1. Aronis S, Platokouki H, Kapsimali Z, Adamtzki E, Kolokithas A, Mitsika A Prevalence of inhibitor formation in a cohort of haemophilic children exposed to several products of various purities
2. Bell BA, Kurcynski EM, Bergman G (1990) Inhibitors to monoclonal antibody purified pruified factor VIII. Lancet 336:638
3. Kessler CM, Sachse K (1990) Faktor VIII: C inhibitor association with monoclonal antibody purified F VIII concentrate. Lancet 335:1403
4. Castrnskiold PC, Colvin BT, Kelsby SM Aquired factor VIII inhibitor associated with chronic interferon-alpha therapy in a patient with haemophilia A

Hämophilietherapie

Diskussionsleitung:
I. Scharrer (Frankfurt)
K. Schimpf (Bonn)

Indikationen zu Gelenkersatz bei Hämophilie – Langzeitergebnisse

L. Hovy

Die hämophile Arthropathie entwickelt sich als Folge von rezidivierenden Gelenkeinblutungen. Dabei müssen verschiedene Stadien bzw. Schweregrade der Gelenkveränderungen unterschieden werden [1].

Das initiale Stadium der reaktiven Synovitis nach einer Einblutung wird immer konservativ behandelt [9]. Bei weiterer fortschreitender Gelenkzerstörung kommen neben intensiven konservativen Methoden überwiegend gelenkerhaltende operative Maßnahmen zur Anwendung [7, 8]. Alternativ hat sich, insbesondere bei der Hemmkörperhämophilie oder bei positivem HIV-Status, eine Radiosynoviorthese mit Yttrium oder Gold bewährt [3].

Das Endstadium der hämophilen Arthropathie ist gekennzeichnet durch die schwere sekundäre Arthrose mit vollständiger Gelenkzerstörung. Durch Zelldetritus und freie Knorpel-Knochen-Fragmente kommt es zu Einklemmungen und rezidivierenden stark schmerzhaften Reizungen der Synovialmembran, zur sog. aktivierten Arthrose. Blutungen treten in diesem Stadium der Arthropathie nur noch selten auf. Radiologisch erkennt man ausgeprägte Gelenkspaltverschmälerungen und Sklerosierungen, häufig subchondrale Zysten sowie Achsenabweichungen [1, 18].

Auch in diesen fortgeschrittenen Stadien der hämophilen Arthropathie mit einem Pettersson-Score über 8 und einem klinischem WFH-Gelenk-Score [5] über 6 sind konservative Maßnahmen durchaus wirksam. Damit kann jedoch allenfalls der Zeitpunkt für einen künstlichen Gelenkersatz hinausgezögert werden. Nur durch einen endoprothetischen Ersatz wird eine dauerhafte Schmerzfreiheit und Funktionsverbesserung erreicht [8].

Indikation

Die Indikation zum künstlichen Gelenkersatz muß nach Abwägung der Vorteile und der möglichen Risiken grundsätzlich streng gestellt werden. Dies gilt besonders bei der Hämophilie, da für diesen elektiven Eingriff zusätzlich eine sehr hohe Faktorsubstitution notwendig ist.

Die Indikation sollte aber gleichfalls unter dem Gesichtspunkt guter Langzeitergebnisse, d. h. möglichst langer Prothesenstandzeiten, gesehen werden.

I. Scharrer/W. Schramm (Hrsg.)
26. Hämophilie-Symposion Hamburg 1995

Das Langzeitergebnis in der Endoprothetik wird neben anderen Faktoren hauptsächlich vom Prothesenmodell, von der Fixationstechnik (zementiert oder zementfrei) und von der Nachbehandlung beeinflußt [15].

Hüftgelenk

Am Hüftgelenk treten gegenüber dem Knie- und Sprunggelenk deutlich seltener Spontanblutungen auf. Eine geringe Schädigung der Gelenkflächen an der Hüfte verursacht jedoch häufig innerhalb weniger Jahre eine Progression der Arthrose [17]. Die starke Bewegungseinschränkung in allen 3 Achsen und die hohe Schmerzhaftigkeit führt sehr früh zu einer ausgeprägten Behinderung der Patienten. Zumal die Bewegungseinschränkung aufgrund der meist gleichzeitig bestehenden Arthropathien an Knie- und Sprunggelenken nicht mehr kompensiert werden kann.

Die Indikation zum künstlichen Gelenkersatz an der Hüfte ist somit zusammenfassend unter folgenden Voraussetzungen gegeben:

- Arthropathie im Stadium IV und V nach Arnold u. Hilgartner [1],
- rasche Progredienz der Gelenkdestruktion im Röntgenbild (Verlaufsbeurteilung durch den Pettersson-Score [18],
- zunehmende Kontraktur (v.a. Beugekontraktur über 15 Grad, Verlaufsbeurteilung im WFH-Gelenk-Score [5]),
- starke Schmerzhaftigkeit (nach Versagen der konservativen Behandlungsmaßnahmen),
- rezidivierende Reizzustände (Synovitis bei aktivierter Arthrose) und/oder rezidivierende Blutungen.

Kniegelenk

Das Kniegelenk wird sehr häufig von Einblutungen betroffen. Die Entwicklung der daraus resultierenden sekundären Arthrose kann durch regelmäßige Faktorsubstitution und konservative Maßnahmen jedoch deutlich verzögert werden. Auch starke Bewegungseinschränkungen werden von den Patienten relativ lange kompensiert.

In Analogie zum Hüftgelenk besteht somit unter folgenden Voraussetzungen die Indikation zum künstlichen Kniegelenkersatz:

- Arthropathie im Stadium IV und V nach Arnold u. Hilgartner [1],
- rasche Progredienz der Gelenkdestruktion im Röntgenbild (Verlaufsbeurteilung im Pettersson-Score [18]),
- zunehmende Beugekontraktur über 15 Grad,
- zunehmende Achsenabweichung (über 15 Grad Valgus über 5 Grad Varus),
- starke Schmerzhaftigkeit (nach Versagen der konservativen Therapiemaßnahmen),
- rezidivierende Reizzustände (Synovitis) und/oder rezidivierende Gelenkblutungen.

Patienten und Methoden

In der Zeit von 1972 bis 1994 wurde bei 6 Patienten mit Hämophilie A und 2 weiteren Patienten mit schwerem Willebrand-Syndrom ein totaler Hüftgelenkersatz durchgeführt. Die Patienten waren zum Zeitpunkt der Operation zwischen 32 und 67 Jahren alt (Durchschnittsalter 48,4 Jahre). Insgesamt wurden 10 Endoprothesen implantiert, wobei 5 Prothesen und die dazugehörige Pfanne mit gentamicinhaltigem Knochenzement fixiert wurden. Dreimal wurde der Schaft zementiert und die Pfanne zementfrei implantiert (sog. Hybridprothese). Bei 2 Patienten wurden die Prothesenteile zementfrei eingebracht.

Von 1981 bis 1994 wurden bei 10 Patienten (8mal Hämophilie A, einmal Willebrand-Syndrom und einmal komplexe Gerinnungsstörung) insgesamt 16 Knieendoprothesen implantiert. Das Alter der Patienten lag zwischen 41 und 65 Jahren zum Zeitpunkt der Operation (Durchschnittsalter 51,5 Jahre). Sechsmal wurde eine achsgeführte (vollgekoppelte) Prothese mit gentamicinhaltigem Knochenzement fixiert. Bei 8 Patienten konnte ein bikondylärer Oberflächenersatz im Sinne einer ungekoppelten Prothese mit Zement (einmal zementfrei) implantiert werden. Zwei Patienten erhielten einen monokompartimentalen Teilersatz (sog. Hemischlitten).

Drei Patienten gehören beiden Gruppen an, bei denen sowohl ein Hüft- als auch ein Kniegelenkersatz durchgeführt wurde.

Ergebnisse

Alle 15 Patienten konnten klinisch und radiologisch nachuntersucht werden.

Davon waren 4 Patienten HIV-positiv: 2 Patienten aus der Gruppe der 8 Patienten mit Hüftendoprothesen bzw. ein Patient von den 10 Patienten mit Knieendoprothesen. Bei einem weiteren Patienten wurden 2 Hüft- und 2 Knieendoprothesen implantiert, wobei der HIV-Infekt zum Zeitpunkt der ersten Operation im Jahr 1979 noch nicht bekannt war. Dieser Patient verstarb leider 9 Jahre nach der ersten Operation unter dem Vollbild des Aids, wie auch 2 weitere Patienten nach 2 bzw. 5 Jahren.

Hüftendoprothesen

Das Nachuntersuchungsintervall lag zwischen 4 und 23 Jahren im Mittel bei 6,9 Jahren, entsprechend 82,2 Monaten. Dabei fand sich eine signifikante Verbesserung der Gesamtbeweglichkeit in allen 3 Bewegungsebenen des operierten Hüftgelenks von 89 auf 192 Grad. Dies entspricht einer Steigerung im Index nach Merle d'Aubigné et al. [16] von 2,9 auf 5 (vgl. Tabelle 1).

Beim ersten Patienten mit einer Hüftendoprothese aus dem Jahre 1972 trat nach 14 Jahren eine aseptische Lockerung der zementierten Pfanne auf. Fünf Jahre nach der Pfannenwechseloperation lockerte sich die zementfreie Schraubpfanne nach einem schweren Sturz des Patienten auf die operierte Hüfte. Nach erneutem Wechsel vor 5 Jahren ist die Pfannenkonstruktion jetzt unverändert stabil.

Tabelle 1. Ergebnisse nach Hüftendoprothese bei Hämophilie (n = 10). Nachuntersuchungsintervall: 6,9 Jahre (4 bis 23 Jahre)

	Präoperativ	Kontrolle
Gesamtbeweglichkeit	**89°**	**192°**
Index (nach Merle d'Aubigné)	**2,9**	**5**

Bei einem HIV-positiven Patienten trat nach 14 Monaten eine septische Lockerung der linken Hüfte auf mit gleichzeitigem Abszeß an der operierten rechten Seite. Die linke Hüfte mußte gewechselt werden und blieb bis zum Tod des Patienten nach 7 Jahren stabil. Ein weiterer HIV-positiver Patient entwickelte nach 5 bzw. 10 Monaten simultan einen Pilzabszeß an beiden operierten Hüftgelenken, die jedoch nicht zur septischen Lockerung des Implantats führten. Der Patient verstarb 5 Jahre nach dem ersten Eingriff. Außer diesen Spätkomplikationen bei HIV-infizierten Patienten waren keine peri- oder postoperativen Komplikationen zu verzeichnen.

Knieendoprothesen

Die Patienten mit Knieendoprothesen, konnten zwischen 1 und 11 Jahren postoperativ, im Durchschnitt nach 3,8 Jahren (entsprechend 45,3 Monaten) nachuntersucht werden. Hierbei bestätigte sich eine deutliche Verbesserung der Streckfähigkeit von durchschnittich 15,6° auf 5° zum Zeitpunkt der Nachuntersuchung. Auch die Beugefähigkeit konnte im Schnitt von 65,6° auf 76,3° verbessert werden. Alle Patienten waren schmerzfrei und gehfähig (Tabelle 2).

Beide Hemischlitten lockerten sich an der tibialen Komponente aseptisch nach 3 bzw. 11 Jahren. Die erste Prothese mußte bereits gewechselt werden. Auch das tibiale Plateau einer zementfreien bikondylären Prothese zeigte nach 5 Jahren radiologisch einen Lockerungssaum mit Sinterung. In keinem Fall traten peri- oder postoperative Komplikationen auf. Insbesondere waren keine Früh- oder Spätinfektionen zu verzeichnen.

Tabelle 2. Ergebnisse nach Knieendoprothese bei Hämophilie (n = 16). Nachuntersuchungsintervall: 3,8 Jahre (1 bis 11 Jahre)

	Präoperativ	Kontrolle
Durchschnittliche **Gesamtbeweglichkeit** (Extension/Flexion)	**0° - 15,6° - 65,6°**	**0° - 5° - 76,3°**

Diskussion

Der endoprothetische Gelenkersatz hat sich seit vielen Jahren bei fortgeschrittenen primären, aber auch sekundären Arthrosen, wie z. B. der rheumatoiden Arthritis, bewährt. Die Langzeitergebnisse werden dabei jedoch wesentlich vom Prothesentyp und von der Fixationstechnik beeinflußt [15].

Auch bei fortgeschrittenen Stadien der hämophilen Arthropathie am Hüft- und Kniegelenk wird übereinstimmend eine klare Indikation für den künstlichen Gelenkersatz gesehen [4, 8, 12–14, 17].

Auf der anderen Seite werden gleichzeitig z. T. hohe Komplikationsraten und Revisionsraten [11] angegeben, die nach Luck u. Kasper [14] bei bis zu 60% liegen. Auch Nelson et al. [17] berichten über eine Revisionsrate von 36,4% bei 22 Hüftprothesen und Kelley et al. [11] sogar über eine aseptische Lockerungsrate von 75% bei zementierten Prothesenschäften und 88% bei den zementierten Pfannen.

Demgegeüber lag die aseptische Lockerungsrate in unserem Patientengut nur bei einer von 10 Hüftprothesen nach 14 Jahren bzw. bei 3 von 16 Knieendoprothesen nach durchschnittlich 6,3 Jahren. Auch konnten wir keinerlei peri- oder postoperative Komplikationen feststellen. Lediglich bei 2 HIV-infizierten Patienten traten hämatogene Spätinfektionen mit simultanen Abszessen an beiden Hüften auf, die operativ revidiert werden mußten. Bei einem Patienten resultierte daraus eine septische Pfannenlockerung, die aber nach einer Wechseloperation über 6 Jahre unauffällig blieb. Drei von 4 Patienten mit HIV-Infekt verstarben 2,5 bzw. 9 Jahre nach der Primäroperation.

Bei allen Patienten konnte eine signifikante Verbesserung der Gesamtbeweglichkeit an den prothetisch ersetzten Hüft- und Kniegelenken verzeichnet werden (Tabelle 1, 2).

Alle Patienten blieben schmerzfrei und sind gehfähig. Auch Gelenkeinblutungen traten postoperativ in keinem Fall mehr auf.

Schlußfolgerung

Unter Berücksichtigung der möglichen Komplikationen besteht in fortgeschrittenen Stadien der hämophilen Arthropathie eine klare Indikation zum künstlichen Gelenkersatz am Hüft- und Kniegelenk. Damit werden gute Langzeitergebnisse erreicht. Als relative Kontraindikation sollte jedoch die HIV-Infektion angesehen werden, da hier mit einer deutlich höheren Komplikationsrate und einer anhaltenden Schwächung des Immunstatus für die Patienten gerechnet werden muß [2, 6, 7, 11, 17].

Auch eine Hemmkörperhämophilie ist als Kontraindikation anzusehen, da postoperativ über einen Zeitraum von mehreren Wochen eine sichere Blutstillung aufrechterhalten bleiben muß, um die notwendige krankengymnastische Behandlung durchzuführen.

Die zementfreie Prothesenverankerung erscheint besonders bei ausgeprägter gelenknaher Osteoporose mit einer höheren Lockerungsrate verbunden zu sein.

Literatur

1. Arnold WD, Hilgartner MW (1977) Hemophilic arthropathy. J Bone Joint Surg 59:287–305
2. Buehrer JL, Weber DJ, Meyer AA, Becherer PR, Rutula WA, Wilson B, Smiley ML, White GC (1990) Wound infection rates after invasive procedures in HIV-1 seropositive versus HIV-1 seronegative hemophiliacs. Ann Surg 211 4:492–498
3. Fernandez-Palazzi F (1990) Radioactive synoviorthesis in haemophilic haemarthrosis. In: Hämäläinen M, Hagena F-W, Schwägerl W, Teigland J (eds) Revisional surgery in rheumatoid arthritis. Rheumatology 13. Karger, Basel pp 251–260
4. Figgie MP, Goldberg VM, Figgie HE, Heiple KG, Sobel M (1989) Total knee arthroplasty for the treatment of chronic hemophilic arthropathy. Clin Orthop 248:98–107
5. Gilbert MS (1993) Prophylaxis: Musculoskeletal evaluation. Sem Hematol 30 [Suppl 2]:3–6
6. Greene WB, Degnore LT, White GC (1990) Orthopedic procedures and prognosis in hemophilic patients who are seropositive for human immunodeficiency virus. J Bone Joint Surg 72:2–11
7. Hovy L (1993) Konservative und operative Therapie. In: Scharrer I, Schramm W (Hrsg) 23. Hämophilie-Symposion Hamburg 1992. Springer, Berlin Heidelberg New York Tokyo, pp 95–100
8. Hovy L, Scharrer I (1992) Die Indikation zur operativen Behandlung bei hämorrhagischen Diathesen in der Orthopädie-Erfahrugen über 10 Jahre. In: Landbeck G, Scharrer I, Schramm W (Hrsg) 22. Hämophilie-Symposion Hamburg 1991. Springer, Berlin Heidelberg New York Tokyo, pp 203-207
9. Hovy L, Thoma W (1996) Therapeutische Ansätze bei Synovitis. In: Scharrer I, Schramm W (Hrsg) 25. Hämophilie-Symposion Hamburg 1994. Springer, Berlin Heidelberg New York Tokyo, pp 120–123
10. Karthaus RP, Novakova IR (1988) Total knee replacement in haemophilic arthropathy. J Bone Joint Surg 70-B:382–385
11. Kelley SS, Lachiewicz PF, Gilbert MS, Bolander ME, Jankiewicz JJ (1995) Hip arthroplasty in hemophilic arthropathy. J Bone Joint Surg 77:828–834
12. Kjaersgaard-Anderson P, Christiansen SE, Ingerslev J, Sneppen O (1990) Total knee arthroplasty in classic hemophilia. Clin Orthop 256:137–146
13. Lachiewicz PF, Inglis AE, Insall JN, Sculco TP, Hilgartner MW, Bussel JB (1985) Total knee arthroplasty in hemophilia. J Bone Joint Surg 67:1361–1366
14. Luck JV, Kasper CK (1989) Surgical mangement of advanced hemophilic arthropathy. Clin Orthop 242:60–82
15. Malchau H, Herberts P, Ahnfelt (1993) Prognosis of total hip replacement in Sweden. Acta Orthop Scand 645:497–506
16. Merle d'Aubigné R, Postel M, Mazabrand A, Massias P, Guenyuen J (1965) Idiopathic necrosis of the femoral head in adults. J Bone Joint Surg 41:612–615
17. Nelson IW, Sivamurugan S, Latham PD, Mathews J, Bulstrode CJK (1992) Total hip arthroplasty for hemophilic arthropathy. Clin Orthop 276:210–213
18. Pettersson H, Ahlberg A, Nilsson IM (1980) A radiologic classification of hemophilic arthropathy. Clin Orthop 149:153–159

Münchner Pilotstudie zur Sozioökonomie der Hämophilie

T. Szucs, A. Öffner, W. Schramm

In den letzten Jahrzehnten konnten durch eine, den Bedürfnissen des Patienten angepaßte Substitutionstherapie eine fast normale Lebenserwartung bei hämophilen Patienten erzielt werden. Auch die soziale und berufliche Integration und die Lebensqualität konnte entscheidend verbessert werden. Vor dem Hintergrund der stetig anwachsenden Ausgaben im Gesundheitswesen, müssen Therapiekonzepte zunehmend im Hinblick auf die wirtschaftliche Belastung des Arzneimittelbudgets geprüft werden [6, 7]. Die Bedeutung einer ökonomischen Untersuchung der Hämophiliebehandlung wird besonders deutlich, wenn man den jährlichen Faktorverbrauch in Deutschland berechnet. Eine Hochrechnung aufgrund der Konsensusempfehlung zur Substitutionstherapie der Hämophilie von 1993 ergab einen geschätzten Verbrauch an Faktor VIII von 200 Mio. Einheiten pro Jahr. Im Rahmen einer ökonomischen Evaluation werden verschiedene Therapieschemata entsprechend ihrem Nutzen und ihren Kosten miteinander verglichen. Ziel dieser Studie war die wirtschaftlichen Aspekte der Hämophiliebehandlung, die Nutzwertfunktionen und die Lebensqualität hämophiler Patienten zu untersuchen.

Fragestellung

Folgende Fragen wurden in unserer Münchner Pilotstudie zur sozioökonomischen Analyse der Hämophilie untersucht:

- Was läßt sich über die sozioökonomischen Kosten und den sozioökonomischen Nutzen unterschiedlicher Therapieschemeta aussagen?
- Wie hoch sind die Einsparungen, die durch ein umfassendes Gesundheitsprogramm erzielt werden können?
- Wie stark sind Patienten mit Hämophilie in das soziale Leben integriert?
- Wie hoch sind die Gesamtkosten, die von der Gemeinschaft der Krankenversicherten für die Therapie der Hämophilie aufgebracht werden müssen?
- Was kann über die Nutzwertfunktion bei Hämophilen ausgesagt werden? Ist eine Zunahme der Lebensqualität-adjustierten-Lebensjahre bei Hämophilien zu erwarten?
- Wie hoch ist die gesteigerte Kosteneffektivität der prophylaktischen Therapie und der Therapie bei Bedarf?

I. Scharrer/W. Schramm (Hrsg.)
26. Hämophilie-Symposion Hamburg 1995

Methode

In der Münchner Studie wurden 50 Patienten mit schwerer der mittelschwere Hämophilie A oder B erfaßt, die im Münchner Hämophiliezentrum behandelt und betreut werden. Folgende Parameter wurden bei allen Patienten erhoben.

- Demographie und sozialer Status: Dazu analysierten wir das Arbeitsverhältnis während der letzten 6 Monate, das monatliche Bruttoeinkommen und die Erwerbsquote.
- Substitutionstyp: Patienten substituierten entsprechend eines Bedarfsmodus, eines reinen oder eines modifizierten Substitutionsschematas. In einem rein prophylaktischen Substitutionsansatz erhalten die Patienten 3mal wöchentlich 12–18 Einheiten Faktor pro kg Körpergewicht. Hämophile, die eine modifizierte Prophylaxe betreiben, substituieren stets zusätzlichen Faktor, bevor sie sich einer Situation mit erhöhtem Blutungsrisiko aussetzen.
- Status der mit den Gerinnungsfaktoren übertragenen Erkrankungen: Zur Abklärung der Hepatitis wurden folgende serologische Parameter unterscht: anti-HAV, HBs-AG, anti-HBs, anti-HBc, anti-HCV, anti-HDV und der GPT-Titer. Auf HIV-Antikörper wurden alle Patienten regelmäßig getestet. Wurden HIV-Antikörper nachgewiesen (Elisa-Screeningtest und Western blot), wurden die CD4 und CD8 Lymphozytenpopulationen für die CDC-Klassifikation bestimmt (CD4 Zellen/µl > 500 = CDC I, CD4 Zellen/µl zwischen 499–200 = CDC II; CD4 Zellen/µl < 200 = CDC III).
- Physischer Status der Ellenbogen-, Knie- und Sprunggelenke. Zur Klassifikation erfragten wir die Blutungshäufigkeit in den letzten 6 Monaten und untersuchten die entsprechenden Gelenke nach den Richtlinien des „physical examination scores" von Gilbert [1] und des „x-ray-qualification scores" von Pettersson [3]. Der Physical examination score umfaßt das Ausmaß der Schwellung, Muskelatrophie, axiale Deformität, Krepitation, Beweglichkeit, Kontrakturen und Instabilität der betroffenen Gelenke. Der x-Ray qualifications score bewertet den Umfang der Osteoporose, Epiphysenvergrößerung, Unregelmäßigkeit der Knochenoberflächen, Weite des Gelenkspaltes, subchondrale Zystenbildung, Erosionen an den Gelenkrändern, Inkongruenz und Gelenkdeformität.
- Lebensqualität mittels SF-36 Instrument [2, 10]. Der SF-36 beinhaltet Fragen zu körperlichen Funktionen, Rollenfunktionen, Schmerz, allgemeinem Gesundheitszustand, sozialen Funktionsfähigkeiten, psychisches Wohlbefinden und Vitalität. Der Multiple-choice-Fragebogen wird von dem Patienten selbständig ausgefüllt. Bei Fragen konnte sich der Patient aber stets an einen Betreuer wenden.
- Individuelle Nutzwerte („utility") nach Torrance [9]. Die nach einer multifaktoriellen Formel berechneten Utilities sind für die Analyse der Korrelation von physischem und psychischem Status des Patienten und den Aufwendungen entscheidend.
- Kostenanalyse und Kosten-Nutzen-Analyse: In die Kostenanalyse fließen die direkten und indirekten Kosten ein. Die direkten Kosten enthalten die Aufwendungen für ambulante Arztbesuche (30 DM/Besuch), stationäre Aufenthalte (460 DM/Tag) und für den Gerinnungsfaktor (1 DM/Einheit). Grundlage

der Berechnung der indirekten Kosten waren die Angaben des statistischen Bundesamtes zum jährlichen Bruttoeinkommen von 1994 und unsere Erfassung der Höhe des Bruttoeinkommens der Studienpatienten und der Länge der Arbeitsunfähigkeit aufgrund der Hämophilie. Zur Kosten-Nutzen-Analyse verglichen wir die Kosten pro vermiedener Gelenkblutung bei Patienten, die bei Bedarf substituieren, und prophylaktisch substituierenden Hämophilen.

Ergebnisse

Soziodemographische Daten

Von den 50 Hämophilen litten 42 Patienten an Hämophilie A und 8 Patienten an Hämophilie B. 46 Hämophile wiesen eine Faktor VIII/IX-Restaktivität von < 1 U/dl und 4 Patienten von 2 bis 5 U/dl auf. Nach dem Bedarfsschema substituierten 39 Patienten (31 Patienten mit Hämophilie A und alle mit Hämophilie B). 11 Hämophilie-A-Patienten wurden gemäß einer modifizierten Prophylaxe therapiert. Wir erfaßten Patienten zwischen dem 18. und 60. Lebensjahr. Das Alter aller Patienten betrug als Mittelwert 35,14 Jahre und im Median 35,58 Jahre.

Gesundheitsstatus

Chronische Virusinfektionen und der Status der Gelenke prägen den Gesundheitszustand hämophiler Patienten. Von den untersuchten Hämophilen waren 20 HIV-positiv, ein Patient ist an Aids erkrankt. 42% der Patienten zeigten einen positiven Antihepatitis-A-Virus-IgG-Titer, 74% waren mit dem Hepatitis-B-Virus infiziert und alle waren Antihepatitis-C-Virus positiv. 23 Patienten leiden an einer chronischen Hepatitis-C-Infektion.

Der nach dem Physical examination score ermittelte Gelenkstatus wird in Punkten, zwischen 0 (normales Gelenk) und 12 (funktionsunfähiges Gelenk), ausgedrückt. In der Studienpopulation variierte der Gelenksstatus zwischen 1 und 11 Punkten. Betrachtet man alle Patienten lag der Mittelwert bei 5,32 Punkten. Bei Bedarf substituierende Patienten zeigten einen Mittelwert von 5,08 Punkten und prophylaktisch substituierende Patienten von 6,18 Punkten (Abb. 1).

Soziodemographischer Status

In Abbildung 2 ist der soziodemographische Status der 50 Hämophiliepatienten dargestellt. Im Angestelltenverhältnis arbeiten ca. 40% der Patienten. Der Beamtenanteil ist bei den prophylaktisch substituierenden Patienten ca. doppelt so hoch. Da das monatliche Bruttoeinkommen in Deutschland für Arbeiter 2560 DM, für Angestellte 3820 DM und für Beamte 3660 DM beträgt, läßt sich das mittlere Bruttoeinkommen aller Patienten auf ca. 2913 DM abschätzen. Während die bei Bedarf substituierenden Patienten ca. 2674 DM monatlich verdienten, erreichten

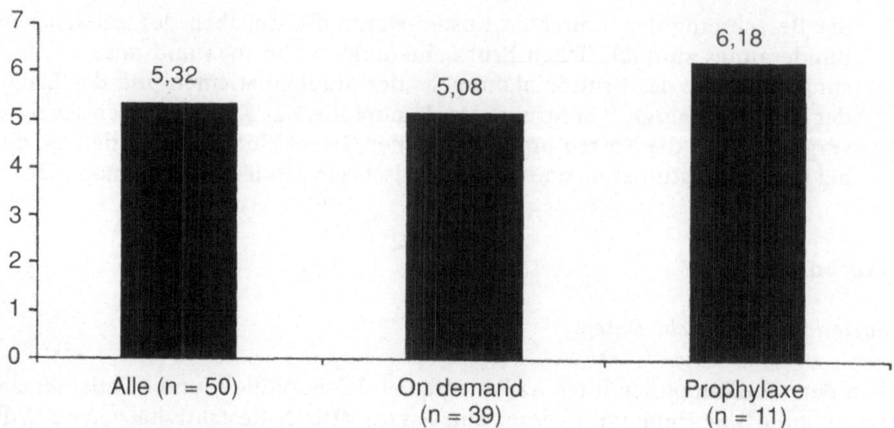

Abb. 1. Clinical score (nach Gilbert)

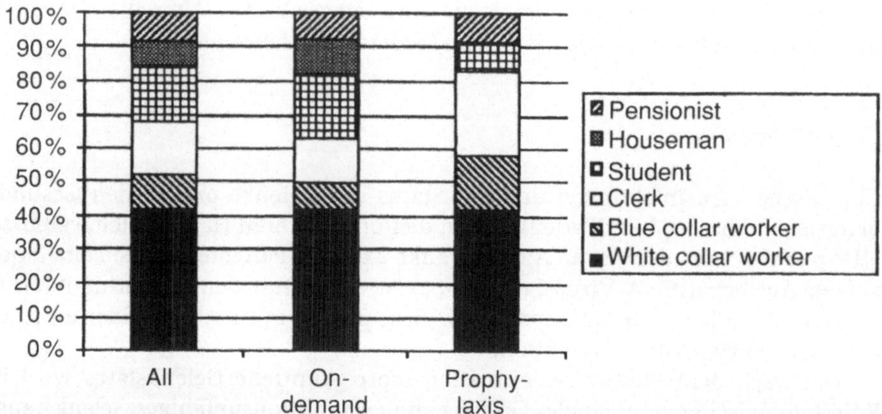

Abb. 2. Soziodemographie

die prophylaktisch substituierenden Patienten ein monatliches Brutteinkommen von ca. 3764 DM. Die Erwerbsquote aller Patienten lag bei 68%. Patienten, die gemäß des Bedarfstherapieschemas therapiert wurden, wiesen eine Erwerbsquote von 61,5% auf, während Patienten mit einem modifizierten Prophylaxeregime eine Erwerbsquote von 90,9% zeigten (Abb. 3).

Lebensqualität

Die mit Hilfe des SF-36 ermittelte Selbsteinschätzung der eigenen Lebensqualität von Hämophilen der beiden Therapiegruppen wird in Abb. 4 mit der von gesunden männlichen Probanden zwischen dem 31. und 40. Lebensjahr verglichen. Die

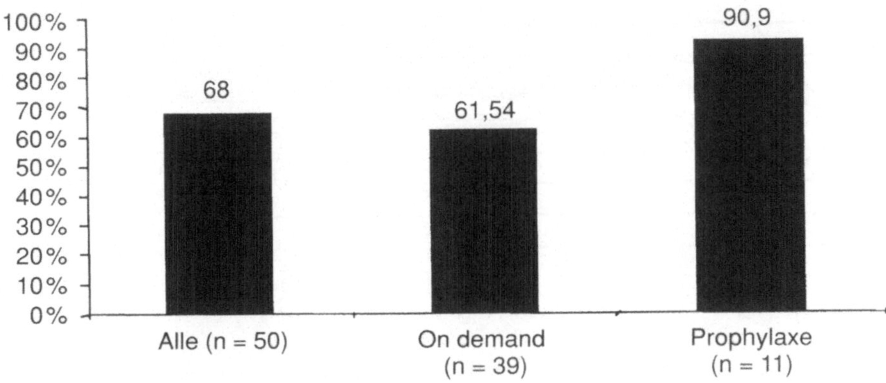

Abb. 3. Erwerbsquoten

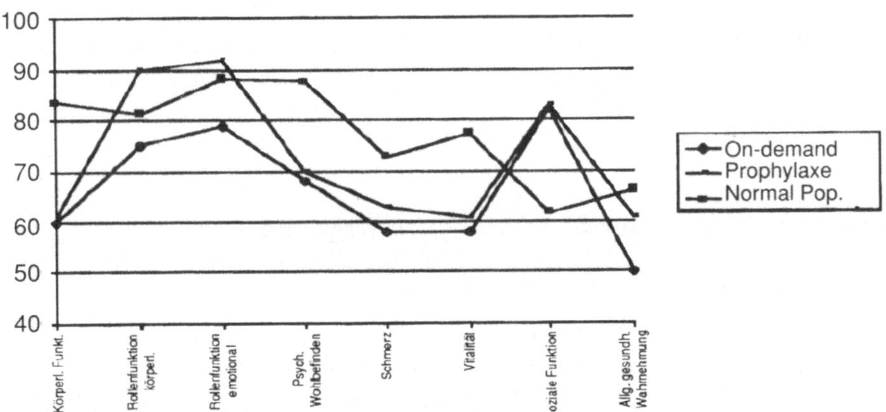

Abb. 4. SF-36: Hämophilie versus Normalpopulation

eigene Beurteilung der körperlichen Aktivität, der Schmerzen und des allgemeinen Gesundheitszustands wird von den Hämophilen und den Probanden signifikant unterschiedlich bewertet. Die Einschätzung der eigenen Rollenfunktion variiert zwischen Patienten, die bei Bedarf und die prophylaktisch substituieren. Nur bei Bedarf substituierende Patienten fühlten sich im Arbeitsleben und im Alltag aufgrund körperlicher und seelischer Probleme stärker eingeschränkt. Interessant ist auch die Gegenüberstellung der Beurteilung der Lebensqualität von Hämophilen mit der von Patienten, die sich einer Nieren- und Pankreastransplantation unterzogen haben oder die an Bluthochdruck, peripherer arterieller Verschlußkrankheit oder chronischen Rückenschmerzen leiden (Abb. 5).

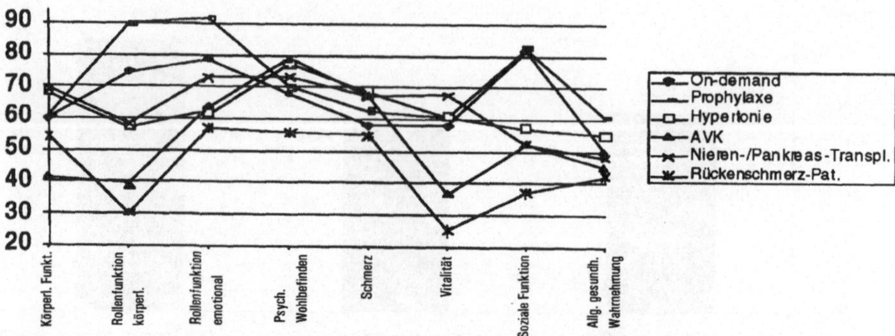

Abb. 5. Lebensqualität (SF-36): Hämophilie im Vergleich zu anderen Indikationen

Nutzwerte

Der mittlere Nutzwert betrug bei den allein bedarfsgerecht substituierenden Patienten 0,59 (Streubreite: 0,28–0,87) und den prophylaktisch substituierenden Patienten 0,6 (Streubreite: 0,43–0,87). Für die gesamte Studienpopulation wurde ein mittlerer Nutzwert von 0,6 (Streubreite: 0,28–0,87) ermittelt.

Evaluation der Kosten und des Kosten-Nutzen-Verhältnisses

Direkte Kosten

Die Höhe der direkten Kosten wird v.a. von den Aufwendungen für die Gerinnungsfaktoren bestimmt. Neben dem Substitutionsmodus beeinflußt auch das Lebensalter den Faktorverbrauch. Der mittlere jährliche Faktorverbrauch betrug bei nur bedarfsgerecht substituierenden Patienten mit maximal 30 Jahren 327 Einheiten pro kg/KG und bei den älteren Patienten 492 Einheiten/kg/KG. Gemäß einer modifizierten Prophylaxe substituierende Hämophile, die höchstens 30 Jahre alt waren, verbrauchten 1475 Einheiten pro kg Körpergewicht und diejenigen über

Tabelle 1. Direkte Kosten pro Patient während 6 Monaten (in DM). Berechnungsgrundlage: DM 30 pro Besuch, DM 460 pro Tag im Krankenhaus

	Alle (n = 50)	On-demand (n = 39)	Prophylaxe (n = 11)
Ambulant	9,60	4,80	27,30
Stationär	87,40	142,60	0
Faktorpräparate	24504	17106	28218
Gesamte Kosten	24601	17253	28245

dem 31. Lebensjahr 1311 Einheiten pro kg Körpergewicht. In beiden Therapiegruppen waren die Aufwendungen für eine ambulante Betreuung aufgrund der Hometherapie sehr gering. Kein prophylaktisch substituierender Patient mußte im vergangenen halben Jahr stationär aufgenommen werden. In Tabelle 1 sind die direkten Kosten aufgelistet.

Indirekte Kosten

Im vorangegangenen halben Jahr waren die Patienten der Münchner Pilotstudie im Mittel 4,5 Tage aufgrund ihrer Erkrankung arbeitsunfähig. Prophylaktisch substituierende Patienten waren einen Tag und bei Bedarf substituierende Patienten ca. 5,5 Tage pro 6 Monate arbeitsunfähig. Da Hämophile, die nach modifizierter Prophylaxe substituieren ca. 188 DM pro Tag und die bei Bedarf Faktor injizieren 134 DM pro Tag verdienen, läßt sich der volkswirtschftliche Produktivitätsausfall aufgrund der Hämophilie berechnen. Der mittlere jährliche Produktivitätsverlust betrug 2770 DM pro Patient mit Hämophilie Tabelle 2 zeigt die indirekten Kosten pro Studienpatient.

Tabelle 2. Indirekte Kosten pro Patient während 6 Monaten

	Alle (n = 50)	On-demand (n = 39)	Prophylaxe (n = 11)
Anzahl Tage arbeitsunfähig			
- ambulant	4,52	5,51	1,0
- stationär	0,19	0,31	0
Erwerbseinkommen gewichtet/Tag (DM)	102	91	143
Gesamte indirekte Kosten (DM)	482	529	143

Gesamtkosten

Alle Patienten verursachten in den vergangenen 6 Monaten insgesamt Kosten in Höhe von 25 284 DM. In den veranschlagten 6 Monaten kostete der Gemeinschaft der gesetzlich Krankenversicherten die Therapie der nur bei Bedarf substituierenden Patienten 18 033 DM und die der prophylaktisch substituierenden Patienten 28 433 DM.

Kosten-Effektivitäts-Verhältnis

Die Kosten für eine zusätzlich verhinderte Blutung belaufen sich auf 1680 DM, betrachtet man nur bedarfsgerecht substituierende Patienten, und auf 4228 DM, betrachtet man die Patienten, die gemäß einer modifizierten Prophylaxe therapiert werden. Es läßt sich daher ein Mehraufwand von 2532 DM für eine zusätzlich verhinderte Blutung durch ein prophylaktisches Therapieschema errechnen (Tabelle 3).

Tabelle 3. Inkrement: Kosten-Effektivitäts-Beziehung

	On-demand (n = 39)	Prophylaxe (n = 11)	Differenz
Kosten pro Patient (DM)	18033	28033	10400
Blutungen	10,74	6,64	4,1
Kosten pro vermiedene Blutung (DM)	1680	4228	2532

Diskussion

In Anbetracht des stark belasteten Gesundheitshaushalts werden sozioökonomische Analysen verschiedener Therapieprinzipien in Zukunft vermehrt an Bedeutung gewinnen. Die Kosten der akuten Therapie einer frischen Gelenkblutung und der chronischen Therapie hämathrotischer Gelenke belasten deutlich die Ressourcen des Gesundheitsbudgets. Die Höhe der Ausgaben zur Therapie der Hämophilie wird v.a. von den Kosten für die Gerinnungsfaktoren und von dem Therapieschema bestimmt. Die bedarfsgerechte und die prophylaktischen Substitutionstherapie mit Gerinnungsfaktoren, sollen die Aufwendungen für ambulante/stationäre Klinikbesuche und zusätzliche Medikamente, wie z. B. Antiphlogistika oder Analgetika, deutlich reduzieren. Da Patienten, die gemäß einer modifizierten Prophylaxe substituieren, seltener eine Gelenkblutung erleiden, sind Folgekosten geringer. In Kenntnis der Kosten und des wirtschaftlichen Nutzens der Vermeidung einer zusätzlichen Gelenkblutung, ist eine prophylaktische Therapie v. a. im Kindes- und Jugendalter empfehlenswert.

Im Rahmen kostenorientierter gesundheitspolitischer Entscheidungen ist die

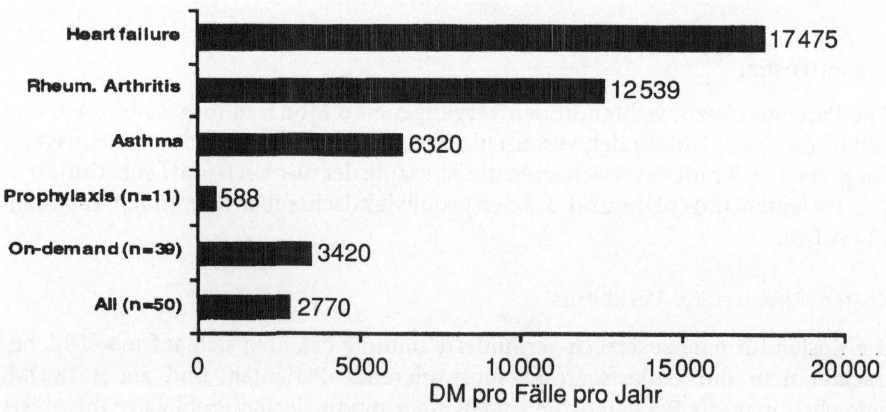

Abb. 6. Volkswirtschaftlicher Ausfall durch die Hämophilie im Vergleich zu anderen Erkrankungen

Integration des Patienten in das soziale Leben und die Erwerbsfähigkeit des Patienten von Bedeutung. Bei der Festlegung der Ressourcenanteile verschiedener chronischer Erkrankungen, werden Untersuchungen zur Lebensqualität (Abb. 5) und zur Erwerbsfähigkeit zunehmend wichtiger. Die in Abbildung 6 dargestellten Daten zeigen, daß der volkswirtschaftliche Ausfall durch die Hämophilie im Gegensatz zu andern Erkrankungen wesentlich geringer ausfällt.

Die Erhebung sozioökonomischer Daten in verschiedenen europäischen Zentren ist geplant, um den Nutzen verschiedener Substitutionstherapien zu demonstrieren und als Argumentarium in einem kostengedämpften Umfeld zu verwenden. Eine europäische Studie zur Sozioökonomie der Hämophilie wäre auch als Basis für die Entwicklung von allgemein gültigen Therapierichtlinien für die Hämophilie in Europa wichtig.

Literatur

1. Gilbert MS (1993) Prophylaxis: Musculoskeleteral evaluation. Semin Hematol 30 [Suppl 2, 3-6]:3
2. McHorney CA, Ware JE, Raczek AE (1993) The MOS 36-item shortform health survey (SF-36): II. Psychometric and clinical tests of validity in measuring physical and mental health constructs. Med Care 32 3:247
3. Pettersson H (1995) Radiographic score and implications. Semin Hematol 30 3 [Suppl 2]:7-11
4. Schramm W, Öffner A, Szucs T (1995) Sozioökonomische Untersuchungen zur hämstaseologischen Therapie und Antikoagulation. Zentralbl Chir 120:593-597
5. Szucs TD (1995) Die Entscheidungsbaum-Analyse – nützliches Instrument zur sozioökonomischen Beurteilung von medizinischen Innovationen, Pharm Ind 55:965-967
6. Szucs TD, Schramm W (1994) Die sozioökonomische Evaluation. Einführung in die Methodologie. Hämostaseologie 14:84-89
7. Szucs TD, Schramm W (1995) Wirtschaftlichkeitsuntersuchungen von medizinischen Therapien-Methodologische Grundlagen. Zentralbl Chir 120:577-583
8. Szucs TD, Rommel F, Schramm W (1994) The socioeconomic impact of substitution therapy in patients with hemophilia, Abstract GTH Conference. Ann Hematol 68 [Suppl II]:A 98
9. Torrance GW (1986) Measurement of health state utilities for economic appraisal. J Health Econ 5:1-30
10. Ware JE (1993) SF-36 health survey, Manual and interpretation guide, The medical outcome trust, PO box 1917, Boston MA 02205

Pädiatrie

Diskussionsleitung:
A. H. Sutor (Freiburg)
W. Kreuz (Frankfurt)

Intraoperative Verdünnung von Gerinnungsfaktoren und aktivierte Gerinnung bei Kindern mit Ewing- und Osteosarkomen. Eine prospektive Longitudinalstudie

R. Ernst, E. Schaudin, C. Hoffmann, C. Postler, U. Nowak-Göttl

Nachstehend werden Ergebnisse einer Studie vorgestellt, die die Evaluierung intraoperativer Veränderungen koagulatorischer und fibrinolytischer Faktoren im Rahmen ausgedehnter orthopädischer Operationen bei Kindern und Jugendlichen mit Ewing- bzw. Osteosarkomen zum Ziel hatte. Die Studie wurde von der Abteilung für Pädiatrische Hämatologie und Onkologie in der Universitäts-Kinderklinik Münster, der Klinik für Anästhesiologie sowie der Klinik für Orthopädie der Universität Münster erstellt.

Insbesondere galt es die ermittelten Parameter in Relation zu Veränderungen des Hämatokrits zu setzen. Darüber hinaus war es unser Ziel, die erhobenen Ergebnisse in einen Zusammenhang zu klinischen Befunden zu bringen.

Die Studie umfaßte 24 Patienten im Alter von 8 bis 18 Jahren mit Ewing-Sarkom oder Osteosarkom, die zur Durchführung der Lokaltherapie der Klinik und Poliklinik für Orthopädie der Uni-Kliniken Münster zugewiesen wurden. Die Patienten waren zuvor gemäß der European Intergroup Cooperative Ewing's Sarcoma Study (EICESS 92) bzw. der Cooperative Osteosarcoma Study (COSS 86 C oder COSS 91), behandelt worden.

Keiner der Patienten wies eine individuelle oder familiäre Anamnese in bezug auf Blutungskomplikationen oder Thrombophilie auf.

Studiendesign

Unmittelbar vor der anästhesiologischen Einleitung, 2 und 4 Stunden nach Beginn der Operation, zum Zeitpunkt der Beendigung des operativen Eingriffs und während der ersten 24 postoperativen Stunden wurde Plasma zur Bestimmung der Gerinnungsparameter entnommen.

Im einzelnen wurden folgende Parameter bestimmt:

Fibrinogen, Antithrombin III, Protein C, Plasminogen und die D-Dimer-Formation, das Willebrand-Faktorantigen, das Tissue-type-plasminogen-activator-Antigen (t-PA), die Plasminogen-activator-inhibitor-1-Aktivität (PAI), das Prothrombinfragment F1 + 2 (F1 + 2) sowie der Plasminogen/α_2-Antiplasmin-Komplex (PAP).

Die intra- und postoperativen Ergebnisse der Gerinnungsparameter wurden entsprechend dem aktuellen Hämatokrit korrigiert. Hierzu wurde der u.a. von

I. Scharrer/W. Schramm (Hrsg.)
26. Hämophilie-Symposion Hamburg 1995

Tabelle 1. Ergebnisse für die einzelnen Gerinnungsparameter. *WF* Willebrand-Faktor, *Fib* Plasmafibrinogen, *AT III* AT III-Konzentration, *F1 + 2* Prothrombinfragmente 1 und 2, *t-PA* Tissue-type-plasminogen-activator-Antigen, *PAI 1* Plasminogen-activator-inhibitor-1-Aktivität *D-Dimer* D-Dimerformation

Parameterzeit	t_1	t_2	t_3	t_4	Normalwerte
WF	**112**	**86**	**87**	***180***	
[%]	47–280	38–196	30–384	36–300	60–150
Fib	**274**	**299**	**227**	***556***	
[mg/dl]	160–613	180–561	83–413	149–917	200–400
AT III	**86**	**81**	**77**	***54***	
[%]	58–158	40–172	43–131	22–138	80–X130
F1 + 2	**1,4**	**2,4**	**2,1**	**1,25**	
[nmol/l]	0,58–10	1,35–6	0,73–7,5	0,78–3	0,44–1,1
t-PA	**4,8**	**6,2**	**8,2**	**5,5**	
[ng/ml]	0–19	3–20	4–18	2,3–9	2–10
PAI 1	**21**	**46**	**37**	**14**	
[AU/ml]	5–21	18–80	18–84	4–34	< 15
D-Dimer	**56**	**111**	**170**	***145***	
[ug/l]	20–350	15–750	12–800	36–600	4–25

Keber [11] 1988, aber auch von Wieczorek et al. [17] 1993 veröffentlichte Korrekturfaktor benutzt.

$$HKT1\,(1-0{,}9\cdot HCT2) : HCT2\,(1-0{,}9\cdot HCT1).$$

Der Mittelwert des Hämatokrit variierte während der Beobachtungszeit von 36% (29–51%) unmittelbar vor Beginn der Operation zu im Mittel 23% (range 19–42% 2 h nach Hautinzision. Im Mittel stieg der Hämatokrit 4 h nach Operationsbeginn leicht auf 25% (20–44%) und wies im Durchschnitt 28% zum Ende des operativen Eingriffs auf. 24 h nach der Operation zeigte sich ein gemittelter Hämatokrit von 33%, ein Wert, der dennoch unter den präoperativ erhobenen Werten lag.

Ergebnisse

Die dilutiven und korrigierten Plasmakonzentrationen des Willebrand-Faktors, (60–150%) unterlagen perioperativ nur leichten Schwankungen. Während die unkorrigierten Konzentrationen des Willebrand-Faktors im Verlauf außerhalb des pädiatrischen Referenzbereichs liegen, zeigen die korrigierten Werte ein Niveau im Normbereich.

Verglichen mit den Ausgangswerten ließ sich 24 h nach Operation eine deutlich erhöhte Konzentration von im Mittel 180% beobachten.

Betrachtet man den Verlauf des Plasmafibrinogen (200–400 mg/dl) so fiel die korrigierte Plasmafibrinogenkonzentration zum Ende der Operationen auf untere

Grenzwerte, zeigte jedoch 24 h später einen, dem Willebrand-Faktor vergleichbaren Anstieg.

Während die „verdünnten" AT III-Konzentrationen (80–130%) während der Operation deutlich unterhalb des Niveaus der pädiatrischen Referenzwerte zu beobachten waren, ließen sich die HKT-korrigierten Ergebnisse innerhalb der Normwerte verfolgen und zeigten einen weniger drastischen perioperativen Abfall. Postoperativ ließ sich ein signifikantes Absinken der Plasmakonzentrationen auf 57% beobachten. Der Verlauf der Prothrombinfragmente 1 und 2 (0,44–1,1 mmol/l) erreichte einen signifikanten Anstieg 2 und 4 h nach Beginn der Operation, um am Ende des Eingriffs erneut nahezu die Ausgangskonzentration zu erreichen.

Für das t-PA-Antigen (2–10 ug/l) ließ sich perioperativ ein Anstieg von 4,8 ug/ml auf 8,2 ug/ml innerhalb des Normbereichs verfolgen. Postoperativ kam es zu einem Abfall auf 5,5 ug/ml.

Betrachtet man die PAI-Aktivität (< 15 AU/ml) so läßt sich ein ähnlicher Verlauf wie für das t-PA-Antigen beschreiben. Nach intraoperativem Anstieg fiel die Konzentration von PAI signifikant dann postoperativ jedoch auf ein Niveau unterhalb dem der Ausgangswerte. Während sich die gemessenen Werte für t-PA innerhalb des pädiatrischen Normbereichs befinden (2–10 ug/l), steigt die Konzentration des PAI intraoperativ auf das dreifache der Normwerte an.

Die D-Dimerformation (4–48 ug/l) startete zu Beginn der Operationen oberhalb der Referenzgrenze und zeigte sich sowohl 2 h nach Hautinzision als auch zum Ende des Eingriffs signifikant erhöht. HKT-korrigierte Konzentrationen waren auch während des ersten postoperativen Tags signifikant erhöht, jedoch leicht rückläufig.

Analysiert man die vorliegenden Ergebnisse statistisch (Wilcoxon-Test bzw. Spearman-Korrelationskoeffizient), so läßt sich eine positive Korrelation zwischen Hämatokrit und WF, Fibrinogen, AT III, Protein C und Plasminogen respektiv darstellen. Nicht signifikant hingegen fiel die Korrelation mit t-PA, PAI 1, Prothrombin Fragment 1 und 2 und der D-Dimerformation und Plasminogen-Antiplasmin-Komplex (PAP) aus.

Darüber hinaus ließ sich eine positive Korrelation zwischen dem Blutverlust – im Mittel 77 ml/kg KG – und Blutprodukttransfusionen (73 ml/kg KG/FFP und Erythrozytenkonzentrate) aufstellen.

In den ersten 36 postoperativen Stunden wurde bei 6 Patienten, die perioperativ massive Blutprodukte Transfusionen (> 90 ml/kg KG) erhalten hatten, eine operative Revision aufgrund schwerer progredienter Blutungen notwendig. Obwohl in diesen Situationen ausgedehnte kutane und subkutane Hämatome sichtbar waren, konnte in keinem Fall ein Gefäßdefekt oder eine Thrombose lokalisiert werden.

Alle 6 Patienten zeigten Anhalte für eine disseminierte intravasale Gerinnung mit herabgesetzten AT-III- und Fibrinogenkonzentrationen und im Gegensatz zu den übrigen Patienten, einen Thrombozytenverbrauch sowie eine gesteigerte Thrombingeneration mit D-Dimerentwicklung.

Diese Patienten hatten im Gegensatz zum übrigen Kollektiv einen überproportionalen intraoperativen Bedarf an Blutprodukten (> 90 ml/kg KG) bei der Erstoperation. Möglicherweise liegt in dieser Konstellation neben dem ausgedehnten operativen Trauma und der zugrundeliegenden Erkrankung, ein weiterer Risikofaktor für die Entwicklung einer DIC begründet.

Die Daten der vorliegenden Studie zeigen zusammenfassend beschrieben folgende Ergebnisse.

Es besteht die Beobachtung, daß bei der operativen Lokaltherapie bei Kindern und Jugendlichen mit Ewing- und Osteosarkomen eine dilutive Koagulopathie infolge perioperativer Substitution mit Blutprodukten zu beobachten ist.

Führt man jedoch eine Korrektur der erhobenen Parameter mit dem aktuell vorliegenden Hämatokrit durch, so finden sich nahezu alle Werte innerhalb des pädiatrischen Referenzbereichs.

Unsere Resultate zeigen darüber hinaus, daß sich die intraoperative Aktivierung der Gerinnung (erhöhte Fragmente 1 und 2, D-Dimere, PAP) nicht von der Situation unterscheidet, wie sie auch in der Literatur bei großen abdominellen Operationen oder bei polytraumatisierten Patienten beschrieben ist.

In der postoperativen Phase fanden wir erhöhte Werte für das vWF-Ag und Fibrinogen; diese gehen mit einer zeitgleichen Reduktion der AT III-Konzentration und einer erhöhten D-Dimerfraktion im Sinne einer DIC einher.

Im Gegensatz zu vergleichbaren Konstellationen im Erwachsenenalter läßt sich in unserer Altersgruppe keine Niederregulation der Fibrinolyse beobachten, die Kinder zeigten vielmehr normale postoperative Werte für PAI und t-PA.

Zusammenfassend zeigen unsere Daten, daß das Monitoring Hämatokrit korrigierter Plasmaproteine für die Beurteilung eines Ungleichgewichts der Hämostase nützlich sein kann und möglicherweise einen Einfluß auf die Notwendigkeit einer Substitutionsbehandlung hat.

Literatur

1. Bick RL (1992) Coagulation abnormalities in malignancy, a review. Semin Thromb Haemostas 18:353–372
2. Bick RL (1994) Disseminated intravascular coagulation. Objective criteria for diagnosis and management. Med Clin North Am 78:511–543
3. Borowiecki B, Sharp AA (1969) Trauma and fibrinolysis. J Trauma 9:522–536
4. Cerneca F, Vonderweid U de, Simeone R, Forleo V (1994) The importance of hematocrit in the interpretation of coagulation tests in the full-term newborn infant. Haematologica 79:25–28
5. Counts RB, Haisch C, Simon TL (1979) Hemostasis in massively transfused patients. Ann Surg 190:91–99
6. Enderson BI, Chen JP, Robinson R, Maull KL (1991) Fibrinolysis in multisystem trauma patients. J Trauma 31:1240–1246
7. Erikson B, Eriksson E, Risberg B (1991) Impaired fibrinolysis and postoperative thromboembolism in orthopedic patients. Thromb Res 62:55–64
8. Innes D, Sevitt S (1964) Coagulation and fibrinolysis in injured patients. J Clin Pathol 17:1–13
9. Johnson EJ, Haiman H, Hampton KK, Grand PJ, Davies JA, Prentice CRM (1990) Fibrinolysis during major abdominal surgery. Fibrinolysis 4:147–151
10. Jürgens HF (1994) Ewing's sarcoma and peripheral primitive neuroektodermal tumor. Current Opin Oncol 6:391–396

11. Keber D (1988) On the use of different correction factors for hemoconcentration. Thromb Hemostas 49:238
12. Kluft C, Bart ACW de, Barthels M, Sturm J, Möller W (1988) Short term extreme increases in plasminogen activator inhibitor 1 (PAI 1) in plasma of polytrauma patients. Fibrinolysis 2:223–226
13. Marder VJ, Francis CW (1987) Physiological balance of haemostasis and bleeding. Drug 33 [Suppl 3]:13–21
14. Mellbring G, Dahlgren S, Wimen B (1985) Plasma fibrinolytic activity in patients undergoing major abdominal surgery. Acta Chir Scan 151:109–114
15. Paramo JA, Alfaro MJ, Rocha E (1985) Postoperative changes in plasmatic levels of tissue-Type plasminogen activator and its fast acting inhibitor – relationship to deep vein thrombosis and influence of prophylaxis. Thromb Haemost 54:713–716
16. Sorensen JV (1994) Levels of fibrinolytic activators and inhibitors in plasma after severe trauma. Blood Coag Fibrinol 5:43–49
17. Wieczorek I, Ludlam CA, MacGregor I (1993) Venous occlusion does not release von Willebrand factor, factor VIII, or PAI I from endothelial cells – importance of consensus on the use of correction factors for hemoconcentration. Thromb Haemostas 69:91

Intrazerebrale Blutungen bei systemischer fibrinolytischer Therapie im Kindesalter

W. Zenz, S. Sodia, A. Berghold

Eine der schwerwiegendsten Komplikationen einer fibrinolytischen Therapie ist die intrazerebrale Blutung. Bei Erwachsenen mit fibrinolytischer Therapie wegen eines Myokardinfarktes liegt die Hirnblutungsinzidenz zwischen 0,3 und 5 % [25].

Als Risikofaktoren für die Entwicklung einer intrazerebralen Blutung als Folge einer fibrinolytischen Therapie wegen eines Myokardinfarktes wurden zunehmendes Alter, Hypertonie bei stationärer Aufnahme sowie niedriges Körpergewicht beschrieben. Des weiteren zeigte sich, daß die Verwendung von rt-PA mit einer höheren Inzidenz intrazerebraler Blutungen assoziiert ist als die von Streptokinase [7, 14, 30].

Im Gegensatz zu Erwachsenen gibt es bei Kindern bis jetzt noch keine Angaben über Häufigkeit und Risikofaktoren für das Auftreten dieser Komplikation. So scheinen kleine Frühgeborene bei denen in Abhängigkeit vom Geburtsgewicht in bis zu 50 % „spontane" intrazerebrale Blutungen auftreten, eine besondere Risikogruppe für diese Komplikation darzustellen [16]. Zusätzlich ist in dieser Altersgruppe das Lebensalter ein weiterer wesentlicher Risikofaktor, da „spontane" intrazerebrale Blutungen bei etwa 50 % dieser Kinder am ersten Lebenstag und bei mehr als 90 % in den ersten 4 Lebenstagen auftreten [16].

Wir präsentieren hier eine Literaturübersicht, wobei versucht wurde alle verfügbaren Publiktionen, die mindestens 5 Kinder pro Studie mit systemischer intravenöser fibrinolytischer Behandlung beschreiben, zusammenzufassen.

Material und Methoden

Es wurde per Computer eine Literatursuche in den folgenden 20 Datenbanken durchgeführt: Medline, Medline 64, Aidsline, BGI-Pressedienste, BMG-Pressemitteilungen, Somed, Bioethicsline, Cancerlit, Ethmed, Heclinet, Biosis Prev AB, IPA, PHTM, Russmed Articles, Embase, Scisearch, Embase Alert, ISTPB, Toxline, Sedbase.

Es wurden 2 Gruppen von Schlüsselworten verwendet: Gruppe I: Child, Children, Childhood, Infant, Infancy, Pediatric, Paediatric und Neonate; Gruppe II: Thrombolytic, Fibrinolytic, Streptokinase, Urokinase, Tissue plasminogen activator, Actilyse, Alteplase, rt-PA und t-PA. Wenn im Titel oder Abstrakt einer Publikation aus beiden Gruppen je ein oder mehrere Schlüsselworte vorhanden waren,

I. Scharrer/W. Schramm (Hrsg.)
26. Hämophilie-Symposion Hamburg 1995

wurde die Publikation vom Computer in Abstraktform ausgedruckt. Zusätzlich wurden alle den Autoren bekannten Publikationen über fibrinolytische Behandlungen im Kindesalter aus dem deutschen Sprachraum berücksichtigt.

Im Zeitraum 01.01.1964 bis 05.04.1995 waren in den 20 Datenbanken etwa 43 Mio. Publikationen in Abstraktform gespeichert. Nach den obengenannten Kriterien konnte der Computer 1050 Publikationen identifizieren, von denen per Hand alle, die mindestens 5 Patienten mit systemischer fibrinolytischer Therapie beschrieben, herausgesucht wurden.

Auf diese Weise verblieben 45 Publikationen, von denen 16 wegen Doppelpublikation, ungenügender Dokumentation (keine Zuordnung der Patienten zur verwendeten fibrinolytischen Substanz) oder ungeklärter Todesfälle, z.B. hämolytisch urämisches Syndrom ohne Obduktion, ausgeschieden werden mußten.

Ergebnisse

Nach den oben beschriebenen Kriterien wurden 29 Publikationen mit insgesamt 530 Kindern mit systemischer fibrinolytischer Therapie gefunden [1–6, 9–13, 15, 17–24, 26–29, 31–34]. Bei diesen 530 Kindern wurden 3 schwere intrazerebrale Blutungen sowie 2 asymptomtische intraventrikuläre Hämorrhagien Grad I beschrieben.

Die gesamte Gruppe aller 530 Kinder ist sehr heterogen und umfaßt viele Variable. Sie beinhaltet Kinder aller Altersstufen (sehr kleine Frühgeborene bis jugendliche Erwachsene), Kinder mit verschiedenen thromboembolischen Erkrankungen, Kinder mit verschiedenen Grunderkrankungen sowie fibrinolytische Behandlungen mit verschiedenen Substanzen (Streptokinase, Urokinase und rtPA) in sehr unterschiedlicher Dosierung. Des weiteren wurden prospektive und retrospektive Studien zusammengefaßt.

Die Zuordnung der Patienten zu den verschiedenen Variablen zeigte folgende Ergebnisse. In Abhängigkeit vom Studiendesign fand sich in den prospektiven Studien bei 175 Kindern keine schwere intrazerebrale Blutung. Hingegen fanden sich in den retrospektiven Publikationen bei 3/291 Kindern schwere intrazerebrale Blutungen.

In Hinblick auf die Lokalisation der Thrombose fanden sich intrazerebrale Blutungen bei 1/275 Patienten mit arterieller iliofemoraler Thrombose nach Herzkatheter und 2/171 Patienten mit anderen thromboembolischen Erkrankungen. Bei keinem der 82 Patienten, die wegen eines hämolytisch urämischen Syndroms fibrinolytisch behandelt wurden und bei keinem der 20 Patienten, die wegen eines septischen Schocks fibrinolytisch behandelt wurden, wurden Hirnblutungen beschrieben.

Schwere intrazerebrale Blutungen wurden in Abhängigkeit vom Alter bei 1/87 Früh- oder Neugeborenen (Kinder bis zum Ende des 1. Lebensmonats) und bei 1/224 Kindern nach dem 1. Lebensmonat beschrieben. Bei 1/290Kindern ohne Altersangabe fand sich eine klinisch symptomatische intrazerebrale Blutung.

In der Gruppe der 87 Früh- und Neugeborenen konnten wir bei 36 Kindern die genaue Lebenswoche identifizieren, in der die fibrinolytische Therapie durchgeführt wurde. Bei 1/22 Früh- und Neugeborenen, die in der 1. Lebenswoche behandelt wurden, wurde eine schwere intrazerebrale Blutung beschrieben. Bei den 7 Kindern, die in der 2. Lebenswoche, bei den 5 Kindern, die in der 3. Lebenswoche und bei den 2 Kindern, die in der 4. Lebenswoche fibrinolytisch behandelt wurden, wurde keine Hirnblutung beobachtet.

Als größte homogene Gruppe konnten 177 Kinder mit arterieller iliofemoraler Thrombose nach Herzkatheter, die intravenös mit Streptokinase mit 100 E/kg/h (ohne Bolus) behandelt wurden, identifiziert werden. Bei nur einem dieser 177 Kinder wurde eine schwere Hirnblutung beobachtet.

Zusammenfassung

Intrazerebrale Blutungen als Folge einer fibrinolytischen Therapie sind bei Kindern jenseits des ersten Lebensmonats selten. Bei 1/87 Früh- und Neugeborenen wurde eine klinisch symptomatische intrazerebrale Blutung beschrieben. Aufgrund geringer Patientenzahlen, ungenügender Patientendokumentation und eines erhöhten Risikos spontane intrazerebrale Blutungen zu entwickeln, ist es nicht möglich bei Früh- und Neugeborenen in den ersten Lebenstagen eine gut dokumentierte Aussage über das Risiko intrazerebraler Blutungen unter einer fibrinolytischen Therapie zu entwickeln zu tätigen. In dieser Literaturübersicht konnte für das Kindesalter kein eindeutiger Risikofaktor für das Auftreten intrazerebraler Blutungen als Folge einer fibrinolytischen Behandlung identifiziert werden.

Literatur

1. Aydogan U, Cantez T, Dindar A, Tanman B, Ertugrul T, Omeroglu R (1992) Fibrinolytic therapy for femoral arterial thrombosis after cardiac catheterization in infants and children. J Invas Cardiol 4:445–447
2. Breviere GM, Vaksmann G, Francart C, Rey C, Dupuis C (1989) Traitement par l'Urokinase des thromboses arterielles systemiques du nouveau-ne. Arch Mal Coeur 82:771–777
3. Brun P, Beaufils F, Pillon G, Schlegel N, Loirat C (1993) Thrombose des veins renales du nouveau-ne: traitement et prognostic a long terme. Ann Pediatr Paris 40:75–80
4. Brus F, Witsenburg M, Hofhuis WJD, Hazelzet JA, Hess J (1990) Streptokinase treatment for femoral artery thrombosis after arterial cardiac catheterization in infants and children. Br Heart J 63:291–294
5. Diekmann L (1980) Streptokinase- und Heparinbehandlung beim hämolytisch-urämischen Syndrom. Klin Pädiat 192:430–435
6. Gildwein HP, Wildberg A, Sutor AH, Mocellin R. Hochdosierte Streptokinase- oder Urokinasebehandlung arterieller Thrombosen nach Katheteruntersuchungen. 23. Jahrestagung der Deutsch. Gesellschaft für Pädiatrische Kardiologie 7. und 8.10.1991 Mainz, Abstract P23
7. GUSTO Investigators (1993) An international randomized trial comparing four thrombolytic strategies for acute myocardial infarction. N Engl J Med 329:673–682
8. Ino T, Benson LN, Freedom RM, Barker GA, Aipurski A, Rowe RD (1988) Thrombolytic therapy for femoral artery thrombosis after pediatric cardiac catheterization. Am Heart J 115:633–639
9. Kirk CR, Qureshi SA (1989) Streptokinase in the management of arterial thrombosis in infancy. Int J Cardiol 25:15–20

10. Klinge J, Ries M, Hofbeck M, Singer H, Scharf J (1995) Therapy of thrombosis in childhood with low dose rt-PA – expirience in 20 children. Thromb Haemost 73:1329
11. Krogmann ON, Kries R, Schreiber R et al. (1990) Thrombosen bei herzkranken Kindern und deren Behandlung. In: Sutor H (Hrsg) Thrombosen im Kindesalter. Editiones Roche, Basel, S 47–54
12. Levy M, Benson LN, Burrows PE et al. (1991) Tissue plasminogen activator for the treatment of thromboembolism in infants and children. J Pediatr 118:467–472
13. Loirat C, Beaufils F, Sonsino N, Schlegel N, Guesnu M, Pillion G, André JL, Broyer M, Guyot C, Habib R, Mathieu H (1984) Traitement du syndrome hémolytique et urémique de l'enfant par l'urokinase. Arch Fr Pediatr 41:15–19
14. Maggioni AP, Franzosi MG, Santoro E, White H, Van de Werf F, Tognoni G, the Gruppo Italiano per 10 Studio della Sopravvivenza nell' Infarto Miocardico II (GISSI-2), and the International Study Group (1992) The risk of stroke in patients with acute myocardial infarction after thrombolytic treatment. N Engl J Med 327:1–6
15. Marraro G, Uderzo C, Riva A, Bonanomi E, Masera G (1991) Use of urokinase in the treatment of pulmonary thromboembolism in oncohaematologic children. Haematologica 76 [Suppl 4]:19
16. Ment LR (1994) Intraventricular hemorrhage of the preterm infant. In: Oski FA, DeAngelis CD, Feigin RD, McMillan JA, Warshaw JB (eds) Principles and practice of pediatrics. Lippincott, Philadelphia, pp 347–352
17. Monnens L, Van Collenburg J, DeJong M, Zoethout H, Van Wieringen P (1978) Treatment of the hemolytic-uremic syndrome. Helv Paediat Acta 33:321–328
18. Nitschman E, Leaker MT, Benson L, Mitchell LG, Andrew M (1995) Thrombolytic therapy in pediatric patients. Thromb Haemost 73:948
19. Nowak-Göttl U, Schwabe D, Schneider W, Schlösser R, Kreuz W (1992) Thrombolysis with recombinant tissue-type plasminogen activator in renal venous thrombosis in infancy. Lancet 340:1105
20. Nowak-Göttl U, Kreuz WD, Schwabe D, Linde R, Kornhuber B (1991) Thrombolyse mit rt-PA bei Kindern mit arteriellen und venösen Thrombosen – ein neuer Therapieansatz. Klin Pädiatr 203:359–362
21. Powell HR, Ekert H (1974) Streptokinase and anti-thrombotic therapy in the hemolytic-uremic syndrome. J Pediatr 84:345–349
22. Reidy SJ, O'Hara PA, O'Brien P (1989) Streptokinase use in children undergoing cardiac catheterization. J Cardiovasc Nurs 4:46–56
23. Ross P, Ehrenkranz R, Kleinman CS, Seashore JH (1989) Thrombus associated with central venous catheters in infants and children. J Pediatr Surg 24:253–256
24. Schreiber R, Schuhmacher G, Bühlmeyer K (1984) Systemische Fibrinolyse-Therapie Katheterbedingter arterieller und venöser Gefäßverschlüsse im Kindesalter. In: Schreiber R (Hrsg) Hämostase bei kardialen und vaskulären Erkrankungen. Müller & Steinicke, München, S 93–99
25. Simoons ML, Maggioni AP, Knatterud G, Leimberger JD, Jaegere P de, Domburg R van, Boersma E, Franzosi MG, Califf R, Schröder R, Braunwald E (1993) Individual risk assessment for intracranial haemorrhage during thrombolytic therapy. Lancet 342:1523–1528
26. Strife JL, Ball WS, Towbin R, Keller MS, Dillon T (1988) Arterial occlusions in neonates: use of fibrinolytic therapy. Radiology 166:395–400
27. Stuart J, Winterborn MH, White RHR, Flinn RM (1974) Thrombolytic therapy in Haemolytic-Uraemic Syndrome. BMJ 3:217–221
28. Sutor AH, Künzer W (1977) Zur Problematik der Streptokinase-Dosierung im Kindesalter. Monatsschr Kinderheilkd 125:533–534
29. Suzuki A, Tetsuro K, Ono Y, Kinoshita Y (1993) Thrombolysis in the treatment of patients with Kawasaki disease. Cardiol Young 3:207–215
30. Third International Study of Infarct Survival Collaborative Group: ISIS 3 (1992) A randomised comparison of streptokinase vs tissue plasminogen activator vs anistreplase and

of aspirin plus heparin vs aspirin alone among 41299 cases of suspected acute myocardial infarction. Lancet 339:753–770

31. Wessel DL, Keane JF, Fellows KE, Robichaud H, Lock JE (1986) Fibrinolytic therapy for femoral arterial thrombosis after cardiac catheterization in infants and children. Am J Cardiol 58:347–351
32. Wever MLG, Liem KD, Geven WB, Tanke RB (1995) Urokinase therapy in neonates with catheter related central venous thrombosis. Thromb Haemost 73:180–185
33. Zenz W, Muntean W, Beitzke A, Zobel G, Riccabona M, Gamillscheg A (1993) Tissue plasminogen activator treatment (alteplase) for femoral artery thrombosis after cardiac catheterisation in infants and children. Br Heart J 70:382–385
34. Zenz W, Muntean W, Zobel G, Beitzke (1994) Recombinant tissue plasminogen activator in thrombotic disease in childhood. Ann Hematol 69:S87

Ergebnisse einer Multicenterprävalenzstudie zur APC-Resistenz im Kindesalter

R. Schneppenheim, I. Aschka, S. Krey, V. Aumann, F. Bergmann, U. Budde, W. Eberl, S. Eckhof-Donovan, U. Nowak-Göttl, R. Schobess, A.H. Sutor, J. Wendisch

Im Jahr 1993 berichteten Dahlbäck et al. [2] über einen neuen thrombophilen Faktor, die Resistenz gegenüber der antikoagulatorischen Wirkung von aktiviertem Protein C (APCR), mit einer hohen Prävalenz bei jungen Erwachsenen mit Thrombosen. Bertina et al. [2] identifizierten eine einzelne Mutation G1691A im Faktor-V-Gen als Ursache der APCR. Aus dieser Mutation resultiert ein Aminosäureaustausch von Arginin nach Glutamin in Position 506 (R506Q = Faktor-V-Leiden). Arginin in Position 506 ist ein Teil der Faktor-V-Inaktivierungsregion. Die Mutation R506Q erhöht die Resistenz des aktivierten Faktor V gegenüber der proteolytischen Aktivität des aktivierten Protein C [3]. Hieraus ergibt sich ein ca. 5 bis 10fach erhöhtes Risiko für das Auftreten von Thrombosen im Vergleich zur Normalpopulation [2].

Obwohl Thrombosen im Kindesalter wesentlich seltener als bei Erwachsenen auftreten, sind die Folgen oftmals schwerwiegender, da die normale körperliche Entwicklung durch ein postthrombotisches Syndrom beeinträchtigt werden kann. In Anlehnung an die Studien bei Erwachsenen haben wir daher ein Kollektiv von Kindern mit thromboembolischen Ereignissen im Vergleich zu einer Normalpopulation auf das Vorliegen des prädisponierenden Faktors APCR hin untersucht.

Patienten und Methoden

Wir konnten 125 pädiatrische Patienten aus 10 Kliniken in Deutschland mit einer bestätigten Diagnose arterieller oder venöser Gefäßverschlüsse für unsere Studie rekrutieren. In Anlehnung an das altersabhängige Risiko für ein thrombotisches Ereignis differenzierten wir zwischen 3 verschiedenen Patientengruppen:

- Neugeborene und Säuglinge bis zum Alter von 6 Monten (n = 39),
- Kinder älter als 6 Monate und jünger als 10 Jahre (n = 39) und
- Kinder und Heranwachsende älter als 10 Jahre und jünger als 18 Jahre (n = 47).

Wir differenzierten außerdem zwischen Patienten mit spontan aufgetretenen Thrombosen ohne einen zusätzlichen erkennbaren auslösenden Risikofaktor (n = 64) und solchen mit zusätzlichen exogenen oder endogenen auslösenden Faktoren für ein thrombotisches Ereignis (n = 61). Hierzu gehören Patienten mit zentralen Venenkathetern, perinataler Asphyxie, Patienten nach Gefäß- oder Herz-

I. Scharrer/W. Schramm (Hrsg.)
26. Hämophilie-Symposion Hamburg 1995

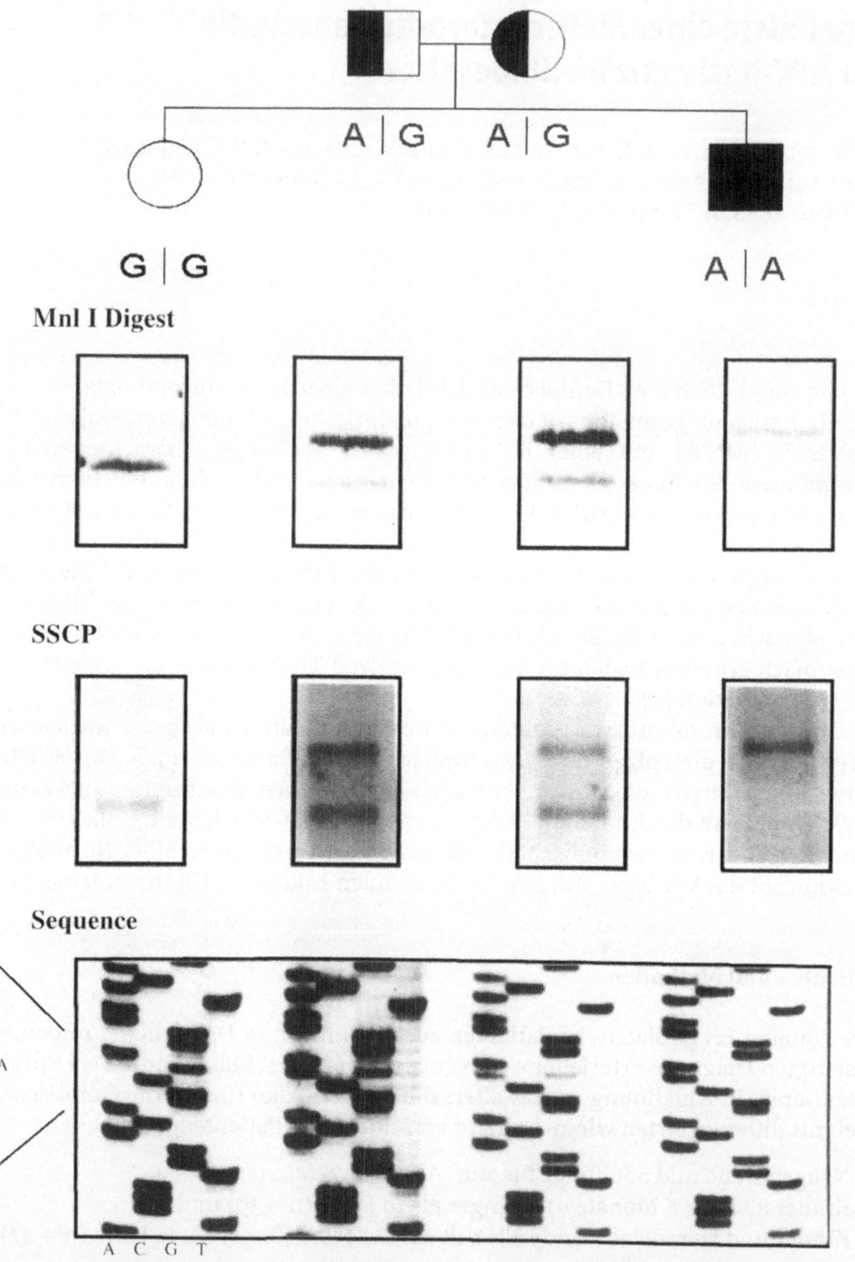

Abb. 1. Vorgehensweise bei der molekulargenetischen Diagnostik der APCR: Nachweis der Mutation G1691A im Exon 10 des Faktor-V-Gens nach PCR-Amplifikation und Verdau des PCR-Produkts mit dem Restriktionsenzym MnlI. Durch die Mutation geht eine MnlI-Restriktionsschnittstelle verloren. G1691A kann außerdem durch das charakteristische Bandenmuster nach SSCP-Analyse und durch direkte Sequenzierung identifiziert werden

chirurgie, mit Gefäß- oder Herzfehlbildungen, mit Sepsis, Vaskulitis, malignen Erkrankungen, Polytrauma und weibliche Patienten unter oraler Kontrazeption. Eine Kontrollpopulation von 159 nicht miteinander verwandten Kindern aus Norddeutschland (Schleswig-Holstein) ohne Thrombosen, wurde vergleichsweise untersucht. Die DNA-Proben dieser Patienten wurden vor Beginn dieser Studie bereits anonymisiert; daher waren korrespondierende hämostaseologische Daten nicht verfügbar. Alle Patienten und/oder ihre Eltern wurden über die experimentelle Natur unserer Studie aufgeklärt und gaben ihre Zustimmung gemäß der Deklaration von Helsinki.

Diagnostische Tests

Um präanalytische und analytische Fehlerquellen zu vermeiden, wurde die Diagnose einer APCR durch ein PCR-Screening der Mutation G1691A im Faktor-V-Gen gestellt. Die Mutation wurde durch einen Verdau mit dem Restriktionsenzym MnlI und anschließender Elektrophorese in Polyacrylamidgelen identifiziert. Bestätigt wurde die Mutation durch SSCP-Analyse und direkte Sequenzierung (Abb. 1). Für die PCR verwendeten wir die publizierten Primer [1].

Zusätzliche Gerinnungsparameter, die in unterschiedlichen Zentren bestimmt wurden, waren bei insgesamt 75 von 125 Kindern verfügbar. Hierzu gehörten der koagulometrische Nachweis der APCR, die Bestimmung von Antithrombin, Protein C, Protein S, Faktor V, Antiphospholipidantikörpern und Lipoprotein (a).

Ergebnisse

In Abbildung 2 ist die Anzahl der thromboembolischen Ereignisse differenziert nach Altersgruppen dargestellt. Aus der Abbildung wird ebenfalls die Aufteilung in eine Gruppe mit spontanen Thrombosen und eine solche mit zusätzlichen exogenen oder endogenen thrombogenen Risikofaktoren erkennbar. Insgesamt ließ sich bei 51% der Patienten eine spontane Thrombose ohne zusätzliche auslösende Faktoren diagnostizieren. Die verschiedenen Manifestationsformen sind in Abbildung 3 dargestellt. Hirninfarkte und arterielle Thrombosen fanden sich bei Neugeborenen deutlich häufiger, während tiefe Venenthrombosen und Lungenembolien hauptsächlich in der Gruppe der Patienten > 10 Jahre und < 18 Jahre auftraten. In allen 3 Altersgruppen, ebenso wie in der Gruppe der Normalpersonen, konnten wir die Mutation G1691A (Faktor-V-Leiden) nachweisen. Abbildung 4 zeigt die zugehörigen Prävalenzen. Überraschenderweise findet sich eine sehr hohe Prävalenz auch in der Kontrollgruppe (12%). Dennoch war die Prävalenz in den Gruppen der Neugeborenen und jungen Säuglingen mit 26% und bei den älteren Kindern und Heranwachsenden mit 30% signifikant erhöht. In der Altersgruppe > 6 Monate, < 10 Jahre war die Prävalenz der Mutation nicht signifikant erhöht (13%). Lediglich in einer Untergruppe dieser Patienten mit *spontanen* Thrombosen ließ sich die APCR häufiger nachweisen (29%). Insgesamt fanden wir bei 38 von 125 Kindern (30,4%) eine Assoziation thromboembolischer Ereignisse mit einem Mangel an

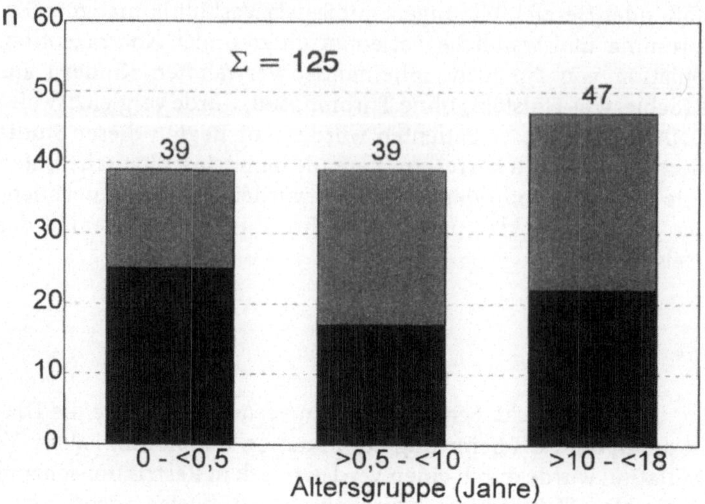

Abb. 2. Anzahl thrombotischer Ereignisse in den verschiedenen Altersgruppen: Schwarze Flächen repräsentieren die spontanen Thrombosen ohne zusätzlichen erkennbaren thrombogenen Risikofaktor, schattierte Flächen Thrombosen mit zusätzlichen prädisponierenden Faktoren

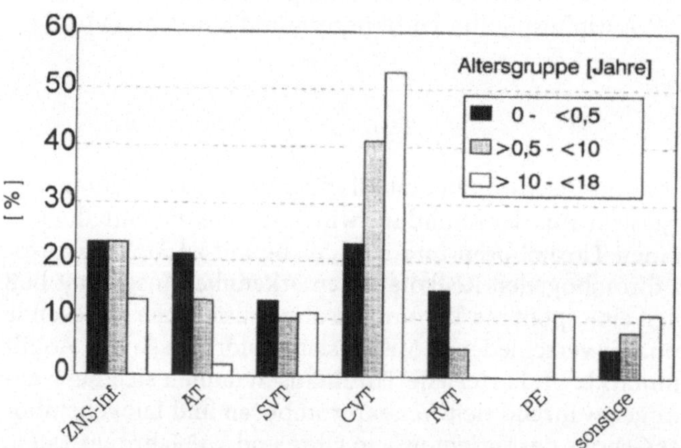

Abb. 3. Verteilung der thrombotischen Ereignisse bzgl. der 3 verschiedenen Altersgruppen. *ZNS-Inf.* Hirninfarkt, *AT* arterielle Thrombose, *SVT* Sinusvenenthrombose, *CVT* zentrale Venenthrombose, *RVT* renale Venenthrombose, *PE* pulmonale Embolie

Gerinnungsinhibitoren oder mit der APCR. Von einigen Patienten standen uns außerdem die Werte der APC-Ratio zur Verfügung. Diese sind in Abbildung 5 vergleichend zwischen Patienten mit und ohne Mutation G1691A illustriert. Eine beträchtliche Überlappung der beiden Datensätze ist deutlich erkennbar.

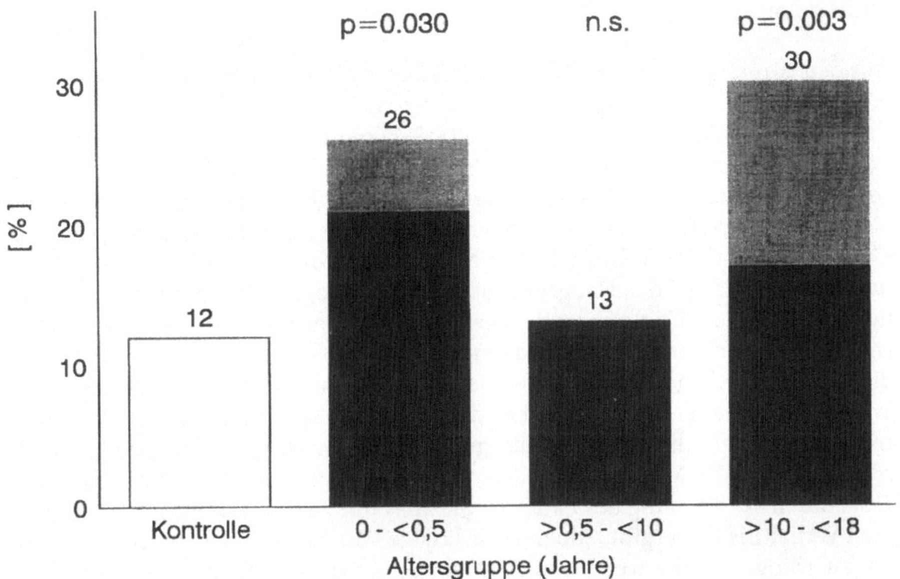

Abb. 4. Prävalenz der kausalen Mutation G1691A in der normalen pädiatrischen Kontrollpopulation und in den 3 Altersgruppen der Kinder mit thromboembolischen Ereignissen: schwarze Flächen repräsentieren spontane thrombotische Ereignisse ohne zusätzliche erkennbare thrombogene Risikofaktoren, schattierte Flächen solche mit zusätzlichen prädisponierenden Faktoren für ein thrombotisches Ereignis

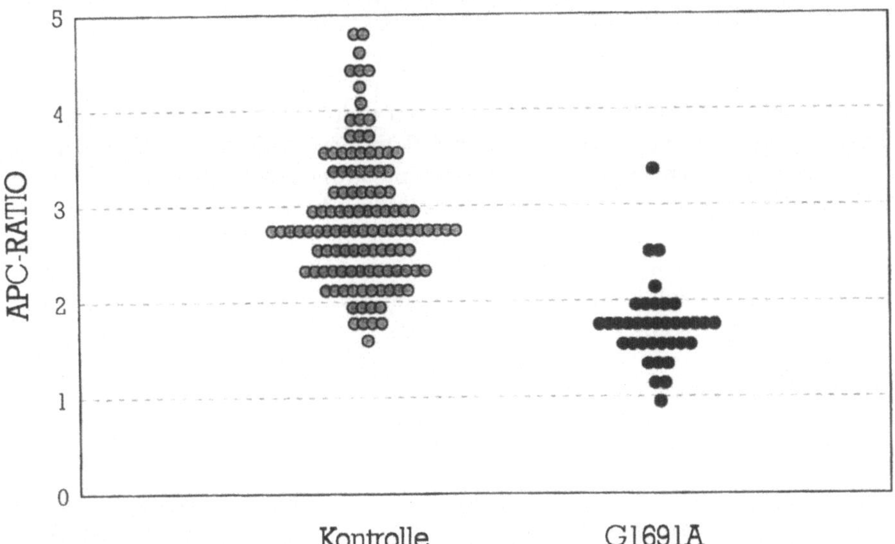

Abb. 5. Vergleichende Darstellung der mittels eines a-PTT-Assays erhaltenen APC-Ratiodaten von Patienten mit der Mutation G1691A und Patienten ohne diese Mutation

Diskussion

Aus den vorgelegten Daten läßt sich schließen, daß die APCR auch im Kindesalter ein signifikanter thrombogener Risikofaktor ist. Eine ähnlich hohe Prävalenz wie in unserer norddeutschen Bevölkerung (12%) fand sich bisher nur in der schwedischen Population [4]. Für eine mögliche höhere Inzidenz von Thrombosen in diesen Populationen gibt es jedoch bisher keine verfügbaren Daten. Wegen der speziellen Eigenschaften des hämostatischen Systems in der Kindheit treten Gefäßverschlüsse hauptsächlich in der Neugeborenenzeit und während bzw. nach der Pubertät auf. Bei den Neugeborenen und den jungen Säuglingen ist dies möglicherweise auf ein Ungleichgewicht zwischen den Gerinnungsfaktoren V und VIII (normale Erwachsenenwerte) und deren Gegenspielern Protein C und Protein S, die deutlich niedrigere Werte aufweisen, zurückzuführen. In dieser Altersgruppe könnte der mutante Faktor Va daher dysproportional zum Thromboserisiko beitragen. Im Vergleich zum molekulargenetischen Ansatz ist die ursprünglich beschriebene a-PTT-Methode deutlich unzuverlässiger. Eine Modifikation dieses Tests durch Verdünnung des Patientenplasmas mit Faktor-V-Mangelplasma in einem Verhältnis 1:11 ergibt jedoch zuverlässige Werte. Auf diese Modifikation hatten allerdings nur die wenigsten Zentren, die an unserer Studie beteiligt waren, zurückgegriffen. Dies mag die Diskrepanz zwischen erniedrigten APCR-Werten und fehlender Mutation bei einigen Patienten erklären.

Insgesamt bestätigt unsere Studie die Daten, die bei jungen Erwachsenen mit Thrombosen erhoben wurden. Die Bedeutung der APCR ist jedoch auch bei Kindern altersabhängig und ist bei Neugeborenen und jungen Säuglingen und in der Altersgruppe 10 bis 18 Jahre am größten. Dies korreliert mit dem relativ erhöhten Risiko für thromboembolische Ereignisse in diesen beiden Altersgruppen. Wir konnten außerdem nachweisen, daß die APCR alleine für die Auslösung von Thrombosen bei Kindern verantwortlich sein kann.

Die Identifizierung der APCR als signifikanter thrombogener Risikofaktor bei Kindern läßt die Frage nach einer rationellen prophylaktischen und therapeutischen Intervention bei solchen Patienten aufkommen. Die hohe Prävalenz der verantwortlichen Mutation auch in Normalpopulationen relativiert allerdings die Bedeutung dieses Allels für die Gesamtmorbidität bzgl. Thrombosen in der Bevölkerung. Folgende Studien sollten daher die Indikation für prophylaktische Antikoagulation bei Kindern mit APCR (z.B. bei Operationen) und auch bzgl. einer Dauerantikoagulation bei Kindern mit rezidivierenden Thrombosen in Zusammenhang mit einer APCR untersuchen.

Literatur

1. Bertina RM, Koeleman BPC, Koster T, Rosendarl FR, Dirven RJ, de Ronde H, van der Velden PA, Reitsma PH (1994) Mutation in blood coagulation factor V associated with resistance to activated protein C. Nature 369:64–67
2. Dahlbäck B, Carlsson M, Svensson PJ (1993) Familial thrombophilia due to a previously unrecognized mechanism characterized by poor anticoagulant response to activated

protein C: prediction of a cofactor to activated protein C. Proc Natl Acad Sci USA 90:1004–1008
3. Heeb MJ, Kojima Y, Greengard JS, Griffin JH (1995) Activated protein C resistance: molecular mechanisms based on studies using purified Gln506-factor V. Blood 85:3405
4. Svensson PJ, Dahlbäck B (1994) Resistance to activated protein C as a basis for venous thrombosis. N Engl J Med 330:517–522

Aktivierung des Gerinnungssystems bei kranken Kindern

M. Gnauck, G. Weissbach, N. Pargac, B. Neef, E. Kuhlisch

Molekulare Marker der intravasalen Aktivierung von Gerinnung und Fibrinolyse sind bei vielen Krankheiten des Erwachsenen untersucht worden, so daß heute ein gut gerundeter Überblick besteht. Im Kindesalter sind solche Untersuchungen nicht sehr häufig erfolgt. Bekannt ist, daß am ersten Lebenstag auch bei gesunden Reifgeborenen eine proteolytische Situation besteht mit erhöhten Fibrinopeptid-A- und Bβ-15-42-Peptidspiegeln [15], mit gegenüber der Erwachsenennorm gesteigerten Konzentrationen an Thrombin-Antithrombin-III- und Thrombin-α_2Makroglobulin-Komplexen, Prothrombinfragment 1,2 sowie D-Dimer [1, 7, 10], die dann rasch, noch innerhalb des ersten Lebenstages, weitgehend ausklingen [7]. Bei Neugeborenen mit Atemnotsyndrom steigen die Spiegel an Thrombin-Antithrombin-III-Komplexen weiter an oder bleiben hoch, während Thrombozyten, Antithrombin III und andere Komponenten stetig weiter abfallen [3, 11, 12]. Bei der Neugeborenensepsis werden noch höhere Markerwerte erreicht [9, 10], besonders bei Schockzuständen. Über das Verhalten der Marker bei Erkrankungen jenseits der Perinatalperiode sind noch weniger Informationen verfügbar. Das Anliegen dieser Arbeit bestand darin, das Ausmaß der intravasalen Bildung von Thrombin und Faktor Xa sowie der Aktivierung der Fibrinolyse bei kranken Kindern aller Altersstufen zu ergründen, wobei septische Zustände besonders berücksichtigt worden sind. Zu prüfen war, ob diese Marker diagnostische Wertigkeit für das Grundleiden besitzen. Dann sollte ermittelt werden, welchen Markern die beste Sensitivität zukommt und ob eine kombinierte Bestimmung von Markern sinnvoll ist.

Material und Methoden

Patienten und Probanden

Folgende gesunde Kinder wurden untersucht:

- 17 reife Neugeborene, überwiegend am 1. und vereinzelt am 2. Lebenstag;
- 25 Kinder unterschiedlichen Alters jenseits der Postnatalperiode.

Folgende Gruppen von kranken Kindern wurden in die Analyse einbezogen:

- 7 kranke Neugeborene, darunter Frühgeborene. Bei 5 bestand ein septisches Krankheitsbild.

I. Scharrer/W. Schramm (Hrsg.)
26. Hämophilie-Symposion Hamburg 1995

- 34 Kinder mit Leukämien und anderen malignen Erkrankungen, die im Zustand der Markaplasie septisch fieberten. Der Erregernachweis in der Blutkultur gelang oft nicht.
- 26 Kinder mit septischen Zuständen ohne andere Grundleiden, darunter 2 Patienten mit Waterhouse-Friderichsen-Syndrom. Der Erregernachweis in der Blutkultur war nicht immer erfolgreich, der klinische Verlauf jedoch in allen Fällen suspekt.
- 24 Kinder mit Erkrankungen, die vermutlich nicht mit Bakteriämien einhergingen, darunter 4 mit Virusinfektionen und 2 mit Erkrankungen aus dem rheumatischen Formenkreis. Bei einigen ist eine Bakteriämie dennoch nicht auszuschließen: Bei 3 Patienten mit Harnwegsinfektionen, bei je einem Patienten mit Spondylodiszitis, Otitis media, Epiglottitis und Erysipel. 6 Kinder befanden sich auf der Intensivtherapiestation, 3 davon wurden beatmet.

Blutentnahmen

Sie erfolgten stets aus peripheren Venen auf Citratvorlagen ohne weitere Zusätze. Die Proben wurden möglichst rasch, spätestens innerhalb von 2 h zentrifugiert. Das Plasma wurde bei unter −30 °C gelagert.

Labormethoden

Folgende Marker wurden mit ELISA-Technik mit käuflichen Testkombinationen bestimmt:

- Thrombin-Antithrombin-III-Komplexe (TAT),
- Prothrombinfragment 1.2 (F 1.2) und α_2-Antiplasmin-Plasmin-Komplexe (APP) mit den Bestecken der Behringwerke Marburg,
- D-Dimer mit dem Asserochrom-Kit der Firma Boehringer Mannheim.

Die Tests wurden nach den Angaben der Hersteller ohne Modifikation ausgeführt. Zahlreiche andere Gerinnungsparameter wurden simultan dazu bestimmt: Faktor II, Faktor X, partielle Thromboplastinzeit, Thromboplastinzeit und Thrombinzeit. Die Bestimmung erfolgte mit funktionellen Routineverfahren, weshalb hier nicht weiter darauf eingegangen werden soll.

Statistische Analyse

Mittelwerte, Standardabweichungen, Medianwerte und Korrelationskoeffizienten nach Pearson sowie nach Kendall wurden errechnet. Zur Prüfung der Mittelwerte dienten die univariate Varianzanalyse sowie der t-Test für gleiche und ungleiche Varianzen. Die Zuordbarkeit zu den Gruppen wurde mit Hilfe der Diskriminanzanalyse geprüft. Für alle Gruppen wurden von den einzelnen Parametern sog. Boxplots erstellt.

Ergebnisse

Aus den Gruppen der Reifgeborenen und der gesunden Kinder wurden die in Tabelle 1 aufgeführten Standardwerte für die molekularen Marker ermittelt. Sie entfallen auf die von den Herstellern angegebenen Referenzbereiche. Die Perzentile 75 wurde bei den folgenden Analysen mit der oberen Normgrenze gleichgesetzt, wenn ein Cut off notwendig war. Die Werte der kranken Kinder sind ohnehin weit davon verschieden, wie Abbildung 1 für TAT zeigt. Die Werte der gesunden Kinder konzentrieren sich auf einen ganz engen Raum. Neugeborene und Kinder mit septischen Erkrankungen haben erhöhte Werte, aber auch die Patienten aus der Gruppe mit anderen Grundleiden. Die Verteilung der Werte bei den Patienten mit malignen Grundleiden steht dagegen deutlich zurück, v.a. auch im Median. In der Gruppe der Kranken gibt es viele Ausreißerwerte außerhalb des hier abgebildeten Areals. Bei F 1.2 war dies noch stärker ausgeprägt. Sonst fand sich eine ganz ähnliche Konstellation für die einzelnen Gruppen mit nicht ganz so großer Diskrepanz zwischen den Werten Gesunder und Kranker (Abb. 2). Bei APP (Abb. 3) fällt

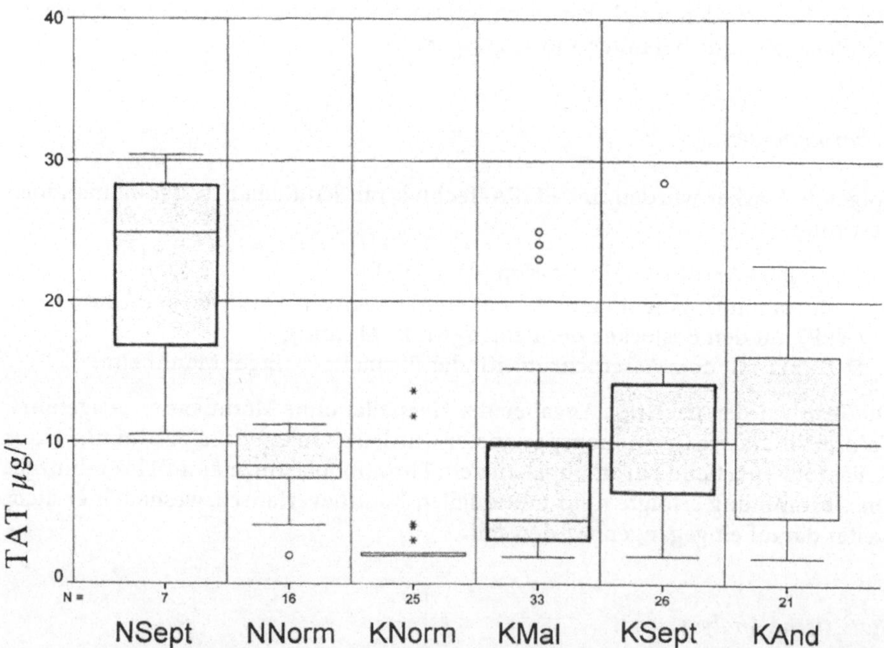

Abb. 1. Box-plots für den Marker TAT. Die Bezeichnung *NNorm* steht für gesunde Neugeborene, *NSept* für kranke Neugeborene, *KNorm* für gesunde Kinder, *KMal* für Kinder mit malignen Grundleiden, *KSept* für Kinder mit Sepsis und *KAnd* für Kinder mit anderen Krankheiten. Die Norm liegt bei Neugeborenen viel höher als bei Kindern jenseits dieser Periode. Kollektive mit septischen Erkrankungen oder hohem Anteil daran (stark umrandete Felder) weisen hohe Werte auf. Sogar höhere Werte als bei Kindern mit Sepsis fanden sich in der Gruppe mit verschiedenartigen Krankheiten, hier allerdings in erheblich breiterer Verteilung

Tabelle 1. Normwerte

Marker	Nach Angaben der Hersteller	Eigene Ergebnisse (Perzentile 75)	
		Gesunde Kinder	Neugeborene (gesunde Reifgeborene)
TAT µg/l	1,00–4,10	2,20	10,10
F 1.2 nmol/l	0,44–1,11	0,73	2,03
APP µg/l	80,0–470,0	250,9	916,0
D-Dimer ng/ml	< 500,0	234,0	740,0

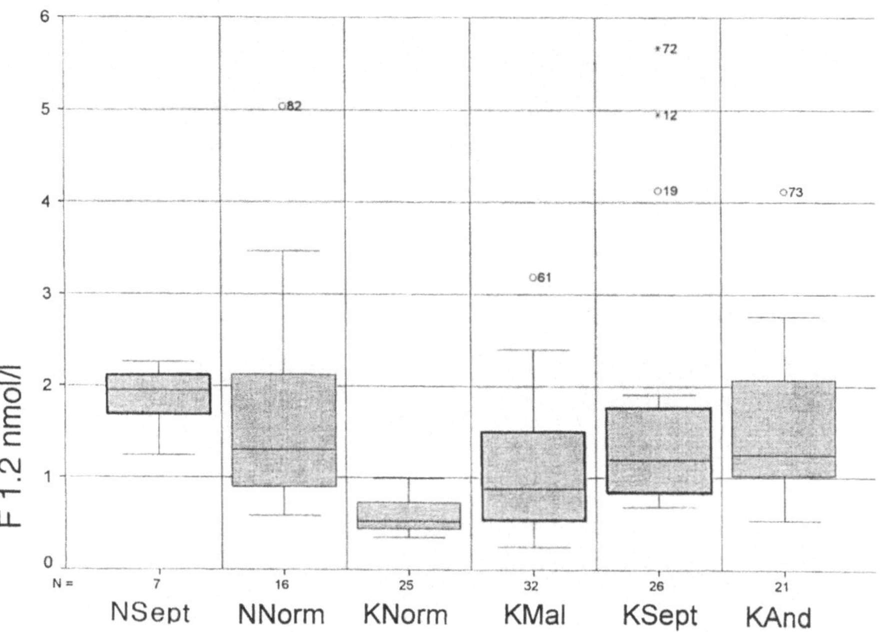

Abb. 2. Verteilung für den Marker F 1.2. Zeichengebung wie in Abb. 1. Die Konstellation ist ähnlich wie bei TAT. Ausreißer sind durch Zahlen gekennzeichnet

die erhebliche Breite der Verteilung der Werte gesunder Reifgeborener auf, mit einem Median in gleicher Höhe wie bei den kranken Neugeborenen. Die Werte der kranken Kinder unterscheiden sich wieder deutlicher von denen der Gesunden. Bei D-Dimer (Abb. 4) gibt es einige Ausreißer bei den normalen Neugeborenen, deren Median weit über der Norm gesunder Kinder liegt. Die Konstellation bei den kranken Kindern ist ähnlich den vorangegangenen. Für alle Parameter konnten mit Hilfe der Varianzanalyse nur wenig signifikante Differenzen zwischen den Mittelwerten nachgewiesen werden. Im Gegensatz dazu war der t-Test im Ver-

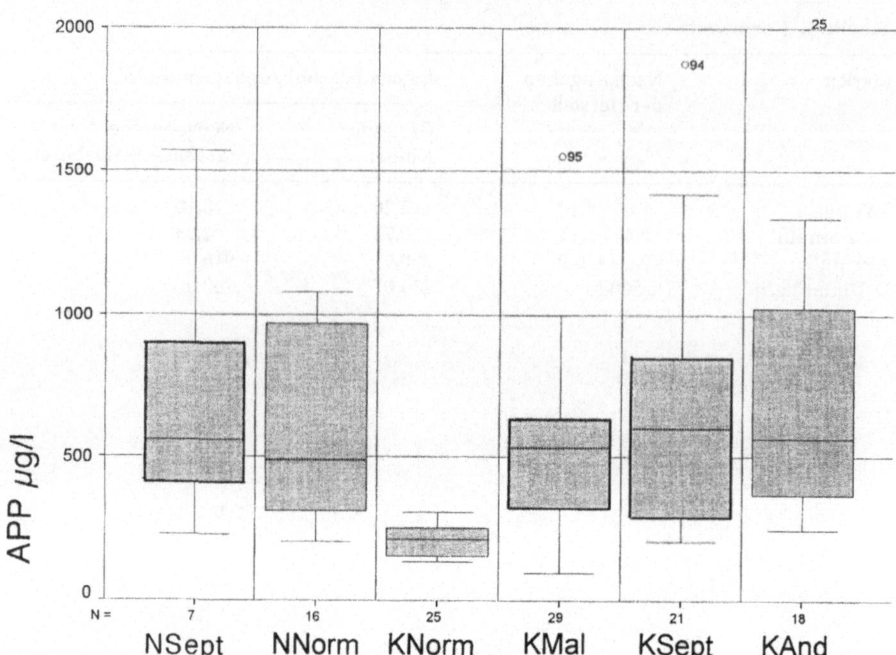

Abb. 3. Box-plots für den Parameter APP. Man beachte die breite Verteilung bei den normalen Neugeborenen

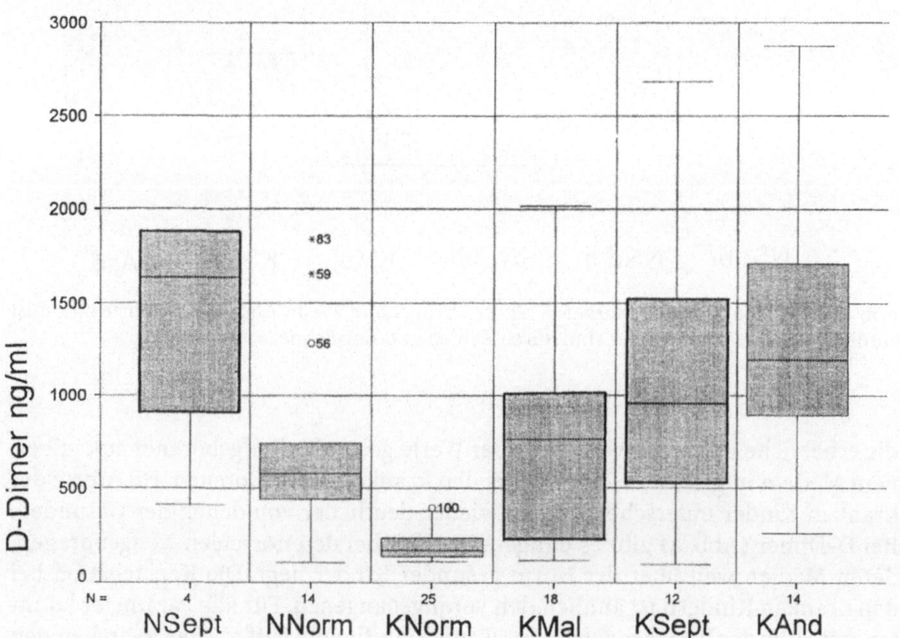

Abb. 4. Verteilung von D-Dimer

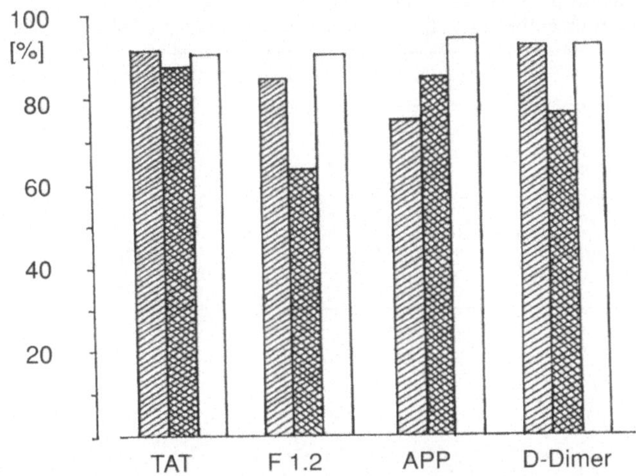

Abb. 5. Positivität der Marker in den Gruppen septischer Kinder (▨), von Kindern mit malignen Grundleiden (▩) und von Kindern mit anderen Krankheiten (□). TAT wurde am häufigsten positiv gefunden. Der geringste Anteil an positiven Markern ergab sich bei den Kindern mit malignen Erkrankungen

gleich der Mittelwerte der Gruppe der Gesunden zu den Gruppen kranker Kinder in allen Fällen signifikant.

Bei den kranken Kindern war TAT der am häufigsten positive Marker (Abb. 5). Aber die anderen Marker wurden auch sehr häufig positiv gefunden, v. a. D-Dimer. Außer bei TAT ergab sich der höchste Anteil an positiven Markern in der Gruppe mit verschiedenartigen Erkrankungen.

Nicht immer waren alle Marker positiv. Bei Patienten mit septischen Erkrankungen, die Befunde der Kinder mit septischen und malignen Grundleiden wurden hier zusammengefaßt, fand sich bei Bestimmung von TAT und F 1.2 nur in 3,5% der Fälle kein positiver Marker (Tabelle 2). Bei Bestimmung von TAT, F 1.2 und APP war in allen Fällen wenigstens ein positiver Marker nachweisbar. Die Situation ändert sich nur unwesentlich, wenn alle 4 Marker in die Analyse einbezogen werden.

Tabelle 2. Positive Marker (über Perzentile 75 der Norm) bei Kindern mit septischen Erkrankungen

(n)	Anzahl Marker-kombination	Anzahl der Marker (n) und Ergebnis der jeweiligen Stichprobe [%]				
		0	1	2	3	4
58	TAT, F 1.2	3,5	31,0	65,5		
48	TAT, F 1.2, APP	0	2,1	50,0	47,9	
30	TAT, F 1.2, APP, D-Dimer	0	3,3	10,0	43,3	43,3

Tabelle 3. Korrelationskoeffizient nach Kendall. Die Befunde aller Patienten und Probanden wurden einbezogen. Das Signifikanzniveau lag in allen Fällen < 0,0001

	TAT	APP	F 1.2
APP	0,3310 (n = 115)		
F 1.2	0,5031 (n = 127)	0,3029 (n = 114)	
D-Dimer	0,4579 (n = 86)	0,4472 (n = 87)	0,4922 (n = 86)

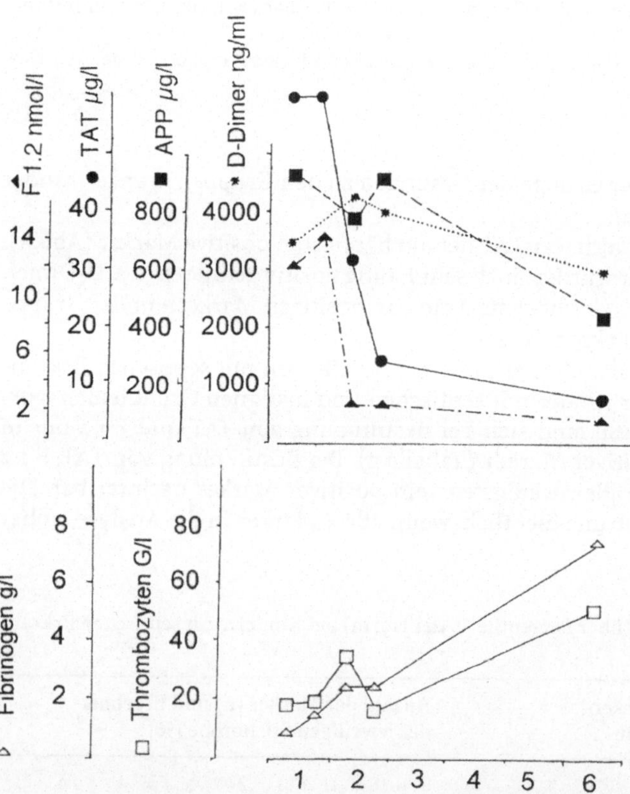

Abb. 6. Verlaufsuntersuchungen bei einem Patienten mit Waterhouse-Friderichsen-Syndrom. Die Marker, im oberen Teil dargestellt, fallen ab und verhalten sich in ihrer Kinetik gegensinnig zum Fibrinogen und der Thrombozytenzahl, die während der 6tägigen Beobachtungszeit immer noch ansteigen

Die Korrelationsanalyse brachte enge Bindungen zwischen den Markern zur Darstellung (Tabelle 3). Die engste Beziehung fand sich zwischen TAT und F 1.2, während APP etwas schwächer mit den anderen Markern korreliert war. Die Marker wiesen nur zu wenigen anderen Parametern des Gerinnungssystems Beziehungen auf. TAT und F 1.2 waren negativ korreliert mit Faktor II und Fibrinogen.

Die Diskriminanzanalyse ermöglichte mit den Markern APP und D-Dimer jeweils eine vollständige korrekte Klassifikation nur in der Gruppe der gesunden Kinder. Insgesamt wurde eine korrekte Klassifikation maximal von 52,83% erreicht. Auf dem Weg der schrittweisen Selektion wurde D-Dimer als die Variable mit der größten Trennschärfe erkannt.

Nur in wenigen Fällen waren Verlaufsuntersuchungen möglich. Hier soll über den Verlauf bei einem Patienten mit Waterhouse-Friderichsen-Syndrom berichtet werden, der diesen Zustand überlebt hat (Abb. 6). Die Kinetik der Marker ist different. D-Dimer und APP persistieren länger, während TAT und F 1.2 schon am 2. Tag wieder beträchtlich abfallen. Der Wiederanstieg von Fibrinogen und Thrombozyten vollzieht sich viel langsamer.

Diskussion

Die Analyse ergab in allen Gruppen einen hohen Grad an positiven Markerbefunden. Die Positivität wird hier definiert als ein Überschreiten der Perzentile 75 des Kollektivs der gesunden Kinder. Höhere Grenzen ändern sicher wenig am Ergebnis außer bei F 1.2, wo dann mit kleineren Anteilen positiver Befunde zu rechnen wäre. Bei den anderen Markern befinden sich die Box-plots jedoch in recht weitem Abstand. Bei der großen Zahl positiver Marker in allen Gruppen entsteht v.a. die Frage nach Artefakten durch unsachgemäße Blutentnahmen und Probenbehandlung. Grundsätzlich wurde hier nur Blut aus peripheren Venen verwendet. Blut aus Kathetern eigne sich nicht für die Bestimmung dieser Aktivierungsprodukte [6]. Andere Autoren [5] empfehlen dafür jedoch sogar Blut aus Hickman-Kathetern. Die Werte der gesunden Kinder sind auf engstem Raum konzentriert, so daß dadurch Bestimmungsfehler weitgehend ausgeschlossen erscheinen. Bemerkenswert ist die große Zahl an „Ausreißern“. Aber in solchen Proben waren meist nicht alle Marker extrem erhöht, so daß sie vermutlich keine Artefakte darstellen. Außerdem fanden sie sich kaum in den Gruppen der Gesunden. Nur bei D-Dimer waren im Kollektiv gesunder Reifgeborener einige überhöhte Werte nachzuweisen. Hier erhebt sich die Frage nach der Spezifität des Tests. Wurde doch über eine geringe Kreuzreaktivität mit Fragment D berichtet [14]. Die teilweise hohe fibrinolytische Aktivität bei den untersuchten Reifgeborenen wird durch die sehr breite Verteilung der APP-Werte verdeutlicht. Bei Septischen könnte zudem der Einfluß der Neutrophilenelastase bedeutsam sein [13]. TAT und F 1.2 dürfen dagegen als sehr spezifisch für intravasale Aktivierung von Thrombin und Faktor Xa und damit für intravasale Gerinnungsprozesse gelten. Für die Richtigkeit der Ergebnisse spricht auch, daß die der gesunden Kinder exakt innerhalb der von den Herstellern angegebenen Normbereiche lokalisiert sind. Innerhalb des Kindesalters sind gleiche Normwerte wie bei jüngeren Erwachsenen zu erwarten [1]. Die Markerkonzentrationen steigen erst allmählich mit dem Lebensalter an [4]. Die höheren Standards für TAT und D-Dimer bei Neugeborenen waren bereits bekannt [7].

Da Makrothrombosen außer bei den Patienten mit Waterhouse-Friderichsen-Syndrom nicht vorlagen, sind die erhobenen Markerbefunde als Folgen disseminierter intravasaler Gerinnungsprozesse zu deuten. Die hohen APP-Werte sind Ausdruck der in Gang gekommenen sekundären Fibrinolyse. Nach Endotoxininjektionen wurde ein rascher Anstieg des APP regelmäßig beobachtet [16]. Der hohe Anteil positiver Marker bei septischen Neugeborenen war bekannt [9, 10]. Bei Kindern mit Sepsis war aus der Faktorendynamik zu vermuten, daß intravasale Gerinnungsprozesse die Sepsis häufig oder gar regelmäßig begleiten [18] und zur Triggerung der akuten Phasenreaktion beitragen. Durch Konsumption und stürmische Neubildung entstehen Konstellationen im Gerinnungssystem, die nicht auf den ersten Blick als disseminierte intravasale Gerinnung zu erkennen sind. Die zahlreichen positiven Markerbefunde bei den meisten Patienten erbringen den Beweis für die Richtigkeit dieser pathogenetischen Deutung. Bei Patienten mit malignen Erkrankungen war der Anteil positiver Marker geringer. Nicht alle febrilen Episoden mögen hier septisch oder bakteriämisch bedingt sein. Überraschend war der sehr hohe Anteil positiver Marker in der Gruppe mit verschiedenen Krankheiten. In einigen Fällen kann vielleicht doch eine bakterielle Superinfektion oder eine episodische Bakteriämie vorgelegen haben. Einige Patienten befanden sich in Intensivtherapie. Andere Autoren [2] fanden erhöhte TAT-Spiegel bei 90 % aller intensivtherapeutisch betreuten pädiatrischen Patienten. Auch aus der Erwachsenenmedizin sind häufige positive Befunde bei ganz unterschiedlichen Krankheitsgruppen bekannt [8]. In der hier vorgelegten Analyse fanden sich kaum Unterschiede zwischen einzelnen Krankheiten. Auch bei virogenen Infektionen und rheumatischen Affektionen wurden häufig positive Befunde erbracht. In allen Gruppen waren die positiven Markerbefunde keineswegs immer mit schweren Veränderungen im Gerinnungssystem kombiniert. So fehlten auch die engen Korrelationen der Markerbefunde zu anderen Parametern bis auf die genannten Ausnahmen, dies wohl auch wegen der prinzipiell differenten Dynamiken, wie am Verlauf eines Patienten mit Waterhouse-Friderichsen-Syndrom gezeigt werden konnte. APP und D-Dimer sind Produkte der fortdauernden Fibrinolyseaktivierung und persistieren länger als TAT und F 1.2. Diese unterschiedliche Dynamik ist sicher auch Grund dafür, daß nicht noch engere Korrelationen zwischen den Markern vorhanden sind.

Über den zu bevorzugenden Marker besteht im Schrifttum keine Einigkeit. TAT war in der vorliegenden Analyse am häufigsten positiv, so daß diesem Marker ein gewisser Vorzug einzuräumen wäre.

Die Bestimmung von 2 oder 3 Markern führt zu einer höheren Sensitivität. Aber die Trennschärfe zwischen den Gruppen ist limitiert durch die häufigen positiven Befunde bei verschiedenartigen Krankheiten. Auch bei Erwachsenen wird über die geringe Spezifität solcher Tests, z.B. der Bestimmung von D-Dimer, berichtet [8]. Einem verringertem APP/TAT-Verhältnis als Ausdruck einer hypofibrinolytischen Situation wird prognostische Bedeutung beigemessen [17]. Die hier untersuchten Patienten haben zum größten Teil überlebt, so daß prognostische Aussagen nicht abgeleitet werden können.

Schlußfolgerungen

Molekulare Marker der Gerinnung und Fibrinolyse finden sich bei vielen Krankheiten im Kindesalter, ohne daß ihnen eine diskriminanzanalytische Bedeutung zukommt. Offenbar handelt es sich häufig um kontrollierte gut balancierte disseminierte Gerinnungsprozesse, die nicht zur Verbrauchskoagulopathie führen müssen. Deshalb sollte man mit therapeutischen Schlüssen zurückhaltend sein. Die Marker haben ihre Berechtigung zur Abklärung schwer deutbarer erworbener Gerinnungsdefekte und für die Verlaufskontrolle manifester Verbrauchskoagulopathien, besonders auch zur Beurteilung der Wirksamkeit antikoagulatorischer Maßnahmen in diesen Situationen.

Literatur

1. Andrew M (1995) Developmental hemostasis: Relevance to thromboembolic complications in pediatric patients. Thromb Haemost 74:415–425
2. Balakrishnan C, Brownlie J, Webber R, Gibson B (1991) Enhanced thrombin generation in patients receiving intensive care. Arch Dis Child 66:1413–1415
3. Brus F, van Oeveren W, Okken A, Bambang Oetome S (1994) Activation of the plasma clotting, fibrinolytic, and kinin-kallikrein system in preterm infants with severe idiopathic respiratory distress syndrome. Pediatr Res 36:647–653
4. Cadroy Y, Pierrejean D, Fontan B, Sié P, Boneu B (1992) Influence of aging on the activity of the hemostatic system: prothrombin fragment 1 + 2, thrombin-antithrombin III complexes and D-dimers in 80 healthy subjects with age ranging from 20 to 94 years. Nouv Rev Fr Hematol 34:43–46
5. Genderen PJJ van, Gomes M, Stibbe J (1994) The reliability of Hickman catheter blood for the assessment of activation markers of coagulation and fibrinolysis in patients with hematological malignancies. Thromb Res 73:247–254
6. Huisveld JA, van den Burg PJM, Meijer P, van Vliet M, Hospers JEH, Mosterd WL, Bouma BN, Kluft C (1992) Catheter unsuitable for the study of turn-over products of coagulation, fibrinolysis and platelet activation. Fibrinolysis 6 [Suppl 3]:78–80
7. Muntean W, Danda M, Rosegger H (1991) Thrombin-antithrombin III complex and D-dimer in neonates. In: Suzuki S, Hathaway WE, Bonnar J, Sutor AH (eds) Springer, Berlin Heidelberg New York Tokyo, pp 57–64
8. Raimondi P, Bongard O, de Moerloose P, Reber G, Waldvogel F, Bounameaux H (1993) D-dimer plasma concentration in various clinical conditions: Implication for the use of this test in the diagnostic approach of venous thromboembolism. Thromb Res 69:125–130
9. Roman J, Velasco F, Fernandez F, Fernandez M, Villalba R, Rubio V, Vicente A, Torres A (1993) Coagulation, fibrinolytic and kallikrein systems in neonates with uncomplicated sepsis and septic shock. Haemostasis 23:142–148
10. Schettini F, DeMattia D, Mautone A, Giordano P, Altomare M, DiBitonto G, Laforgia N (1993) Coagulation problems in the very low birth weight infant. In: Xanthou M, Bracci R, Prindell G (eds) Excerpta Medica, Elsevier, Amsterdam London New York Tokyo, pp 23–30
11. Schmidt B, Vegh P, Johnston M, Andrew M, Weitz J (1993) Do coagulation screening tests detect increased generation of thrombin and plasmin in sick newborn infants? Thromb Haemostas 69:418–421

12. Schmidt B, Vegh P, Weitz J, Johnston M, Caco C, Roberts R (1992) Thrombin-antithrombin III complex formation in the neonatal respiratory distress syndrome. Rev Respir Dis 145:767–770
13. Seitz R, Lerch L, Immel A, Egbring R (1995) D-dimer tests detect both plasmin and neutrophil elastase derived split products. Ann Clin Biochem 32:193–195
14. Stötzer K-E, Amiral J, Spanuth E (1988) Neue Methoden zur spezifischen Bestimmung von Fibrinspaltprodukten (D-Dimere). Lab Med 12:51–59
15. Suarez CR, Fareed J, Tomich P (1988) Neonatal hemostasis: Current concepts and relevance of molecular markers of hemostasis. In: Stockman JA, Pochedly C (eds) Developmental and neonatal-hematology. Raven, New York, pp 57–86
16. Suffredini AF, Harpel PC, Parrillo JE (1989) Promotion and subsequent inhibition of plasminogen activation after administration of intravenous endotoxin to normal subjects. N Engl J Med 320:1165–1172
17. Wada H, Minamikawa K, Wakita Y, Nakase T, Kaneko T, Ohiwa M, Tamaki S, Deguchi K, Shirakawa S, Hayashi T, Suzuki K (1993) Increased vascular endothelial cell markers in patients with disseminated intravascular coagulation. Am J Hematol 44:85–88
18. Weißbach G, Handrick W, Domula M (1981) The coagulation system in septic newborns. Eur J Pediatr 136:67–73

Evaluation of Laboratory Tests Used to Monitor 1-Deamino-8-D-Arginine Vasopressin Infusion: Preliminary Results

K. B. Thomas, B. Zieger, A. Grohmann, T. Vigh, S. Eckhof-Donovan, I. Scharrer, A. H. Sutor

Abstrakt

DDAVP (Minirin®, Desmopressin) wird als die bevorzugte Behandlung für Patienten mit verschiedenen hämostaseologischen Erkrankungen eingesetzt. Seine Funktionweise ist jedoch unklar. Nach Verabreichung von DDAVP verkürzt sich die Blutungszeit, die FVIII-Aktivität und von-Willebrand-Faktor-Parameter steigen an.

Labortests für von Willebrand Faktor (vWF) Antigen (vWF: Ag), vWF-Ristocetin Cofactor (vWF: RiCof) und vWF-Kollagenbindungsaktivität (vWF: CBA) wurden durchgeführt, um die Auswirkungen von DDAVP-Infusionen bei Patienten mit von Willebrand Syndrom (vWS) (n = 15), moderater Hämophilie A (n = 1) und Hermansky-Pudlak Syndrom (n = 1) zu untersuchen. Unsere Ergebnisse zeigen, daß innerhalb der ersten Stunden nach Infusion vWF: Ag und vWF: RiCof bis auf das 6-fache zunahmen, während die vWF: CBA bis auf das 15-fache anstieg. Diese Dissoziation des vWF: Ag's von seiner vWF: CBA ist unerwartet. Möglicherweise könnte es erklären, warum bei Patienten, die keine angeborene Erniedrigung der vWF: Konzentration haben, eine wirksame Verbesserung der Hämostase durch DDAVP-Infusion eintritt. Wir schlagen vor, daß der vWF: CBA-Test als zusätzlicher, sensitiver Labortest zur Überwachung von DDAVP-Infusionen angewandt wird, da solche Untersuchungen auch Aufschluß darüber geben können, auf welche Weise DDAVP Blutungen hemmt.

Introduction

The synthetic analogue of vasopressin, 1-deamino-8-D-arginine (DDAVP), has found a wide clinical application and has become the treatment of choice in patients with numerous inherited and acquired bleeding disorders of primay and secondary haemostasis. These include von Willebrand's disease (vWD), haemophilia A, inherited and acquired platelet disorders and conditions which may be associated with a bleeding tendency, such as uraemia and liver cirrhosis [1–11].

The mode of action by which DDAVP achieves haemostatic improvement is not fully understood. Proposed mechanism include: (a) a mononuclear cell-mediated release of von Willebrand factor (vWF) from the endothelial storage sites,

I. Scharrer/W. Schramm (Hrsg.)
26. Hämophilie-Symposion Hamburg 1995

resulting in a rapid increase of the plasma vWF concentration [12] and/or (b) generation of platelet microparticles which may increase the available procoagulant surface [13].

In patients with haemophilia A, the haemostatic effect of DDAVP is presumed to be due to the increased concentration of plasma vWF, which imparts a stabilising effect on plasma factor VIII (FVIII) and results in an increased concentration of FVIII (for a review, see [14]). In patients with vWD, the mechanism of DDAVP is possibly via the increased plasma concentration of vWF.

About 80 % of patients with vWD have vWD type I. In patients with type I, all plasma vWF parameters are reduced proportionately, and most of these patients tolerate DDAVP well [3, 5] (for a review, see [15]). However, there are some patients (type I "platelet-low") who have a poor response to DDAVP [16], and in others DDAVP is contra-indicated due to post-infusion induced thrombocytopeenia (vWD types IIB, vWD "platelet-type" and vWD type I "platelet discordant") [17, 18]. Patients with vWD type III do not benefit from DDAVP infusion, presumably because of a complete lack of vWF synthesis. Thus in patients with vWD, classification of the vWD type is essential, and a trial infusion is recommended prior to regular treatment with DDAVP.

Preliminary data are presented here on the application of several in vitro tests which are useful for monitoring patient response to DDAVP infusion. The results may also provide some new insights into the action of DDAVP.

Methods

The patients reported here were recruited from the treatment centers Düsseldorf, Frankfurt and Freiburg. In some patients it was possible to obtain plasma samples collected for up to 24 h after the start of infusion, while in others only pre-infusion and 1-h post-infusion samples were available.

Patients were diagnosed according to accepted criteria at the corresponding centers. The following tests were used to monitor the DDAVP infusion: skin bleeding time (SBT); (normal controls, < 6 min), FVIII:C, vWF:antigen (vWF:Ag; normal range, 0.5–1.6 IU/ml), vWF multimer pattern, vWF:activity measured as vWF:ristocetin cofactor activity (vWF:RiCof; normal range, 0.5–1.6 IU/ml) using fixed human platelets (Behringwerke, Marburg) in a platelet aggregometer [19] and vWF:collagen binding activity (vWF:CBA; normal range, 0.5–1.6 IU/ml). vWF:CBA takes advantage of the interaction between vWF and immobilised collagen [20–22] and can be performed as an enzyme-linked immunosorbent assay (ELISA) in parallel with the ELISA for vWF:Ag [22].

We applied the above tests to paediatric and adult patients with mild vWD type I ($n = 14$), vWD IIC ($n = 1$), moderate haemophilia A ($n = 1$), and Hermansky-Pudlak syndrome ($n = 1$) and monitored the immunological and functional changes of vWF after DDAVP infusion. Intravenous infusion of 0,3 µg DDAVP (Minirin®, Ferring, Kiel, Germany) per kg body weight in saline, was performed according to the recommended procedure; fibrinolytic inhibitor was given as a mouth rinse to the patient with Hermansky-Pudlak syndrome, who received DDAVP prior to a dental procedure.

Results

A representative response to the infusion of DDAVP in a patient with mild vWD type I is shown in Fig. 1. Following the infusion, all vWF parameters rose rapidly, reaching a peak within the first hour and decreasing gradually over the next 4–12 h.

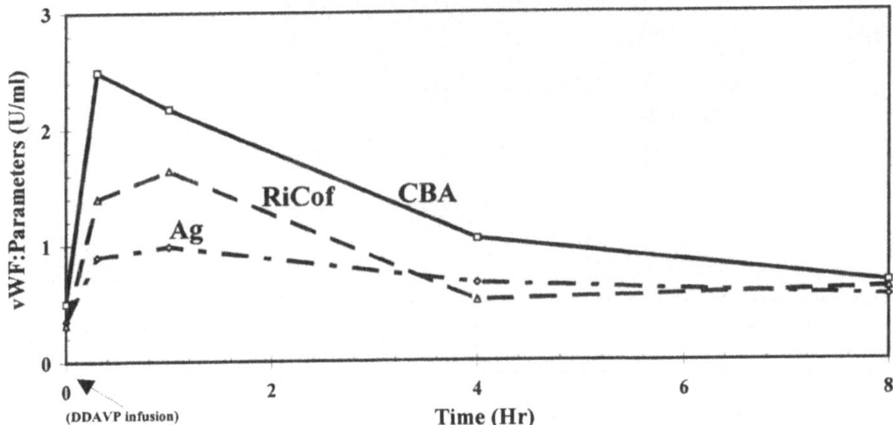

Fig. 1. Response to 1-deamino-8-D-Arginine vasopressin (DDAVP) in a patient with mild von Willebrand disease (vWD) type I. DDAVP was infused over a period of 30 min at time 0, as shown by the *arrow*; citrated blood samples were collected after this period at the indicated times. The plasma von Willebrand factor (*vWF*) parameters are indicated as vWF:antigen (*Ag*), vWF:ristocetin cofactor (*RiCof*) and vWF:collagen-binding activity (*CBA*)

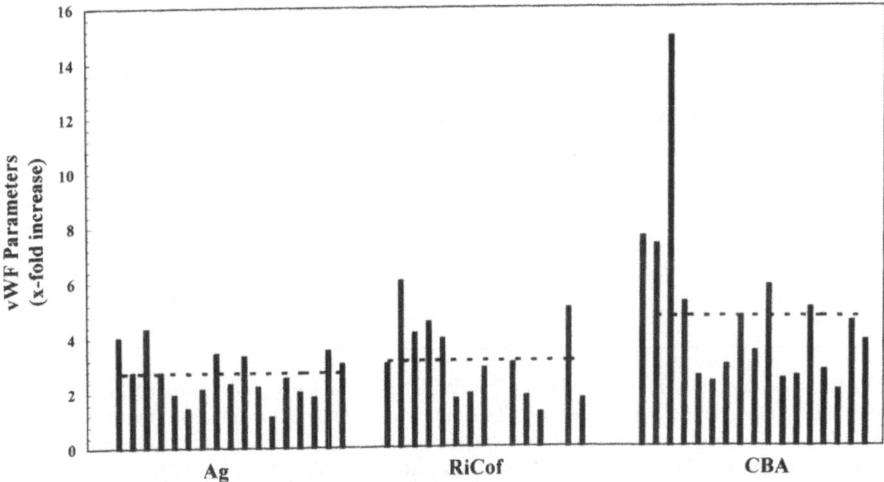

Fig. 2. Effect of 1-deamino-8-D-Arginine vasopressin (DDAVP) infusion on von Willebrand factor *(vWF)* parameters in plasma. Results are shown as x-fold increase at 1 h after the infusion of DDAVP. The mean value of each parameter is shown as a *horizontal dotted line.* vWF:antigen (*Ag*); vWF:ristocetin cofactor (*RiCof*); vWF:collagen-binding activity (*CBA*)

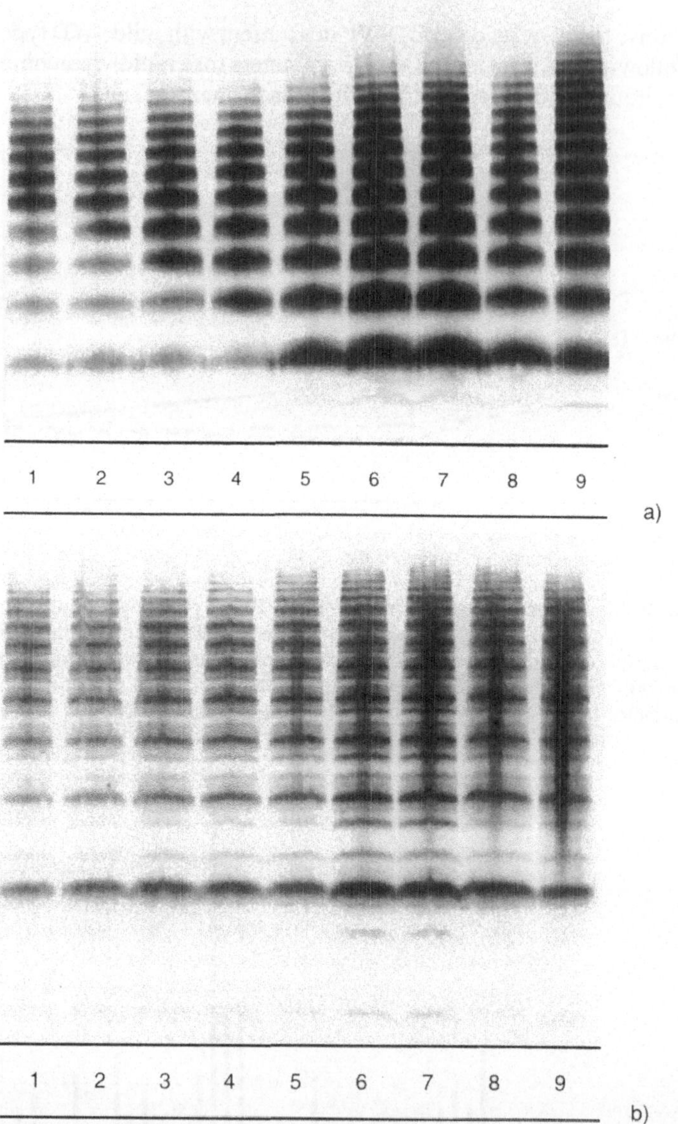

Fig. 3a, b. Multimer analysis of plasma von Willebrand factor (vWF) using sodium dodecyl sulphate (SDS)-agarose electrophoersis. The multimer pattern shown is from the same patient as in Fig. 1. The high molecular weight bands are at the *top* and the low molecular weight bands at the *bottom*. *Lanes 1* and *9* are normal plasma pools. *Lane 8* is the patient's sample before infusion, the post-infusion samples are as follows: *lane 7*, 20 min; *lane 6*, 1 h; *lane 5*, 4 h; *lane 4*, 8 h; *lane 3*, 12 h; *lane 2*, 24 h. Plasma samples were analyzed in 1% agarose (**a**) and 2.2% agarose (**b**). Note the increase in the ultralarge molecular weight multimers, visible in the plasma samples collected at 20 min and 1 h after the DDAVP infusion in the 1% gel (**a**), and the enhanced satellite bands visible in the 2.2% gel (**b**)

In patients with mild vWD type I, the initial SBT was often within the normal range or only slightly prolonged. In one patient, typed as vWD type I "Vicenza" [23], the pre-infusion SBT was prolonged (9.5 min) and shortened transiently to 7 min for up to 4 h after DDAVP infusion (results not shown).

Before DDAVP infusion, the levels of vWF:Ag, vWF:RiCof and vWF:CBA were reduced proportionally in all patients with vWD. Patients with haemophilia A or with Hermansky-Pudlak syndrome had vWF parameters within the normal range before the infusion. Compared to the pre-infusion levels of the vWF parameters, at 1 h after the infusion of DDAVP the mean increases in the vWF parameters were as follows: vWF:Ag, 2.7-fold (range, 1.1–4.3); vWF:RiCof, 3.1-fold (range 1.2–6.0), vWF:CBA, 4.7-fold (range, 2.0–14.9) (Fig. 2).

Analysis of plasma vWF multimers after the infusion revealed satellite bands with greater intensity than before infusion (Fig. 3). The presence of ultralarge molecular weight multimers in the post-infusion samples was seen when 1% (w/v) agarose gels were used (Fig. 3).

Discussion

Monitoring of plasma vWF parameters after an infusion of DDAVP is an established procedure which provides necessary information regarding patient response and allows recommendations to be made on the future treatment options. In this study, we monitored the response to DDAVP in 17 patients, using well-established vWF parameters and the newer functional vWF:CBA test.

We found that vWF:Ag and vWF:RiCof increased to a similar extent after the infusion; these results are in agreement with previously published reports [24, 25]. However in most of our patients, vWF:CBA increased to a much greater extent than vWF:Ag and vWF:RiCof. Such a difference between vWF:Ag, vWF:RiCof and vWF:CBA was unexpected, since a good correlation between the levels of vWF:Ag, vWF:RiCof and vWF:CBA was found previously in the plasma of normal donors and patients with vWD type I *under resting conditions* [21, 22]. Our present results suggest that the functional assays for vWF:RiCof and vWF:CBA may detect different properties of vWF and that these two assays are not interchangeable.

Comparison of pre-infusion and post-infusion plasma samples revealed enhanced satellite bands and the transient presence of ultralarge molecular weight multimers with an otherwise normal multimeric band pattern. It is possible that the vWF released after the DDAVP infusion may have subtle alterations which increase its affinity for the immobilised collagen, but which are not obvious by multimeric analysis.

Our present data are in agreement with the recently published results of Favaloro et al. [26], who also used vWF:CBA as the functional vWF parameter and concluded that the combination of vWF:Ag and vWF:CBA may provide the basis for a more accurate estimation of the patient's responsiveness to DDAVP therapy. A similar dissociation of vWF:Ag and vWF:CBA was observed by us in normal newborn infants, who have excellent haemostasis, despite the fact that many coagulation factors are below the normal adult level [27].

In conclusion, vWF:CBA was found to be a sensitive functional test which may provide information not only on the presence of hypofunctional vWF, as in patients with vWD type II, but also on functionally advantaged vWF (hyperfunctional), as in DDAVP-released vWF or vWF in normal newborns. One might speculate that the vWF:CBA assay mimics the physiological interaction of vWF with the subendothelial components and that it might serve as an additional useful parameter which may reflect more clearly the ability of vWF to arrest mucosal-type bleeding. Further application of this test in clinical and experimental situations will help to clarify the improved efficiency of primary haemostasis after DDAVP.

Summary

DDAVP; (1-Deamino-8-D-Arginine vasopressin, Minirin®, desmopressin) is the treatment of choice in patients with various congenital and acquired disorders of haemostasis. Following its administration, the skin bleeding time often shortens, and this is accompanied by a rapid increase in plasma factor VIII (FVIII) and von Willebrand factor (vWF). We report on the effect of DDAVP infusion on vWF parameters, tested in patients with von Willebrand disease (vWD; $n = 15$); moderate haemophilia A ($n = 1$) and Hermansky-Pudlak syndrome ($n = 1$). Our results show that, while the vWF antigen (vWF:Ag) and vWF:ristocetin cofactor (vWF:RiCof) increased up to six fold, another functional parameter of vWF, collagen-binding activity (vWF:CBA), increased up to 15-fold. This apparent dissociation of vWF:Ag from its vWF:CBA function is unusual, but it may be responsible for the improvement of haemostasis after DDAVP infusion, even in those patients who do not have an initially low vWF plasma level. We suggest that the vWF:CBA assay be used as an additional, sensitive test for monitoring DDAVP infusions, as it may partly explain the mode of action of DDAVP in arresting haemorrhage.

References

1. Mannucci PM, Ruggeri ZM, Pareti FI, Capitanio A (1977) DDAVP: a new pharmacological approach to the management of haemophilia A and von Willebrand's disease. Lancet 1:689–672
2. Becker DJ, Foley TP (1978) 1-Deamino-8-D-arginine vasopressin in the treatment of central diabetes insipidus in childhood. J Pediatr 92:1011–1018
3. Theiss W, Schmidt G (1978) DDAVP in vWD: repeated administration and behaviour of the bleeding time. Thromb Res 13:1119–1125
4. Sutor AH (ed) (1981) Vasopressin analogues and haemostasis (DDAVP (Minirin), TGLVP (Glycylpressin). In: 2nd international symposium on DDAVP and glycylpressin in bleeding disorders. Schattauer, Stuttgart
5. Warrier AI, Lusher JM (1983) DDAVP: a useful alternative to blood components in moderate hemophilia and vWd. J Pediatr 102:228–235
6. Mannucci PM (1988) Desmopressin: a nontransfusional form of treatment for congenital and acquired bleeding disorders. Blood 72:1449–1455
7. DiMichele DM, Hathaway WME (1990) Use of DDAVP in inherited and acquired platelet dysfunction. Am J Hematol 33:39–45
8. Mannucci PM, Remuzzi G, Pusineri F, Lombardi R, Valsecchi C, Mecca G, Zimmermann TS (1983) Deamino-8-D-Arginine vasopressin shortens the bleeding time in uremia. N Eng J Med 308:8–12

9. Mannucci PM, Vicente V, Vianello R, Cattaneo M, Alberca I, Mari D (1986) Controlled trial of desmopressin in liver cirrhosis and other conditions associated with prolonged bleeding time. Blood 67:1148–1153
10. Rodeghiero F, Castaman G, Mannucci PM (1991) Clinical indications for desmopressin in congenital and acquired von Willebrand disease. Blood Rev 5:155–163
11. Rao AK, Ghosh S, Sun L, Yang X, Disa J, Pickens P, Polansky M (1995) Mechanism of platelet dysfunction and response to DDAVP in patients with congenital platelet function defects. Thromb Haemost 74:1071–1078
12. Hashemi S, Palmer DS, Aye MT, Ganz PR (1993) Platelet-activating factor secreted by DDAVP-treated monocytes mediates von Willebrand factor release from endothelial cell. J Cell Physiol 154:496–505
13. Horstman LL, Valle-Riestra BJ, Jy W, Wang F, Mao W, Ahn YS (1995) Desmopressin (DDAVP) acts on platelets to generate platelet microparticles and enhanced procoagulant activity. Thromb Res 79:163–174
14. Hoyer LW (1994) Hemophilia A. (Review) N Engl J Med 330:38–47
15. Berkowitz SD, Ruggeri ZM (1994) The management of von Willebrand Disease. Biomed Progr 7:5–10
16. Fressinaud E, Federici AB, Castaman G, Rothschild C, Rodeghiero F, Baumgartner HR, Mannucci PM, Meyer D (1994) The role of platelet von Willebrand factor in platelet adhesion and thrombus formation: a study of 34 patients with various subtypes of type I von Willebrand disease. Br J Haematol 86:327–332
17. Holmberg L, Nilsson IM, Borge L, Gunnarson M, Sjorin E (1983) Platelet aggregation induced by 1-desamino-8-D-arginine vasopressin (DDAVP) in the type IIB von Willebrand's disease. N Engl J Med 309:816–817
18. Castaman G, Rodeghiero F, Lattuada A, Mannucci PM (1993) Desmopressin-induced thrombocytopenia in type I platelet discordant von Willebrand disease. Am J Hematol 43:5–9
19. Thomas KB, Tune EP, Choong SC (1994) Parallel determination of von Willebrand factor – ristocetin and botrocetin cofactors. Thromb Res 75:401–408
20. Brown JE, Bosak JO (1986) An ELISA test for the binding of von Willebrand antigen to collagen. Thromb Res 43:303–311
21. Favaloro EJ, Grispo L, Exner T, Koutts J (1991) Development of a simple collagen based ELISA assay aids in the diagnosis of, and permits sensitive discrimination between type I and type II, von Willebrand's disease. Blood Coagul Fibrinol 2:285–291
22. Thomas KB, Sutor AH, Zieger B, Jessat U, Grohmann A, Wendisch J, Budde U, von Kries R, Hasler K, Tune EP, Choong SC (1994) A simple test for the determination of the von Willebrand factor function: the collagen binding activity. Ein einfacher Test für die Bestimmung der Funktion des von-Willebrand-Faktors: Die Kollagenbindungsaktivität. Hämostaseologie 14:133–139
23. Zieger B, Jessat U, Thomas KB, Budde U, Sutor AH Eine neue Familie mit der seltenen von Willebrand-Variante Typ I Vicenza, 24. Hämophilie-Symposion, Hamburg 1993, 394–397. Herausgeber: Scharrer I, Schramm W. Springer Verlag (Berlin)
24. Ruggeri ZM, Mannucci PM, Lombardi R, Federici AB, Zimmermann TS (1982) Multimeric compositon of factor VIII/von Willebrand factor following administration of DDAVP: implications for pathophysiology and therapy of von Willebrand's disease subtypes. Blood 59:1272–1278
25. Montgomery RR, Coller BS (1994) Von Willebrand disease. In: Colman W, Hirsh J, Marder VJ, Salzman EW (eds) Thrombosis and Haemostasis: basic principles and clinical practice. Lippincott, Philadelphia, pp 134–168
26. Favaloro EJ, Dean M, Grispo L, Exner T, Koutts J (1994) von Willebrand's disease: use of collagen binding assay provides potential improvement to laboratory monitoring of desmopressin (DDAVP) therapy. Am J Hematol 45:205–211
27. Thomas KB, Sutor AH, Altinkaya N, Grohmann A, Zehenter A, Leititis JU (1995) Increased von Willebrand factor-collagen binding activity in newborns and infants. Acta Paediatr 84:697–699

DDAVP-Therapie bei mittelschwerer/leichter Hämophilie B

A. H. Sutor, B. Schwöbel

Patienten mit mittelschwerer und leichter Hämophilie A und dem Willebrand-Jürgens-Syndrom Typ I können mit DDAVP behandelt werden, das die reduzierten Faktoren auf das 2- bis 4fache der Ausgangsnorm erhöht. Bei Patienten mit Hämophilie B wurde bisher eine DDAVP-Therapie als wenig erfolgversprechend angesehen, da die F IX-Aktivität durch DDAVP nicht ansteigt.

Kasuistik

Bei einem Patienten mit mittelschwerer/leichter Hämophilie B (F IX-Werte zwischen 5 und 7%) haben wir in einem Vorversuch nach DDAVP (0,3 μg/kg KG) folgende Veränderungen im Gerinnungsstatus gesehen (Tabelle 1).

Zu beachten ist, daß sich die PTT als Globaltest nahezu normalisierte, obwohl die F IX-Aktivität praktisch unverändert niedrig blieb. Weiterhin fiel auf, daß nach DDAVP der Willebrand-Faktor (WF) sich hinsichtlich des Antigens (AG) und der Funktion (Kollagenbindungsaktivität) unterschiedlich verhielt. Diese Diskordanz drückte sich in einer erhöhten Ratio von CBA/AG aus, die auch bei anderen Patienten nach DDAVP beobachtet wurde (s. Beitrag Thomas et al. S. 121). Nach diesem Versuch führten wir im Vertrauen auf die Normalisierung der PTT eine Zahnextraktion nur mit systemischer DDAVP-Behandlung und lokaler Therapie mit Fibrinolysehemmer durch. Es kam zu keiner vermehrten intra- oder postope-

Tabelle 1. Veränderungen im Gerinnungsstatus

Test/Zeit	Normalwerte	Vor DDAVP	Nach 30 min	Nach 60 min	Nach 4 h	Nach 21 h
PTT (s)	30–45	61	54	49	52	54
F IX [%]	> 70	6,2	5,9	6,0	7,2	7,0
F VIII [%]	> 70	90	230	220	210	150
WF AG [U/ml]	0,6–1,5	0,82	1,5	1,7	1,53	1,23
WF CBA [U/ml]	0,6–1,5	1,04	4,6	4,3	2,7	1,6
Ratio (CBA/AG)	0,8–1,2	1,27	3,07	2,53	1,76	1,3

I. Scharrer/W. Schramm (Hrsg.)
26. Hämophilie-Symposion Hamburg 1995

rativen Blutung. Eine Nachblutung nach Entfernen der Bluterplatte konnte mit DDAVP erfolgreich behandelt werden.

Diskussion

Trotz erheblicher Verbesserungen auf dem Gebiet der Virussicherheit von Plasmapräparaten ist eine Behandlung ohne Blutprodukte, wenn möglich, vorzuziehen. Die Behandlung von Patienten mit leichter und mittelschwerer Hämophilie sowie mit dem Willebrand-Jürgens-Syndrom mit DDAVP ist schon seit mehr als 16 Jahren Standard (Sutor 1980, 1981, Mannucci et al. 1981). Über die Behandlung anderer Blutungsübel, wie z.B. der Glanzmann-Thrombastenie, des Hermansky-Pudlak-Syndroms und des Soulier-Syndroms, mit DDAVP liegen nur Einzelberichte vor (Jakob et al. 1991, Ohrt u. Sutor 1992; Wijermans u. van Dorp 1989; Greinacher et al. 1993), bei denen eine eindeutige klinische Wirksamkeit nicht nachgewiesen werden konnte. Weiterhin wurde DDAVP eingesetzt zur Blutstillung von Blutungsübeln mit verlängerter Blutungszeit bzw. erhöhtem intraoperativem Risiko, wie z.B. bei Herzoperationen, Aspirin-induzierter Thrombozytopathie (Kam 1994), Urämie (Übersicht s. Lethagen 1994 u. Sutor u. Thomas 1994). Außer bei Hämophilie und dem Willebrand-Jürgens-Syndrom konnte laboranalytisch kein Anstieg von Einzelfaktoren durch DDAVP dokumentiert werden. Die Tatsache, daß es aber trotzdem zur Verkürzung der Blutungszeit kam, läßt auf einen Effekt zellulärer oder vaskulärer Art schließen, der die primäre Hämostase verbessert. Eine ähnliche Wirkung, allerdings auf dem plasmatischen Sektor, muß bei unserem Patienten angenommen werden, bei dem der Globaltest der PTT eine Verbesserung vermuten ließ, ohne daß die Faktor-IX-Aktivität sich veränderte. Die Tatsache, daß die Zahnextraktion ohne vermehrte Blutung verlief, kann als klinischer Test für eine verbesserte Gesamthämostase angesehen werden. Es müssen aber weitere klinische Ergebnisse zur Bestätigung dieser Vermutung abgewartet werden.

Literatur

1. Greinacher A (1993) Evidence that DDAVP transiently improves hemostasis in Bernhard-Soulier syndrome independent of von Willebrand-Factor. Ann Hematol 67:407–412
2. Jakob E, Orth M, Hoefer G, Sutor AH (1991) Effect of DDAVP in patients with Glanzmann's thrombasthenia and with Hermansky-Pudlak-Syndrome. Ann Hematol 62:79 (Abstract)
3. Kam PCA (1994) Use of DDAVP in controlling Aspirin-induced coagulopathy after cardiac surgery. Heart Lung 23:333–336
4. Lethagen S (1994) DDAVP and Hemostasis. Ann Hematol 69:173–180
5. Mannucci PM, Canciani MT, Rota L, Donnovan BS (1981) Response of factor VIII/von Willebrand Factor to DDAVP in healthy subjects and patients with haemophilia A and von Willebrand's disease. Br J Haematol 47:283–293
6. Orth M, Sutor AH (1991) Hermansky-Pudlak-Syndrom: Diagnosestellung und Therapiemöglichkeit mit DDAVP. In: Landbeck G, Scharrer I, Schramm W (Hrsg) 21. Hämophilie-Symposion. Springer, Berlin Heidelberg New York Tokyo, S 304–401

7. Sutor AH (ed) (1980) DDAVP in bleeding disorders. Schattauer, Stuttgart New York
8. Sutor AH (1981) Gegenwärtiger Stand der DDAVP-Anwendung bei Blutern. In: Sutor (ed) Vasopressin analogues and haemostasis. DDAVP (Minirin), TGLVP (Glycylpressin). Schattauer, Stuttgart New York, S 6–11
9. Sutor AH, Thomas KB (1994) The skin bleeding time: to test or not to test. In: Sutor AH, Thomas KB (eds) Thrombocytopenia in childhood. Schattauer, Stuttgart, p 47–62
10. Wijermans PW, Dorp DB van (1989) Hermansky-Pudlak-Syndrome: Correction of bleeding time by 1-deamino-8-D-arginine vasopressin. Am J Hematol 30:154–157

Thrombophilie: prädiktiver Wert von Aktivierungsmarkern

Diskussionsleitung:
I. Pabinger (Wien)
M. Barthels (Hannover)

Fibrinmessung im Plasma: Methoden und klinische Bedeutung

M. Spannagl

Überschießende Gerinnungsaktivierung führt zur Thrombinbildung und damit zur vermehrten Umwandlung von Fibrinogen in Fibrin. Fibrin ist wesentlicher Bestandteil eines Thrombus, der letzendlich zum Gefäßverschluß in den verschiedenen Gefäßgebieten der Makro- und Mikrozirkulation führen kann. Vor diesem Hintergrund wird es klar, daß der Nachweis von löslichem Fibrin in Plasma immer von Bedeutung in der Gerinnungsanalytik sein wird. Vor der Verfügbarkeit spezifischer immunologischer Methoden wurde mit einigermaßen fibrinspezifischen Fällungsreaktionen versucht, den Aktivierungszustand des Gerinnungssystems zumindest semiquantitativ zu beschreiben. Chromatographische oder elektrophoretische Methoden wurden zur differenzierten proteinchemischen Analytik eingesetzt. Jetzt stehen auch spezifische funktionelle Methoden zur Verfügung. Trotz der Fortschritte auch routinemäßig verfügbarer Methoden bleiben wesentliche Hemmnisse für eine breite klinische Verwendung bestehen:

- Die unterschiedlichen Nachweisprinzipien erfassen teilweise unterschiedliche Analyten.
- Erhöhte Fibrinbildung ist ein physiologischer Mechanismus nach Trauma, Operation oder entzündlichen Erkrankungen. Somit kann eine häufig in Zusammenhang mit diesen Erkrankungen auftretende thromboembolische Komplikation durch Messung niedriger Fibrinspiegel im Plasma nur ausgeschlossen werden.
- Eine fehlender Referenzstandard sowie Probleme mit der Heterogenität von Fibrin und auch Fibrinogen verhindern eine vergleichbare Kalibrierung.

Nachweismethoden

Spezifische physikalische oder chemische Eigenschaften von löslichem Fibrin wie Präzipitation mit Ethanol oder Protaminsulfat wurden in semiquantitativen Methoden zum routinemäßigen Nachweis verwendet. Zu Forschungszwecken wurden aufwendige proteinchemische Methoden wie Gelfiltration, Affinitäts-Chromatographie oder Elektrophorese beschrieben. Die weiteste Verbreitung in der Routineanalytik fand eine semiquantitative Agglutinationsmethode mit fibrinbeladenen Erythrozyten [2]. Als neue spezifische quantitative Nachweismethoden wurden Immunassays mit nur auf Fibrin präsentierten Bindungsstellen oder syn-

I. Scharrer/W. Schramm (Hrsg.)
26. Hämophilie-Symposion Hamburg 1995

thetische Substratmethoden entwickelt. Letztere verwenden als Nachweisprinzip die durch Fibrin beschleunigte Spaltung von Plasminogen durch tPA [6]. Zur Minimierung des störenden Antiplasmin Effekts werden Antikörper oder Miniplasminogen eingesetzt.

Prinzipien laborchemischer Nachweisreaktionen für Fibrin

- *Fällungsmethoden* (Präzipitation mit Protaminsulfat, Ethanol, Ristocetin).
- *Agglutination* (fibrinbeladene Erythrozyten).
- *Immunoassays*: ELISA, antikörperbeladene Latexpartikel; Spezifität durch Neoepitope z.B. N-terminale α- oder β-Kette (Peptidantikörper), tPA-Bindungsstellen (Konformationsantikörper).
- *Chromogene Substratmethoden*: (Fibrin verstärkt die Plasminbildung durch tPA konzentrationsabhängig, Minimierung des Einflusses von Antiplasmin auf die Nachweisreaktion durch die Verwendung von Miniplasminogen oder Antikörpern).
- Chromatographie, Elektrophorese.

Probleme der Standardisierung

Es gibt keinen Referenzstandard für Fibrin, auch keine Referenzmethode, so daß die Kalibratoren der einzelnen Testkits nicht vergleichbar sind. Für die Eichkurven kommerziell erhältlicher Tests wird das Material der Hersteller verwendet, das nach einem mehr oder weniger aufwendigen firmeninternen Verfahren eingeeicht wird.

Praktikabel sind zum einen die genaue Bestimmung der Ausgangsmenge an Fibrinogen für den Kalibrator, oder die Kalkulation analog zur Bildung von Fibrinopeptid A. Generell bestehen aber wie bei der klinischen Interpretation der Meßwerte Probleme mit der Heterogenität des Fibrinogens und seiner Abbauprodukte.

Heterogenität

Fibrinogen – FPA $\rightarrow$ Des A Fibrin,
– FPA $\rightarrow$ Des AA Fibrin,
– FPB $\rightarrow$ Des AAB Fibrin,
– FPB $\rightarrow$ Des AABB Fibrin,
zusätzliche Heterogenität durch unterschiedliches Molekulargewicht.

Nicht zur die Heterogenität des Standardmaterials, auch die unterschiedliche Qualität und Quantität der verschiedenen Fibrinogen und Fibrinvarianten im normalen und pathologischen Plasma erschweren die Vergleichbarkeit von Test zu Test und von Patient zu Patient. Ein Versuch, die Präsentation des Epitops durch Probenvorbehandlung reproduzierbar zu gewährleisten, ist die Inkubation der Proben mit chaotropen Ionen. Dies ermöglicht zum einen den Nachweis auch niedriger normaler Plasmaspiegel, zum anderen eine hohe Stabilität und damit Präzision der Standards und der Patientenproben [3].

Beschreibung von Pathomechanismen

Die Möglichkeit, Aktivierungsmarker der Thrombinbildung und der Thrombinwirkung getrennt zu erfassen, ermöglicht Einblicke in die pathobiochemischen Abläufe der Aktivierung des Gerinnungssystems. So konnte ein zeitlicher Unterschied in dem Anstieg Thrombin-bzw. Plasmininduzierter Aktivierungsmarker peri- und postoperativ z.B. bei der extrakorporalen Zirkulation gezeigt werden. Während die Thrombinaktivität unmittelbar perioperativ am höchsten ist, steigen Spaltprodukte aus Fibrin noch nach Ende der Operation an und können über 2–3 Wochen erhöht bleiben. Auffällig ist bei der Testmethde für lösliches Fibrin, die eine Vorinkubation mit chaotropen Ionen vorsieht, eine gute Korrelation mit gleichzeitig bestimmten D-Dimer-Plasmaspiegeln. Wie in Abbildung 1

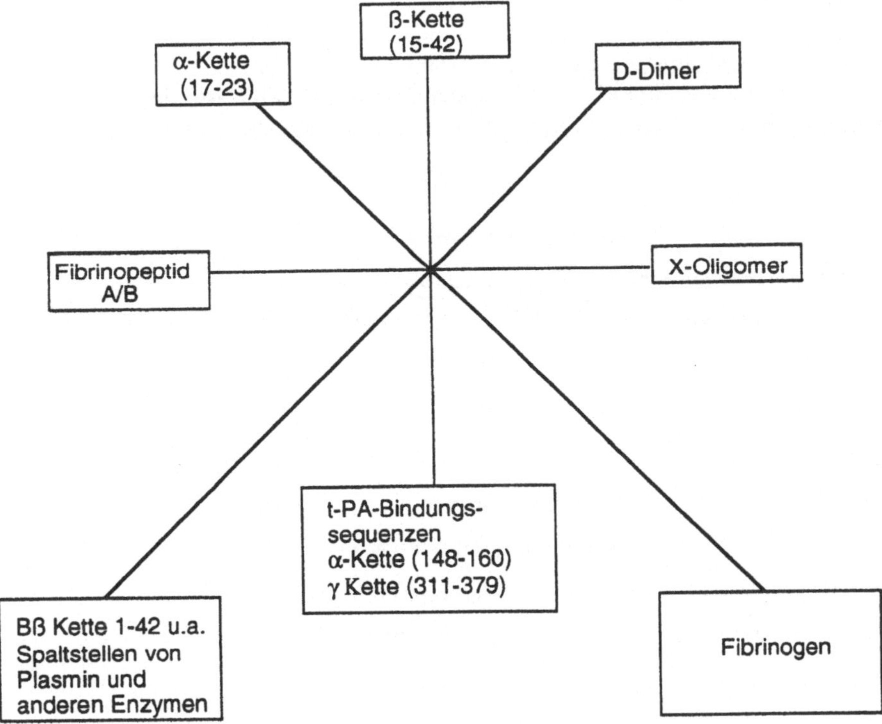

Abb. 1. Mögliche Epitope auf Fibrinogen-Fibrin-Spaltproduktkomplexen im Plasma

dargestellt, ist bei vielen denkbaren Abbauprodukten in vivo eine gute Übereinstimmung erklärbar, v. a. wenn durch die Vorbehandlung bestimmte Epitope stabil präsentiert werden.

Stellenwert in der Thrombosediagnostik

Klinische Untersuchungen haben die Probleme der Identifizierung von Thrombosekranken durch Labortests aufgezeigt [1, 4, 5]. Der wesentliche Grund für die schlechte Spezifität ist die Beteiligung der Gerinnungs- und Fibrinolyseaktivierung bei allen Entzündungsvorgängen. Auch die Reparaturmechanismen nach Operation oder Trauma sind mit ausgedehnter, anhaltender Fibrinbildung verbunden. Damit ist die Erhöhung der Fibrinspiegel im Plasma kein spezifisches Zeichen einer pathologischen Thrombusbildung, sondern belegt lediglich die Beteiligung des Hämostasesystems an Entzündungs- und Reparaturmechanismen. Allein normale Spiegel von Aktivierungsmarkern, die den Fibrinumsatz anzeigen, wie D-Dimer und lösliches Fibrin, erlauben einen nahezu sicheren Ausschluß thromboembolischer Erkrankungen. Es wurde eine Sensitivität zwischen 95 und 100 % beschrieben. Dabei zeigten sich die Umsatzprodukte aus Fibrinogen und Fibrin den Markern gegenüber überlegen, die eine Aktivierung von Prothrombin anzeigen. In Abbildung 2 ist die Sensitivität und Spezifität von Fibrin-Monomer, D-Dimer, F_1- und F_2-Fragment und TAT-Komplex bei der Diagnosestellung einer tiefen Beinvenenthrombose bei 150 ambulant vorgestellten Patienten dargestellt, davon hatten 56 eine tiefe Beinvenenthrombose.

Eine optimale Unterscheidung zwischen Kranken und Gesunden ist in der Gerinnungsdiagnostik nicht möglich. Trotzdem sollte ein Parameter für die Anwen-

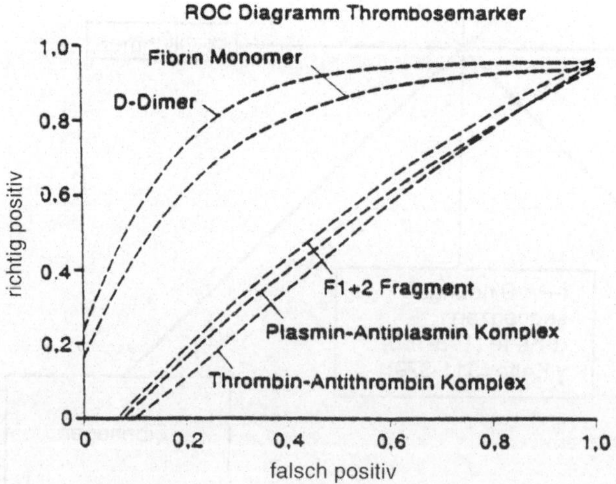

Abb. 2. Sensitivitäts- und Spezifitätsdiagramm für Thrombosemarker bei ambulant vorgestellten Patienten mit tiefer Beinvenenthrombose. (Aus Martin u. Nawroth 1994)

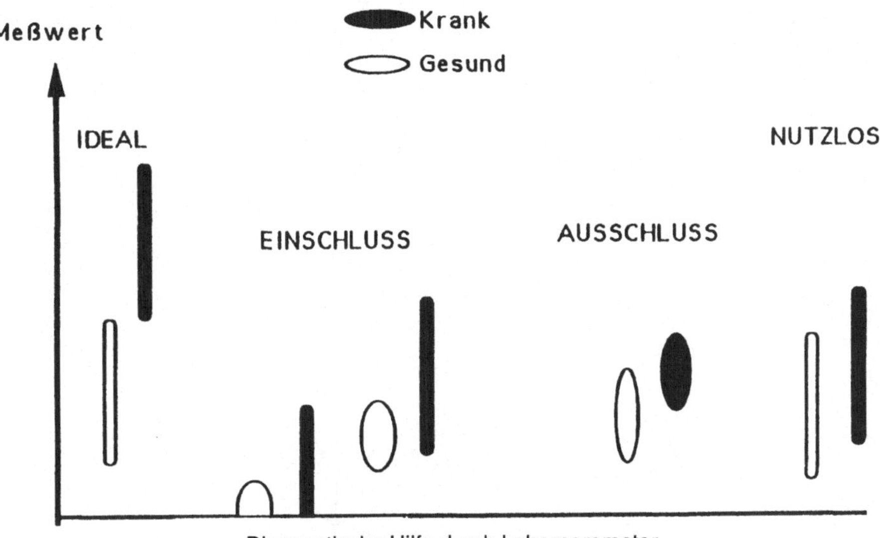

Abb. 3. Mögliche Gesund-krank-Verteilungen bei Laborparametern

dung in der Routinediagnostik einen möglichst sicheren Krankheitsausschluß erlauben (Abb. 3).

Therapiemonitoring bei Antikoagulation

Neben der Hilfe bei der Akutdiagnostik durch Aktivierungsmarker ist auch eine Therapiekontrolle denkbar, mit dem Vorteil, nicht die Plasmaspiegel (wie bei Heparin) oder den Einfluß auf die Lebersynthese (wie bei Marcumar) zu messen, sondern den tatsächlichen Effekt auf der Aktivierungsebene der Hämostase.

Eine dosisabhängige Erniedrigung der Prothrombinaktivierung, gemessen an den Prothrombinfragmentspiegel F_1 und F_2, ist bekannt. Dieser Effekt läßt sich auch auf der Ebene der Fibrinogen-Fibrin-Konversion nachweisen. In Abbildung 4 ist der Fibrin-Monomer-Plasmaspiegel im Verlauf nach PTCA mit und ohne orale Antikoagulation gezeigt. Alle gemessenen Patienten erhielten eine plättchenhemmende Therapie mit ASS und Ticlopidin sowie während des Eingriffs Heparin. In der mit Markumar behandelten Gruppe bleibt der stetige Anstieg von Fibrin-Monomer aus (Abb. 4).

An diesem Beispiel sei auf einen wesentlichen Aspekt der Interpretation dieser sog. Aktivierungsmarker hingewieen: Die Kinetik der Plasmaspiegel wird wesentlich von der Halbwertszeit der einzelnen Analyten beeinflußt. Bei längeren Halbwertszeiten ist eine Kumulation möglich, damit können nur Veränderungen im Verlauf von Tagen, nicht aber im Verlauf von Stunden beurteilt werden.

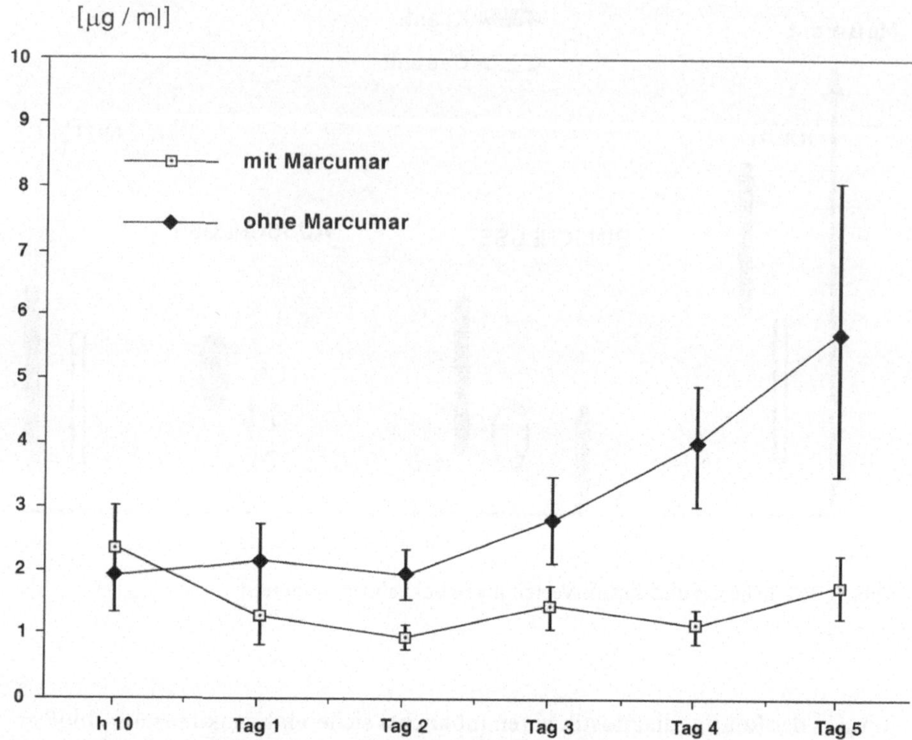

Abb. 4. Verlauf der Fibrin-Plasmaspiegel nach PTCA mit und ohne Marcumartherapie

Zusammenfassung

Die Messung von löslichem Fibrin ermöglicht eine laborchemische Ausschlußdiagnostik thromboembolischer Erkrankungen. Die Erfassung des Effekts einer Antikoagulation könnte sich in manchen klinischen Situationen als hilfreich erweisen.

Probleme bei der Messung und klinischen Interpretation der Plasmaspiegel von löslichem Fibrin

- nicht vergleichbare Nachweismethoden,
- Standardisierung,
- Spezifität der Analyterkennung durch pathologische Plasmamatrix (Kreuzreaktion mit anderen Umsatzprodukten aus Fibrinogen und Fibrin, Akutphasenreaktion) gestört,
- aktueller pathologischer Bereich des Patienten abhängig von der Grunderkrankung (z. B. durch veränderte Halbwertszeit).

Literatur

1. Dempfle CE, Pfitzner SA, Dollmann M et al. (1995) Comparison of immunological and functional assays for measurement of soluble fibrin. Thromb Haemostas 74:173–179
2. Largo R, Heller V, Straub PW (1976) Detection of soluble intermediates of the fibrinogen-fibrin conversion using erythrocytes coated with fibrin monomers. Blood 47:991
3. Lill H, Spannagl M, Trauner A et al. (1993) A new imunoassay for soluble fibrin enables a more sensitive detection of the activation state of blood coagulation in vivo. Blood Coagul Fibrinolysis 4:97–102
4. Nieuwenzhuizen W (1993) Soluble fibrin as a molecular marker for a prethrombotic state. Blood Coagul Fibrinolysis 4:93–96
5. Wieding JU, Hosius C (1992) Determination of soluble fibrin: a comparison of four different methods. Thromb Res 65:745–756
6. Wiman B, Ranby M (1986) Determination of soluble fibrin in plasma by a rapid and quantitative spectrophotometric assay. Thromb Haemost 55:189

Erste Ergebnisse der europäischen Multicenterstudie zur Bestimmung der APC-Response mittels eines chromogenen Tests

H. LANG

Im letzten Jahr wurde an dieser Stelle über den neuen chromogenen Test Immunochrom® APC-Response zur Erfassung der APC-Response über die Inaktivierung von Faktor VIIIa berichtet [6].

Im Gegensatz zur APC-Resistance, einer modifizierten aPTT-Bestimmung [2], wird bei der APC-Response nicht die Faktor-V-Gerinnungsaktivität mitbestimmt [7]. Die schematische Darstellung des Testprinzips zeigt, daß aktiviertes Protein C mit den Kofaktoren Faktor V und Protein S Faktor VIIIa inaktiviert (Abb. 1). Die Restaktivität des Faktor VIII im Patientenplasma wird mit einem chromogenen Faktor-VIII-Test bestimmt [5].

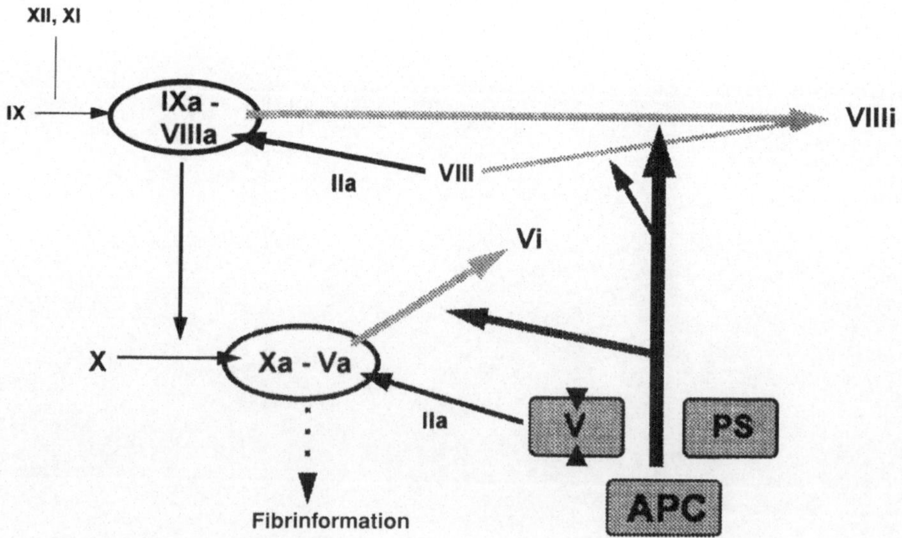

Abb. 1. Testschema APC-Responses

I. Scharrer/W. Schramm (Hrsg.)
26. Hämophilie-Symposion Hamburg 1995

Multicenterstudie

Vorläufige Ergebnisse der europäischen APC-Response-Multicenterstudie werden im folgendem dargestellt. An dieser Studie nahmen 14 Laboratorien aus 6 Ländern (Österreich, Deutschland, Spanien, Frankreich, Italien und Großbritannien) teil. Zielsetzung der Studie war der Vergleich zwischen der APC-Response, bestimmt mit dem chromogenen Test Immunochrom® APC Response der Fa. Immuno, und der APC-Resistance, bestimmt mit dem Coatest® APC-Resistance nach Dahlbäck der Fa. Chromogenix.

Anhand eines eigenen Normalkollektivs aus 50 Plasmen gesunder Personen wurde für jedes teilnehmende Labor ein testspezifischer Normalbereich als 95. Perzentile ermittelt [3].

Dem Studiendesign entsprechend wurden Plasmen von folgenden Patientengruppen getestet:

- Thrombosepatienten mit venösen Thrombosen (teilweise oral antikoaguliert),
- Patienten mit Lupusantikoagulanzien,
- Patienten unter Heparintherapie,
- Patienten mit niedriger Faktor-VIII-Aktivität.

Die Gruppe der Thrombosepatienten enthielt Patienten mit Thrombosen unbekannter Ursache, mit AT III-, Protein-C- und Protein-S-Mangel. Ein Teil dieser Patienten war bereits als „APC-Resistance“ vorklassifiziert worden.

Das modifizierte APC-aPTT-System mit Faktor V als Verdünnungsmittel war zum Zeitpunkt der Erstellung des Studiendesigns noch nicht bekannt [4].

Insgesamt wurden 595 Patientenplasmen bestimmt. Hiervon konnten 168 Patienten in bezug auf Faktor-V-Leiden untersucht werden [1].

Der Auswertung wurde der laborspezifische Normalbereich, definiert durch den 95-Perzentilbereich, zugrunde gelegt. Die Ergebnisse lassen sich somit einer Low-APC-Antwort (< 2,5. Perzentile des Normalbereichs), einer normalen APC-Antwort, einer High-APC-Antwort (> 97,5. Perzentile des Normalbereichs) und einer nicht bestimmbaren Gruppe zuordnen.

Ergebnisse

Die mittlere Reproduzierbarkeit für den chromogenen Test (APC-F VIII-System) betrug in der Serie für eine lyophilisierte Kontrolle im Normalbereich 4,6%, im abnormalen Bereich 4,7%. Zwischen den Laboratorien ergab sich ein Variationskoeffizient für die normale Kontrolle von 6,4% bzw. für die abnormale Kontrolle von 5,7%. Mit der modifizierten aPTT (APC-aPTT-System) werden vergleichbare Werte erhalten.

Im APC-aPTT-System konnten 15% der Proben nicht bestimmt werden, für 44% ergab sich eine normale Antwort, 17% der Fälle waren oberhalb des Normalbereichs und für 24% ergab sich eine Low-APC-Resistenz. Im APC-F VIII-System konnten 2% der Plasmen nicht bestimmt werden, 46% waren normal, 3% oberhalb des Normalbereichs und für 49% der Fälle ergab sich eine Low-APC-Response.

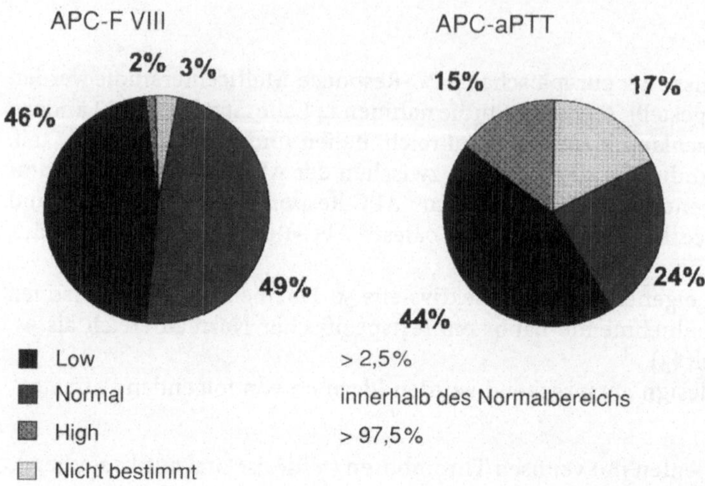

Abb. 2. Schematische Zuordnung aller Patientenplasmen in Plasmen mit Low-, Normal-, High-APC-Antwort oder ohne meßbares Ergebnis

Die Daten der Thrombosepatientengruppe mit abgeklärtem Faktor-V-Leiden-Status sind in Tabelle 1 und 2 zusammengestellt.

69 Patienten mit heterozygoter bzw. homozygoter Faktor-V-Leiden-Mutation waren nicht oral antikoaguliert, 13 waren oral antikoaguliert. Bei der Gruppe der nicht oral antikoagulierten Patienten mit einer Faktor-V-Leiden-Mutation gab es

Tabelle 1. Thrombosepatienten mit Faktor-V-Leiden

	F V-Leiden (heterozygot und homozygot)		
	ohne OAT (n = 69)	mit OAT (n = 13)	
APC-F VIII	91%	100%	Low response
APC-aPTT	93%	31%	Low response

Tabelle 2. Thrombosepatienten mit Faktor-V-Wildtyp

	nicht OAT (n = 23)	unter OAT (n = 52)	
APC-F VIII	30%	62%	Low response
	65%	37%	Normale response
APC-aPTT	13%	4%	Low response
	74%	38%	Normale response

im APC-F VIII-System in 91% der Fälle eine niedere Antwort, im APC-aPTT-System in 93%. Unter OAT wurden mit dem APC-F VIII-System alle, im APC-aPTT-System nur 31% der Fälle erkannt.

Bei der Faktor V-Wildtypgruppe wies sowohl bei oral antikoagulierten wie auch bei nichtoral antikoagulierten Patienten eine vergleichbare Anzahl eine „normale" Antwort auf. Es zeigte sich aber, daß in der Gruppe der nichtoral antikoagulierten Patienten im APC-F VIII-System in 30% der Fälle eine Low response gefunden wurde. Im APC-aPTT-System waren es dagegen nur 13%. Dasselbe Bild ergab sich auch bei den Patienten unter OAT.

Zusammenfassung

Mit dem Immunochrom® APC-Response-Testkit wird nur die Inaktivierung von Faktor VIIIa durch APC und seine Kofaktoren erfaßt. Dieser Test zeigt eine große Sensitivität in bezug auf eine Faktor-V-Leidenmutation. Zusätzlich wurden mit diesem Test bei Thrombosepatienten mehr Fälle mit Low response gefunden als im APC-aPTT-System. Anscheinend werden noch andere Aspekte des Protein C „Pathways" mit dem APC-F VIII-System erfaßt.

Literatur

1. Bertina RM, Koeleman BPC, Koster T et al. (1994) Mutation in blood coagulation factor V associated with resistance to activated protein C. Nature 369:64–67
2. Dahlbäck B, Carlsson M, Svensson PJ (1993) Familial thrombophilia due to a previously unrecognized mechanism characterized by poor anticoagulant response to activated Protein C: Prediction of a cofactor to activated Protein C. Proc Natl Sci USA 90:1004–1008
3. IFCC and ICSH approved recommendation (1987) on the theory of reference values; Part 5. Statistical treatment of collected reference values, determination of reference limits. J Clin Chem Clin Biochem 25:645–656
4. Jorquera JI, Montoro JM, Fernandez MA, Aznar JA, Aznar J (1994) Modified test for activated protein C resistance. Lancet 344:1162–1163
5. Lang H, Oberreither M, Moritz B (1991) A new chromogenic factor VIII-C – assay based on a system of human proteins. Thromb Haemostas 65 6:645 (Abstracts XIIIth Congress 1991)
6. Moritz B, Varadi K, Schwarz HP, Lang H (1994) Erfassung der APC-Response über die Inaktivierung von Faktor VIIIa: ein neuer chromogener Test. 25. Hämophilie-Symposium, Springer, Berlin Heidelberg New York Tokyo, S 140–146
7. Varadi K, Moritz B, Lang H et al. (1995) A chromogenic assay for activated protein C resistance. Br J Haematol 90:884–891

Freie Vorträge

Diskussionsleitung:
Ch. Heinrichs (Berlin
R. Zimmermann (Heidelberg)

Herstellung und Charakterisierung von rekombinantem von Willebrand-Faktor zur therapeutischen Anwendung

U. Schlokat, B. Fischer, A. Mitterer, F. G. Falkner, M. Reiter, L. Grillberger, W. Mundt, A. Preininger, G. Mohr, J. Siekmann, P. Turecek, H. P. Schwarz, F. Dorner

Von Willebrand-Faktor (vWF) wird im menschlichen Körper von Endothelzellen und Megakaryozyten als primäres Translationsprodukt einer Größe von 2813 Aminosäuren synthetisiert. Im Laufe der intrazellulären Reifung wird von diesem Protein zunächst ein 22 Aminosäuren langes Sekretionspeptid abgespalten, und die entstehenden Monomere dimerisiert, sulfatiert und glykosyliert. Anschließend folgt die Multimerisierung der Dimere und die Abspaltung der 741 Aminosäuren langen Propeptide. Die unterschiedlich langen Multimere (bestehend aus einer variablen Anzahl der 2050 Aminosäuren langen, bzw. ca. 250 Kd großen Monomere) werden schließlich vom Endothel ins Blut sezerniert bzw. in speziellen Strukturen, den Weibel-Palade-Körpern, gespeichert. In Thrombozyten findet die vWF-Speicherung in den sog. α-Granuolen statt [10, 11].

Während der primären Hämostase vermittelt vWF die Adhäsion der Thrombozyten sowohl untereinander als auch an das Subendothel. Darüber hinaus bindet vWF zirkulierenden Faktor VIII (F VIII), schützt diesen dadurch vor Proteolyse und verlängert dessen Halbwertszeit [10, 11].

Unterschiedlichste genetische Änderungen können zu reduzierten Mengen oder sogar zu völliger Abwesenheit von vWF-Molekülen führen. Mutationen können zudem die Bildung qualitativ veränderter vWF-Moleküle bewirken, wobei auch hier ein Spektrum von eingeschränkter bis vollkommener Funktionslosigkeit beobachtet werden kann. Diese Defekte, kollektiv als von Willebrand-Krankheit oder von Willebrand-Syndrom (von Willebrand-Disease, vWD) bezeichnet, äußern sich klinisch sehr heterogen in Form milder bis schwerer Blutungsneigung, ähnlich der durch F VIII-Defizienz verursachten Hämophilie A, und werden in unterschiedliche Typen klassifiziert [6]. Auch einige Fälle erworbener vWD sind bekannt [7].

vWD-Patienten werden in bestimmten Fällen entweder mit Desmopressin (DDAVP), das die Ausschüttung in Thrombozyten gespeicherter vWF-Moleküle induziert, oder, in der Regel, durch Gabe plasmatischer F VIII/vWF-Komplexkonzentrate behandelt. Obwohl diese F VIII/vWF-Komplexkonzentrate signifikante Mengen vWF enthalten, fehlen ihnen oft die hämostatisch besonders wirksamen, großen Multimere. Darüber hinaus sind die vorhandenen vWF-Moleküle in diesen Präparaten proteolytisch degradiert, wie durch Multimeranalysen hoher Auflösung gezeigt wurde [1, 5, 8].

Um ein potentielles therapeutisches Präparat ohne die genannten Limitierungen zur Verfügung stellen zu können, wurde ein rekombinanter humaner vWF

I. Scharrer/W. Schramm (Hrsg.)
26. Hämophilie-Symposion Hamburg 1995

(rvWF) entwickelt, dessen Herstellung, Large-scale-Produktion und proteinchemische Charakterisierung im folgenden beschrieben wird.

Ergebnisse

Molekularbiologie, Expression und Zellkultur

Humane vWF und, als Selektionsmarker, murine Dihydrofolatreduktase (dhfr) cDNA wurden in geeignete Expressionsvektoren gesetzt (Abb. 1), in dhfr-defiziente CHO Zellen kotransfiziert, und permanente CHO-rvWF Zellklone erstellt [2]. Von diesen Zellklonen produzierte rvWF-Moleküle werden in den Zellkulturüberstand sezerniert, enthalten jedoch im Gegensatz zu plasmatischem vWF noch signifikante Mengen kovalent gebundenen Propeptids (Abb. 2, 3).

Zusätzliche Expression der humanen Propeptidase Furin [9] in einem hochexprimierenden CHO-rvWF-Klon führte unter Neomycinselektion (Abb. 1) zu stabilen CHO-rvWF/rFurin-Zellklonen (Abb. 2). Während in den Überständen einzelner Zellklone, die eine hohe Rate von rFurinexpression aufweisen, kein rvWF-Propeptid (Pro-rvWF) mehr detektiert werden konnte, waren im Fall geringerer rFurin-Koexpression noch geringe Mengen Pro-rvWF nachweisbar (Abb. 4). Der Prozessierungsgrad von Pro-rvWF in individuellen rFurin exprimierenden CHO-rvWF/rFurin-Klonen ist somit abhängig von der jeweiligen exprimimierten Menge von rFurin darin [12].

Scale-up/Biotechnologie

Ein hoch exprimierender CHO-rvWF/rFurin-Klon, der nur vollständig prozessierten, propeptidfreien rvWF im Überstand aufweist, wurde zur weiteren Charakterisierung ausgewählt [4]. Abhängig von den gewählten Bedingungen und Mediensupplementen produziert dieser Klon in Rollerflaschen bis etwa 40 μg rvWF/ml und Tag bei serumfreiem Wachstum (Abb. 5).

Im technischen Maßstab (40 l Fermenter) werden die CHO-rvWF/rFurin-Zellen auf porösen Polyethylen Microcarriers (Cytoline 2, Pharmacia) immobilisiert.

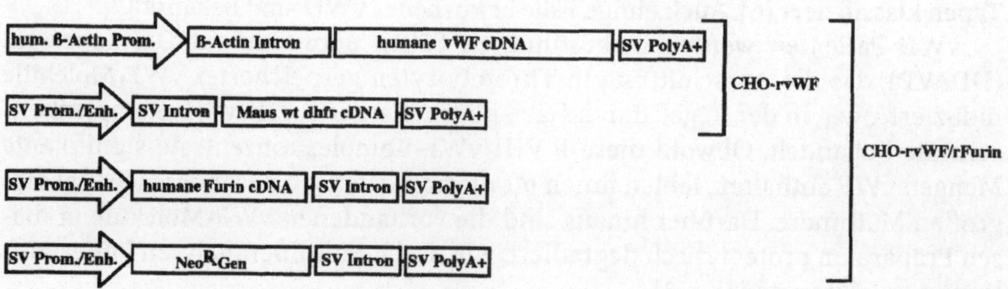

Abb. 1. Schematische Darstellung der Genkassetten, die zur Erstellung rvWF bzw. rvWF/rFurin exprimierender CHO-Zellklone verwendet wurden

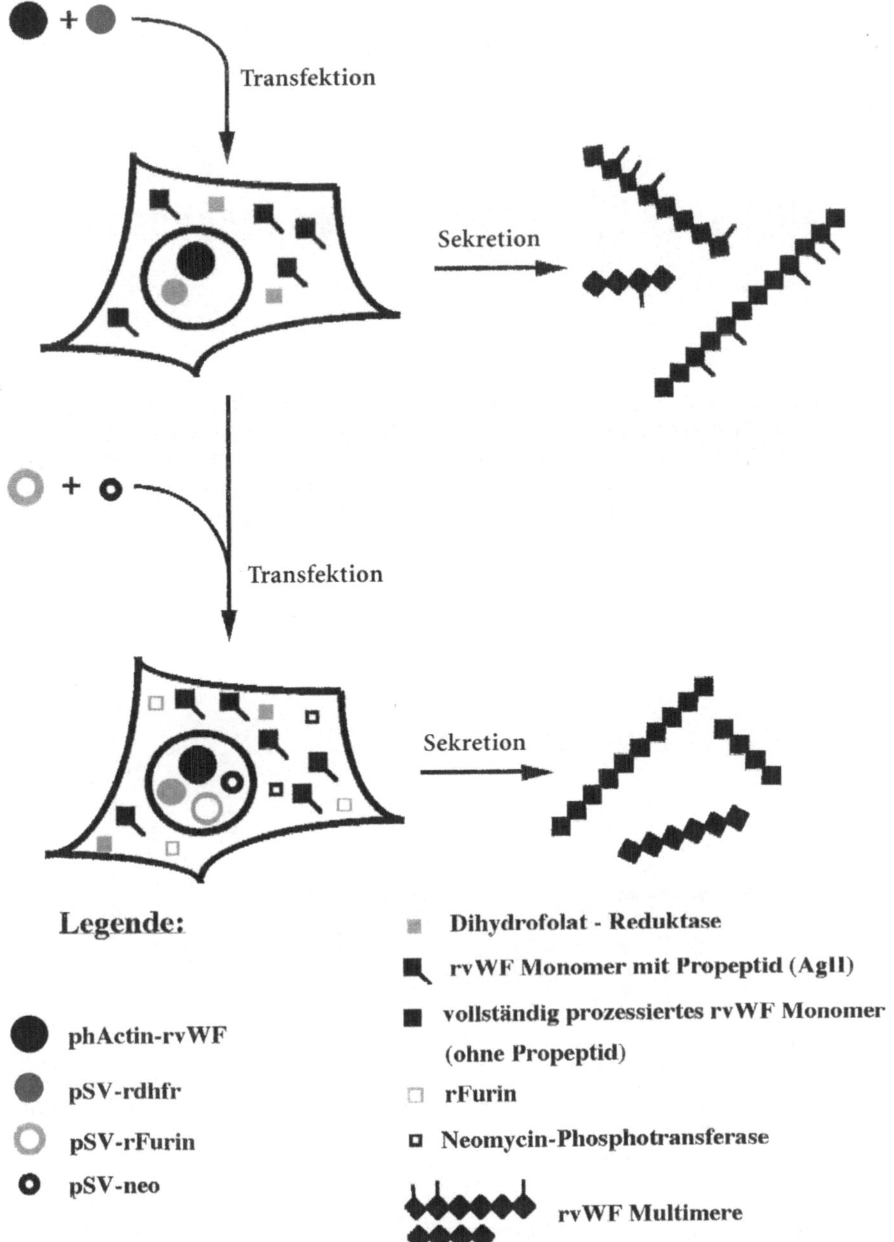

Abb. 2. Schematische Darstellung der Etablierung stabiler Zellinien, die entweder partiell oder vollständig prozessierte rvWF-Multimere in den Überstand sezernieren. Die obere Zelle produziert noch propeptidenthaltende rvWF-Moleküle, während die untere Zelle durch zusätzliche genetische Manipulation nur vollständig prozessierte, propeptidfreie rvWF-Multimere sezerniert

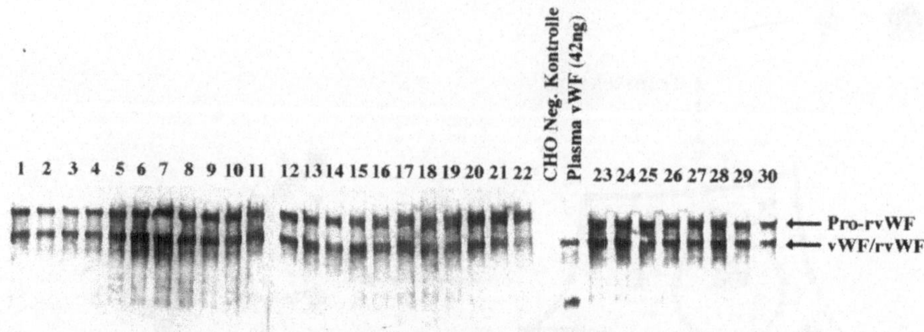

Abb. 3. Western-blot-Analyse von 24 h CHO-rvWF-Zellkulturüberständen während aufeinanderfolgender Tage serumfreien Wachstums. Überstände eines unter serumfreien Bedingungen gezogenen CHO-rvWF-Klons wurden reduziert und unter denaturierenden Bedingungen im Polyacrylamidgel aufgetrennt. Mittels eines Kaninchenserums werden die propeptidhaltigen und vollständig prozessierten rvWF-Banden visualisiert.

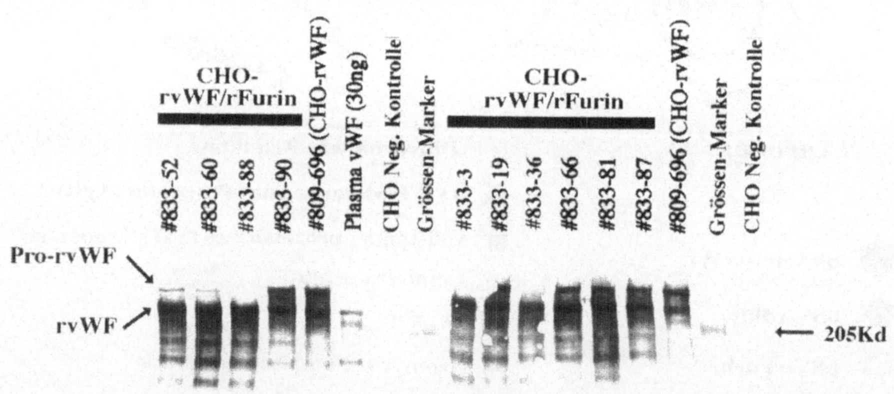

Abb. 4. Western-blot-Analyse mit Zellkulturüberständen individueller rFurin-koexprimierender rvWF-Zellklone. Zellkulturüberstände individueller CHO-Klone, die neben rvWF auch unterschiedliche Mengen der Propeptidase rFurin exprimieren, werden wie in Abb. 3 beschrieben visualisiert. Das Verhältnis von propeptidhaltigem rvWF (Pro-rvWF) zu vollständig prozessiertem rvWF (rvWF) zeigt die unterschiedlichen rFurin-Expressionsraten in diesen Zellklonen. Zur Detektion selbst geringer Mengen noch vorhandenen propeptidhaltigen rvWFs wurden die Blots stark überentwickelt

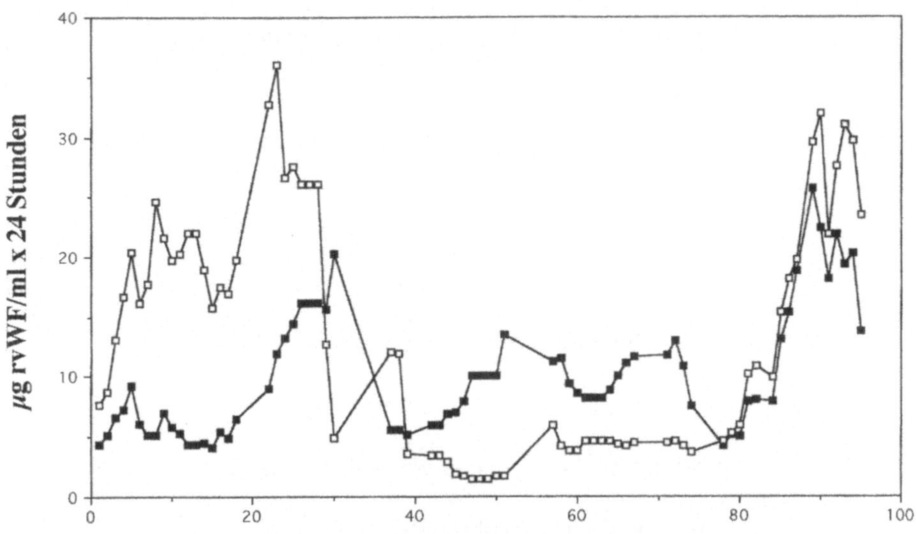

Abb. 5. rvWF-Ausbeute von CHO-rvWF und CHO-rvWF/rFurin-Zellklonen während serumfreier Wachstumsbedingungen in Rollerflaschen. *Offene Quadrate:* CHO-rvWF/rFurin; *geschlossene Quadrate*: CHO-rvWF

Diese Technik ermöglicht es, die Kultur unter serum- bzw. proteinfreien Bedingungen zu perfundieren. Dieser Prozeß wurde über einen Zeitraum von 6 bis 12 Monaten untersucht und erwies sich als stabil.

Strukturelle und funktionelle Charakterisierung von rvWF

Aus dem Zellkulturüberstand durch Ultrafiltration konzentrierter rvWF wurde durch Anionen- und Heparinaffinitätssäulenchromatographie gereinigt. Im Polyacrylamidgel unter denaturierenden und reduzierten Bedingungen ist mittels Silberfärbung nach der Reinigung nur noch eine Bande erkennbar (Abb. 6).

N-terminale Aminosäuresequenzierung und zweidimensionale Gelelektrophorese (Abb. 7) bestätigten die vollständige und korrekte Abspaltung des Propeptids [3].

Die Multimeranalyse von rvWF zeigt bei geringer Auflösung, daß, analog zu plasmatischem vWF, Multimerbildung stattfindet (Abb. 8). Hochauflösende Multimeranalyse zeigt qualitative Unterschiede zwischen plasmatischem, vollständig prozessiertem rvWF aus CHO-rvWF/rFurin-Zellen, und propeptidhaltigem rvWF aus CHO-rvWF Zellklonen (Abb. 9). Plasmatischer bzw. Kryopräzipitat vWF weist die typische Triplettstruktur auf: die dominante, zentrale Bande wird von jeweils einer schwächeren schnelleren und langsameren Bande flankiert. Von CHO-rvWF-Zellen sezernierter rvWF dagegen wandert in der Elektrophorese als Duplett, und

Flußdiagramm der Reinigung von rekombinantem rvWF

Fermentation rekombinanter CHO-Zellen
↓
Zentrifugation
↓
Konzentration durch Ultrafiltration
↓
Sterilfiltration
↓
Anionenaustauschchromatographie
↓
Heparinaffinitätschromatographie
↓
gereinigter rekombinanter von Willebrand-Faktor
↓
funktionelle und strukturelle Charakterisierung

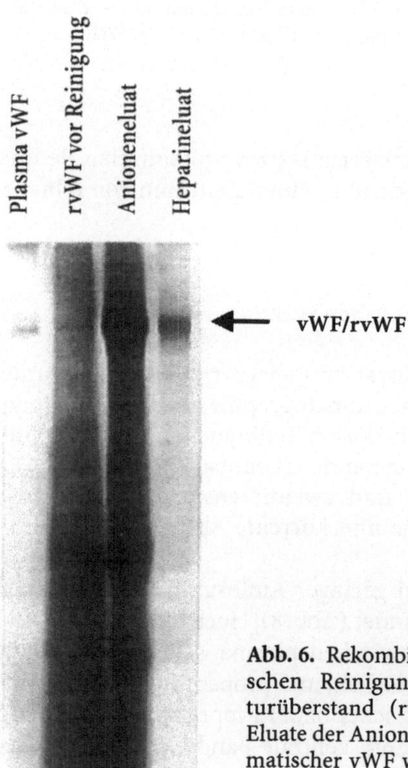

Abb. 6. Rekombinanter vWF während der säulenchromatographischen Reinigungsschritte. Konzentrierter CHO-rvWF-Zellkulturüberstand (rvWF vor Reinigung), die rvWF enthaltenden Eluate der Anionen- und Heparinsäulen sowie, als Kontrolle, plasmatischer vWF werden reduziert und unter denaturierenden Bedingungen im Polyacrylamidgel aufgetrennt. Die Proteine werden mittels Silberfärbung visualisiert

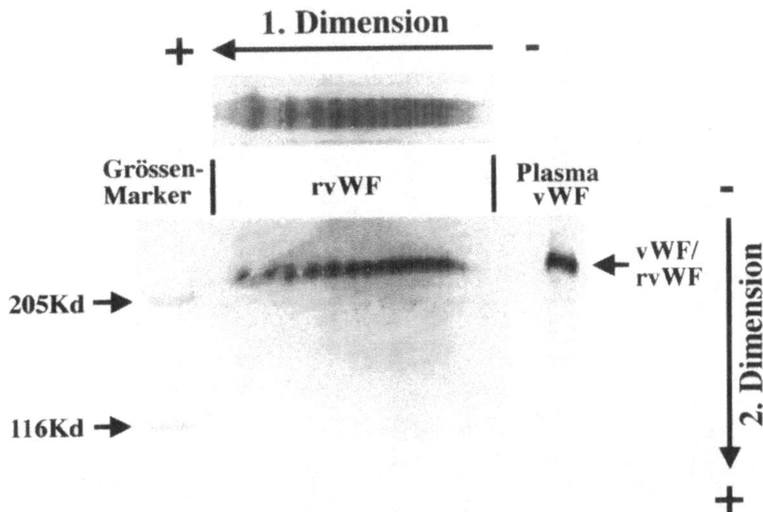

Abb. 7. Zweidimensionale Gelelektrophorese zur Darstellung der vollständigen Prozessierung von rvWF aus rvWF/rFurin-Zellinien. In der ersten Dimension werden die rvWF-Moleküle unter denaturierenden, jedoch nicht reduzierten, Bedingungen aufgetrennt, so daß die Multimere sichtbar werden. Die zweite Dimension erfolgt anschließend unter zusätzlich reduzierten Bedingungen. Die Abwesenheit einer zweiten, größeren Bande zeigt die vollständige Prozessierung des rvWF

zeichnet sich darüber hinaus durch eine langsamere Migrationsgeschwindigkeit aus. Letztere ist auf das größere Molekulargewicht des rvWF mangels vollständiger Propeptidprozessierung zurückzuführen. Bei vollständig prozessiertem rvWF aus CHO-rvWF/rFurin-Zellen schließlich tritt jede Multimerbande nur als Singlett auf.

Die Singletts individueller rvWF-Multimere wandern an Positionen, die den zentralen Triplettbanden plasmatischer vWF-Moleküle entsprechen. Da die Triplettstruktur der Multimere Folge proteolytischer Degradation ist [1, 5, 8], impliziert die Singlettstruktur hohe strukturelle Integrität des rvWF im Vergleich zu plasmatischem vWF.

N- und O-Glykosylierung wurde sowohl bei plasmatischem wie rvWF nachgewiesen. Entfernung von Zuckergruppen in vitro verringert die Ristocetin Kofaktoraktivität und unterstreicht so deren Notwendigkeit für die funktionelle Integrität des rvWF (Tabelle 1). Detaillierte terminale glykobiologische Untersuchungen zeigten in beiden Fällen die Präsenz von SA α (2–3) Gal und Gal β (1–4) NAcGlc-Kohlehydratstrukturen; SA α (2–6) Gal ist nur bei plasmatischem vWF präsent. Gal β (1–3) Glc und High-mannose-Gruppen wurden nicht nachgewiesen. Diese Befunde, insbesondere die Abwesenheit jeglicher High-mannose-Gruppen, implizieren somit vollständig und korrekt prozessierte Kohlehydratstrukturen.

Die Funktionalität des rvWF in vitro wurde mittels F VIII-Bindung (biospezifische Interaktionsanalyse, Pharmacia), der Fähigkeit zur Stabilisierung von F VIII [12], Ristocetin-Kofaktoraktivität (Von Willebrand-Reagenz Kit, Behringwerke),

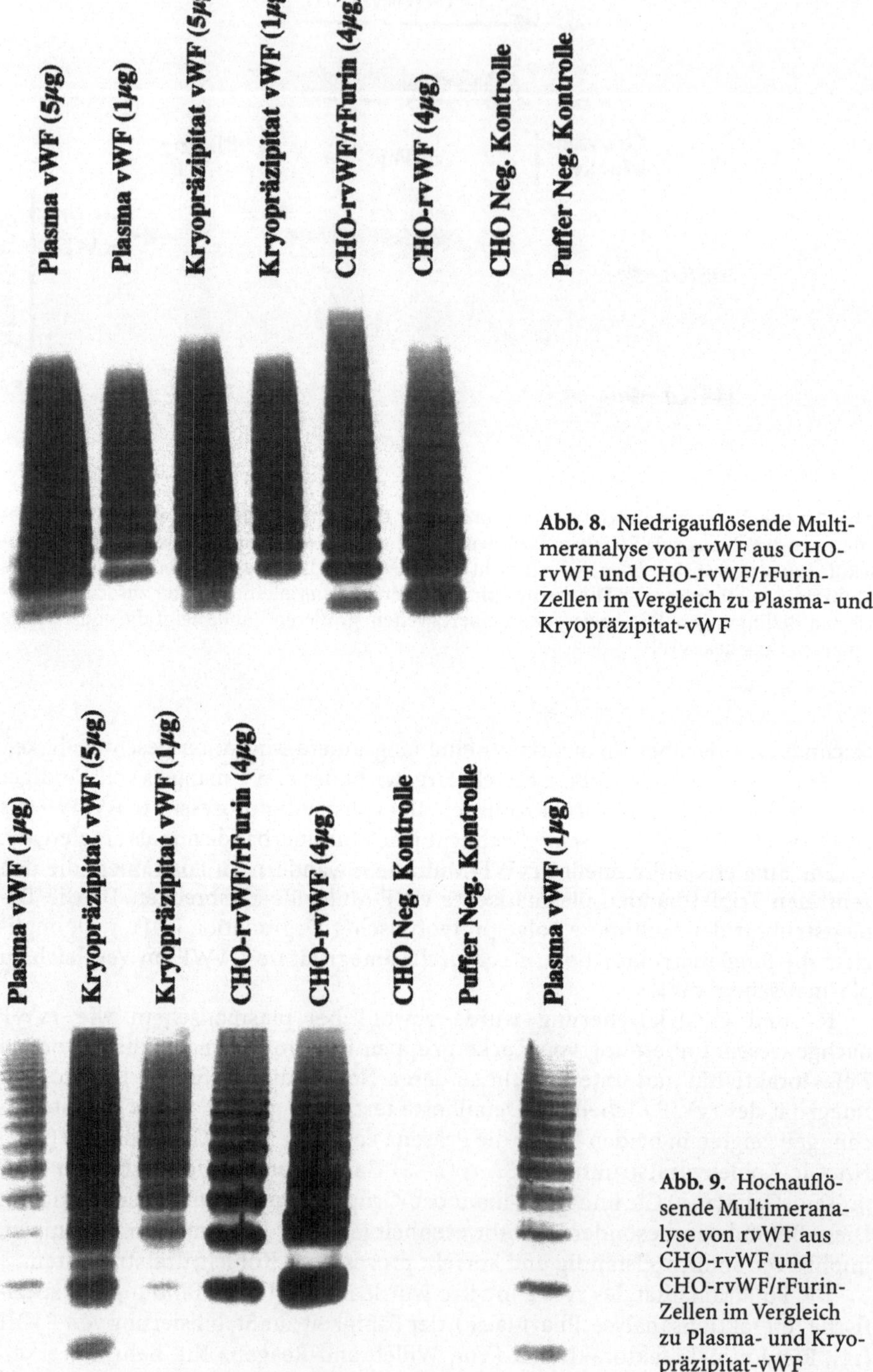

Abb. 8. Niedrigauflösende Multimeranalyse von rvWF aus CHO-rvWF und CHO-rvWF/rFurin-Zellen im Vergleich zu Plasma- und Kryopräzipitat-vWF

Abb. 9. Hochauflösende Multimeranalyse von rvWF aus CHO-rvWF und CHO-rvWF/rFurin-Zellen im Vergleich zu Plasma- und Kryopräzipitat-vWF

Tabelle 1. Beeinflussung der Ristocetin Kofaktoraktivität des rvWF durch selektive Kohlehydratentfernung in vitro

Probe		Ristocetin Kofaktoraktivität [%] gegenüber unbehandelter Probe)
rvWF	unbehandelt	100
rvWF	+ N-Glycosidase	100
rvWF	+ Neuraminidase	49
rvWF	+ Neuraminidase + O-Glycosidase	50
rvWF	+ N-Glycosidase + O-Glycosidase + Neuraminidase	3

und Kollagenbindung (humanes Plazenta Typ III Kollagen [13]) nachgewiesen (Tabelle 2, s. S. 156). Außer bei der Kollagenbindung sind keine signifikanten Unterschiede zwischen propeptidhaltigem und propeptidfreiem rvWF erkennbar; vollständig prozessierter rvWF wiederum verhält sich in Kollagenbindung und Ristocetin Kofaktortest wie kommerzielles F VIII/vWF-Komplexkonzentrat oder F VIII-abgereichertes vWF-Präparat.

Während der säulenchromatographischen Reinigung kann durch die Wahl der Elutionsbedingungen eine selektive Anreicherung der hohen Multimere und gleichzeitige Abtrennung der niedermolekularen rvWF-Multimere erreicht werden (Abb. 10). Hochmolekulare Multimeranreicherung korreliert dabei mit steigender Ristocetin Kofaktoraktivität und Kollagenbindung.

Biospezifische Interaktionsanalyse zeigt eine erhöhte F VIII-Bindungskapazität des rvWF im Vergleich zu vWF aus Kryopräzipitat oder Plasma; zumindest teilweise ist dieser Effekt vermutlich auf die oben genannte höhere strukturelle Integrität des rvWF zurückzuführen (Tabelle 3).

Die Funktionalität des beschriebenen rvWF in vivo wird durch Ergebnisse in diversen Tiermodellen unterstrichen. So wurde gezeigt (vgl. Beitrag Turecek et al. diesen Band, S. 159), daß die Blutung sowohl experimentell vWF-depletierter Mäuse, als auch kongenital vWF-defizienter Schweine durch rvWF-Gabe gehemmt wird.

Tabelle 3. Biospezifische Interaktionsanalyse: Bindungskapazität von rekombinantem, kryopräzipitiertem, und plasmatischem vWF für F VIII

Probe	Stöchiometrie vWF-Untereinheit : F VIII
rvWF 280 mM Eluat	2,0 : 1
kvWF 280 mM Eluat	2,6 : 1
pvWF 280 mM Eluat	3,0 : 1

Tabelle 2. Zusammenfassung der funktionellen Eigenschaften partiell und vollständig prozessierten rvWFs im Vergleich zu kommerziellen, plasmatischen vWF-enthaltenden Präparaten

(r)vWF-Probe	vWF-Antigen [μg/ml]	Ristocetin Kofaktor-aktivität [mE/ml][c]	Kollagen-bindungs-aktivität [mE/ml][b]	Kollagen (Akt:Ag)	Ristocetin Kofaktor (Akt:Ag)	rF VIII-Bindung[d]	Propeptid Prozessierung (in [%] des Gesamt-Ag)	Präsenz der großen MW-Multimere	rF VIII-Stabili-sierung[e]
#846-1 (rvWF)	7,7	390	180	23	51	++	50	+++	++
#904-1 (rvWF)	4,4	310	280	63	70	++	100	+++	++
#904-2 (rvWF)	5,2	290	310	60	56		100	+++	
Haemate HS	954	49700			52		100	+++	
Biotransfusion	491	37700			77		100	+++	
F VIII/vWF[g]	1355	53000	43000	32	39		100	++	
Plasma[a]	12	800[c]	1000[b]	83	67		100	+++	
vWF (Plasma)[f]	100					++	100		++
Plasma (theoretisch)	10	1000	1000	100	100	++	100	+++	++

[a] Frisches, gefrorenes Plasma FFP (lyophylisiert).
[b] Dargestellt in Einheiten verglichen mit FFP; 1 ml FFP mit 12 μg vWF-Antigen/ml enthält den willkürlich festgesetzten Wert von 1 Einheit Kollagenbindungsaktivität (d.h. 1 mE Kollagenbindungsaktivität enthält 12 ng Antigen).
[c] 1 Einheit Ristocetin Kofaktoraktivität entspricht der Aktivität in 1 ml gepooltem, frischen Citratplasma.
[d] Bestimmt mittels biospezifischer Interaktions-Analyse (Pharmacia).
[e] Bestimmt durch die Stabilisierung von rekombinantem F VIII in Zellkulturüberständen.
[f] Gereinigter, F VIII-freier Plasma vWF (Stago).
[g] Säulenchromatographisch hochgereinigtes F VIII/vWF-Komplexkonzentrat.

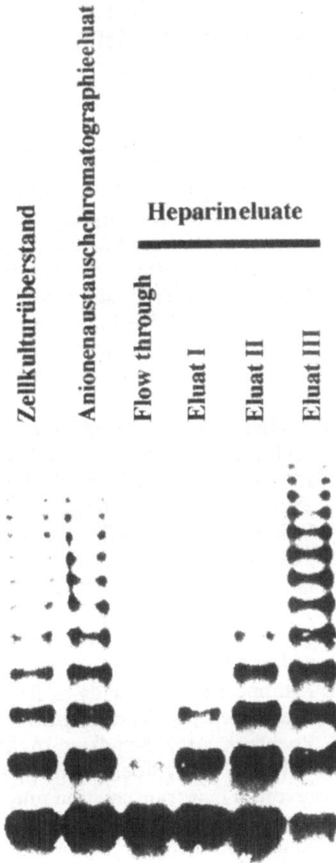

Abb. 10. Anreicherung großer Multimere durch differentielle Elution von der Heparinmatrix. Niedrigauflösende Multimeranalyse der verschiedenen Heparineluate zeigt die Anreicherung der großen, bzw. Abtrennung der kleinen rvWF-Multimere

Zusammenfassung

Ein Verfahren zur Herstellung eines rekombinanten vWF mit, verglichen mit plasmatischem vWF, höherer struktureller Integrität und besserer Bindungskapazität für F VIII wurde entwickelt. Kollagenbindung und Ristocetin Kofaktoraktivität liegen im Rahmen der Werte für plasmatischen vWF in herkömmlichen, kommerziellen F VIII/vWF-Komplexkonzentraten. rvWF stabilisiert F VIII und weist korrekte Propeptidabspaltung sowie vollständige Glykosylierung auf.

Die rvWF-Produktion durch microcarrierimmobilisierte rvWF/rFurin-exprimierende CHO-Zellklone unter serumfreien Bedingungen ermöglicht die Bereitstellung der notwendigen rvWF-Mengen für weitreichende In-vitro-Untersuchungen. Da im Gegensatz zu bisherigen plasmatischen, vWF-enthaltenden Präparaten absolute F VIII-Abwesenheit gegeben ist, werden erstmals In-vivo-Untersuchungen in Tiermodellen über einzig durch vWF vermittelte Effekte in der Hämostase ermöglicht.

Die bisher vorliegenden Ergebnisse unterstützen die mögliche Verwendung von rvWF als potentielles, neues Therapeutikum für die Behandlung von vWD.

Literatur

1. Dent JA, Galbusera M, Ruggeri ZM (1991) Heterogeneity of plasma von Willebrand factor multimers resulting from proteolysis of the constituent subunit. J Clin Invest 88:774–782
2. Fischer B, Mitterer A, Schlokat U, Den Bouwmeester R, Dorner F (1994) Structural analysis of recombinant von Willebrand factor: identification of hetero- and homo-multimers. FEBS Lett 351:345–348
3. Fischer B, Schlokat U, Mitterer A, Reiter M, Mundt W, Turecek P, Schwarz HP, Dorner F (1995) Structural analysis of recombinant von Willebrand factor produced at industrial scale fermentation of transformed CHO cells coexpressing recombinant furin. FEBS Lett 375:259–262
4. Fischer B, Turecek P, Mitterer A, Schlokat U, Falkner FG, Schwarz HP, Dorner F (1995) Multimeric Composition und structural analysis of a recombinant von Willebrand factor (rvWF) (Abstract). Thromb Haemost 73:1166
5. Furlan M, Robles R, Affolter D, Meyer D, Baillod P, Lämmle B (1993) Triplet structure of von Willebrand factor reflects proteolytic degradation of high molecular weight multimers. Proc Natl Acad Sci USA 90:7503–7507
6. Ginsburg D, Bowie EJW (1992) Molecular genetics of von Willebrand disease. Blood 79:2507–2519
7. Mannucci P (1995) Platelet von Willebrand factor in inherited and acquired bleeding disorders. Proc Natl Acad Sci USA 92:2428–2432
8. Mannucci PM, Lattuada A, Ruggeri ZM (1994) Proteolysis of von Willebrand factor in therapeutic plasma concentrates. Blood 83:3018–3027
9. Roebroek AJM, Schalken JA, Bussemakers MJG, Van Heerikhuizen H, Onnekink C, Debruyne FMJ, Bloemers HPJ, Van de Ven WJM (1986) Characterization of human fes/fps reveals a new transcription unit (fur) in the immediate upstream region of the proto-oncogene. Mol Biol Rep 11:117–125
10. Ruggeri ZM, Ware J (1992) The structure and function of von Willebrand factor. Thromb Haemost 67:594–599
11. Ruggeri ZM, Ware J (1993) Von Willebrand factor. FASEB J 7:308–316
12. Schlokat U, Fischer BE, Mitterer A, Falkner FG, Reiter M, Mundt W, Turecek PL, Schwarz HP, Dorner F (1995) Large scale production of recombinant von Willebrand Factor (Abstract). Thromb Haemost 73:1160
13. Siekmann J, Turecek PL, Fischer BE, Mitterer A, Schlokat U, Falkner FG, Dorner F, Schwarz HP (1995) Characterization of plasma-derived and recombinant human vWF by improved collagen binding assays (Abstract). Thromb Haemost 73:1160

Rekombinanter von Willebrand-Faktor: Präklinik

P. L. Turecek, J. Siekmann, L. Pichler, W. Auer, B. E. Fischer, U. Schlokat, A. Mitterer, F.G. Falkner, M. Reiter, W. Mundt, F. Dorner, H.P. Schwarz

Humaner rekombinanter von Willebrand-Faktor (rvWF) wird in CHO-Zellen mit rFurin koexprimiert, aus dem Zellkulturüberstand durch ein mehrstufiges chromatographisches Verfahren gereinigt und pharmazeutisch formuliert. Die biochemische, strukturelle und funktionelle Charakterisierung zeigt eine weitgehende Identität mit plasmatischem von Willebrand-Faktor, jedoch eine höhere Integrität [3]. Im Präparat sind Multimere hoher Molekülmasse vorhanden, vergleichbar mit jenen in humanem Normalplasma und Faktor VIII/von Willebrand-Faktorkomplexkonzentraten, die therapeutisch angewendet werden. In dieser Studie soll nun die weiterführende, funktionelle Charakterisierung des rekombinanten von Willebrand-Faktors in vitro und in vivo dargestellt werden.

Ergebnisse

Funktionelle In-vitro-Charakterisierung

Rekombinanter von Willebrand-Faktor wurde im Vergleich zu zwei plasmatischen, von Willebrand-Faktor enthaltenden Konzentraten (Haemate HS, Behring, und Von Willebrand-Factor/Factor VIII V.H.P. Concentrate, Centre Regional de Transfusion Sanguine de Lille) auf seine drei wesentlichen z. Z. bekannten funktionellen Eigenschaften untersucht: die Bindung an Thrombozyten, die Bindung an Kollagen und die Bindung an Faktor VIII. Die Ergebnisse sind in Tabelle 1 zusammengefaßt. Das Bild im 1%-SDS-Agarosegel des plasmatischen vWF-Präparates und von Humanplasma im Vergleich zu rvWF zeigt eine ähnliche Struktur mit Multimeren hoher Molmasse (Abb. 1). Die Bindung an Thrombozyten wurde im konventionellen Ristocetinkofaktor/(RCoF)-Test an formaldehydfixierten Thrombozyten [1, 6, 12] und auch unter Verwendung nativer, gewaschener Plättchen untersucht. Es zeigte sich, daß alle drei Präparationen vergleichbare Affinitäten zu Humanthrombozyten aufwiesen. Die spezifischen Aktivitäten waren, gemessen als Ristocetinkofaktor-Aktivität gegen eine von Willebrand-Faktor-spezifische Antigenbestimmung (ELISA-vWF, Boehringer Mannheim), vergleichbar und sind der Tabelle 1 zu entnehmen. Die Bindung an Kollagen wurde in verschiedenen Testsystemen auf ELISA-Basis nachgewiesen [9]. Untersucht wurde die Bindung an Kollagen vom Typ I, III und VI aus humaner Plazenta und an Typ-I-Kollagen

I. Scharrer/W. Schramm (Hrsg.)
26. Hämophilie-Symposion Hamburg 1995

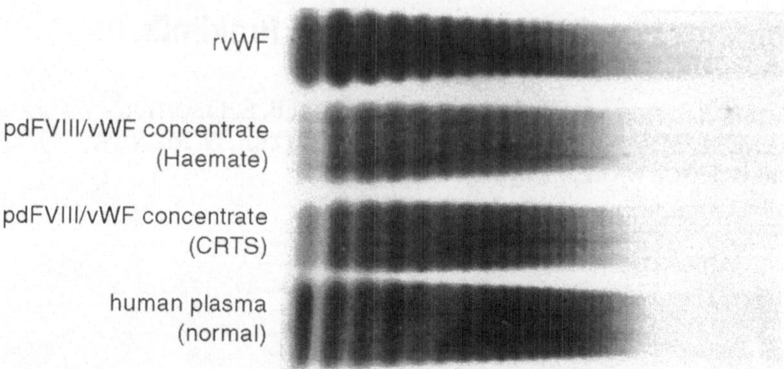

Abb. 1. Multimere von von Willebrand-Faktor aus humanem Normalplasma und von Willebrand/Faktor-VIII-Konzentraten (pdF VIII/vWF) im Vergleich zu rekombinantem von Willebrand-Faktor

Tabelle 1. In-vitro-Charakterisierung von plasmatischem und rekombinantem vWF

	Thrombozytenbindung		Kollagenbindung	FVIII-Bindung	Multimere (hohes MW)	spezifische Aktivität
	fixierte Plättchen	gewaschene Plättchen				RCOF E/mg Ag
rvWF	+	+	+	+	+	63
pdF VIII/vWF (Haemate)	+	+	+	n.d.	+	52
pdF VIII/vWF (CRTS)	+	+	+	n.d.	+	77

aus der Pferdesehne, aus der Rindersehne, aus dem Rattenschwanz und aus der Kälberhaut. Die Affinitäten von plasmatischem und rekombinantem von Willebrand-Faktor zu den Kollagenen waren jeweils vergleichbar. Keine Bindung für beide Proteine konnte an Typ-VI-Kollagen aus humaner Plazenta festgestellt werden. Eine besonders starke Bindung wurde an Typ-III-Kollagen (humane Plazenta) und Typ-I-Kollagen aus Pferd und Rind nachgewiesen.

Rekombinanter von Willebrand-Faktor bindet an Faktor VIII; vergleichbare Versuche mit plasmatischem von Willebrand-Faktor/Faktor-VIII-Konzentrat sind durch das Vorhandensein von Faktor VIII in diesen Präparaten nicht durchführbar. Damit ist auch die Interpretation von In-vivo-Untersuchungen mit solchen Konzentraten limitiert, weil gleichzeitig mit der Gabe von von Willebrand-Faktor auch andere hämostatisch aktive Proteine (z. B. Faktor VIII) verabreicht werden. Die Bindung des FVIII an vWF bewirkt auch, daß Faktor VIII gegen die Inaktivierung mit aktiviertem Protein C geschützt wird [2, 5, 11]. Rekombinanter Faktor VIII

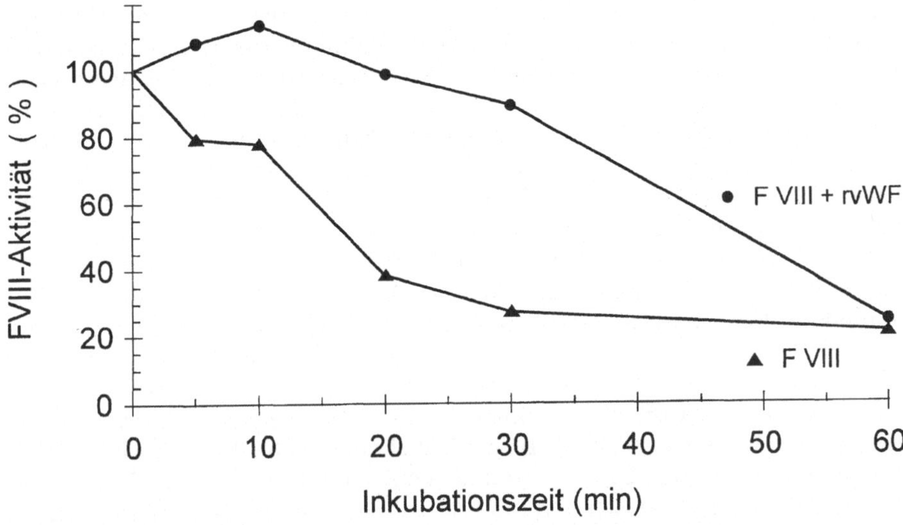

Abb. 2. rvWF: Stabilisierung von FVIII gegen Inaktivierung durch aktiviertes Protein C

wurde mit rekombinantem von Willebrand-Faktor versetzt und anschließend mit aktiviertem Protein C die Inaktivierungskinetik durch Messung der Faktor-VIII-Aktivität (Immunochrom FVIII:C, Immuno) bestimmt (Abb. 2). Die Anwesenheit von rvWF erhöhte die Faktor-VIII-Stabilität im Vergleich zur Kontrolle.

In-vivo-Charakterisierung

Drei Tiermodelle stehen zur In-vivo-Charakterisierung der Wirksamkeit des rekombinanten von Willebrand-Faktors zur Verfügung.

- Maus: transiente antikörperinduzierte von Willebrand-Faktordefizienz,
- Hund: schwere von Willebrand-Faktor-Defizienz (IMMUNO von Willebrand-Hunde),
- Schwein: schwere von Willebrand-Faktor-Defizienz (Institut National de la Recherche Agronomique, Frankreich).

Maus

Mäuse wurden durch i.v.-Bolusgabe eines spezifischen Faktor VIII/von Willebrand-Faktor-Inhibitorplasmas in vivo immundepletiert. Das von Willebrand-Faktor/Faktor-VIII-Inhibitorplasma wurde aus Ziegen, durch Immunisierung mit einem gereinigten von Willebrand-Faktor/Faktor-VIII-Komplex aus humanem Plasma, gewonnen. Nach der s.c.-Grundimmunisierung der Ziegen mit komplettem Freund'schem Adjuvans und einem s.c.-Booster mit inkomplettem Freund'schem Adjuvans hatten die Ziegen einen Faktor-VIII-Inhibitortiter von durchschnittlich 5 BE/ml. Dieser konnte durch einen i.v.-Booster auf ca. 1900 BE/ml gesteigert werden. Mäuse, die mit einem solchen Inhibitorplasma immundepletiert wurden, wiesen ein deutlich reduziertes vWF-Antigen auf. In der SDS-Agarosegelelektrophorese waren bei einzelnen der behandelten Tiere keine oder nur mehr sehr schwach nachweisbare vWF-Multimere vorhanden. Andere zeigten eine deutliche, aber nicht vollständige Reduktion des von Willebrand-Faktors (Abb. 3). Gleichzeitig kam es zu einer Reduktion der Faktor-VIII-Plasmakonzentration auf 2% des Wertes vor Gabe des Inhibitors.

Der Versuchsablauf der Testung von Präparaten an der immundepletierten Faktor VIII/von Willebrand-Faktor-Maus ist Abbildung 4 zu entnehmen. Die Bestimmung der Schwanzblutungscharakteristik in Pentobarbitalnarkose wurde nach der Methode von Novak et al. [7] durchgeführt. Das nach Abschneiden der Schwanzspitze austretende Blut wurde quantifiziert und die Blutungscharakteristik über die Zeit ermittelt [10]. Unter diesen Bedingungen wurde den immundepletierten Mäusen ein Faktor VIII/von Willebrand-Faktor-Präparat (Immunate, Immuno) in Dosen von 20, 100, 200 und 400 RCoF E/kg und rekombinanter von Willebrand-Faktor in Dosen von 100 und 200 RCoF E/kg gegeben. Abbildung 5 zeigt die Blutungscharakteristik der behandelten Mäuse im Vergleich zu normalen Mäusen und unbehandelten Inhibitormäusen. Als Kontrolle wurde reiner Puf-

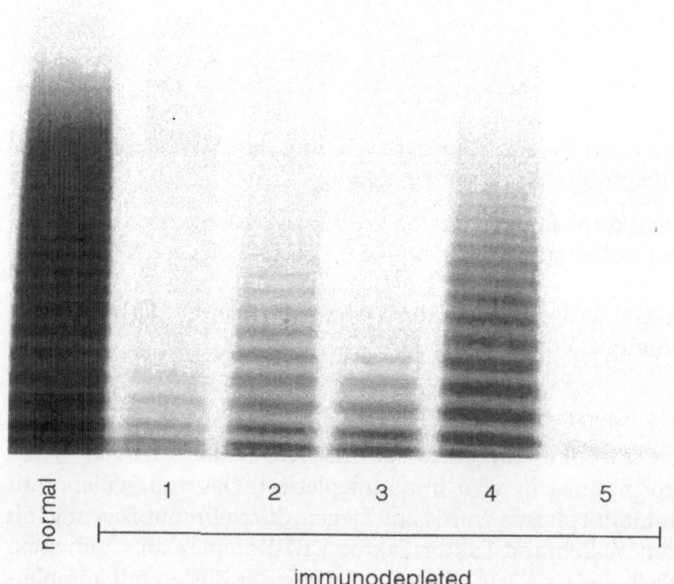

Abb. 3. vWF-Multimere von Mäusen (Nr. 1–5) nach In-vivo-Immundepletion (1% Agarosegel; Kontrolle: Mausnormalplasma)

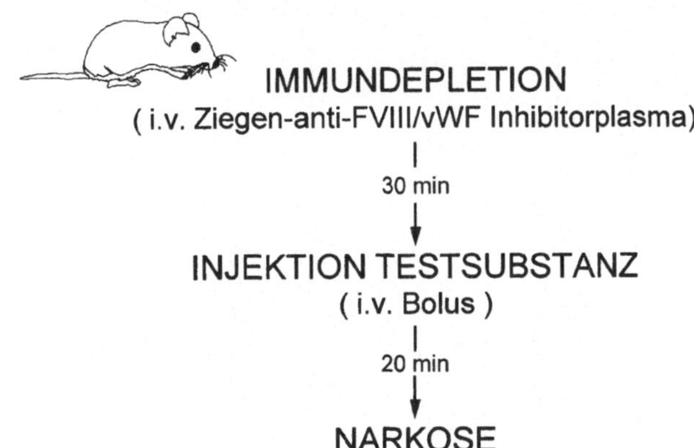

Abb. 4. Testung von rvWF und FVIII/vWF in der Maus mit antikörperinduzierter vWF-Defizienz (Versuchsablauf)

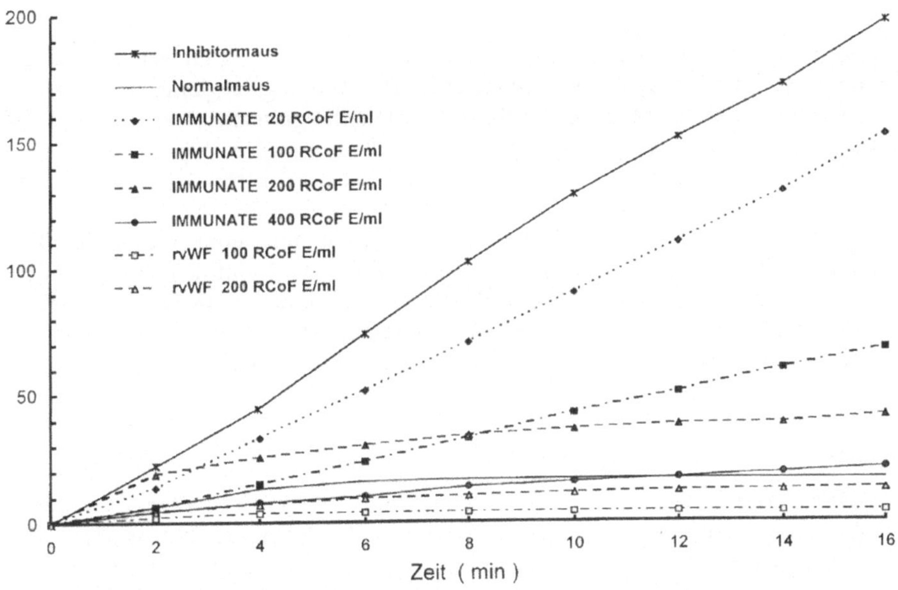

Abb. 5. Schwanzblutung an der Maus mit antikörperinduzierter vWF-Defizienz; Blutungscharakteristik

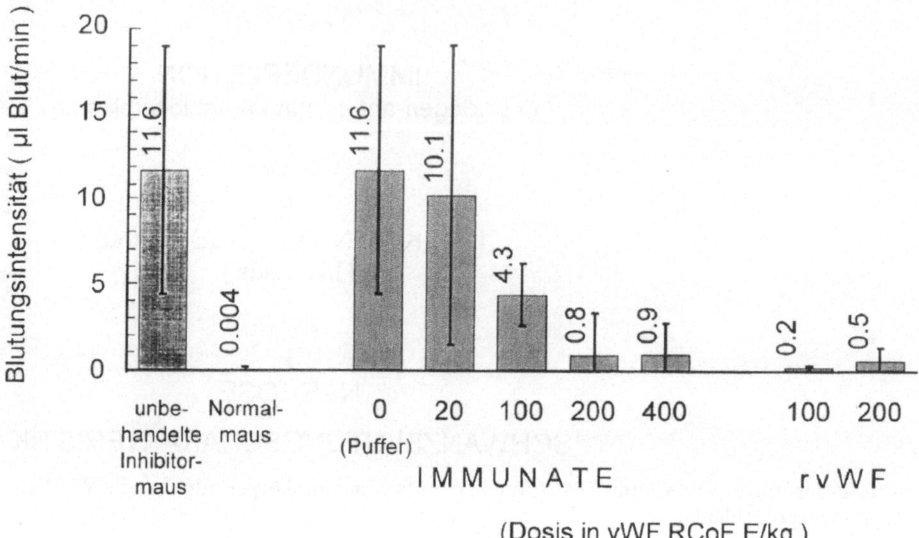

Abb. 6. Schwanzblutung an der Maus mit antikörperinduzierter vWF-Defizienz; mittlere Blutungsintensität (n = 10)

fer infundiert (Dosis: 0 RCoF E/kg). In der Graphik wurde der Blutverlust pro Zeiteinheit gegen die Zeit kumuliert aufgetragen. Die Steigung der daraus resultierenden Kurven wurde als Maß für die Blutungsintensität gewertet. Diese wurde in µl Blutverlust pro Minute ausgedrückt. Die Mittelwerte aus jeweils 10 Tieren sind Abbildung 6 zu entnehmen. Von Willebrand-Faktor/Faktor-VIII-immundepletierte Mäuse (Inhibitormäuse) zeigten im Mittel eine Blutungsintensität von 11,6 ± 7,2 µl/min. Normale Mäuse hatten dagegen nur eine minimale Blutungsintensität von 0,004 ± 0,15 µl/min. Durch Gabe von Immunate in steigenden Dosen konnte die Blutungsintensität dosisabhängig reduziert werden. Bei Dosen ab 200 RCoF E/kg wurde die gesteigerte Blutungsintensität der Inhibitormäuse wieder auf die der Normaltiere reduziert. Eine ähnliche Wirkung zeigte rekombinanter von Willebrand-Faktor in vergleichbaren Dosen.

Hund

Hunde mit angeborener schwerer von Willebrand-Krankheit dienten als weiteres Modell zur Evaluierung des rekombinanten von Willebrand-Faktors. Tabelle 2 zeigt die Charakterisierung der individuellen Tiere im Vergleich zu normalen Hunden. Alle wiesen ein von Willebrand-Faktor-Antigen unter der Nachweisgrenze auf. Faktor VIII war gemäß dem 2-Stufen-Test und in der Methode unter Verwendung von chromogenem Substrat auf ca. 50 % der Norm reduziert. In der SDS-Agarosegelelektrophorese waren keine vWF-FMultimere nachweisbar (Abb. 7: 2 % SDS-Agarosegel). Die Tiere zeigen eine abnorme Blutungsneigung, welche entweder durch Bestimmung der Nagelhautblutungszeit [4] oder durch

Tabelle 2. vWF und FVIII in vWF-defizienten Hunden im Vergleich zu normalen Hunden (Mittelwert aus 20 Tieren)

	vWF	FVIII	
		Gerinnung (2-Stufen-Test)	chromogene Methode
vW-Hund Nr.	E/ml	E/ml	E/ml
750	< 0,001	1,6	1,2
751	< 0,001	2,2	1,3
752	< 0,001	1,7	1,1
753	< 0,001	1,5	1,1
754	< 0,001	2,0	1,3
Normal	0,460	3,3	2,3

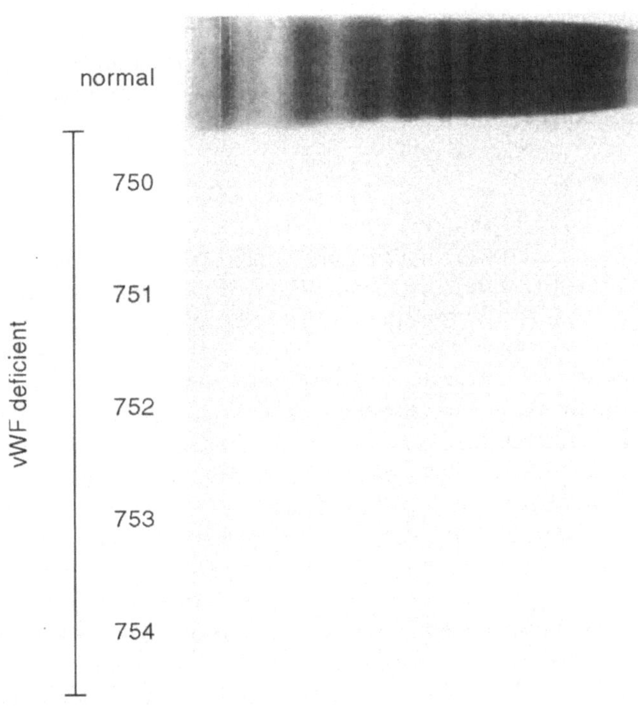

Abb. 7. vWF-Multimere von vWF-defizienten Hunden (2% Agarosegel; Kontrolle: Hundenormalplasma)

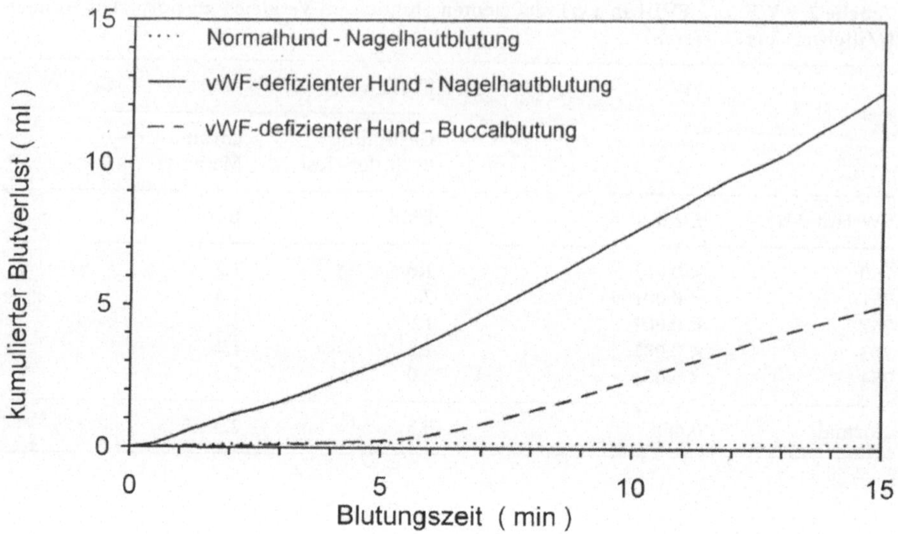

Abb. 8. Nagelhaut- und Buccalblutung am vWF-defizienten Hund; Blutungscharakteristik

eine Inzision der Wangenschleimhaut und Ermittlung der Blutungscharakteristik nach der im Mausmodell beschriebenen Methode gemessen wurde (Abb. 8). Die Infusion von 35 RCoF E rvWF/kg führt 3 h nach Infusion zu einer deutlichen Reduktion der Blutungsintensität.

Schwein

Analog zum Hund wurde rekombinanter von Willebrand-Faktor auch in Schweinen mit schwerer von Willebrand-Faktor-Defizienz untersucht. Im Vergleich zum Normaltier waren in den von Willebrand-Faktor-defizienten Individuen vWF-Antigen und -Multimere pathologisch reduziert und keine Aktivität im Ristocetinkofaktortest nachweisbar. Der Faktor VIII war in diesen Tieren – je nach Testmethode – auf ca. 10–20% der Norm reduziert (Tabelle 3). Die Blutungszeit, gemessen nach der Ohrblutungsmethode [8] war drastisch erhöht und ohne Kauterisieren der Wunde wären die Tiere an der Inzision am Ohr verblutet.

Einem von Willebrand-Faktor-defizienten Tier aus dieser Kolonie wurde rvWF in einer Dosis von 35 RCoF E/kg infundiert. Zu verschiedenen Zeiten wurden dem Tier über 23 h Blutproben entnommen und die Blutungszeit bestimmt. Von Willebrand-Faktor wurde aus dem daraus gewonnenen Plasma als Antigen und funktionell als Ristocetinkofaktoraktivität bestimmt. Die Halbwertszeit des rvWF in diesem Versuch lag bei ca. 30 h. Nach Infusion des rvWF kam es zu einem langsamen Anstieg des endogenen Faktor VIII von 1 auf etwa 4 humane E/ml. Bei und nach der Infusion des Präparates wurden keine Nebenwirkungen beobachtet. Insbesondere kam es zu keiner Änderung der Plättchenzahl. Die Ohrblutungszeit vor Versuchsbeginn lag über 30 min und erfuhr auch 3 h nach Infusion des rvWF

Tabelle 3. vWF und FVIII in vWF-defizienten Schweinen im Vergleich zu normalen Schweinen (Mittelwert aus 20 Tieren)

	vWF	FVIII	
		Gerinnung (2-Stufen-Test)	chromogene Methode
Schwein Nr.	E/ml	E/ml	E/ml
46005	< 0,001	1,3	1,1
46006	< 0,001	1,7	1,3
46007	< 0,001	1,5	1,2
46016	< 0,001	0,7	1,4
46037	< 0,001	1,0	0,6
46046	< 0,001	1,8	1,1
46062	< 0,001	1,0	0,8
46078	< 0,001	1,1	0,8
46092	< 0,001	0,9	0,7
46107	< 0,001	1,5	0,9
46116	< 0,001	1,6	0,8
Normal	0,540	6,9	9,8

keine Änderung. Nach 24 und 32 h jedoch, war die Ohrblutungszeit auf 13 min verkürzt. Damit konnte der hämostatische Effekt des rekombinanten von Willebrand-Faktors im Schwein nachgewiesen werden.

Zusammenfassung

Rekombinanter und plasmatischer von Willebrand-Faktor haben vergleichbare funktionelle Eigenschaften in der Thrombozytenaggregation, in der Wechselwirkung mit Kollagen und in der Stabilisierung von Faktor VIII.

In vivo ist rekombinanter von Willebrand Faktor sowohl in immundepletierten Mäusen als auch in Hunden und Schweinen mit schwerer von Willebrand-Krankheit aktiv. Die Infusion des rvWF führt zu einer Reduktion oder Normalisierung der erhöhten Blutungsneigung. Die Gabe des Präparates führt auch zu einem endogenen Anstieg der pathologisch reduzierten Faktor-VIII-Plasmakonzentration. Das Präparat wurde von allen untersuchten Tieren ohne Nebenwirkungen vertragen, insbesondere kam es zu keiner Änderung der Thrombozytenzahl.

Die Verfügbarkeit eines rekombinanten vWF-Präparates, frei von Faktor VIII, erlaubt die eingehende Untersuchung der Funktion des von Willebrand-Faktors in der Hämostase, unabhängig von anderen Gerinnungsproteinen, in Tiermodellen und schließlich am Menschen. Die bisher zur Verfügung stehenden Daten legen eine klinische Erprobung des Präparates am Menschen und zur Behandlung bestimmter Formen des von Willebrand/Jürgens-Syndroms nahe.

Literatur

1. Evans RJ, Austen DEG (1977) Assay of ristocetin co-factor using fixed platelets and a platelet counting technique. Brit J Haematol 37:289
2. Fay PJ, Smudzin TM, Walker FJ (1991) Activated protein C-catalyzed inactivation of human factor VIII and factor VIIIa. J Biol Chem 266:20139
3. Fischer BE, Schlokat U, Mitterer A, Reiter M, Mundt W, Turecek PL, Schwarz HP, Dorner F (1995) Structural analysis of recombinant von Willebrand factor produced at industrial scale fermentation of transformed CHO cells co-expressing recombinant furin. FEBS Lett 375:259
4. Giles AR, Tinlin S, Greenwood R (1982) A canine model of hemophilic (factor VIII:C deficiency) bleeding. Blood 60:727
5. Koedam JA, Meijers JCM, Sixma JJ, Bouma BN (1988) Inactivation of human factor VIII by activated protein C. J Clin Invest 82:1236
6. Macfarlane DE, Stibbe J, Kirby EP, Zucker MB, Grant RA, McPherson J (1975) A method for assaying von Willebrand factor (ristocetin cofactor). Thrombos Diathes haemorrh 34:306
7. Novak EK, Sweet HO, Prochazka M, Parentins M, Soble R, Reddington M, Cairo A, Swank RT (1988) Cocoa: a new mouse model for platelet storage pool deficiency. Brit J Haematol 69:373
8. Samama CM, Mazoyer E, Bruneval P, Ciostek P, Bonnin P, Bonneau M, Roussi J, Bailliart O, Pignaud G, Viars P, Caen JP, Drouet LO (1994) Aprotinin could promote arterial thrombosis in pigs: a prospective randomized, blind study. Thromb Haemost 71:663
9. Siekmann J, Turecek PL, Fischer BE, Mitterer A, Schlokat U, Falkner FG, Dorner F, Schwarz HP (1995) Characterization of plasma-derived and recombinant human vWF by improved collagen binding assays. Thromb Haemost 73:1160 (Abs)
10. Turecek PL, Schwarz HP (1995) Recombinant and plasma-derived factor VIIa do not correct bleeding time in a rabbit factor VIII inhibitor model. Thromb Haemost 73:986 (Abs)
11. Walker FJ, Chavin SI, Fay PJ (1987) Inactivation of factor VIII by activated protein C and protein S. Arch Biochem Biophys 252:322
12. Weiss HJ, Hoyer LW, Rickles FR, Varma A, Rogers J (1973) Quantitative assay of a plasma factor deficient in von Willebrand's disease that is necessary for platelet aggregation. J Clin Invest 52:2708

Tissue Factor Pathway Inhibitor (TFPI) in der Synovialflüssigkeit großer Gelenke

R. Schulz, I. Scharrer, L. Hovy

Tissue factor pathway inhibitor (TFPI) wird nach Hemmung des Faktors Xa im nächsten Schritt im Komplex mit diesem zum Inhibitor des aktivierten Faktors VII. So ist TFPI zusammen mit Faktor Xa, VIIa und Thromboplastin (Tissue factor) ein endogener Inhibitor der extrinsischen Gerinnungskaskade und verlängert im Plasma die Gerinnungszeit.

Bisherige Untersuchungen haben sich auf den Nachweis der Plasmakonzentration von TFPI konzentriert. Es konnten vielfältige Korrelationen u.a. zu koronarer Herzkrankheit ermittelt werden [1, 2, 5, 7, 8, 11–15].

Brinkmann et al. [3] konnten 1994 eine Synthese von TFPI auch in Synovialzellen und Chondrozyten nachweisen. In dieser Arbeit sollte deshalb die Konzentration von TFPI in der Synovialflüssigkeit bei verschiedenen Krankheitsbildern untersucht werden.

Material und Methode

In einer ersten Serie konnte die Synovialflüssigkeit großer Gelenke, vornehmlich des Kniegelenks, von insgesamt 45 Patienten untersucht werden. Das Alter der Patienten betrug zwischen 27 und 88 Jahren, durchschnittlich 65 Jahre. Die meisten Patienten litten unter einer primären oder sekundären Arthrose (vgl. Tabelle 2).

Unter dem Patientengut befanden sich ein Hämophiler, sowie ein Patient mit Willebrand-Syndrom.

Die gewonnenen Proben wurden nach Punktion geteilt und mit bzw. ohne Natriumcitrat (3,13%ige Lösung) (9 Teile Synovia, ein Teil Natriumcitrat) bei −20 °C bzw. −70 °C gelagert, bevor sie dem ELISA-Test (IMUBIND, american diagnostica, Product #849) zur quantitativen Bestimmung von TFPI zugeführt wurden. Die Bestimmung erfolgte nach den Vorgaben der Herstellerfirma.

Nach der ersten Untersuchungsreihe wurden die Proben erneut bei −70 °C tiefgefroren und zu einem späteren Zeitpunkt wiederum untersucht.

Die gewonnenen Ergebnisse wurden korreliert und auch im Hinblick auf einen Zusammenhang zu Alter, Geschlecht, Laborparametern, laborchemischer Synoviaanalyse und Grunderkrankung untersucht.

I. Scharrer/W. Schramm (Hrsg.)
26. Hämophilie-Symposion Hamburg 1995

Ergebnisse

Die durchschnittlich bei allen Patienten ermittelte Konzentration von TFPI betrug 13,6 ng/ml. Dabei zeigte sich, daß die Lagerungstemperatur keinen Einfluß auf die Ergebnisse hatte (durchschnittliche Abweichung +/- 2,6 %).

Der Vergleich der mit Natriumcitrat versetzten zu den nativ gelagerten Proben erbrachte den Nachweis einer signifikant höheren Konzentration des TFPI bei Proben ohne Citrat (Tabelle 1).

Tabelle 1. TFPI-Konzentration in Abhängigkeit von Lagerungstemperatur und Natriumcitratbeigabe

-70 °C	-70 °C (+ Citrat)	-20 °C	-20 °C (+ Citrat)	Kontrolle (-70 °C)	Kontrolle (-70 °C + Citrat)
14,9 ng/ml	12,9 ng/ml	15,5 ng/ml	14,0 ng/ml	21,4 ng/ml	17,4 ng/ml

Die Bestimmung nach erneutem Tieffrieren bei minus 70 °C zeigte signifikant höhere Werte (vgl. hierzu Tabelle 1). Die ermittelten Kontrollwerte lagen durchschnittlich 44 % bei den nativen Proben und 35 % bei den mit Natriumcitrat versetzten Proben höher. Lediglich bei Synovialflüssigkeit von Patienten mit entzündlichem Geschehen waren die Kontrollen annähernd identisch zu den primär ermittelten Werten.

Es konnte gezeigt werden, daß die Konzentration des Inhibitors bei entzündlichen Erkrankungen höher war (aktive rheumatoide Arthritis, Synovialitis, Zustand nach Gelenkinfektion), als bei degenerativen Veränderungen der Gelenks.

Bei blutig tingierter Synovialflüssigkeit zeigte sich der Wert für TFPI leicht erhöht, bei Arthrosen im Vergleich zur Gesamtheit erniedrigt.

Der Patient mit bekannter Hämophilie A (Faktor-VIII-Aktivität 10 %) hatte eine um 44 % niedrigere Konzentration an TFPI in seiner Synovia.

Für den Patienten, der unter einem Willebrand-Jürgens-Syndrom litt (Faktor-VIII 82 %, Ristocetin 75 %, assoziiertes Antigen 105 %), konnte ein um 16 % höher liegendes TFPI ermittelt werden.

In Hinblick auf das Alter hatten Patienten über 60 Jahren eine insgesamt geringere Konzentration des TFPI in ihrer Synovia als Patienten unter 60 Jahren. Bezüglich der Geschlechtsverteilung konnte bei Frauen eine mit 14,2 ng/ml im Vergleich zu Männern (12,9 ng/ml) erhöhte Menge an TFPI nachgewiesen werden.

Die Serumcholesterinkonzentraton hatte keinen Einfluß auf die nachgewiesene Menge Tissue factor pathway inhibitor in der Synovialflüssigkeit (vgl. hierzu Tabelle 2).

Außer bei entzündlich bedingten Gelenkveränderungen (BSG-Erhöhung, erhöhte Werte für C-reaktives Protein im Serum oder der Synoviaanalyse etc.) konnten weder für die ermittelten laborchemischen Parameter noch die chemische Synoviaanalyse Korrelationen zur Konzentration der Tissue factor pathway inhibitors nachgewiesen werden.

Tabelle 2. Konzentration von Tissue factor pathway inhibitor in Synovialflüssigkeit

	(n)	TFPI [ng/ml]
Gesamt	45	13,6
Männer	12	12,9
Frauen	33	14,2
Patienten > 60 Jahre	31	10,9
Blutig tingierte Synovia	3	14,1
Arthrose	27	10,1
Entzündung (rheumatoide Arthritis, u.a.)	7	39,4
Hämophilie A	1	7,9
Willebrand-Syndrom	1	16,3
Cholesterin > 220 mg/dl	22	13,9

Diskussion

Wie Brinkmann et al. [3] nachweisen konnten, wird TFPI auch in Synovialzellen und Chondrozyten synthetisiert und soll somit das Gelenk zum bevorzugten Ort für Blutungen bei Hämophilen machen. Ziel unserer Untersuchungen war, zu evaluieren, in welcher Konzentration TFPI in Abhängigkeit von bestimmten Begleiterscheinungen in der Synovialflüssigkeit vorkommt.

Da die Testsubstanzen für den Nachweis von Tissue factor pathway inhibitor in Plasma ausgelegt sind, untersuchten wir zunächst die Konzentrationen von TFPI in der Synovia in Abhängigkeit von verschiedenen Lagerungsbedingungen. Durch Natriumcitrat werden Kalziumionen gebunden und eine Gerinnungsaktivität in der Synovialflüssigkeit somit unterbunden, was folglich einen „Verbrauch" an TFPI in der Gerinnungskaskade verhindert.

Wie für die Konzentration des Tissue factors (TF) nachgewiesen [7], wird durch die ablaufende Gerinnungskaskade offensichtlich auch in der Synovialflüssigkeit keine höhere Menge Tissue factor pathway inhibitor freigesetzt.

TFPI wird in nativen Proben in signifikant geringerer Konzentration nachgewiesen im Vergleich zu Natriumcitrat versetzten Proben. Dies entspricht dem Verdünnungseffekt.

Ebenso hatte die Lagerungstemperatur (−70 °C bzw. −20 °C) keinen Einfluß auf die ermittelten Werte.

Bemerkenswert war, daß das nach dem ersten Nachweis nochmals bei −70 °C tiefgefrorene Probenmaterial nach erneuter Bestimmung eine bis etwa 1,5fach höhere Konzentration des TFPI aufwies. Möglicherweise erklärt sich dies durch eine Zellyse nach dem Auftauen.

Tissue factor (TF), also die von TFPI gehemmte Protease, kommt ebenfalls in der Synovia vor [7]. Die Konzentration ist jedoch etwa 140mal geringer als die des TFPI (0,097 ng/ml TF zu 13,6 ng/ml TFPI). Die Relation von Tissue factor in Plasma zu Synovia betrug 1,7:1 (0,165 ng/ml:0,097 ng/ml); für Tissue factor pathway inhibitor betrug sie 6,5:1 (89,5 ng/ml (nach 10):13,6 ng/ml).

Für Bakterientoxine wurde die Stimulation der Tissue-factor-Produktion nachgewiesen [7]. Dies führt auch zu einer Verminderung von Tissue factor pathway inhibitor im Plasma. Die nachgewiesene Reduktion von TFPI im Plasma bei Septikämien [12, 14], die Chitolie et al. [5] für entzündliche Darmerkrankungen zeigten, konnten wir in der Gelenkflüssigkeit nicht bestätigen. Im Gegenteil, es bestand eine vermehrte Konzentration von Tissue factor pathway inhibitor bei entzündlichen Gelenkveränderungen.

Nach Sandset et al. [13] ist die Plasmakonzentration von TFPI im Alter erhöht. Wir konnten hingegen für Gelenkflüssigkeit eine signifikant geringere Menge TFPI bei Patienten über 60 Jahren nachweisen.

Beim weiblichen Geschlecht ist die TFPI-Konzentration im Plasma geringer [2], in der untersuchten Synovialflüssigkeit zeigte sie sich signifikant erhöht.

Eine verschiedentlich beschriebene Beziehung von Heparinisierung und TFPI im Plasma [1, 8, 11] konnte für intraartikuläres TFPI nicht gefunden werden. Das gleiche gilt für die Cholesterin- und Triglyceridkonzentration [15].

Brinkmann et al. [3] konstatierten, daß die Synthese von TFPI in der Synovialis das Gelenk zum prädisponierten Ort für Blutungen bei hämophilen Patienten macht. Die Menge des im Serum nachweisbaren TFPI ist bei Blutern erhöht. Für Synovialflüssigkeit konnte dies in unserer Serie nicht bestätigt werden. Hier betrug die Konzentration nur 58 % der des Gesamtkollektivs.

Viele theoretische wie praktische Beweise für die Bedeutung von Tissue factor pathway inhibitor im Serum von Blutern wurden erbracht [4]. Die Regulationsmöglichkeit des intrinsischen Gerinnungssystems durch das extrinsische, beispielsweise durch einen rekombinanten Faktor VII [9], ist bekannt. Einen Einfluß über die Hemmung von TFPI, eine Verkürzung der Blutungszeit zu erreichen, konnte auch bereits gezeigt werden [6]. Auf die Wertigkeit in der Synovia können derlei Rückschlüsse (noch) nicht gezogen werden.

Zusammenfassung

Tissue factor pathway inhibitor wird in Synovialzellen und Chondrozyten synthetisiert. Zur Bestimmung der intraartikulären Konzentration kann der übliche ELISA-Test verwendet werden. Es empfiehlt sich eine Lagerung bei –20 °C. TFPI tritt im Gelenk abhängig von entzündlichen Geschehen, Geschlecht, Lebensalter und wohl auch hämorrhagischen Diathesen in unterschiedlichen Konzentrationen auf.

Die Bedeutung, die TFPI hierbei in der Gelenkflüssigkeit oder Synovialis zukommt, kann derzeit noch nicht umfassend geklärt werden und wird Gegenstand weiterer Untersuchungen sein.

Literatur

1. Abumiya T, Nakamura S, Takenaka A, Takenaka O, Yoshikuni Y, Miyamoto S, Kimura T, Enjyoji K, Kato H (1994) Response of plasma tissue factor pathway inhibitor to diet-induced hypercholesterolemia in crab-eating monkeys. Atherioscler Thromb 14 3:483–488

2. Ariens RAS, Coppola R, Potenza I, Mannucci PM (1995) The increase with age of the components of the tissue factor coagulation pathways is gender-dependent. Blood Coagul Fibrinol 6:388–394
3. Brinkmann T, Kähnert H, Prohaska W, Nordfang O, Kleesiek K (1994) Synthesis of tissue factor pathway inhibitor in human synovial cells and chrondrocytes makes joints the predilected site of bleeding in haemophiliacs. Eur J Clin Chem Clin Biochem 32:313–317
4. Broze GJ, Girard TJ, Novotny WF (1990) Regulation of coagulation by a multivalent Kunitz-type inhibitor. Biochemisky 29:7539–7546
5. Chitolie A, Hudson M, Wakefield AJ, Riddell A, Lee CA, Pounder RE (1993) Tissue factor pathway inhibitor (TFPI) and factor VII in inflammatory bowel disease (IBD). Thromb Haemostas. THHADQ 69 6:1081
6. Erhardtsen E, Ezban M, Madsen MT, Diness V, Glazer S, Hedner U, Nordfang O (1995) Blocking of tissue factor pathway inhibitor (TFPI) shortens bleeding time in rabbits with antibody induced haemophilia A. Blood Coagul Fibrinol 6:388–395
7. Fareed J, Callas DD, Hoppensteadt D, Bernes EW (1995) Tissue factor antigen levels in various biological fluids. Blood Coagul Fibrinol 6 1:S32–S36
8. Hansen JB, Huseby NE, Sandset PM, Svensson B, Lyngmo V, Nordoy (1994) Tissue factor pathway inhibitor and lipoproteins. Evidence for association with and regulation by LDL in human plasma. Atherioscler Thromb 14 2:223–229
9. Hedner U (1990) Factor VIIa in the treatment of hemophilia. Blood Coagul Fibrinol 1:307–317
10. Imubind Total TFPI ELISA Kit, Product #849, American Diagnostica Inc ADI 94-06-22
11. Kalbas M, Hinz U, Müller-Berghaus G (1993) Heparin-induced release of tissue factor pathway inhibitor (TFPI) by human endothelial and malignant cells. Thromb Haemostas THHADQ 69 6:681
12. Mesters RM, Kienast J, Ostermann H, Loo J van de (1993) Tissue factor pathway inhibitor (TFPI) in septicemia: a prospective study in neutropenic patients. Thromb Haemostas THHADQ 69 6:1198
13. Sandset PM, Larsen ML, Abildgaard U, Lindahl AK, Odegard OR (1991) Chromogenic substrate assay of extrinsic pathway inhibitor (EPI): Levels in the normal population and relation to cholesterol. Blood Coagul Fibrinol 2:425–433
14. Wendisch J, Weissbach G, Harenberg J (1993) The behaviour of the tissue factor pathway inhibitor (TFPI) in healthy and sick children. Thromb Haemostas THHADQ 69 6:682
15. Zitou D, Bara L, Basdevant A, Guy-Grand B, Samama M (1993) Human hyperglyceridemia is associated with an increase of F VII coagulant activity and a decrease of TFPI activity. Thromb Haemostas THHADQ 69 6:561

Niedriges Risiko einer Hepatitis-E-Infektion bei Kindern unter Therapie mit Gerinnungskonzentraten

S. Gandenberger-Bachem, K. Auberger, A. Flemmer, N. Nohe, P. Kurnik, B. Langer

Das Hepatitis-E-Virus ist bekannt v.a. als häufiger Erreger enteral übertragener Hepatitiden in tropischen und subtropischen Ländern. Meistens ist viruskontaminiertes Trinkwasser die Infektionsquelle, viel seltener Nahrungsmittel oder die Übertragung von Mensch zu Mensch. Nur akute Verläufe sind beschrieben, kein chronischer Virusträgerstatus. Die Letalität (allgemein um 0,5–3%), ist mit 10–20% deutlich höher bei Schwangeren. Auch die perinatale Morbidität und Mortalität sind in diesem Zusammenhang deutlich erhöht [4]. Die Transmission über Blutprodukte wird als selten angesehen.

Vor kurzem noch eine Ausschlußdiagnose, gibt es inzwischen für das Hepatitis-E-Virus einige Nachweismöglichkeiten. Klinisch am wichtigsten ist der Antikörpernachweis (IgG, IgM) mittels ELISA, bestätigt durch den Western blot; darüber hinaus werden auch Antigennachweis und Polymerasekettenreaktion (nach reverser Transkription) durchgeführt – das Virusgenom ist inzwischen vollständig sequenziert und geklont. In der Immunelektronenmikroskopie zeigen sich charakteristische 27–38 nm große virusartige Partikel, deren Oberflächenstrukturen z.T. aber wegen der Labilität des Virus verändert sein können.

Aufgrund dieser Nachweismöglichkeiten wurden Prävalenzstudien möglich. So fanden Zaaijer et al. [8] unter 1275 unbezahlten niederländischen Blutspendern 5 Anti-HEV-IgG-Positive entsprechend 0,4%. Einer von ihnen war auch IgM-positiv. Dieser Blutspender hatte keine Symptome und keine außereuropäische Reiseanamense. Coursaget et al. [3] fanden – ganz ähnlich – unter gesunden Franzosen ebenfalls eine niedrige Prävalenz von Anti-HEV-Antikörpern (nämlich bei keinem von 278 gesunden Franzosen). Auch in Frankreich jedoch hatten manche HEV-infizierte die Infektion innerhalb Europas erworben (2 von 34 anti-HEV-IgG-positiven Franzosen hatten keine außereuropäische Reiseanamnese).

Blutspenden solcher Infizierter könnten in der virämischen Phase infektös sein. Symptome können zu diesem Zeitpunkt fehlen, da die Virämie vor Symptombeginn liegen kann und Symptome auch völlig fehlen können [2, 8]. Für eine mögliche pareterale Transmission spricht ein Bericht von Wang, der 200 Süddeutsche mit akuter Hepatitis untersuchte: 100 von ihnen hatten Antikörper gegen Hepatitisviren A, B, C oder D: von diesen waren 7 auch anti-HEV-IgG-positiv. Diese 7 Süddeutschen hatten alle zuvor Bluttransfusionen erhalten. Weitere 100 Patienten hatten keine Antikörper gegen Hepatitisviren A, B, C oder D: von ihnen waren 12 anti-HEV-IgG-positiv und bei 6 dieser 12 Infizierten war eine entspre-

I. Scharrer/W. Schramm (Hrsg.)
26. Hämophilie-Symposion Hamburg 1995

chende Reiseanamnese bekannt. – Von 19 HEV-Infektionen in Süddeutschland waren also mindestens 7 entsprechend 37%, transfusionsassoziiert aufgetreten [6].

Eigene Untersuchungen

Wir haben deshalb Anfang diesen Jahres begonnen, unsere Patienten mit Gerinnungsstörungen, die Gerinnungskonzentrate erhalten hatten, hinsichtlich ihrer HEV-Durchseuchung zu untersuchen. Alle diese Patienten haben moderne gepoolte, mit verschiedenen Virusreduktionsverfahren behandelte Gerinnungspräparate erhalten. Ein Teil der Patienten hat außerdem vor 1985 nicht virusinaktivierte Gerinnungskonzentrate oder andere Blutprodukte erhalten und 13 Patienten sind Hepatitis-C-, eine Patientin Hepatitis-B-infiziert. Unsere Untersuchung bezieht sich nur auf nicht HIV-infizierte Patienten. Patienten, die lediglich rekombinante Präparate erhalten haben, sind in den Tabellen nur in Klammern erwähnt.

46 Patienten mit Hämophilie A wurden bisher untersucht, bei 17 steht die Testung noch aus, weitere 12 haben noch keine Gerinnungskonzentrate benötigt oder erst 1 oder 2 Substitutionen erhalten. 22 von ihnen (19 HEV-Getestete und 3 Ungetestete) hatten auch nicht virusinaktivierte Blutprodukte erhalten und 9 (7 Getestete, 2 Ungetestete) sind Hepatitis-C-infiziert. Keiner ist anti-HEV-IgG-positiv (Tabelle 1).

Die Untersuchungen hat das Max-von-Pettenkofer-Institut durchgeführt, das einen ELISA mit 2 verschiedenen Testantigenen verwendet, der mit 97–98% sehr sensitiv ist.

Unsere 13 Hämophilie-B-Patienten, von denen 2 früher nicht virusinaktivierte Blutprodukte erhalten hatten (keiner HCV-infiziert), sind ebenfalls alle anti-HEV-IgG-negativ (Tabelle 2).

Tabelle 1. Hämophilie A – HEV Status (Abteilung für Hämostaseologie, Dr. von Haunersches Kinderspital, LMU München

Schweregrad	HEV-negativ		HEV-ungetestet	
	Anzahl (n)	Inaktivierung	Anzahl (n)	Inaktivierung
Subhämophilie	5	pasteurisiert	0	
leicht	5	pasteurisiert	5	pasteurisiert
	2	monoklonal	1	(rekombinant)
mittelschwer	12	pasteurisiert	3	pasteurisiert
	3	monoklonal	1	(rekombinant)
	2	dampf		
schwer	13	pasteurisiert	9	pasteurisiert
	2	monoklonal		
	2	monoklonal/pasteurisiert		
	1	rekombinant/pasteurisiert		
	4	(rekombinant)		
Gesamt	46 (50)	versch. pd (rek.)	17 (19)	versch. pd (rek.)

Tabelle 2. Hämophilie B – HEV-Status (Abteilung für Hämostaseologie, Dr. von Haunersches Kinderspital, LMU München)

Schweregrad	HEV-negativ		HEV-ungetestet	
	Anzahl (n)	Inaktivierung	Anzahl (n)	Inaktivierung
mittel	4	pasteurisiert	0	
	1	dampf	0	
schwer	3	pasteurisiert	0	
	3	dampf	0	
	2	monoklonal	0	
Gesamt	13	versch. pd	0	

Außerdem begannen wir, unsere häufiger substituierten Patienten mit von Willebrand-Jürgens-Syndrom zu untersuchen, sowie einige Patienten mit anderen Gerinnungsstörungen wie homozygoter Antithrombin-III- bzw. Protein-C-Mangel, schwerer Faktor-X-Mangel und schwerer venöser Malformation. Sieben dieser Patienten haben in der Vergangenheit auch nicht virusinaktivierte Präparate erhalten, 4 (3 HEV-Getestete, 1 Ungetesteter) sind Hepatitis C, eine (nicht HEV-Getestete) Hepatitis B infiziert (Tabelle 3).

Insgesamt wurden also 72 Patienten untersucht. Alle sind anti-HEV-negativ.

Diskussion

Über solche klinischen Beobachtungen hinaus fehlen zur Infektiosität des Hepatitis-E-Virus über Blutprodukte noch genaue Titrationsexperimente, da es noch kein Zellkultursystem für HEV gibt. Man weiß aber trotzdem einiges über dieses Virus.

Tabelle 3. Andere Diagnosen – HEV-Status (Abteilung für Hämostaseologie, Dr. von Haunersches Kinderspital, LMU München)

Diagnose	HEV-negativ		HEV-ungetestet	
	Anzahl (n)	Inaktivierung	Anzahl (n)	Inaktivierung
Willebrand-Jürgen-Syndrom	7	pasteurisiert	3	pasteurisiert
AT III-Mangel	1	pasteurisiert	0	
venöse Malformation	1	pasteurisiert	0	
Protein-C-Mangel	1	monoklonal	0	
Faktor-X-Mangel	3	pasteurisiert	0	
Gesamt	13		0	

Es ist zwar nicht lipidbehüllt und insofern möglicherweise durch Solvent-detergent-Verfahren nicht zu inaktivieren. Andererseits wird es derzeit als Calicivirus-ähnliches Virion eingeordnet. Diese sind bekannt als hochempfindlich gegenüber physikochemischen Einflüssen. Wie Caliciviren sind HEV beispielsweise empfindlich für Aufbewahrung in Suspensionen zwischen 8 und 70°, selbst bei Aufbewahrung bei 4° über einige Tage degradiert HEV bereits. Es ist empfindlich für Einfrieren und Auftauen u.a. Im Dünndarm wird HEV zum großen Teil durch Proteasen u.a. abgebaut, was wohl die geringe Transmissionsrate von Mensch zu Mensch erklärt. Allerdings ist von manchen Caliciviren eine relativ hohe Resistenz gegen Trinkwasserchlorierung bekannt [1, 7].

Erklärung für die anscheinend sehr geringe Transmission dieses Virus über gepoolte Gerinnungskonzentrate, sogar, wenn diese nicht virusinaktiviert sind. Manucci et al. [5] haben 60 auch bereits vor 1985 polytransfundierte Erwachsenen Hämophile untersucht, die mit HIV, HCV und HBV hochdurchseucht waren. Alle waren anti-HEV-negativ.

Zusammenfassend entsprechen unsere Ergebnisse diesen bisherigen Beobachtungen und zeigen, daß Hepatitis E *nicht* häufig über gepoolte virusinaktivierte Gerinnungskonzentrate übertragen wird.

Daher scheinen uns serologische Untersuchungen hinsichtliche Hepatitis E bei Gerinnungspatienten, abgesehen von einem Ausgangsbefund, ansonsten nur dann notwendig, wenn Zeichen einer akuten Hepatitis bestehen.

Literatur

1. Bradley DW, Krawczynski K, Purdy MA Structure and molecular virology. In: Zuckerman A, Thomas HC (eds) Viral hepatitis – scientific basis and management. Livingstone, Edingburgh-Harlow, pp 373–374
2. Chauhan A, Jameel S, Dilawari JB et al. (1993) Hepatitis E transmission to a volunteer. Lancet 341:149–150
3. Coursaget P, Depril N, Buisson Y et al. (1994) Hepatitis type E in a French population: detection of anti-HEV by a synthetic peptide-based enzyme-linked immunosorbend assay. Res Virol 145 1:51–57
4. Khuroo MS, Kamili S, Jameel S (1995) Vertival transmission of hepatitis E virus. Lancet 345:1025–1026
5. Manucci PM, Gringeri A, Sangostino E et al. (1994) Low risk of transmission of hepatitis E virus by large-pool coagulation factor concentrates. Lancet 343:597–598
6. Wang CH, Flehmig B, Moeckli R (1993) Transmission of hepatitis E virus by transfusion? Lancet 341:825–826
7. White D, Fenner FJ (1994) Caliciviridae and astroviridae. In: Medical virology. Academic Press, New York, pp 411–415
8. Zaaijer HL, Kok M, Lelie PN et al. (1993) Transmission of hepatitis E virus by transfusion? Lancet 341:825–826

Charakterisierung der Mutationen im Faktor-VIII-Gen und deren Ursprung in Familien mit schwerer und sporadischer Hämophilie A

J. Oldenburg, J. Becker, H.H. Brackmann, U. Schwaab, T. Grimm, K. Olek, R. Schwaab

Die Heterogenität der Mutationen im Faktor-VIII-Gen und dessen Größe (186 kb mit 26 Exons) erschweren die Aufklärung der für die Hämophilie A verantwortlichen Gendefekte. Bis Anfang der 90er Jahre konnte man nur etwa 10 % der Mutationen mit der damals angewendeten Southern-blot-Technik entdecken. Mit der Entwicklung der Screeningmethoden DGGE, SSCP und chemische Spaltung war man dann in der Lage etwa 50 % der Mutationen zu finden (Higuche et al. 1991a und 1991b). Im November 1993 wurde dann als neuer Mutationsmechanismus die Intron-22-Inversion beschrieben, die bei nahezu 40 % der Patienten mit schwerer Hämophilie für die Erkrankung ursächlich ist (Naylor et al. 1993; Lakich et al. 1993).

In dieser Studie untersuchten wir 147 Patienten mit schwerer und in der Familie isoliert vorkommender Hämophilie A nach dem ursächlichen Gendefekt. Desweiteren sollte der Usprung der Mutation in der Eltern-, der Großeltern oder in einer früheren Generationen bestimmt werden.

Patienten, Material und Methoden

147 Patienten des Bonner Hämophilie-Zentrums mit schwerer und in der Familie isoliert vorkommender Hämophilie A wurden untersucht. In 76 Familien war Blut der Mutter des Patienten und in 36 Familien auch Blut eines oder beider Großeltern mütterlicherseits verfügbar, um den Ursprung der Mutation zu untersuchen.

Die DNA-Präparation erfolgte entspechend dem Protokoll von Kunkel et al. (1977). Es wurde das komplette Faktor-VIII-Gen (einschließlich B-Domäne, Promotorregion und Polyadenylierungsstelle) auf die pathogene Mutation hin untersucht. Eine genaue Beschreibung der hierzu verwendeten Methoden (DGGE, chemische Spaltung, direkte Sequenzierung, Nachweis der Intron-22-Inversion, RFLP-Untersuchungen) ist in Schwaab et al. (1993) und Becker et al. (1996) veröffentlicht.

Der Ursprung der Mutationen wurde entweder direkt durch Nachweis der Mutation oder indirekt durch RFLP-Analysen bestimmt. Das Verhältnis der männlichen zur weiblichen Mutationsrate wurde nach der Methode von Rosendaal et al. (1990) bestimmt.

I. Scharrer/W. Schramm (Hrsg.)
26. Hämophilie-Symposion Hamburg 1995

Ergebnisse

Bei 126 (85,7%) der 147 Patienten konnte die Mutation gefunden werden (s. unten). 55 Patienten (37,4%) zeigten eine Intron-22-Inversion, 47 (32%) eine Punktmutation, 14 (9,5%) eine kleine und 8 (5,4%) ein große Deletion und 2 Patienten (1,5%) eine Insertion.

Mutationen bei Hämophilie A schwerer Verlaufsform (n = 147)

- Intron 22 Inversion 37,4%;
- Punktmutation 32,0%;
  - Nonsense 13,6%;
  - Missense 18,4%;
  - CpG-Sites 11,6%;
- kleine Deletion 9,5%;
- große Deletion 5,4%;
- Insertion 1,4%;
- Mutation unbekannt 14,3%.

17 (36,2%) der 47 Punktmutationen betrafen die schon früher als Hotspots beschriebenen CpG-Dinukleotide (Pattinson et al. 1990). 16 Mutationen lagen in der B-Domäne wobei 4 dieser Mutationen das Kodon 1192 betrafen. Die Besonderheit dieser Kodons besteht darin, daß es in einem Bereich von 9 aufeinanderfolgenden Adenosinnukleotiden liegt.

In 76 der 147 untersuchten Familien war Blut der Mutter des Patienten verfügbar. In 16 dieser Familien konnten wir zeigen, daß bei der Patientenmutter eine De-novo-Mutation stattgefunden hatte. Bei 3 dieser 16 Familien lag eine sog. Mosaikmutation vor, d.h. die Mutation geschah während der Embryogenese der Mutter.

Mit Hilfe dieser Daten und der Formel von Rosendaal et al. (1990) berechneten wir das Geschlechtsverhältnis der Mutationsrate. Es zeigte sich, daß bei der Hämophilie A Mutationen in männlichen Keimzellen 3,6mal häufiger als in weiblichen Keimzellen auftraten. Anhand der Daten ließ sich das Geschlechtsverhältnis der Mutationsrate auch für jeden Mutationstyp einzeln untersuchen. Die Ergebnisse sind in Tabelle 1 dargestellt. Während Punktmutationen 5- bis 10mal häufiger und die Intron-22-Inversion sogar 15mal häufiger in männlichen Keimzellen entstehen, zeigen große und kleine Deletionen eine mehr als 5fach höhere Mutationsrate in weiblichen Keimzellen.

In 36 Familien war auch die Großelterngeneration mütterlicherseits für die Untersuchung des Mutationsursprungs verfügbar, allerdings mußten 2 Familien wegen unstimmiger Vaterschaftsverhältnisse ausgeschlossen werden. Die Ergebnisse sind in Abbildung 1 gezeigt. In 2 Familien war die Großmutter mütterlicherseits Überträgerin und in 2 Familien hat eine Neumutation in ihren Keimzellen stattgefunden. In weiteren 4 Familien war kein Blut der Großmutter verfügbar, so daß sowohl eine Überträgereigenschaft als auch eine Neumutation in Betracht zu ziehen sind. In 15 Familien fand die Neumutation in einer Keimzelle des gesunden

Tabelle 1. Geschlechtsverhältnis der Mutationsrate

Mutationstyp	Familien		Sex ratio[a]	
	(n)	Konduktorinnen-wahrscheinlichkeit der Mutter des Hämophilen [%]	(k)	(95% CI[b])
Intron-22-Inversion	34	0,94	14,7	3,2–59
Deletion	14	0,50	< 0,1	0–1,7
Punktmutation	25	0,84	4,3	0,9–13,6
Hämophilie A gesamt	73	0,82	3,6	1,6–7,3

[a] Verhältnis (k) der männlichen zur weiblichen Mutationsrate.
[b] 95%-Vertrauensintervall.

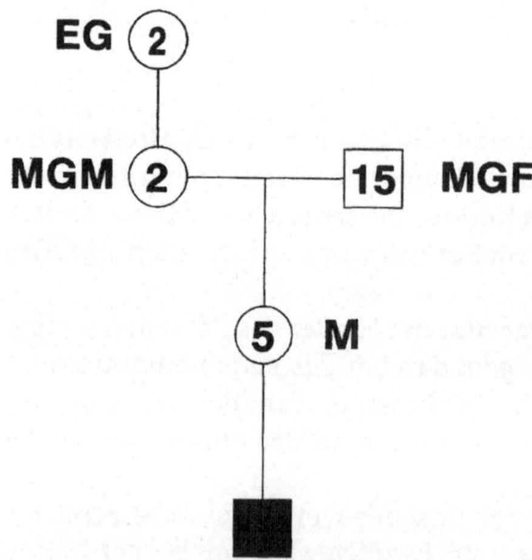

Abb. 1. Ursprung der Mutation. *M* Mutter des Patienten, *MGF* Großvater mütterlicherseits, *MGM* Großmutter mütterlicherseits, *EG* frühere Generation. Bei M wurde ein somatisches Mosaik ausgeschlossen. Bei MGF und MGM konnte bei 6 Familien in der Großelterngeneration eine Neumuation gezeigt werden, die RFLP-Analyse gab aber keine Information zur Herkunft des betroffenen X-Chromosoms. Bei EG und MGM war in 4 Familien kein Blut der MGM verfügbar, so daß nicht entschieden werden konnte, ob die Mutation bei der MGM oder in einer früheren Generation stattgefunden hatte

Großvaters mütterlicherseits und in 5 Familien bei der Mutter des Hämophilen statt. In weiteren 6 Familien konnte eine Neumutation in der Großelterngeneration nachgewiesen werden, allerdings gab die RFLP-Analyse keinen Aufschluß darüber von welchem Großelternteil das betroffene X-Chromosom abstammte.

Insgesamt fand die Neumutation bei mindestens 28 Familien (82,4%) entweder in der Eltern- oder Großelterngeneration des Hämophilen statt.

Diskussion

Die Verfügbarkeit der neuen Screeningmethoden ermöglichte uns die Identifizierung der für die Hämophilie A ursächlichen Mutation bei 126 der 147 Patienten. Abgesehen von der einheitlichen Intron-22-Inversion waren die übrigen Mutationen im wesentlichen gleichmäßig über das gesamte Faktor-VIII-Gen verteilt. Interessanterweise konnte weder in unserem Kollektiv noch anderen Untersuchungen (Higuchi et al. 1990, 1991a, 1991b; Antonarakis et al. 1995) eine Mutation im kürzlich von Figueireido u. Brownlee (1995) beschriebenen Promotorbereich (Nukleotide -64 bis -279) gefunden werden. Ebenfalls bemerkenswert ist, daß bis auf eine einzige kleine Deletion (Lin et al. 1993) bisher keine Mutationen in den Exons 6 und 20 gefunden wurden, obgleich diese Exons eine für das Faktor-VIII-Gen durchschnittliche Größe von etwa 200 Basenpaaren haben. Vielleicht ist dies ein Hinweis darauf, daß diese Bereiche für die Funktionalität des Faktor-VIII-Moleküls von geringerer Bedeutung sind.

Unsere Untersuchung bestätigte die Ergebnisse anderer Arbeitsgruppen, daß CpG-Dinukleotide Hotspots für Punktmutationen darstellen (Cooper et al. 1990; Pattinson et al. 1990). 17 (36,2%) der 47 Punktmutationen betrafen eines der etwa 70 CpG-Dinukleotide im Faktor-VIII-Gen. Desweiteren konnten unsere Mutationsanalyse noch einen neuen Mutationshotspot zeigen. Ein Viertel der Mutationen in der B-Domäne betrafen das Kodon 1192, das in einem Bereich von 9 Adenosinnukleotiden liegt, der offensichtlich die Ursache für die häufigen A-Deletionen und A-Insertionen in diesem Bereich darstellt. Es wird vermutet, daß die hohe Mutabilität derartiger Poly-A-Bereiche durch Polymerasefehler oder den sog. Slippage-Effekt bedingt ist (Sargentini u. Smith 1985).

Insgesamt konnte bei etwa 17 (11,4%) der 147 Patienten der Defekt im Faktor-VIII-Gen nicht gefunden werden. Ob hier eine zu geringe Sensitivität der angewandten Methoden vorliegt oder ob neue, noch nicht identifizierte Mutationsmechanismen zugrunde liegen, ist bisher nicht geklärt.

Die Kenntnis der Mutation erlaubte uns deren genauen Ursprung zu bestimmen. Unsere Untersuchung zeigte, daß bei 16 von 76 Patientenmüttern eine Neumutation stattgefunden hat, davon 3 Mosaikmutationen in der Embryogenese. Dies bestätigt frühere Untersuchungen, daß Familien mit isolierter, schwerer Hämophilie A die Mutter des Patienten in über 80% der Fälle Überträgerin ist (Oldenburg et al. 1993). Überraschend hoch ist jedoch der Anteil der Mosaikmutationen, welche bisher in der Literatur nur Einzelfallbeschreibungen darstellten.

Mit den Familiendaten konnten wir erstmals durch direkte Mutationsanalyse bestätigen, daß Mutationen im Faktor-VIII-Gen häufiger in männlichen als in weiblichen Keimzellen entstehen (Oldenburg et al. 1993). In Verbindung mit ähnlichen Untersuchungen bei der Hämophilie B (Ketterling et al. 1993) und der Muskeldystrophie Duchenne (Grimm et al. 1994) konnte damit erstmals gezeigt werden, daß offensichtlich jeder Mutationstyp eine eigene, geschlechtsspezifische Mutationsrate besitzt und daß das Geschlechtsverhältnis der Mutationsrate bei X-chromosomalen Erkrankungen durch den Anteil der verschiedenen Mutationstypen bei dieser Erkrankung bestimmt wird.

Zusammenfassung

In dieser Studie wurde das komplette Faktor-VIII-Gen (einschließlich B-Domäne, Promotorregion und Polyadenylierungsstelle) von 147 Patienten mit schwerer und sporadisch auftretender Hämophilie A untersucht. Bei 126 Patienten (85,7%) konnte die Mutation gefunden werden. 55 Patienten (37,4%) zeigten eine Intron-22-Inversion, 47 (32%) eine Punktmutation, 14 (9,5%) eine kleine und 8 (5,4%) eine große Deletion und 2 Patienten (1,5%) eine Insertion. Im Rahmen dieser Untersuchung wurde im die B-Domäne kodierenden Abschnitt des Faktor-VIII-Gens ein neuer für Mutationen besonders anfälliger Bereich (Mutationshotspot) entdeckt.

Bei Patienten mit identifizierter Mutation im Faktor-VIII-Gen wurden Familienangehörige zur Feststellung der Mutationsherkunft untersucht. Es zeigte sich, daß Mutationen in männlichen Keimzellen etwa 4mal häufiger entstehen als in weiblichen Keimzellen. Bei Betrachtung der einzelnen Mutationstypen zeigte sich, daß Inversionen und Punktmutationen etwa 5 bis 15mal häufiger in männlichen als in weiblichen Keimzellen auftraten, während Deletionen als einziger Mutationstyp häufiger in weiblichen Keimzellen auftraten.

Literatur

1. Antonarakis SE, Kazazian HH, Tuddenham EGF (1995) Molecular etiology of factor VIII deficiency in hemophilia A. Hum Mutat 5:1–22
2. Becker J, Schwaab R, Möller-Taube A, Schwaab U, Schmidt W, Brackmann HH, Grimm T, Olek K, Oldenburg J (in press) Characterization of the factor VIII defect in 147 patients with sporadic hemophilia A: Familiy studies indicate a mutation type dependent sex ratio of mutation frequencies. Am J Hum Genet
3. Cooper DN, Krawczak M (1990) The mutational spectrum of single base-pair substitutions causing human genetic disease: patterns and predictions. Hum Genet 85:55–74
3. Figueiredo MS, Brownlee GG (1995) Cis-acting elements and transcription factors involved in the promotor activity of the human factor VIII gene. J Biol Chem 270:11828–11839
4. Grimm T, Meng G, Liechti-Gallati S, Bettecken T, Müller CR, Müller B (1994) On the origin of deletions and point mutations in Duchenne muscular dystrophy: most deletions arise in oogenesis and most point mutations result from events in spermatogenesis. J Med Genet 31:183–186
5. Higuchi M, Wong C, Kochan L, Olek K, Aronis S, Kasper CK, Kazazian HH et al. (1990) Characterization of mutations in the factor VIII gene by direct sequencing of ampliefied genomic DNA. Genomics 6:65–71
6. Higuchi M, Kazazian HH, Kasch L, Warren TC, McGinnes MJ, Phillips JA, Kasper C et al. (1991a) Molecular characterization of severe hemophilia A suggests that about half the mutations are not within the coding regions and splice junctions of the factor VIII gene. Proc Natl Acad Sci USA 88:7405–7409
7. Higuchi M, Antonarakis SE, Kasch L, Olderburg J, Economou-Peterson E, Olek K, Inaba H (1991b) Molecular characterization of mild-to-moderate hemophilia A: detection of the mutation in 25 of 29 patients by denaturin gradient gel electrophoresis. Proc Natl Acad Sci USA 88:8307–8311
8. Ketterling RP, Vielhaber E, Bottema CDK, Schaid DJ, Cohen MP, Sexauer CL, Sommer SS (1993) Germ-line origins of mutation in families with hemophilia B: the sex ratio varies with the type of mutation. Am J Hum Genet 52:152–166
9. Kunkel LM, Smith KD, Boyer SH, Borgaonkar DS, Wachtel SS, Millar OJ, Berg WR et al. (1977) Analysis of human Y-chromosome specific reiterated DNA in chromosome variants. Proc Natl Acad Sci USA 74:1245–1249
10. Lakich D, Kazazian HH, Antonarakis SE, Gitschier J (1993) Inversions disrupting the factor VIII gene are a common cause of severe haemophilia A. Nature genetics 5:236–241

11. Lin SW, Lin SR, Shen MC (1993) Characterization of genetic defects of hemophilia A in patients of chinese origin. Genomics 18:496–504
12. Naylor JA, Gree PM, Rizza CR, Giannelli F (1993) Analysis of factor VIII mRNA defects in everyone of 28 haemophilia A patients. Hum Molec Genet 2:11–17
13. Oldenburg J, Schwaab R, Grimm T, Zerres K, Hakenberg P, Brackmann HH, Olek K (1993) Direct and indirect estimation of the sex ratio of mutation frequencies in haemophilia A. Am J Hum Genet 53:1229–1238
14. Pattinson JK, Millar DS, McVey JH, Grundy CB, Wieland K, Mibashan RS, Martinowitz et al. (1990) The molecular genetic analysis of haemophilia A: a direct search strategy for the detection of point mutations in the factor VIII gene. Blood 76:2242–2248
15. Rosendaal FR, Bröcker-Briends A, Van Houwelingen C, Smit C, Varekamp I, Van Dijck H, Suurmeijer TPBM, Vandenbroucke JP, Briet E (1990) Sex ratio of the mutation frequencies in haemophilia A: estimation and meta-analysis. Hum Genet 86:139–146
16. Argentini NJ, Smith KC (1985) Spontaneous mutagenesis: the roles of DNA repair, replication and recombination. Mutat Res 154:1–27
17. Schwaab R, Oldenburg J, Schwaab U, Johnson DJD, Schmidt W, Olek K, Brackmann HH et al. (1995) Characterization of mutations within the factor VIII gene of 73 unrelated mild and moderate haemophiliacs. Br J Haematol 91:458–464

Früherkennung von Hemmkörpern mit Hilfe der Immunpräzipitationsmethode

W. Mondorf, D. Scandella, N. Luban, G. Bray, J. Meade,
Recombinate Study Group

Hemmkörper sind Antikörper gegen Gerinnungsfaktoren, die deren hämostaseologische Funktion inhibieren. Am häufigsten sind Hemmkörper gegen den prokoagulatorischen Faktor VIII (F VIII). Der Goldstandard heutiger Hemmkörperuntersuchungen ist die Bethesda-Methode. Mit dieser Methode können klinisch relevante Hemmkörper zuverlässig dargestellt werden. Probleme bezüglich der Reproduzierbarkeit der Bethesda-Methode bereiten jedoch immer wieder sehr niedrige Hemmkörpertiter unter 1 Bethesda-Einheit/ml (BE/ml). Da die Bethesda-Methode eine funktionelle Methode ist, können Anti-F VIII-Antikörper ohne inhibitorische Aktivität gar nicht dargestellt werden. Solche nichtinhibitorischen Anti-F VIII-Antikörper können jedoch zu einer verkürzten Halbwertszeit infundierter F VIII-Konzentrate beitragen und damit trotz negativer BE/ml eine klinische Relevanz besitzen. Daraus folgt, daß in Ergänzung zu der Bethesda-Methode ein sensitiver immunologischer Anti-F VIII-Antikörper-Test sinnvoll wäre. Vor 2 Jahren stellte ich hier eine ELISA-Methode vor [2]. Der Vorzug der ELISA-Methode ist die Möglichkeit sehr rasch und einfach zahlreiche Plasmaproben zu untersuchen. Die Sensitivität der ELISA-Methode liegt jedoch nicht wesentlich über der der Bethesda-Methode. Deutlich sensitiver ist die von Scandella et al. [4] publizierte Immunpräzipitation (IP). Im folgenden werden erste Ergebnisse einer quantitativen IP vorgestellt.

IP-Methode

Hochgereinigter rekombinanter F VIII (rF VIII, Recombinate®, Baxter/Healthcare, Glendale CA, USA) wurde unter Verwendung von Bolton-Hunter-Reagenz mit ^{125}I radioaktiv markiert. Plasmaproben oder Lösungen aus monoklonalen Anti-F VIII-Antikörpern wurden über Nacht mit ^{125}I-rF VIII inkubiert (Abb. 1). Monoklonale Antikörper, ^{125}I-rF VIII und hemmkörperhaltige Plasmaproben wurden in einer Lösung aus Tris-Puffer (20 mM Tris, 150 mM NaCl, ph 7,4) und 1% bovinem Serumalbumin (TBS-BSA) verdünnt. Freie Antikörper und Immunkomplexe aus ^{125}I-rF VIII und Anti-F VIII-Antikörpern wurden an Protein-G-Sepharose gebunden und über Filter von der übrigen Lösung getrennt. Die Radioaktivität der Filter wurde in einem γ-Zähler bestimmt. Das Verhältnis aus Radioaktivität des Filters im Vergleich zu der zugegebenen Gesamtradioaktivität diente als Maß für das Vor-

I. Scharrer/W. Schramm (Hrsg.)
26. Hämophilie-Symposion Hamburg 1995

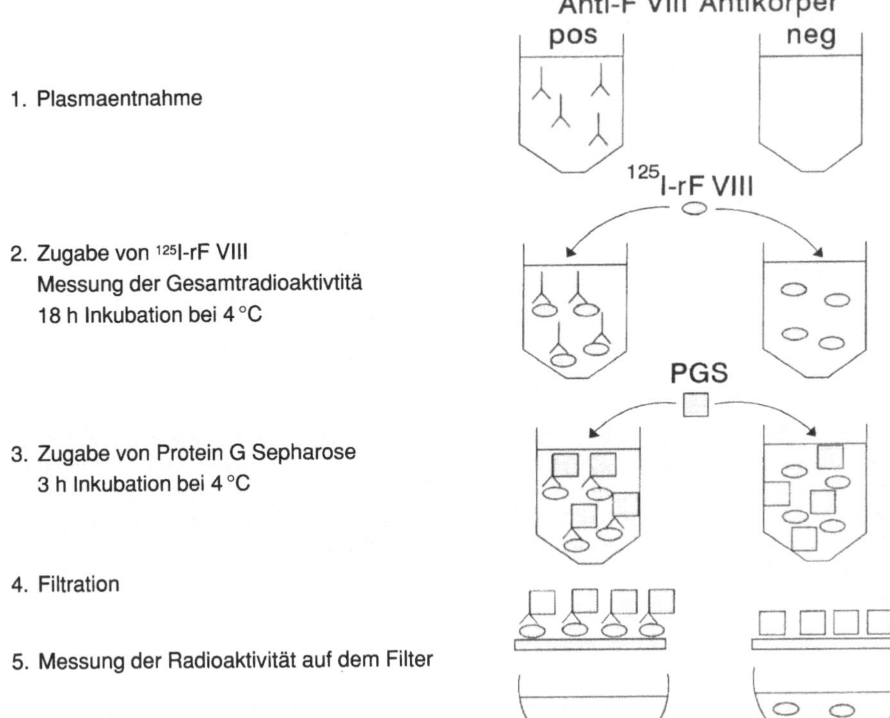

Abb. 1. Schema der Immunpräzipitationsmethode

liegen von Anti-F VIII-Antikörpern. Werte zwischen 2 und 12% Bindung wurden mit der Plasmaverdünnung multipliziert, um quantitative Aussagen (IPE/ml) machen zu können.

Sensitivität der IP im Vergleich zur Bethesda-Methode

EHS 8, ein monoklonaler Antikörper gegen die C 2-Domäne [5] und 413, gegen die A2-Domäne [3] wurden in TBS-BSA verdünnt. Der Anteil am Filter gebundener Radioaktivität im Verhältnis zur Antikörperkonzentration ist in Abbildung 2a dargestellt. Ein linearer Kurvenverlauf zeigt sich zwischen 2 und 20% Bindung welches einer Konzentration monoklonaler Antikörper von 3,5–130 pM entsprach. Die Ergebnisse negativer Kontrollen (TBS-BSA ohne Antikörper) lagen zwischen 0,8 und 1,2%. Die Kombination beider Antikörper zeigte einen ähnlichen Kurvenverlauf mit jedoch deutlich höherer Plateauphase. Dies deutet darauf hin, daß etwa 25% des markierten F VIII in Form dissoziierter schwerer und leichter Ketten vorlag.

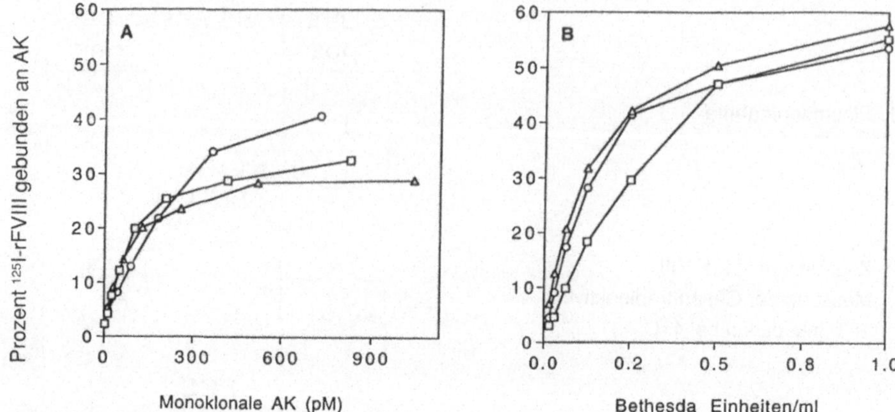

Abb. 2a, b. Bindung von ^{125}I-rF VIII an Protein-G-Sepharose in Abhängigkeit von der Konzentration monoklonaler Anti-F VIII-Antikörper oder der inhibitorischen Aktivität humaner Hemmkörper. **a** Serielle Verdünnung der monoklonalen Antikörper ESH8 (△) und 413 (□) sowie der Kombination aus ESH8 und 413 (○, 2,5:1 Mischung). **b** Serielle Verdünnung von Hemmkörperplasmen verschiedener Patienten mit einer inhibitorischen Aktivität von 22 (△), 38 (□) und 9 (○) BE/ml

Hemmkörperhaltige Plasmaproben wurden ebenso in TBS-BSA verdünnt (Abb. 2b). Ein linearer Kurvenverlauf zeigte sich erneut zwischen 2 und 20% Bindung, was einer errechneten inhibitorischen Aktivität von 0,01–0,2 BE/ml entsprach. Somit ergab sich für die IP-Methode eine 40- bis 50fach höhere Sensitivität gegenüber der Bethesda-Methode.

Korrelation zwischen BE/ml und IPE/ml

Hemmkörperhaltige Plasmaproben wurden mit der Bethesda- und der IP-Methode untersucht. Abbildung 3a zeigt die Ergebnisse von 3 Hemmkörperpatienten mit einer inhibitorischen Aktivität bis 5 BE/ml (Low responder). Die einzelnen Plasmaproben wurden an verschiedenen Behandlungstagen entnommen. Eine signifikante lineare Korrelation zwischen IPE/ml und BE/ml zeigte sich nur bei einem Patienten. Als Ursache für die geringe Korrelation waren die begrenzte Anzahl Hemmkörper positiver Plasmaproben und die Meßungenauigkeit beider Methoden im niedrigtitrigen Bereich anzusehen. Bei 2 Patienten mit hochtitrigen Hemmkörpern zeigte sich eine hochsignifikante Korrelation zwischen der inhibitorischen Aktivität und der immunologischen Antikörperkonzentration (Abb. 3b). Das Verhältnis zwischen funktionellen und immunologischen Ergebnissen unterschied sich jedoch zwischen den beiden untersuchten Patienten, so daß sich die inhibitorische Aktivität aus einem Verhältnis zwischen inhibitorisch aktiven und inaktiven Anti-F VIII-Antikörper zu ergeben scheint. Ferner scheint

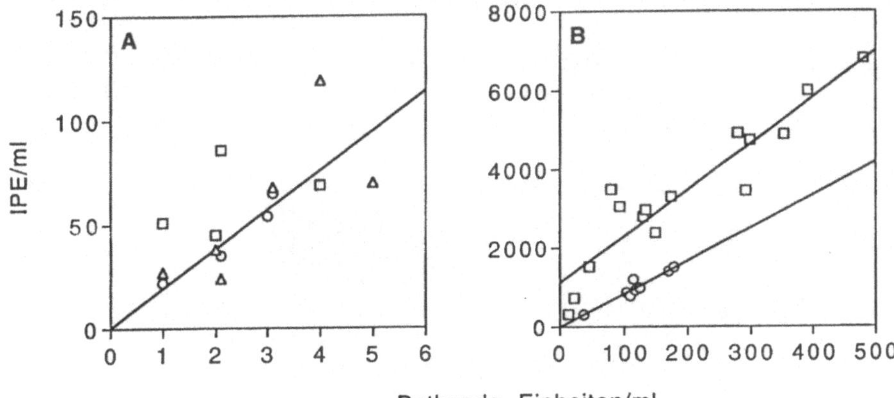

Abb. 3a, b. Korrelation zwischen Ergebnissen der IP- und der Bethesda-Methode. **a** Untersuchungen an seriellen Plasmaproben von 3 Low respondern mit einer inhibitorischen Aktivität zwischen 0,5 und 5 BE/ml sowie **b** an 2 High respondern mit einer inhibitorischen Aktivität über 5 BE/ml. Die Regressionsgeraden beziehen sich auf die signifikanten Ergebnisse **a** $p < 0,038$ (○) sowie **b** $p < 0,0002$ (□) und $p < 0,0001$ (○)

dieses Verhältnis während des beobachteten Behandlungszeitraums (2 bis 3 Jahre) konstant zu bleiben.

Ergebnisse aus einer multizentrischen Studie

Zur weiteren Untersuchung standen uns Plasmaproben von hämophilen Kindern zur Verfügung, die im Rahmen einer von der Firma Baxter durchgeführten multizentrischen Studie zum ersten Mal mit F VIII-Konzentraten (Previously Untreated Patients, PUPs) und zwar mit rF VIII (Recombinate®) behandelt wurden [1]. Von 73 PUPs entwickelten bis heute 29 % Hemmkörper, 15 % vorübergehend (Transient responder), 5 % mit Hemmkörpern bis 5 BE/ml (Low responder) und 8 % über 5 BE/ml (High responder). Im Hinblick auf eine Untersuchung mit der IP-Methode stellten wir uns 2 Fragen:

1. Ist eine Immunantwort nach rF VIII-Gabe auf die mit der Bethesda-Methode erkannten Patienten beschränkt oder gibt es Patienten, deren Immunantwort mit der Bethesda-Methode nicht erkannt werden kann, z. B. solche mit niedrigtitrigen oder nichtinhibitorischer Immunantwort? Wir untersuchten Plasma von 15 Nichthemmkörperpatienten, von denen uns Proben während des gesamten Behandlungszeitraums zur Verfügung standen. Extrapoliert auf die Gesamtzahl der Patienten ergab sich die folgende Verteilung (Abb. 4): Etwa die Hälfte der Nichthemmkörperpatienten zeigte eine vorübergehende Immunantwort, die jedoch in allen Fällen niedriger war, als die Immunantwort bei Hemmkörperpatienten. Die übrigen Patienten zeigten keinen Anstieg von Anti-F VIII-Antikörpern.

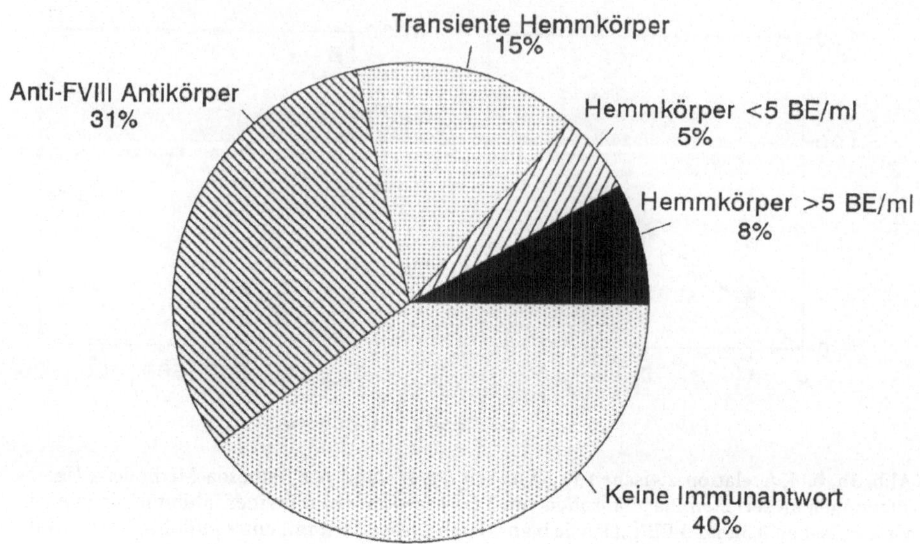

Abb. 4. Immunantwort in 73 hämophilen Kindern, die zum ersten Mal mit rF VIII behandelt wurden. Von 73 hämophilen Kindern entwickelten 21 (29%) Hemmkörper nach Behandlung mit rF VIII. Von 15 Patienten, die keine Hemmkörper entwickelten, standen uns Plasmaproben während der gesamten Behandlungszeit zur Verfügung. Von diesen entwickelten 6 eine Immunantwort. Die gezeigten Prozentzahlen sind auf die Gesamtzahl von 73 Hämophilen extrapoliert

2. Kann mit der IP-Methode ein Anstieg von Anti-F VIII-Antikörpern bereits vor dem Auftreten klinisch relevanter, bzw. mit der Bethesda-Methode darstellbarer Hemmkörpertiter gemessen werden? Von 12 PUPs standen uns Plasmaproben von der Zeit zwischen Therapiebeginn und dem Auftreten BE/ml positiver Werte zur Verfügung. Bei 8 dieser 12 PUPs konnte vor dem Auftreten von Hemmkörpern ein signifikanter Anstieg der IPE/ml gemessen werden. Dieser Anstieg ereignete sich im Mittel nach 5 Behandlungstagen. Dem gegenüber war die Immunantwort bei Nichthemmkörperpatienten niedriger ausgeprägt und erfolgte später, im Mittel nach etwa 25 Behandlungstagen. Abbildung 5 zeigt exemplarisch die verabreichte kumulative rF VIII-Gabe und den Anti-F VIII-Antikörperverlauf gemessen mit der Bethesda- und der IP-Methode bei einem High responder (a), einem Low responder (b) und einem Transient responder (c). In Abbildung 5d ist der Verlauf der IPE/ml zweier Nichthemmkörperpatienten dargestellt, von denen einer eine Immunantwort zeigte und der andere nicht.

Zusammenfassung

Zusammenfassend kann gesagt werden, daß die IP-Methode etwa 50mal sensitiver ist als die Bethesda-Methode. Da mit dieser Methode alle Anti-F VIII-Antikörper nachgewiesen werden, unabhängig davon, ob sie eine inhibitorische Potenz haben

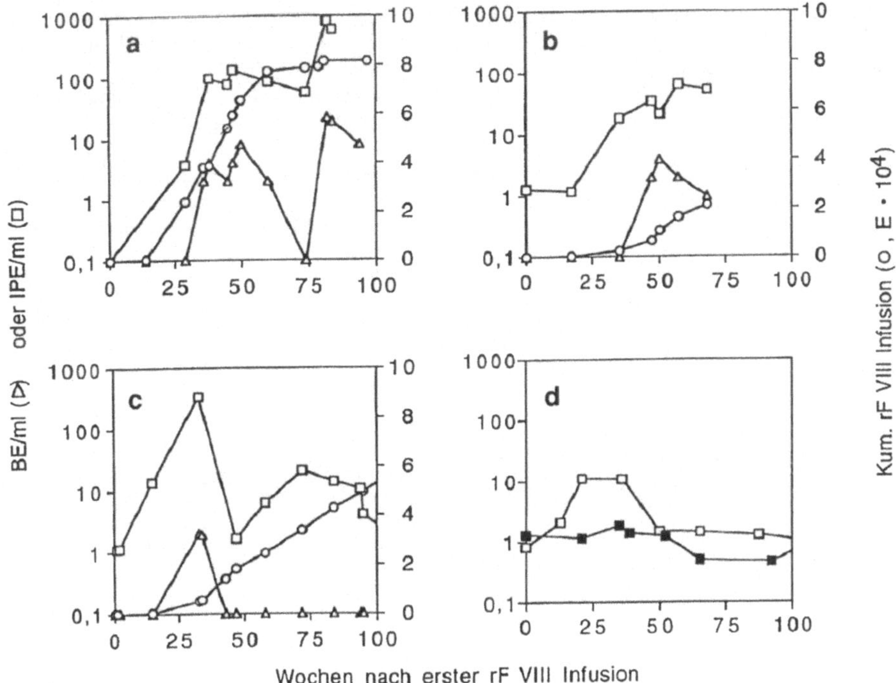

Abb. 5a–d. Hemmkörperverlauf und kumulative rF VIII-Infusion im Verlauf der rF VIII-Therapie. Anti-F VIII-Antikörper in IPE/ml (□) und BE/ml (△) sowie kumulative rF VIII-Infusion (○) am Beispiel jeweils eines Hämophilen mit hoher (**a** high responder), niedriger (**b** Low responder) und vorübergehender (**c** Transient responder) Immunantwort. **d** IPE/ml zweier Nichthemmkörperpatienten mit und ohne Immunantwort auf rF VIII-Therapie

oder nicht, können Patientenzuordnungen in Immunresponder und Nonresponder vorgenommen werden. 60% der untersuchten PUPs waren Immunresponder gegenüber 40% Nonresponder. Möglicherweise erlaubt diese neue Einteilung ein klares Bild einer genetischen Anti-F VIII-Antikörperdisposition. IP-Untersuchungen in der Frühphase einer F VIII-Behandlung können eine Hemmkörperentwicklung anzeigen, evtl. mit der Konsequenz einer noch früher einsetzenden Immuntoleranztherapie. Es wäre sinnvoll, diese Fragen in einer zukünftigen multizentrischen Studie zu prüfen.

Literatur

1. Bray GL, Gomperts ED, Courter S, Gruppo R, Gordon EM, Manco-Johnson M, Shapiro A, Scheibel E, White III G, Lee M, Recombinate Study Group (1994) A multicenter study of recombinant factor VIII (Recombinate): Safety, efficacy, and inhibitor risk in previously untreated patients with hemophilia A. Blood 83:2428
2. Mondorf W, Ehrenforth S, Vigh Z, Last J, Tippmann G, Kreuz W, Scharrer I (1994) Screening of F-VIII:C antibodies by an enzyme-linked immunosorbent assay. Vox Sang 66:8

3. Scandella D, Timmons L, Mattingly M, Trabold N, Hoyer LW (1992) A soluble recombinant factor VIII fragment containing the A2 domain binds to some anti-factor VIII antibodies that are not detected by immunoblotting. Thromb Haemost 67:665
4. Scandella D, Mattingly M, Prescott R (1993) A recombinant factor VIII A2 domain polypeptide quantitatively neutralizes human inhibitor antibodies which bind to A2. Blood 82:167
5. Scandella D, Nakai H, Felch M, Prescott R, Bray G, Hurst D, Recombinante and Kogenate Study Groups (1994) Determination of anti-factor VIII antibodies responsible for the inhibitor titer in hemophiliacs treated with plasma or recombinant factor VIII and in spontaneous inhibitors. Blood 84:240 a (Abstract)

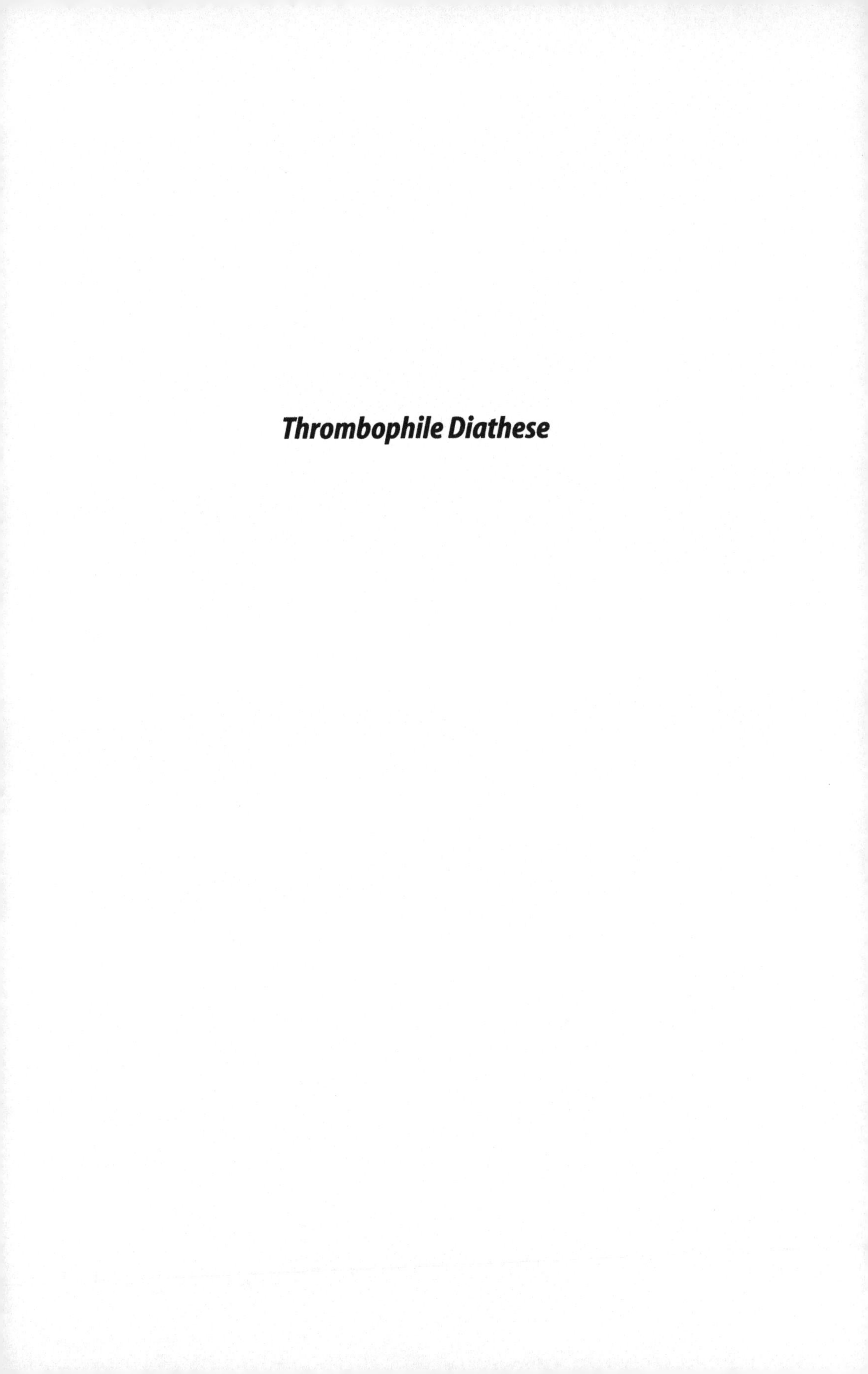

Thrombophile Diathese

Zur Prävalenz der Faktor-V-Leiden-Mutation in verschiedenen Populationen: Nordostdeutschland und Argentinien

W. Schröder, M. Koessling, R. Altman, K. Wulff, M. Wehnert, F. H. Herrmann

Die Faktor-V-Mutation nt 1691 G → A ist in der mitteleuropäischen Bevölkerung die häufigste genetisch bedingte Ursache für Venenthrombosen. In etwa 95% der Fälle mit APC (aktivierte Protein-C)-Resistenz kann diese Punktmutation im Faktor-V-Gen nachgewiesen werden [1–3]. Wie kürzlich publiziert wurde [4], kommt diese Mutation vorwiegend in westeuropäischen Populationen mit einer durchschnittlichen Prävalenz von 4,4% vor. Unterschiede der Prävalenzen der Faktor-V-Leiden-Mutation in verschiedenen europäischen Populationen und zwischen europäischen und nichteuropäischen Populationen werden beschrieben, wobei jedoch nur kleine Kollektive getestet wurden, die keine statistisch signifikanten Aussagen zulassen. Wir untersuchten eine umfangreiche Probandengruppe aus dem Nordosten Deutschlands, um für diese Population die Prävalenz der Faktor-V-Leiden-Mutation zu ermitteln. Daneben stand uns die DNA einer kleinen Gruppe argentinischer Blutspender für die Studie zur Verfügung.

Material und Methoden

DNA stand von insgesamt 814 anonymen Probanden aus Nordostdeutschland und 59 argentinischen Blutspendern zur Verfügung.

Die Untersuchung erfolgte nach der von Bertina et al. [1] beschriebenen Methode mittels PCR und anschließender Spaltung mit dem Restriktionsenzym Mnl I.

Ergebnisse und Diskussion

Prävalenz der Faktor-V-Mutation in Nordostdeutschland: 7%

Für die Bevölkerungsgruppe (814 anonyme Probanden) aus Nordostdeutschland wurde eine Prävalenz der Faktor-V-Mutation von ca. 7% ermittelt. 58 Mutantenallele (56 heterozygot, 1 homozygot) wurden unter den 1628 getesteten Allelen gefunden. Das entspricht einer Allelfrequenz von 3,56%. Diese Frequenz ist signifikant höher als die von Tosetto et al. [6] für Italien (Allelfrequenz 1,4%; 9406 Allele getestet; χ^2-Test, $p < 0{,}001$) gefundene und die von Rosendaal [5] für Holland beschriebene (Allelfrequenz 1,48%; 948 Allele getestet; χ^2-Test, $p < 0{,}001$) Allel-

I. Scharrer/W. Schramm (Hrsg.)
26. Hämophilie-Symposion Hamburg 1995

frequenz. In diesen beiden Publikationen wurden Probandengruppen präsentiert, die umfangreich genug für eine statistische Auswertung waren.

Prävalenz der Faktor-V-Mutation in argentinischen Blutspendern: 1,7%

Unter den untersuchten argentinischen Blutspendern wurde die Mutation nur in einem Fall im heterozygoten Zustand nachgewiesen (Allelfrequenz 0,84; 118 Allele getestet). Die ermittelte Allelfrequenz ist deutlich niedriger als die im Durchschnitt für die europäische Bevölkerung publizierte. Aufgrund der geringen Probandenzahl kann die Differenz jedoch nicht statistisch gesichert werden.

Anlageträger mit der Faktor-V-Leiden-Mutation im heterozygoten Zustand haben ein 5- bis 10fach erhöhtes Thromboserisiko [1]. Dieses Risiko wird durch synergistische Effekte mit anderen genetischen und exogenen Faktoren (Protein C, Protein S, Antithrombin-III-Defekt, orale Kontrazeptiva u.ä.) weiter gesteigert [7]. Ein Screening von Risikogruppen auf das Vorhandensein der Faktor-V-Mutation erscheint daher zur Prävention von Thrombosen sinnvoll.

Literatur

1. Bertina RM, Koelemann PBC, Koster T, Rosendaal FR, Dirven RJ, Ronde H de, Velden P van der, Reitsma PH (1994) Mutation in blood coagulation factor V associated with resistance to activated protein C. Nature 369:64–67
2. Dahlbäck B (1995) Molecular genetics of venous Thromboembolism. Annals Med 27:187–192
3. Koster T, Rosendaal FR, Ronde H de, Briet E, Vandenbrouke JP, Bertina RM (1993) Venous Thrombosis due to poor anticoagulant response to activated protein C: Leiden Thrombophilia Study. Lancet 342:1503–1506
4. Rees DC, Cox M, Clegg JB (1995) World distribution of factor V Leiden. Lancet 346:1133–1134
5. Rosendaal FR, Koster T, Vandenbroucke JP, Reitsma PH (1995) High risk of thrombosis in patients homozygous for factor V Leiden (activated protein C resistance). Blood 85:1504–1505
6. Tosetto A, Gatto E, Rodeghiero F (1995) APC resistance (FV Leiden) has an higher prevalence in females. Preliminary results from the Vicenza Thrombophilia and Arteriosclerosis (VITA) project. Thrombos Haemostas 73:1124
7. Vandenbroucke JP, Koster T, Briet C, Reitsma PH, Bertina RM, Rosendaal FR (1994) Increased risk of venous thrombosis in oral-contraceptive users who are carrier of factor V Leiden mutation. Lancet 344:1453–1457

Freisetzung von Plättchen-PAI als mögliche Ursache für eine abnorme APC-Ratio

G. Siegert, S. Trautmann

Venöse Thrombembolien mit einer jährlichen Inzidenz von 1/1000 sind ein ernstes medizinisches Problem.

Neben einer Vielzahl von Ursachen, z. B. Protein-C-Mangel, Protein-S-Mangel, konnte als ein weiterer Faktor die APC-Resistenz festgestellt werden [2].

Die APC-Resistenz kommt in der Bevölkerung bei ungefähr 5% vor [10]. In Fällen mit familiären Thrombosen wurde als Ursache die APC-Resistenz bei 50% ermittelt [3].

Meist beruht sie auf einer hetero- oder homozygoten Punktmutation (1691G-A) des Faktor-V-Gens, das auf dem Chromosom 1 (1q21–25) liegt. Diese Mutation (Faktor-V-Leiden-Mutation) hat zur Folge, daß Arginin 506 durch Glutamin ersetzt wird [1]. Diese Position ist eine von 3 Schnittstellen (Arg 306, Arg 506, Arg 676) der schweren Kette des F Va, die vom APC zur Inaktivierung von F Va benutzt werden [4]. Die Mutation hat keinen Einfluß auf die Funktion des Faktor V; sie beeinträchtigt nur dessen Inaktivierung. Die Mutation wird für 83% der Fälle mit APC-Resistenz verantwortlich gemacht [1].

Aus diesen Angaben resultiert die große klinische Bedeutung der APC-Resistenzbestimmung. Da es sich dabei um eine Gerinnungsuntersuchung handelt, haben präanalytische Fehler eine entscheidende Bedeutung. Zur Bestimmung der APC-Resistenz ist die am häufigsten benutzte Methode die Messung über die PTTs einmal ohne APC und einmal mit einer definierten Konzentration an APC. Aus diesen Werten kann dann die APC-Ratio ermittelt werden. Die Prolongierung des PTT ist abhängig von der $CaCl_2$-Konzentration, von der Citratkonzentration in der Probe und der Probenhandhabung. Protein-S-Spiegel mit Konzentrationen unter 20% vermindern die APC-Ratio. Die Reduktion der Gerinnungsfaktoren F II, F VIII, F IX und F X hat einen signifikanten Einfluß auf die APC-Ratio [6].

Eine andere Möglichkeit zur Bestimmung der APC-Ratio besteht in der Verwendung des Immunochromtests (Immuno), bei welchem die Aktivität des Faktors Xa ohne und mit APC gemessen wird. Diese basiert auf der Limitierung des Faktors Xa durch die Inaktivierung des Faktors VIIIa mittels APC [8].

Von präanalytischen Faktoren, die Einfluß auf die APC-Bestimmung haben, spielt der Zellgehalt offensichtlich eine große Rolle. Bei ungenügender Zentrifugation kommt es v. a. zur Anreicherung von Thrombozyten im Plasma. Es ist beschrieben, daß Plasma, welches für 8 Tage bei –80 °C ohne Entfernung der Throm-

I. Scharrer/W. Schramm (Hrsg.)
26. Hämophilie-Symposion Hamburg 1995

bozyten aufbewahrt wurde, eine signifikant niedrigere APC-Ratio aufweist, als ungefrostete Plasmen mit und ohne Thrombozyten [7].

Ein Faktor, der in hohen Konzentrationen in den α-Granula der Thrombozyten vorkommt, ist der Plasminogenaktivatorinhibitor (PAI). Der überwiegende Anteil dieses PAI ist latenter PAI; dessen Funktion ist bisher unbekannt. Nur 5% sind aktiver PAI [5]. Pysiologisch erfolgt die Aktivierung von Faktor V und Faktor VIII und die Inaktivierung durch APC vorwiegend an der Oberfläche von Thrombozyten. Es erscheint deshalb möglich, daß dem Plättchen-PAI eine Funktion bei der Inaktivierung von Faktor V und VIII durch APC zukommt.

Material und Methoden

Die Blutproben wurden von 5 gesunden Probanden ohne Faktor-V-Leidenmutation wie zu Thrombozytenfunktionsbestimmungen üblich gewonnen.

PRP (plättchenreiches Plasma) wurde durch 10minütige Zentrifugation bei 1000 U/min hergestellt.

Durch 20minütiges Zentrifugieren bei 4000 U/min wurde PAP (plättchenarmes Plasma) erhalten. Die Plasmen wurden frisch und nach Lagerung bei −50 °C zur Bestimmung der APC-Ratios, PAI-Konzentrationen und Faktor-V-Aktivitäten eingesetzt.

Die Ermittlung der APC-Ratio erfolgte mit dem Coatest APC-Resistance (Chromogenix) am Kugelkoagulometer nach Vorschrift des Herstellers und in einer Testmodifikation mit Verdünnung des Plasmas 1 + 4 mit nativem Faktor-V-Mangelplasma sowie mit dem Test Immunochrom APC-Resistense (Immuno).

Die PAI-Konzentration wurde mit Elisa TC PAI-1 (Technoclone/Immuno) bestimmt.

In einem weiteren Untersuchungsschritt wurden Thrombozytensuspensionen verwendet. Dazu wurde PRP ein- bis 3mal 20 min bei 4000 U/min zentrifugiert und mit Puffer bzw. mit PAP auf das Ausgangsvolumen resuspendiert. Die Resuspensionen wurden bei −50 °C gefrostet und anschließend zur APC-Ratiobestimmung eingesetzt.

Ergebnisse

In den Testsystemen – Coatest, Coatest mit Faktor-V-Mangelplasmaverdünnung und im Immunochromtest konnte bei frischen Proben kein Unterschied zwischen den APC-Ratios des PAP und PRP festgestellt werden. In allen 3 Testsystemen führte der Frostprozeß zu einer Verminderung der APC-Ratio (Abb. 1a–c). Im Immunochromtest kam es zu einer Verminderung um 21%. Die Minderung betrug im Coatest und im Coatest mit Faktor-V-Mangelplasmaverdünnung rund 24%.

Die PAI-Antigenkonzentration stieg im gefrosteten PRP im Vergleich zum PAP auf das Zehnfache der Konzentration im PAP an (Abb. 2).

Die Zugabe der Thrombozytensuspensionen führte in allen Versuchsansätzen im PAP zu einer verminderten APC-Ratio gegenüber der Pufferkontrolle. Eine Vor-

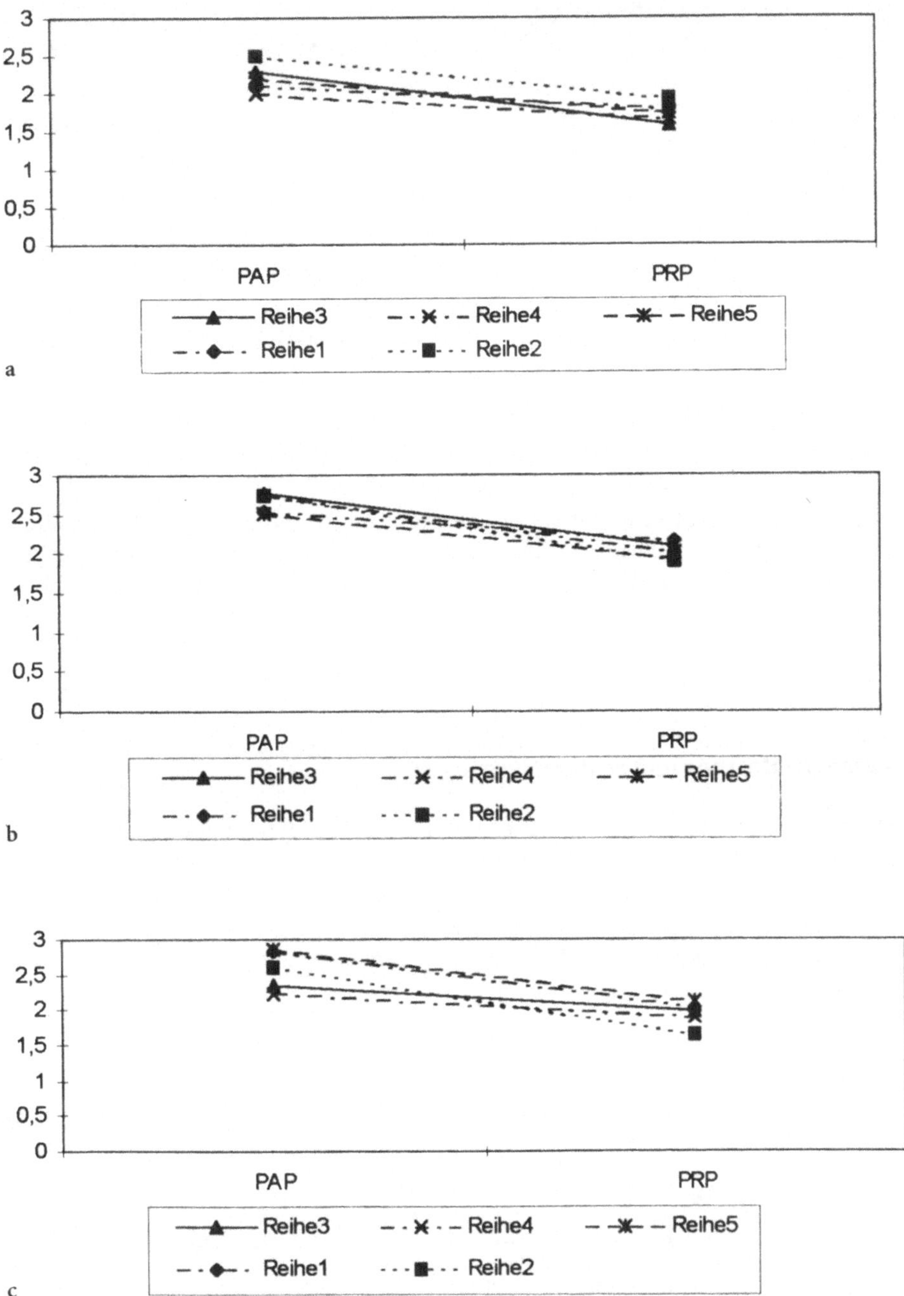

Abb. 1a–c. APC-Ratio im PAP und PRP der 5 Probanden nach Lagerung bei –50 °C. **a** APC-Ratio im Immunochromtest. **b** APC-Ratio im Coatest. **c** APC-Ratio im Coatest mit Faktor-V-Mangelplasmaverdünnung

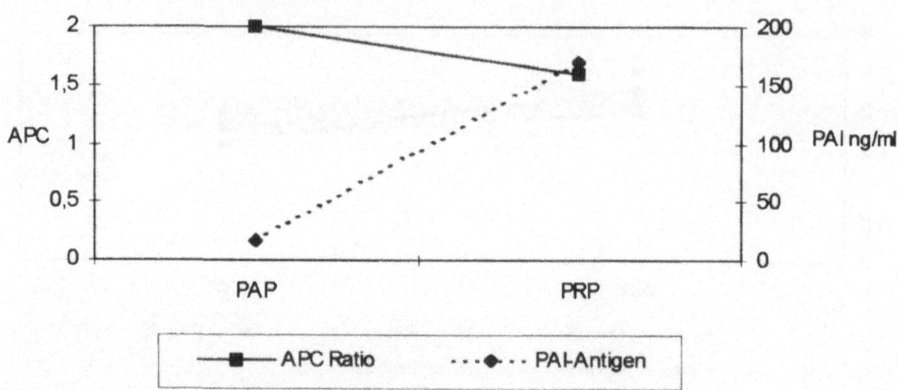

Abb. 2. APC-Ratio und PAI-Antigen nach der Lagerung bei −50 °C

inkubation von APC mit Plättchensuspension im Immunochromtest hatte ebenfalls eine verminderte APC-Ratio zur Folge. Die PAI-Konzentrationen in den Versuchsansätzen (PAP und Thrombozytensuspension) waren deutlich erhöht (Abb. 3).

Die Faktor-V-Aktivität wurde nur im PRP erhöht gefunden. In den Thrombozytensuspensionen war die Faktor-V-Aktivität vermindert gegenüber der Faktor-V-Aktivität im PAP (Abb. 4).

Zusammenfassung und Schlußfolgerungen

Da die Bestimmung der APC-Ratio in der Regel aus gefrosteten Proben erfolgt, müssen die Vorschriften zur Plasmagewinnung streng eingehalten werden. Durch

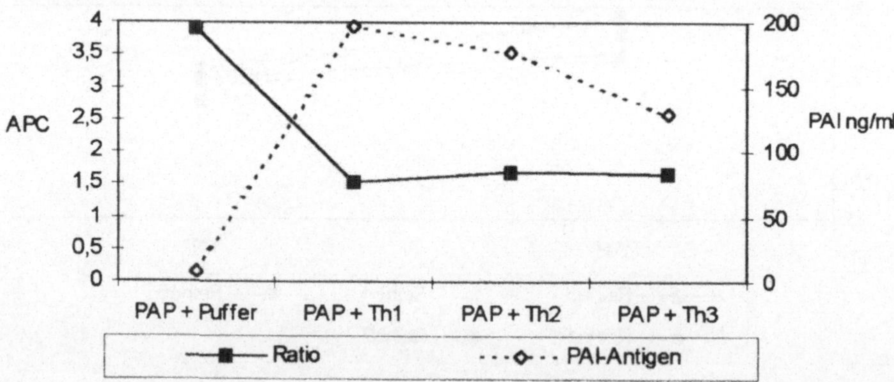

Abb. 3. APC-Ratio und PAI-Antigen im PAP ohne und mit Zusatz von Thrombozytensuspensionen. *Th1* Thrombozytensuspension 1mal gewaschen, *Th2* Thrombozytensuspension 2mal gewaschen, *Th3* Thrombozytensuspension 3mal gewaschen

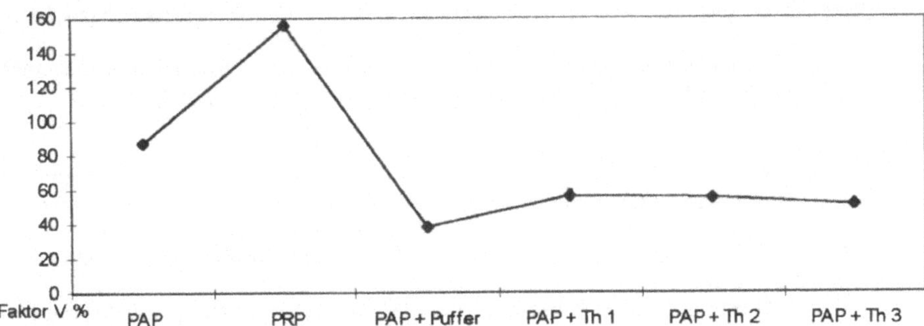

Abb. 4. Faktor-V-Aktivität im PAP, PRP und im PAP mit Zusatz von Thrombozytensuspensionen. *Th1* Thrombozytensuspension 1mal gewaschen, *Th2* Thrombozytensuspension 2mal gewaschen, *Th3* Thrombozytensuspension 3mal gewaschen

Frostprozesse kommt es zur Zerstörung der noch im Plasma enthaltenen Thrombozyten und zur Freisetzung ihrer Inhaltsstoffe insbesondere von PAI.

Nach den bisherigen Untersuchungsergebnissen hat die Freisetzung von Plättchen-PAI nach Zerstörung der Plättchenmembran einen entscheidenden Anteil an falsch-positiven APC-Resistenzen in gefrosteten Plasmen, die nicht ausreichend zentrifugiert wurden. Auch Shizuka et al. wiesen falsch-positive Resistenzen in mit Thrombozyten versetzten Plasmen, die erst nach dem Frosten gemessen wurden, nach [7].

Ob Plättchen-PAI in der Lage ist, APC direkt zu hemmen, muß noch geklärt werden. Es ist jedoch anzunehmen, daß eine hohe Plättchen-PAI-Konzentration in die Regulation der Wirkung von APC einbezogen ist.

Plättchenfaktor V kommt auch in hoher Aktivität in Thrombozyten vor. Die verminderte APC-Ratio im gefrosteten PRP wird aber offensichtlich nicht durch den Anstieg der Plättchenfaktor-V-Aktivität bedingt, denn auch in dem mit Thrombozytensuspensionen versetzten PAP ist ein APC-Ratioabfall feststellbar, obwohl eine verminderte Plättchenfaktor-V-Aktivität vorliegt. Dieser Aktivitätsabfall ist offensichtlich durch Verluste während des Waschprozesses zu erklären.

Ein weiteres in den Thrombozyten gespeichertes Protein ist das Willebrand-Faktorantigen, das durch seine Bindung Faktor VIIIc vor der Inaktivierung durch APC schützt. Es erscheint notwendig, bei weiteren Untersuchungen die Betrachtung dieses Faktors mit einzubeziehen.

Literatur

1. Bertina RM, Koeleman BPC, Koster T, Rosendaal FR, Dirven RJ, Ronde H de, Van der Velden PA van der, Reitsma PH (1994) Mutation in blood coagulation factor V associated with resistance to activated protein. Nature 369:64–67
2. Dahlbäck B (1995) Inherited thrombophilia: resistance to activated protein C as a pathogenic factor of venous thromboembolism. Blood 85:607–614

3. Dahlbäck B (1995) The protein C anticoagulant system: inherited defects as basis for venous thrombosis. Thrombos Res 77:1–43
4. Kalafatis M, Rand MD, Mann KG (1994) The mechanism of inactivation of human factor V and human factor Va by activated protein C. J Biol Chem 269:3 1869–1880
5. Pringlinger U, Binder PR Physiologie und Pathophysiologie des fibrinolytischen Systems. 145–154
6. de Ronde H, Bertina RM (1994) Laboraty diagnosis of APC-resistance: a critical evaluation of the test and the development of diagnostic criteria. Thromb Haemost 72:880–886
7. Shizuka R, Kanda T, Amagai H, Kobayashi I (1995) False-positive activated protein C (APC) sensitivity ratio caused by freezing and by contamination of plasma with Platelets. Throm Res 78:189–190
8. Varadi K, Moritz B, Lang H, Bauer K, Preston E, Peake I, Rivard GE, Keil B, Schwarz HP (1995) A romogenic assay for activated protein C resistance. Br J Haemotol 90:884–891
9. Wiesinger K, Hohenwallner W (1994) Bestimmung der APC-Resistenz nach enzymatischem Abbau von Heparin durch Dade[R] Hepzym™. Berichte ÖGKC 17:135–137
10. Zöller B, Dahlbäck B (1994) Linkage between inherited resistance to activated protein C and factor V mutation in venous thrombosis. Lancet 343:1536–1538

Vergleich der APC-Response in drei unterschiedlichen Testsystemen mit dem Ergebnis der Faktor-V-Genotypisierung (Arg506 → Gln)

G. Siegert, S. Gehrisch, E. Runge, R. Naumann, T. Schwarz, S. Schimmank, S. Schellong, K. Lütthke, R. Knöfler

Venöse Thrombosen stellen mit ihrem Risiko für Lungenembolien ein großes gesundheitliches Problem dar. Die jährliche Inzidenz wird mit 1/1000 angegeben (Bertina et al. 1995; Dahlbäck 1995). Situationen wie große Operationen, Frakturen, Immobilisation, entzündliche Prozesse sowie die Einnahme oraler Kontrazeptiva erhöhen das Thromboserisiko. Bisher bekannte Defekte mit einer Prädisposition für Thrombosen wie Mangel oder Dysfunktion von Antithrombin III, Protein C oder Protein S führten nur in 5–10% der Fälle zur Aufklärung der Thromboseursache (Bertina et al. 1995). Seit der Erstbeschreibung durch Dahlbäck et al. 1993 wird eine Resistenz für aktiviertes Protein C (APC) als eine wesentliche Ursache für die Entstehung von venösen Thrombosen angesehen (Bertina et al. 1995). Im Gegensatz zu den bisher bekannten Thromboserisikofaktoren tritt eine erhöhte APC-Resistenz mit hoher Prävalenz in der Normalbevölkerung auf (Dahlbäck 1994, Dahlbäck et al. 1993). 1994 beschrieben Bertina et al., daß der Phenotyp der APC-Resistenz assoziert ist mit einer homo- oder heterozygoten Punktmutation im Faktor-V-Gen. Der Austausch der Aminosäure Arginin gegen Glutamin in Position 506 (Leiden-Mutation) erhöhte das Thromboserisiko 5- bis 10fach bei heterozygoten und 50- bis 100fach bei homozygoten Merkmalsträgern (Dahlbäck 1995). Bertina et al. (1995) fanden eine pathologische APC-Resistenz bei 46% der Thrombosepatienten, die in 80% assoziiert war mit der Leiden-Mutation. Die Prävalenz der heterozygoten Merkmalsträger mit Faktor-V-Mutation wird für Mitteleuropa mit 5%, in Schweden mit 10% angenommen (Dahlbäck 1995).

Die Bestimmung der APC-Resistenz über die a-PTT ist z. Z. die am häufigsten verwendete Methode. In diesem Test wird die APC-Ratio ermittelt aus der Bestimmung der Gerinnungszeit mit und ohne Zusatz von APC zum Kalziumchloridreagenz. Die an unterschiedlichen Geräten ermittelten Gerinnungszeiten sind jedoch different. Normwerte können somit nicht von einem Gerät auf ein anderes übertragen werden (Rosén 1994). Es ist deshalb notwendig, die in der Plasmaprobe ermittelte Ratio auf einen Normalplasmapool zu beziehen (de Ronde u. Bertina 1994) oder anhand einer Kontrollgruppe laboreigene Referenzwerte zu ermitteln (Baker et al. 1994). Die hohe Frequenz der Leiden-Mutation in der Normalbevölkerung macht es jedoch erforderlich, nur Personen mit einem normalen Genotyp in die Referenzgruppe oder den Normalplasmapool einzubeziehen (Dahlbäck 1995). Die Handhabung der Plasmaprobe hat für eine exakte Bestimmung der APC-Resistenz erhebliche Bedeutung (Dahlbäck 1995). Eine wesentliche Ein-

I. Scharrer/W. Schramm (Hrsg.)
26. Hämophilie-Symposion Hamburg 1995

schränkung des Tests über die a-PTT besteht darin, daß nur Proben deren a-PTT im Normbereich liegt, in die Testung einbezogen werden dürfen. Bei Patienten unter Antikoagulation, mit Faktormangelzuständen wie Faktor-XII-Mangel oder mit einem Lupusantikoagulant ist eine Analyse mit diesem Testsystem nicht möglich. Deshalb wurde von einigen Arbeitsgruppen eine Verdünnung der Plasmaprobe 1:5 oder 1:10 in Faktor-V-Mangelplasma vorgeschlagen (Cadroy et al. 1995; Jorquera et al. 1994; Trossaert et al. 1994). Der von Varadi et al. 1995 beschriebene Test Immunochrom® APC-Response basiert auf der spezifischen Interaktion zwischen APC und Faktor VIII. In diesem Test wird die verdünnte Plasmaprobe (mit Faktor VIII und APC-Kofaktoren) mit Faktor IXa, Faktor X, Phospolipiden, Kalziumionen und einer geringen Menge Thrombin in An- und Abwesenheit von APC inkubiert. Die Menge an gebildetem Faktor Xa ist eine Funktion der Faktor-VIIIa-Aktivität und wird mit einem chromogenen Substrat gemessen. In Anwesenheit von aktiviertem Protein C und Kofaktoren wird aktivierter Faktor VIII inaktiviert. Der Quotient der Faktor-VIIIa-Aktivität in Ab-/Anwesenheit von APC ist somit eine Funktion der Anwort des plasmatischen Gerinnungssystems auf APC. Nach Varadi et al. (1995) erlaubt dieses Testprinzip die Bestimmung der APC-Resistenz bei Patienten mit einem breiten Spektrum an klinischen Bedingungen wie Antikoagulation, Lebererkrankungen und Störungen im intrinsischen Gerinnungssystem.

Ziel der Untersuchung war es, die Ergebnisse der funktionellen APC-Response im klassischen a-PTT-Test, in der Modifikation mit Verdünnung der Plasmaprobe mit Faktor-V-Mangelplasma sowie im chromogenen Test in Abhängigkeit vom Ergebnis der DNA-Analytik und der klinischen Situation miteinander zu vergleichen.

Material und Methoden

Kontrollgruppe zur Ermittlung des laboreigenen Referenzbereichs für die APC-Sensitivität

In der Kontrollgruppe wurden 40 Männer in Alter von 21 bis 57 Jahren (Median 35 Jahre) und 56 Frauen im Alter von 19 bis 60 Jahren (Median 36 Jahre) untersucht. Die Probanden waren anamnestisch gesund und in der Familienanamnese frei von thrombotischen Ereignissen.

Patienten und Familienangehörige

In der Untersuchung wurden 175 Patienten der Klinik für Innere Medizin und der Klinik für Kinderheilkunde einbezogen. Bei 97 der Patienten war mindestens eine Thrombose in der Anamnese bekannt. 40 dieser Patienten wurden oral antikoaguliert, das thrombotische Ereignis lag mindestens 6 Wochen zurück. Bei 5 Patienten unter Heparintherapie erfolgte die Blutabnahme kurz nach dem thrombotischen Ereignis. Untersucht wurden außerdem 14 Familienangehörige der Thrombosepatienten (Tabelle 1).

Tabelle 1. Charakterisierung der Patienten

Genotyp	Gesamtzahl (n)	Ohne Therapie (n)	Kumarin (n)	Heparindosierung
Wildtyp	117	68	40	9 (n = 5 therapeutische Dosierung, n = 4 prophylaktische Dosierung)
Heterozygot	56	43	9	4 (therapeutische Dosierung)
Homozygot	2	1	1	

Methoden zur Bestimmung der APC-Resistenz

Citratblut wurde in Monovetten der Fa. Sarstedt abgenommen, bei 2000 · g 20 min zentrifugiert und das Plasma bis zur seriellen Analytik bei −50 °C für maximal 2 Wochen. Zur Bestimmung der APC-Sensitivität wurden folgende Tests eingesetzt: Coatest APC-Resistance (Chromogenix AB) unter Verwendung von unverdünntem Patientenplasma und einer Plasmaverdünnung in Faktor-V-Mangelplasma und der Test Immunochrom® APC-Response (Immuno). Die Bestimmung der APC-Resistenz im Coatest erfolgte nach Vorschrift des Herstellers am Kugelkoagulometer Thrombotrack 8 (Behnk/Immuno). Für die Testmodifikation wurde das Untersuchungsplasma 1 + 4 in natürlichem Faktor-V-Mangelplasma (Immuno) verdünnt und danach sofort zu Bestimmung eingesetzt. Die Bestimmung der APC-Response im Test Immunochrom® erfolgte mit einer Halbmikromethode im kinetischen Test am Chromotimer-System (Behring) nach Vorschrift des Herstellers. Die Plasmaprobe wurde 1 + 20 mit Verdünnungspuffer verdünnt. 25 µl des verdünnten Plasmas wurden mit 25 µl 140 nM APC (Ansatz 1) oder 25 µl Verdünnungspuffer (Ansatz 2) und 50 µl Reagenz A (Phospholipide) 2 min bei 37 °C inkubiert. Nach der Zugabe von 50 µl Reagenz B (Faktor IXa, Faktor X, Kalziumchlorid und Thrombinspuren) wurde das Gemisch für weitere 5 min inkubiert. Die Messung erfolgte nach Zugabe von 250 µl chromogenem Faktor-Xa-Substrat. Die Sensitivitätsratio wurde ermittelt aus dem Quotienten der Extinktionsdifferenz pro min ohne APC/Extinktionsdifferenz pro min mit APC.

Alle Analysen erfolgten gleichzeitig aus der gleichen Plasmaprobe in Doppelbestimmung.

DNA-Analytik

Die Präparate der DNA erfolgten aus dem zellulären Unterstand der zur Bestimmung der APC-Resistenz dem Labor übergebenen Monovette nach Entnahme des Plasmaüberstandes. Die Analyse wurde mittels PCR nach der Vorschrift von Bertina et al. (1994) durchgeführt.

Ergebnisse

Kontrollgruppe

Bei 4 der 100 Probanden der Kontrollgruppe ergab die DNA-Analytik eine heterozygote Mutation im Faktor-V-Gen (Arginin[506]). Diese Probanden wurden deshalb nicht zur Ermittlung der laboreigenen Referenzwerte herangezgen, die Auswertung ihrer Ergebnisse erfolgte innerhalb der Patientengruppe. Die bei 40 Männern und 56 Frauen in 3 Testsystemen ermittelten Sensitivitätsratios sind in Tabelle 2 dargestellt. Nur im Coatest zeigte sich ein signifikanter Geschlechtsunterschied. Eine Abhängigkeit von der Einnahme oraler Kontrazeptiva konnte nicht festgestellt werden. Die Meßergebnisse, die zur Ermittlung der APC-Sensitivität heran-

Tabelle 2. APC-Ratios in unterschiedlichen Testsystemen in der Kontrollgruppe (alle Probanden n = 96), bei männlichen Probanden der Kontrollgruppe (n = 40) und bei weiblichen Probanden der Kontrollgruppe (n = 56)

Test	Median	Range	5. Perzentile	95. Perzentile
Kontrollgruppe				
Coatest®	2,67	2,15–3,54	2,30	3,24
Coatest® (1 + 4 Verdünnung in Faktor-V-Mangelplasma)	2,58	2,10–3,03	2,20	2,84
Immunochrom® APC-Response	2,18	1,87–3,31	1,90	2,76
Männliche Probanden				
Coatest®	2,74	2,15–3,54	2,30	3,24
Coatest® (1 + 4 Verdünnung in Faktor-V-Mangelplasma)	2,62	2,10–3,03	2,20	2,84
Immunochrom® APC-Response	2,21	1,87–3,31	1,90	2,76
Weibliche Probanden				
Coatest®	2,64	2,15–3,11	2,25	3,07
Coatest® (1 + 4 Verdünnung in Faktor-V-Mangelplasma)	2,56*	2,19–2,86	2,28	2,83
Immunochrom® APC-Response	2,16	1,87–3,08	1,92	2,66

* Geschlechtdifferenz $p < 0{,}01$.

gezogen wurden, korrelierten in den 3 Tests unterschiedlich eng miteinander. Die engste Korrelation zeigten die Extinktionsdifferenzen mit/ohne APC im Test Immunochrom® APC-Response ($r = 0{,}942$, $p < 0{,}001$). Die geringste Korrelation wiesen die Gerinnungszeiten mit/ohne APC im Coatest in der Modifikation mit Verdünnung des Plasmas in Faktor-V-Mangelplasma auf ($r = 0{,}271$, $p < 0{,}01$). Im Coatest ohne Plasmaverdünnung korrelierten die Gerinnungszeiten mit $r = 0{,}762$ ($p < 0{,}001$).

Patienten mit Leiden-Mutation

Bei 2 der untersuchten Patienten wurde in der DNA-Analytik eine homozygote Faktor-V-Mutation (Leiden-Mutation) festgestellt. Bei beiden Patienten war die APC-Sensitivität in allen 3 Testsystemen deutlich unterhalb des laboreigenen Referenzbereichs (Tabelle 3).

Tabelle 3. APC-Ratios in unterschiedlichen Testsystemen bei 2 homozygoten Patienten

APC-Ratio im Coatest® (2,30–3,24)	APC-Ratio im Coatest® mit Plasmaverdünnung 1 + 4 in Faktor-V-Mangelplasma (2,20–2,84)	APC-Ratio im Test Immunochrom® APC-Response (1,90–2,76)	Therapie
1,35	1,26	1,28	keine
1,70	1,25	1,28	Kumarin

56 der untersuchten Patienten und Familienmitglieder waren heterozygot für die Leiden-Mutation. Die in den 3 Testsystemen ermittelten Ergebnisse sind in Abb. 1a–c in Abhängigkeit von der Antikoagulation dargestellt.

Heterozygote Patienten ohne Antikoagulation zeigten im Coatest® überwiegend eine verminderte Sensitivität. Bei einem Patienten wurde in diesem Test eine normale Ratio und bei 2 Patienten eine grenzwertige Ratio ermittelt.

Sechs der 9 Patienten unter Kumarintherapie sowie alle Patienten unter Heparintherapie zeigten im Coatest® eine APC-Response oberhalb des laboreigenen Grenzwertes.

In der Testmodifikation mit Plasmaverdünnung in Faktor-V-Mangelplasma war die APC-Sensitivität nur bei einem der Patienten ohne Antikoagulation grenzwertig. Eine Ratio deutlich oberhalb des Referenzwerts wurde bei einem Patienten unter therapeutischer Heparindosierung ermittelt. In allen anderen untersuchten Plasmen der Patienten mit einer heterozygoten Leiden-Mutation war die APC-Response eindeutig pathologisch.

Unabhängig von der Therapie wurde bei allen heterozygoten Patienten im Test Immunochrom® eine pathologische APC-Response ermittelt.

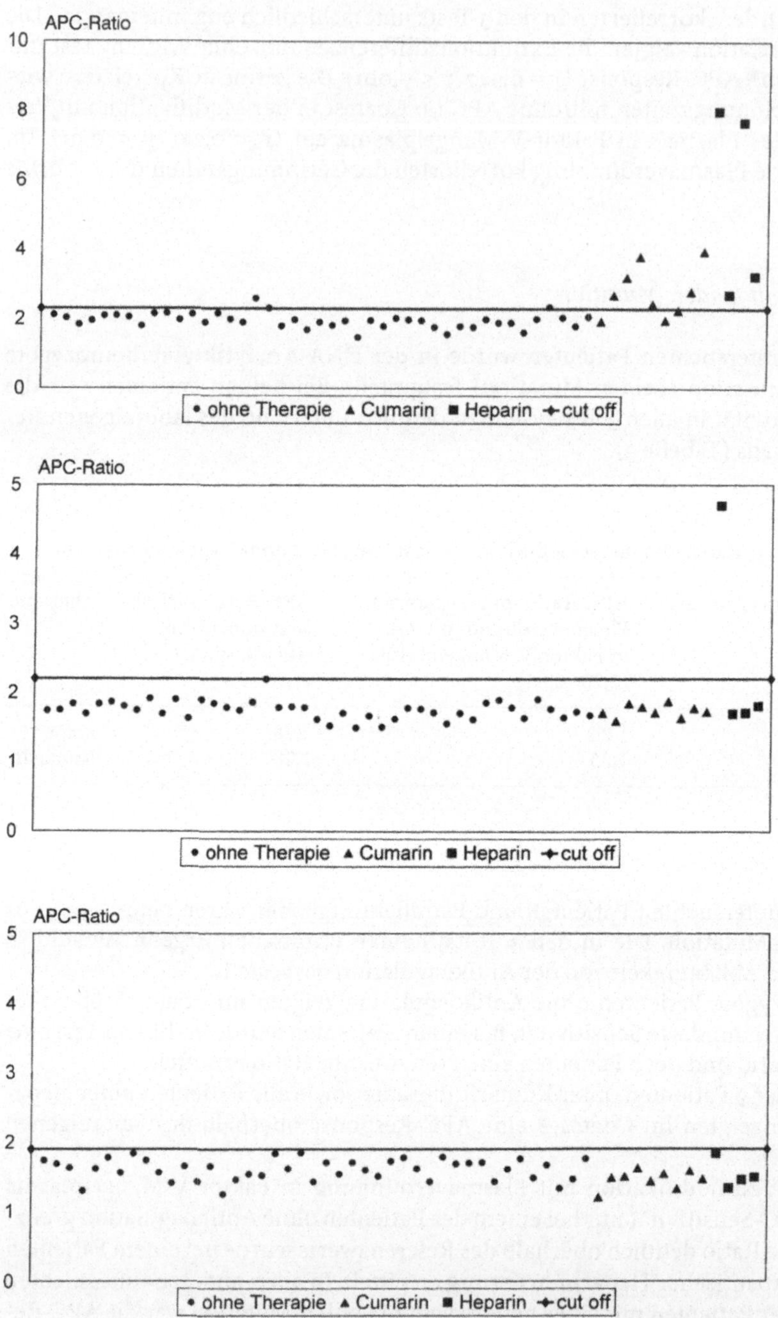

Abb. 1. Ratios im Coatest® APC-Resistenz (a), Ratios im Coatest® APC-Resistenz (a) mit Verdünnung des Patientenplasmas 1:5 mit Faktor-V-Mangelplasma (b) und Ratios im Test Immunochrom APC-Response® bei heterozygoten Patienten

Patienten ohne Leiden-Mutation

Bei 64 der 68 untersuchten Plasmen von Patienten mit einem Wildtyp war die APC-Sensitivität in allen 3 Testsystemen im Normbereich. Vier Patienten zeigten eine verminderte Response im Test Immunochrom®. Eine dieser Patienten ist eine 20 Jahre alte, klinisch bisher unauffällige Probandin aus einer Familie mit positiver Thromboseanamnese und hoher Inzidenz der Leiden-Mutation (Abb. 2, Tabelle 4). Der überwiegende Teil (88 %) der oral antikoagulierten Patienten (Tabelle 5a–b) ohne Leiden-Mutation zeigte im Coatest® eine starke Response auf APC mit Ratios oberhalb der 95. Perzentile der Kontrollgruppe. In der Testmodifikation mit Plasmaverdünnung in Faktor-V-Mangelplasma wurde dieses Verhalten nur bei 15 % der Patienten beobachtet. Im Test Immunochrom® war die Response auf APC dagegen bei 30 % der Patienten vermindert. Durchgeführte Wiederholungsuntersuchungen erbrachten ebenfalls einen pathologischen Befund. Zwei dieser Patienten sind eineiige Zwillingsschwestern mit einem Abstand von 18 Jahren in der Erstmanifestation der Thrombose. Ein Patient wies auch im modifizierten Coatest® eine verminderte APC-Sensitivität auf. Bei diesem Patienten besteht zusätzlich ein Lupusantikoagulant. Unter Heparin wurden bei Patienten ohne Leiden-Mutation im Coatest® Ratios oberhalb der 95. Perzentile der Kontrollgruppe ermittelt. Aufgrund der starken Verlängerung der in diesem Test eingesetzten a-PTT konnten bei 3 Patienten im Originaltest und bei einem Patienten auch in der Modifikation mit Plasmaverdünnung keine Ratios ermittelt werden (Tabelle 6).

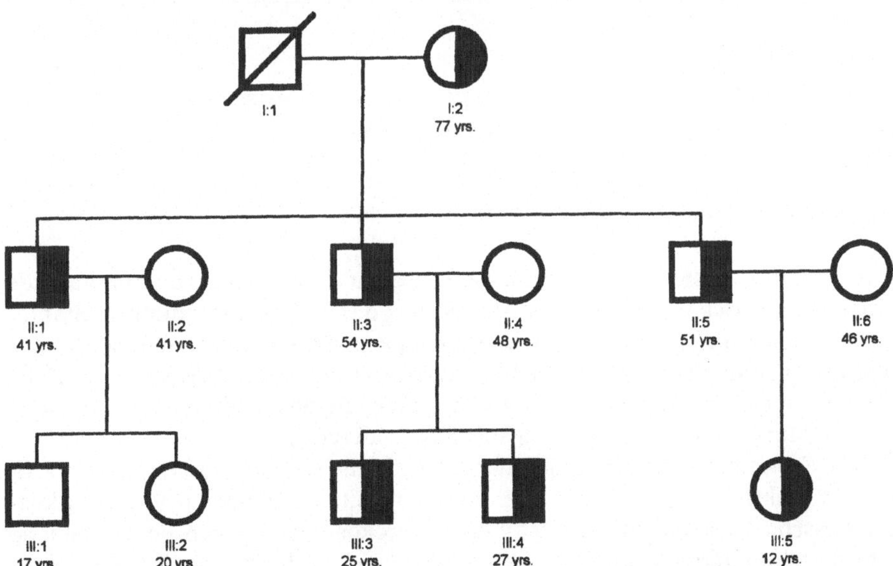

Abb. 2. Stammbaum einer Familie mit arteriellen und venösen Thrombosen. *Halboffene Symbole*: heterozygote Merkmalsträger für die Leiden-Mutation, *offene Symbole*: Familienangehörige mit einem Wildtyp. (Erkrankungen und APC-Ratios sind in Tabelle 4 dargestellt)

Tabelle 4. Krankheitsbilder und APC-Response in der in Abb. 2 dargestellten Familie

Patienten-	Erkrankung	Ratio Coatest®	Ratio Coatest® Verdünnung in Faktor-V-Mangelplasma	Ratio Test Immunochrom® APC-Response
I: 1 (verstorben)	tiefe Venenthrombose, arterielle Verschluß-krankheit			
I: 2	tiefe Venenthrombose, arterielle Verschluß-krankheit	**1,96**	**1,70**	**1,30**
II: 1	arterielle Verschluß-krankheit (Kumarintherapie)	**1,94**	**1,71**	**1,20**
II: 2		2,30	2,46	2,90
II: 3	tiefe Venenthrombose (Kumarintherapie)	2,96	**1,60**	**1,48**
II:4		2,45	2,50	2,27
II:5		**2,10**	**1,87**	**1,78**
II:6		2,57	2,76	2,67
III:1		2,85	2,77	2,80
III:2		2,56	2,50	**1,76**
III:3		**2,09**	**1,84**	**1,62**
III:4		**2,05**	**1,81**	**1,56**
III:5		**1,84**	**1,84**	**1,63**

Bei 3 der 5 nach einer Thrombose therapeutisch heparinisierten Patienten war die APC-Response im Test Immunochrom® vermindert.

Diskussion

Das Protein-C-System ist ein bekannter Regulator der Blutgerinnungskaskade (Shen u. Dahlbäck 1994). Nach der Aktivierung durch den Thrombinthrombomodulinkomplex inaktiviert APC die membrangebundenen aktivierten Faktoren V und VIII (Faktor Va und VIIIa). Nicht aktivierte zirkulierende Faktoren V und VIII werden dagegen nicht gehemmt (Dahlbäck 1995). Beide Faktoren weisen strukturelle und funktionelle Homologien auf (Fass et al. 1985).

Die Zusammensetzung der Membranoberfläche scheint kritisch für den Prozeß der Inaktivierung zu sein, wobei die Komposition für eine optimale antikoagulatorische Aktivität different ist von den prokoagulatorischen Reaktionen. So erfordert die antikoagulatorische Aktivität von APC nach Esmon u. Schwarz (1995) Phosphaditylethanolamin, nicht dagegen der Prothrombinkomplex.

Shen u. Dahlbäck zeigten 1994, daß in Anwesenheit von nativem Faktor V und Protein-S-APC den Faktor VIIIa effektiv inaktiviert. Allein oder zusammen mit

Tabelle 5. APC-Ratios in unterschiedlichen Testsystemen bei Patienten ohne Leiden-Mutation unter Kumarintherapie. Ratio im Test Immunochrom® APC-Respone im Normbereich und pathologisch im Normbereich

APC-Ratio im Coatest® (2,30–3,24)	APC-Ratio im Coatest® mit Plasmaverdünnung 1 + 4 in Faktor-V-Mangelplasma (2,20–2,84)	APC-Ratio im Test Immunochrom® APC-Response (1,90–2,76)
5,30	2,61	1,96
3,60	3,88	2,09
3,82	2,79	2,00
6,60	2,60	2,35
7,00	2,70	1,91
4,67	2,86	2,08
4,62	2,48	1,93
2,30	2,20	2,00
4,52	2,63	2,15
3,85	2,80	2,00
4,22	3,30	2,19
4,07	2,41	2,10
3,52	2,64	1,91
3,93	2,58	2,20
6,40	2,41	1,91
4,13	2,75	2,23
4,10	2,55	2,08

Pathologisch

APC-Ratio im Coatest® (2,30–2,67)	APC-Ratio im Coatest® mit Plasmaverdünnung 1 + 4 in Faktor-V-Mangelplasma (2,20–2,84)	APC-Ratio im Test Immunochrom® APC-Response APC-Response (1,90–2,76)
3,89	2,80	1,88
8,60	2,46	1,68
3,10	2,48	1,75
4,39	2,47	1,58
4,64	2,51	1,65
4,25	2,71	1,53
3,46	2,57	1,43
4,30	2,82	1,71
4,17	2,68	1,72
2,35	2,06	1,78 (lupusantikoagulant)
3,40	2,39	1,44
5,38	3,38	1,72
4,80	2,89	1,47
3,90	2,68	1,64
3,66	2,68	1,40
2,80	2,26	1,79
4,62	2,83	1,57
3,50	2,30	1,82
4,87	2,66	1,59
2,90	2,60	1,48
5,38	3,38	1,72
3,22	2,77	1,73

Tabelle 6. APC-Ratios in unterschiedlichen Testsystemen bei Patienten ohne Leiden-Mutation unter Antikoagulation mit Heparin

APC-Ratio im Coatest® (2,30–3,24)	APC-Ratio im Coatest® mit Plasmaverdünnung 1 + 4 in Faktor-V-Mangelplasma (2,20–2,84)	APC-Ratio im Test Immunochrom® APC-Response (1,90–2,76)	Heparindosierung
5,40	2,59	2,20	prophylaktische Dosierung
2,95	2,63	1,79	prophylaktische Dosierung
3,25	2,71	2,08	prophylaktische Dosierung
7,90	3,05	2,05	prophylaktische Dosierung
4,80	2,80	1,76	therapeutische Dosierung
nicht bestimmbar	4,06	1,59	therapeutische Dosierung
nicht bestimmbar	2,76	1,67	therapeutische Dosierung
nicht bestimmbar	nicht bestimmbar	2,35	therapeutische Dosierung
7,90	3,05	2,05	therapeutische Dosierung

Faktor V ist APC ineffektiv und im Komplex mit Protein S wenig effektiv. Die Autoren schlußfolgerten daraus, daß nativer Faktor V und Protein S synergistische phospholipidgebundene Kofaktoren des APC bei der Inaktivierung von Faktor VIII sind. Die Aktivierung von Faktor V durch Thrombin führt zum Verlust dieser Kofaktoraktivität. In Übereinstimmung mit diesen Ergebnissen wiesen Varadi et al. (1995) nach, daß nativer Faktor V den Abbau von Faktor VIII auch in Abwesenheit von Protein S erhöht. Kein Abbau von Faktor VIII erfolgt dagegen, wenn Faktor V mit Faktor Va ersetzt wird. Die Autoren nehmen deshalb einen inhibitorischen Effekt von Faktor Va für den Abbau von Faktor VIII an. Wesentlich für die Inaktivierung von membrangebundenem Faktor Va ist die Spaltung am Arginin 306. Für die Exposition dieser Spaltungsstelle ist jedoch nach Kalafatia et al. (1994) die Spaltung am Arginin 506 erforderlich. Nach Bertina et al. (1994) schützt die Leiden-Mutation den durch Faktor Xa aktivierten Faktor Va vor der Inaktivierung durch APC, jedoch nicht den durch Thrombin aktivierten Faktor Va. Nach Griffin et al. (1995) führt dagegen der Austausch von Arginin gegen Glutamin an der Aminosäure 506 zu einer Resistenz gegenüber APC bei durch Faktor Xa als auch durch Thrombin aktivierten Faktor Va. Die Resistenz ist jedoch nicht komplett. Der mutierte Faktor Va wird 10fach langsamer inaktiviert, als der Wildtyp. Die Autoren erklären damit das relativ moderate Risiko bei Heterozygoten. Nach Dahlbäck (1995) hat die Leiden-Mutation keinen Einfluß auf die prokoagulatorische Aktivität von Faktor Va und führt nicht primär zum Verlust der Kofaktoraktivität des nativen Faktor V für APC. Sie bedingt aber eine Imbalance zwischen dem Pro- und antikoagulatorischen Status des Faktors V (hohe Va/V Ratio) woraus ein sekundärer Verlust der APC-Kofaktoraktivität resultiert. Eine Zugabe von Faktor V korrigiert die APC-Resistenz bei der Leiden-Mutation (Zöller u. Dahlbäck 1994).

Die Erfassung der APC-Resistenz bei der Leiden-Mutation im a-PTT-Test erscheint dadurch gegeben, daß eine Verminderung von Faktor V und VIII zu einer Verlängerung der a-PTT führt. Nachteilig für den Einsatz dieses Tests sind jedoch die genannten Einschräkungen, die eine Untersuchung von wichtigen Thromboserisikogruppen nicht erlauben bzw. bei Nichtbeachtung zu falsch-normalen Ratios führen, wie die Untersuchungsergebnisse bei antikoagulierten heterzygoten Patienten zeigen. Obwohl der Test Immunochrom durch eine Verminderung von Faktor V nicht beeinflußt wird, beschrieben Varadi et al. (1995) eine gute Korrelation der in diesem Test erhaltenen Ratios mit der Leiden-Mutation. Die vorliegenden Untersuchungsergebnisse mit pathologischen Ratios bei allen homo- und heterozygoten Patienten unabhängig von der Therapie bestätigen diese Aussage. Der Mechanismus für diesen Zusammenhang ist z. Z. nicht vollständig geklärt. Es erscheint möglich, daß APC am mutierten Faktor Va gebunden wird, diesen Faktor an der Position 506 nicht spalten kann und somit nicht zur Inaktivierung von Faktor VIIIa zur Verfügung steht. Diese Annahme wird dadurch unterstützt, daß Faktor V im Plasma in 10fach höherer Konzentration vorliegt. Eine andere Möglichkeit ist in dem von Dahlbäck 1995 beschriebenen sekundären Verlust der Kofaktoraktivität des nativen Faktor V für APC bei Vorliegen einer Leiden-Mutation zu sehen.

Auch wenn bei einem großen Teil der Patienten mit APC-Resistenz in der DNA-Analytik ein positives Ergebnis für das Vorliegen einer Leiden-Mutation erbracht wird, muß beachtet werden, daß eine APC-Resistenz nicht in jedem Fall durch das Vorliegen der Leiden-Mutation erklärt werden kann und beide Begriffe nicht synonym gebraucht werden dürfen. Andere mögliche Ursachen sind andere Mutationen am Faktor V wie z.B. in dem Proteinbereich, der für die APC-Kofaktorfunktion verantwortlich ist. Obwohl bisher solche Mutationen nicht beschrieben wurden, besteht die Möglichkeit genetischer Defekte im Faktor-VIII-Gen. Die hohe Prävalenz der Leiden-Mutation in der Normalbevölkerung zeigt, daß diese Mutation allein nur ein schwacher Thromboserisikofaktor ist, das Risiko wird jedoch erhöht in Kombination mit anderen Defekten wie Protein-C- oder Protein-S-Mangel (Koeleman et al. 1994; Zöller 1995). Es ist z.Z. nicht auszuschließen, ob andere genetische Defekte als Ursache der APC-Resistenz zwar mit geringerer Prävalenz auftreten, dafür aber mit einem höheren Thromboserisiko verbunden sind als die Leiden-Mutation. Die Einhaltung einer Reihe von präanalytischen Bedingungen ist für eine exakte Bestimmung der APC-Resistenz zwingend notwendig (Dahlbäck 1995). Hierzu gehört, daß das Plasma innerhalb von kurzer Zeit nach der Blutabnahme zentrifugiert werden muß und die Zentrifugationsbedingungen so gewählt werden, daß das Testplasma insbesondere bei der Analyse gefrosteter Proben frei von Blutplättchen ist. In Übereinstimmung mit Shizuka et al. (1995) wurden auch in eigenen Untersuchungen signifikant niedrigere APC-Ratios im gefrosteten plättchenreichen Plasma im Vergleich zum plättchenfreien Plasma ermittelt. Dieses Ergebnis wurde in allen 3 eingesetzten funktionellen Tests erhalten.

Die bei 4% der in Eigen- und Familienanamnese unauffälligen Kontrollgruppe ermittelte heterozygote Faktor-V-Mutation unterstreicht die Notwendigkeit einer DNA-analytischen Untersuchung der Probanden, die in die Gruppe zur Ermittlung der laboreigenen Referenzwerte einbezogen werden sollen. In Übereinstimmung mit den Ergebnissen von Brauer u. Wagner (1995) lagen die APC-Ratios im Coatest® bei Frauen signifikant unter denen der Männer. In beiden Untersuchungen hatte die Einnahme oraler Kontrazeptiva keinen Einfluß auf die Meßergebnisse. Oliveri et al. (1995) sowie Henkens et al. (1995) fanden dagegen signifikant niedrigere APC-Ratio bei Frauen unter oraler Antikoagulation. Da die Untersuchung der Einflüsse oraler Kontrazeptiva nicht das Ziel unserer Untersuchung war, ist die Anzahl der Frauen unter Einnahme der Pille relativ gering, was eine mögliche Ursache für die differenten Ergebnisse sein kann. Andere Ursachen für die unterschiedlichen Ergebnisse können durch Zusammensetzung der Pillen und die Abhängigkeit von der Zyklusphase sein. Nach Olivieri et al. (1995) ist die verminderte APC-Response unter oraler Kontrazeption ein In-vitro-Effekt oder ein Indikator für ein erhöhtes thrombotisches Risiko bei gestörter Sensitivität des Plasmas für APC über einen z.Z. unbekannten Mechanismus. Eine erhöhte APC-Resistenz wird als verminderte antikoagulatorische Aktivität bei Schwangeren angesehen (Hellgren et al. 1995). Dieser möglicherweise multifaktorielle Mechanismus vermindert einerseits das Blutungsrisiko, schafft aber einen temporären hyperkoagulatorischen Status der zu einem erhöhten Thromboserisiko führt (Cumming 1995).

Bei wichtigen Patientengruppen wie Patienten unter Antikoagulation, mit einem Faktor-XII-Mangel oder einem Lupusantikoagulant ist die Bestimmung der APC-Resistenz infolge der verlängerten a-PTT nicht möglich. Bei schweren Faktor-XII-Mangelzuständen ist die a-PTT oft bis zu mehreren Minuten verlängert, so daß eine zusätzliche Verlängerung der Gerinnungszeit durch APC nicht mehr sicher erfaßbar ist. Eine Untersuchung dieser Patienten ist jedoch sowohl mit der Testmodifikation mit Plasmaverdünnung in Faktor-V-Mangelplasma als auch mit dem Immunochromtest möglich. Eine ähnliche Situation liegt bei Therapie mit Heparin vor, insbesondere dadurch, daß für die Messung der APC-Response in der Regel sehr heparinempfindliche a-PTT-Reagenzien eingesetzt werden. Das im Coatest enthaltene Reagenz zeigt bei therapeutischer Heparinisierung eine erhebliche Verlängerung der PTT.

Bei Mangelzuständen der Faktoren II, VIII, IX und X führt der Zusatz von APC zu einer erheblichen Verlängerung der Gerinnungszeiten, woraus zu hohe Ratios resultieren. Besonders deutlich ist dieser Effekt bei einem Mangel an Faktor II und X (de Ronde u. Bertina 1994). Das ist offensichtlich die Ursache für falsch-hohe Ratios unter oraler Antikoagulation im Coatest. Dieser Mangel kann durch eine Verdünnung der Plasmaprobe in Faktor-V-Mangelplasma ausgeglichen werden, sofern daß eingesetzte Faktor-V-Mangelplasma alle anderen Faktoren in normaler Aktivität enthält. Im Gegensatz zu den genannten Faktoren ist eine Verminderung von Faktor V bis 20% nicht mit einer Veränderung der Ratio verbunden. Für die Testung der APC-Resistenz bei Patienten unter oraler Antikoagulation in der Therapiephase wird deshalb häufig eine Verdünnung des Patientenplasmas in Faktor-V-Mangelplasma eingesetzt. Das gebräuchlichste Verdünnungsverhältnis ist dabei 1:5. Zur Erkennung einer Faktor-V-Mutation ist es jedoch notwendig, nur Faktor-V-Mangelplasmen einzusetzen, deren Faktor-VIII-Aktivität im Normbereich liegt (Hinz et al. 1995). Bei den von uns untersuchten Patienten zeigte die Testmodifikation des Coatests durch Einsatz von Plasma in Verdünnung 1:5 mit Faktor-V-Mangelplasma eine gute Übereinstimmung mit der DNA-Analytik. Möglicherweise wird jedoch mit dieser Modifikation die Aussage des APC-Tests auf das Vorliegen der Leiden-Mutation beschränkt. Ein Problem zur Bestimmung der APC-Resistenz mit dem a-PTT-Test besteht bei Patienten unter therapeutischer Dosierung von Heparin. Infolge der hohen Heparinempfindlichkeit des a-PTT-Reagenzes werden bei diesen Patienten auch in der 1:5 Verdünnung des Plasmas sehr lange Gerinnungszeiten ermittelt, die zu falsch-hohen Ratios führen. Eine bessere Elimination des Heparineffekts wird in diesen Fällen durch ein Verdünnungsverhältnis 1:10 erreicht. Nach Trosseaërt et al. (1994) ist allerdings eine Bestimmung mit dieser Probenverdünnung verbunden mit sehr langen Gerinnungszeiten und schlechter Reproduzierbarkeit.

Problematisch ist die Bestimmung der APC-Resistenz bei Patienten mit einem Lupusantikoagulant. Bei diesen Patienten ist die a-PTT verlängert. Ein weiteres Problem besteht darin, daß im Test die Hemmung von membrangebundenem Faktor Va und/oder VIIIa gemessen wird. Antikörper gegen Phospholipide oder Phospholipidbindungsproteine können deshalb Ursache für eine APC-Resistenz sein (Ehrenforth et al. 1995). Matsuda et al. (1995) fanden bei Zugabe von Anti-β_2-Glycoprotein-I-Antikörper eine dosisabhängige Reduktion der APC-Ratio. In der untersuchten Patientengruppe befanden sich nur 2 Patienten mit einem Lupusantikoagulant, einer davon war heterozygot für die Leiden-Mutation und in allen 3 Tests APC-Resistent. Der andere Patient mit einem Wildtyp stand unter oraler Antikoagulation und wies sowohl in der Untersuchung mit Faktor-V-Mangelplasma, als auch im Immunochromtest pathologische Ratios auf.

Während Faktormangelzustände erhöhte Ratios bei Testung im a-PTT-System bedingen, führt die Zugabe von Faktor VIII zu einer Abnahme der Ratio im a-PTT-Test. Obwohl der Immunochromtest auf die Bestimmung der Faktor-VIII-Aktivität basiert, konnte nach Varadi et al. zwischen Faktor-VIII-Aktivitäten im Bereich zwischen 50 und 150% keine Korrelation zur Ratio festgestellt werden. Faktor VIII ist jedoch ein Akutphaseprotein, so daß Fehlklassifikationen im Entzündungsstadium nicht auszuschließen sind (Vasse et al. 1994). In diesem Zusammenhang ergibt sich die Frage nach einem geeigneten Zeitpunkt zur Bestimmung der APC-Resistenz nach einer Thrombose. Offensichtlich bedürfen kurz nach einer Thrombose ermittelte pathologische Ratios einer Kontrolle im Abstand von einigen Wochen zum Ereignis, um hyperkoagulatorische Zustände nach einer Thrombose auszuschließen.

Unterschiedliche Aussagen liegen bisher zur Häufigkeit einer APC-Resistenz/Leiden-Mutation bei arteriellen Gefäßerkrankungen vor. Auffällig erwies sich in unserem Patientengut eine Familie mit venösen als auch arteriellen Gefäßerkrankungen, einer hohen Inzidenz der Leiden-Mutation und einem jungen bisher unauffälligen Familienmitglied mit einer pathologischen APC-Ratio im Immunochromtest. In dieser Familie könnte möglicherweise eine kombinierte genetische Störung die Ursache für die hohe Thromboseinzidenz sein.

Auffällig ist eine Reihe von oral antikoagulierten Patienten ohne Leiden-Mutation die eine pathologische Ratio im Immunchromtest aufweist. Alle diese Patienten hatten bisher mindestens ein thrombotisches Ereignis, mit einem Abstand von mindestens 6 Wochen bis zur Untersuchung. Da dieses Ergebnis nur bei einem Teil der oral antikoagulierten Patienten beobachtet wurde, kann die Kumarintherapie nicht die Ursache für die pathologischen Ratios sein. Eine mögliche Ursache könnte in einem Protein-S-Mangel bestehen. Im Gegensatz zu Protein C wird Protein S unter oraler Antikoagulation weniger gesenkt und dürfte damit keinen Einfluß auf das Testergebnis haben. Bei einem bestehenden Mangel liegt jedoch eine andere Situation vor. Es erscheint notwendig, diese Patienten nach der Therapiephase nochmals unter Einbeziehung von Protein S zu untersuchen. Bei einer der Zwillingsschwestern lag jedoch das vor der Kumarintherapie bestimmte Protein S im Normbereich. Die Faktor-VIII-Aktivität wurde nicht bei allen Patienten bestimmt. Die bisher vorliegenden Ergebnisse zeigen jedoch, daß auch Patienten mit hohen Faktor-VIII-Aktivitäten eine normale Ratio aufweisen können. Weitere Untersuchungen sind notwendig, um abzuklären, ob die ermittelten pathologischen Ratios im Immunochromtest bei Patienten ohne Leiden-Mutation Ausdruck eines hyperkoagulatorischen Zustands (verschobene Ratio Faktor V/Va) sind oder bedingt werden durch andere genetische Defekte z. B. im Faktor-VIII-Gen.

Die Auswahl der in die Untersuchung einbezogenen Patienten war nicht geeignet, um eine Aussage zur Häufigkeit der Leiden-Mutation bei bestimmten Patientengruppen zu treffen.

Literatur

1. Baker R, Thom J, Bockxmeer F van (1994) Diagnosis of activated protein C resistance (factor V Leiden). Lancet 344:1162
2. Bertina RM, Koeleman BPC, Koster T, Rosendaal FR, Dirven RJ, Ronde H de, Velden PA van der, Reitsman PH (1994) Mutation in blood coagulation factor V associated with resistance to activated protein C. Nature 369:64-57
3. Bertina RM, Reitsma PH, Rosendaal FR, Vandenbrouck JP (1995) Resistance to activated protein C and factor V Leiden as risk factors for venous thrombosis. Thromb Haemost 74:449-453
4. Brauer P, Wagner C (1995) Einfluß von Geschlecht, Alter, Rauchen und Hormoneinnahme auf Protein C-Aktivität, Protein S-Aktivität und APS-Sensitivität. Ann Hematol 70 [Suppl I]
5. Cadroy Y, Sié P, Alhenc-Gelas M, Aiach M (1995) Evaluation of APC resistance in the plasma of patients with Q506 mutation of factor V (factor V Leiden) and treated by oral anticoagulants. Thromb Haemost Lett Editor 73:727–738
6. Cumming AM, Tait RC, Fildes S, Yoong A, Keeney S, Hay CRM (1995) Development of resistance to activated protein C during pregnancy. Br J Haematol 90:725-727
7. Dahlbäck B (1994) Physiological anticoagulaton. J Clin Invest 94:923-927
8. Dahlbäck B (1995) The protein C anticoagulant system: Inherited defects as basis of venous thrombosis. Thromb Res 77:1-43
9. Dahlbäck B (1995) Resistance to activated protein C, the Arg^{506} to Gln Mutation in the factor V gene, and venous thrombosis. Thromb Haemost 73:739-742
10. Dahlbäck B (1995) New molecular insights into the genetics of thrombophilia. resistance to activated protein C caused by Arg506 to Gln mutation in factor V as a pathogenic factor venous thrombosis. Thromb Haemost 74:139–148
11. Dahlbäck B, Carlsson M, Svensson PJ (1993) Familial thrombophilia due to a previously unrecognized mechanism characterized by poor anticoagulant response to activated protein C: prediction of a cofactor to activated protein C. Proc Natl Acad Sci USA 90:1004-1008
12. Ehrenforth S, Radtke KP, Scharrer I (1995) Acquired activated protein C-resistance in patients with lupus anticoagulants. Thromb Haemost Lett Editor 74:793-810
13. Esmon CT, Schwarz HP (1995) An update on clinical and basic aspects of the protein C anticoagulant pathway. Elsevier Sciene, Amsterdam, S 141-148
14. Fass DN, Hewick RM, Knutson J, Nesheim ME, Mann KG (1985) Internal duplication and sequence homology in factors V and VIII. Proc Natl Acad Sci USA 82:1688-1691

15. Griffin JH, Heeb MJ, Kojima Y, Fenandez JA, Kojima K, Hackeng TM, Greengard JS (1995) Activated protein C resistance: Molecular mechanisms. Thromb Haemost 74:444–448
16. Heeb MJ, Kojima Y, Greengard JS, Griffin JH (1995) Activated protein C resistance: Molecular mechanisms based on studies using purified Gln^{506} factor V. Blood 85:3405–3411
17. Hellgreen M, Svensson PJ, Dahlbäck B (1995) Resistance to activated protein C as a basic for venous thromboembolism assocaited with pregnancy and oral contraceptives. Am J Obset Gynecol 173:210–213
18. Henkens CMA, Bom VJJ, Seinen AJ, Meer J van der (1995) Sensitivity to activated protein C: Influence of oral contraceptives and sex. Thromb Haemost 73:402–404
19. Hinz G, Riss H, Huhn D (1995) Akzelerin-Inaktivierung bestimmt Resistenz gegenüber aktiviertem Protein C. Klin Lab 41:113–117
20. Jorquera JI, Montoro JM, Fernandez MA, Aznar JA, Aznar J, Modified test for activated protein C-resistance. Lancet 344:1162–1163
21. Kalafatia M, Rand MR, Mann KG (1994) The mechanism of inactivation of human factor V and human factor Va by activated protein C. J Biol Chem 50:31869–31880
22. Koeleman BPC, Reitsma PH, Allaart CR, Bertina RM (1994) Activated protein C resistance as an additional risk faktor for thrombosis in protein C-deficient families. Blood 84:1031–1035
23. Matsuda J, Gotoh M, Gohchi K, Kawasugi K, Tsukamoto M, Saitoh N (1995) Resistance to activated protein C activity of an anti-β_2-glycoprotein I antibody in the presence of β_2-glycoprotein I. Br J Haemotol 90:204–206
24. Olivieri O, Friso S, Manzato F, Guella A, Bernardi F, Lunghi B, Girelli D, Azzini M, Brocco G, Russo C, Corrocher R (1995) Resistance to activated protein C in healthy women taking oral contraceptives. Br J Haemotol 91:465–470
25. Ronde H de, Bertina RM (1994) Laboratory diagnosis of APC-resistance: A critical evaluation of the test and the development of diagnostic criteria (1994). Thromb Haemost 72:880–886
26. Rosén S, Johansson K, Lindberg K, Dahlbäck B (1994) Multicenter Evaluation of a kit for activated protein C resistance on various coagulation instruments using plasma from healthy individuals. Thromb Haemost 72:255–260
27. Shen L, Dahlbäck B (1995) Factor V and protein C as synergistic cofactors to activated protein C in degradation of factor VIIIa. J Biol Chem 269:18735–18738
28. Shizuka R, Kanda T, Amagai H, Kobayashi I (1995) False-positive activated protein C (APC) sensitivity ratio caused by freezing and by contamination of plasma with platelets. Thromb Res 78:189–190
29. Svensson PJ, Dahlbäck B (1994) Resistance to activated protein C as a basis for venous thrombosis. N Engl J Med 330:517–522
30. Trosseaërt M, Conrad J, Horellou MH, Samama MM, Ireland H, Bayston TA, Lane DA (1994) Modified APC resistance assay for patients on oral anticoagulants. Lancet 344:1709
31. Varadi K, Rosing J, Tans G, Schwarz HP (1995) Influence of factor V and factor Va on APC-induced cleavage of human factor VIII. Thromb Haemost Lett Editor 73:727–738
32. Varadi K, Moritz B, Lang H, Bauer K, Preston E, Paeke I, Rivard GE, Keil B, Schwarz HP (1995) A chromogenic assay for activated protein C resistance. Br J Haemotol 90:884–891
33. Vasse M, Leduc O, Borg J-Y, Chrétien MH, Monconduit M (1994) Resistance to activated protein C: Evaluation of three functinal assays. Thromb Res 76:47–59
34. Zöller B, Dahlbäck B (1994) Linkage between inherited resistance to activated protein C and factor V gene mutation in venous thrombosis. Lancet 343:1536–1538
35. Zöller B, Berntsdotter A, Fuctos PG de, Dahlbäck B (1995) Resistance to activated protein C as an additional genetic risk factor in hereditary deficiency of protein S. Blood 85:3518–3523

Untersuchung von Thrombosepatienten mit erniedrigter APC-Response auf Faktor V Leiden-Mutation: Molekularbiologische Möglichkeiten zur Diagnosesicherung bei grenzwertigen funktionellen Testergebnissen

A. Dick, M. Spannagl, W. Schramm

Die Untersuchung der von Dahlbäck 1993 [4] beschriebenen erniedrigten APC-Response ist mittlerweile ein wichtiger Parameter in der hämostaseologischen Analytik zur Abklärung hereditärer thrombophiler Diathesen. Nach den bisherigen Daten handelt es sich um die häufigste angeborene Ursache für das Auftreten venöser Thrombosen [2]. Je nach verwendeter Testmethode zeigen bis zu 40% der untersuchten Thrombosepatienten eine erniedrigte APC-Response.

Neben anderen Inhibitoren ist das aktivierte Protein C durch Spaltung der Faktoren Va und VIIIa wesentlich an der Hemmung des Gerinnungssystems beteiligt.

Die von Bertina 1994 [1] beschriebene Punktmutation (G1691A) auf dem Faktor-V-Gen (Faktor V Leiden) ist derzeit die häufigste Ursache für das Auftreten einer APC-Resistenz [3, 7, 8]. Der durch die Mutation bedingte Aminosäureaustausch von Arg^{506} gegen Gln verhindert die proteolytische Spaltung von Faktor Va durch aktiviertes Protein C. Nicht nur bei Thrombosepatienten sondern auch in der Normalbevölkerung ist die Prävalenz der Mutation mit 2–4% relativ hoch [1].

Durch Verwendung von Faktor-V-Mangelplasma im funktionellen aPTT-Test können Spezifität und Sensitivität dieses Testprinzips für die Faktor V Leiden-Mutation v.a. für Patienten unter Antikoagulation (Marcumar, Heparin) optimiert werden [5, 6].

Zur Absicherung von grenzwertigen funktionellen Testergebnissen verwendeten wir 2 molekularbiologische Methoden: Zum einen PCR der DNA und anschließender Restriktionsverdau mit MnlI [1], zum anderen das aus der Mikrobiologie stammende NASBA-Verfahren, bei dem RNA isotherm amplifiziert und die Mutation durch spezifische Oligonukleotidhybridisierung nachgewiesen wird.

Material und Methoden

Vollblut- und Plasmaproben

Für den funktionellen Test wurde Citratblut (ein Teil 0,11 mol/l Na_3Citrat + 9 Teile Blut) von 95 Patienten durch Venenpunktion gewonnen, bei 2000 g 10 min zentrifugiert und der Überstand bei –20 °C gelagert.

Für die DNA Analytik wurde Vollblut bei –70 °C eingefroren und kurz vor der Isolation bei Raumtemperatur aufgetaut.

I. Scharrer/W. Schramm (Hrsg.)
26. Hämophilie-Symposion Hamburg 1995

Funktionelle Testmethode

Die in Abbildung 1 angegebene Häufigkeitsverteilung (n = 95) der APC-Ratio wurde mittels Coatest (Chromogenix, Schweden) bestimmt. Hierbei wird nach Inkubation des Patientenplasmas mit Kontaktaktivator und Phospholipiden die aPTT ohne und mit aktiviertem Protein C gemessen.

Der Einfluß von Akutphasenreaktionen und therapeutischen Maßnahmen (oral Antikoagulanzien, Heparin) auf die aPTT kann durch eine 1:4 Verdünnung aller Proben mit nativem Faktor-V-Mangelplasma (Firma Immuno) minimiert werden.

Die APC Ratio wird folgendermaßen berechnet:

$$\text{APC Ratio} = \frac{\text{Gerinnungszeit}_{\text{APC/CaCl}_2}}{\text{Gerinnungszeit}_{\text{CaCl}_2}} \quad (1)$$

Molekularbiologische Methoden

PCR und Restriktionsverdau Restriktionsfragmentlängenpolymorphismus, RFLP

Wir isolierten genomische DNA aus 3 ml bei −70 °C gelagertem EDTP-Vollblut mittels kommerziellem Kit (Rapid Prep Macro Genomic DNA Isolation Kit, Pharmacia Biotech, Freiburg).

Während der anschließenden PCR mit den von Bertina beschriebenen Primern [2] wurde ein 267 bp-Fragment der menschlichen Faktor-V-DNA amplifiziert. Neben 600 ng Primern enthielt der 100 μl PCR-Ansatz einen Reaktionspuf-

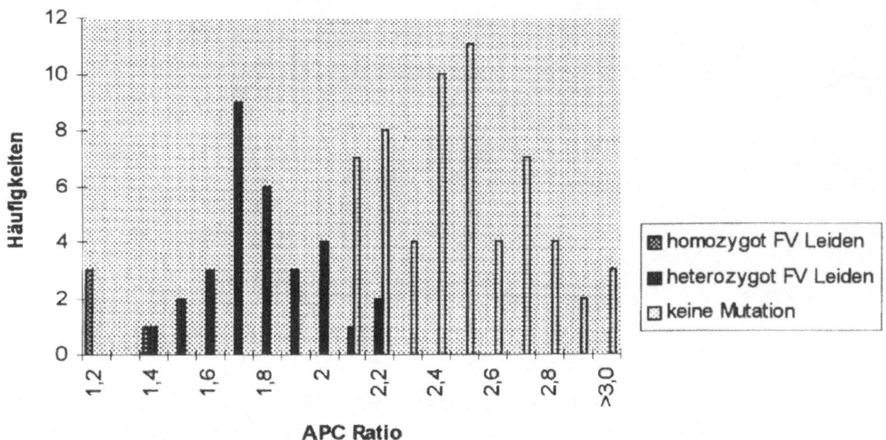

Abb. 1. Häufigkeitsverteilung der APC-Ratio und FV-Leiden in einem Kollektiv (n = 95) von stationären und ambulanten Thrombosepatienten unter Verwendung von Faktor-V-Mangelplasma (1:4) im Reaktionsansatz

fer aus 1,5 mM $MgCl_2$, 10 mM Tris/HCL und 50 mM KCL, 0,2 mM dNTP, 1,4 Mμg DNA und 2,5 U Taq DNA-Polymerase aus Thermus aquaticus (Boehringer Mannheim). Nach Überschichten mit Mineralöl wurde während 36 Zyklen von 91 °C (40 s), 55°C (40 s) und 71 °C (2 min) amplifiziert.

Nach Aufreinigung des PCR-Ansatzes (QIAQuick Spin PCR Purifikation Kit, Quiagen) wurden 15 μl Amplifikat in einem 20 μl Reaktionsansatz mit 0,4 U Mnl I (New England Biolabs) 16 h bei 37 °C verdaut.

Die Auftrennung der Fragmente erfolgte über ein Polyacrylamidgradientengel (TBE Fertiggele, 4–20 %, Novex) in 1 × TBE-Puffer bei 140 V für ca. 2 h. Anschließend wurde das Gel im Ethidiumbromidbad kurz gefärbt und unter UV Licht ausgewertet (Abb. 2).

Das hohe Auflösungsvermögen des Gradientengels ermöglicht eine zweifelsfreie Unterscheidung zwischen Wildtyp homozygot (GG), heterozygot für die Mutation (GA) und homozygot für die Mutation (AA).

Beim Vorliegen einer homozygoten G1691A-Mutation sind nur Bruchstücke von 200 bp und 67 4bp erkennbar, hingegen kennzeichnet das Basenpaartrio 163, 67 und 37 den homozygoten Wildtyp.

NASBA (Firma Organon Teknika/Eppelheim)[1]

Bei diesem Verfahren erfolgt der Nachweis der G1691A-Mutation über Freisetzung Isolation, Amplifikation und Detektion von Faktor-V-RNA aus EDTA-Vollblut.

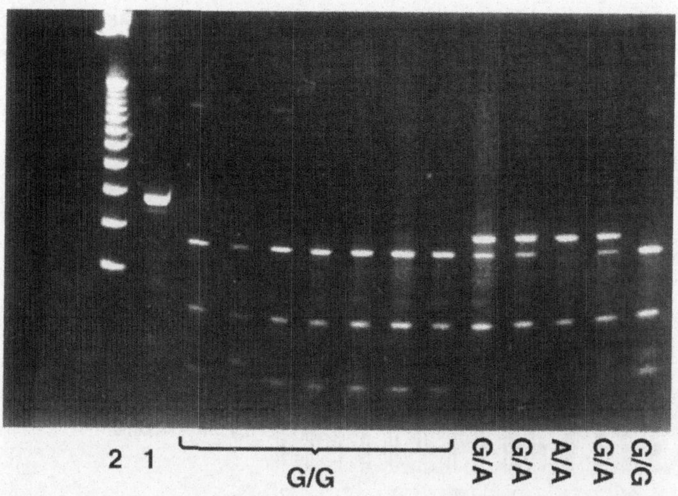

Abb. 2. Nachweis der Faktor-V-Leiden-Mutation durch Restriktionsverdau mit Mnl I. *GG* Wildtyp, *GA* heterozygot, *AA* homozygot, *1* Amplifikat vor Verdau, *2* 100 bp ladder

1 NASBA = Nuclic acid sequence based amplification.

Nukleinsäurefreisetzung: 100 µl Patientenblut werden in ein Röhrchen mit Lysispuffer (5 M Guanidinthiocyanat, Triton X-100, Tris/HCL) pipettiert. Durch die Zerstörung der Lymphozyten werden Nukleinsäuren freigesetzt.

Nukleinsäureisolation: Zu jeder Probe wird eine RNA bekannter Konzentration als Systemkontrolle zugegeben.

Die freigesetzten Nukleinsäuren binden unter den stark salzhaltigen Bedingungen an die Silikapartikel. Nach mehreren Waschschritten mit Waschpuffer (5 m Guanidinthiocyanat, Tris/HCL), 70 % Ethanol und Aceton werden die Nukleinsäuren mit Tris/HCL-Puffer eluiert.

Nukleinsäureamplifikation: Vorhandene Patienten-RNA und Kontroll-RNA werden in einer isothermen Reaktion (41 °C) nach Zugabe von 2 spezifischen Primern, Nukleotiden und einem Enzymgemisch (Reverse-Transkriptase aus Avian Myeloblastosis Virus, RNase H und T7 RNA Polymerase) vervielfältigt (Abb. 3).

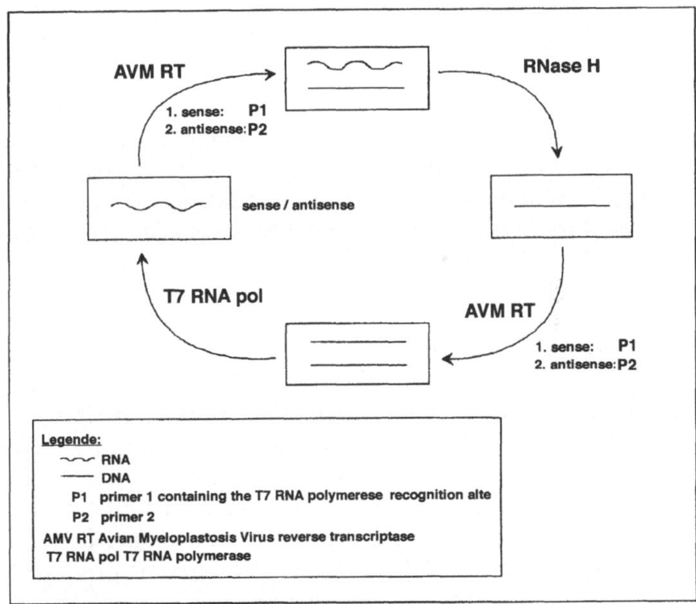

Abb. 3. Stark vereinfachte Darstellung der NASBA-Amplifikation. In der ersten Phase (*1*) bindet Primer 1, der eine Promotorsequenz für die T7-RNA-Polymerase besitzt, an vorhandene Ziel-RNA („sense“) und wird von der AMV-Reverse-Transkriptase als Matrize für den Bau eines komplementären cDNA-Strangs genutzt. RNase H zerstört die ursprüngliche RNA-Vorlage, Primer 2 bindet an die gebildete cDNA („antisense“), und die AMV-Reverse-Transkriptase synthetisiert einen zweiten DNA-Strang („sense“). An den oben beschriebenen Promotorbereich des nun vorliegenden doppelsträngigen DNA-Moleküls bindet die T7-RNA-Polymerase und bildet neue RNA-Strange („antisense“). Durch wiederholtes Ablaufen dieses Vorgangs (2) in der zyklischen Phase werden ca. 10^9 RNA-Kopien („antisense“) erstellt

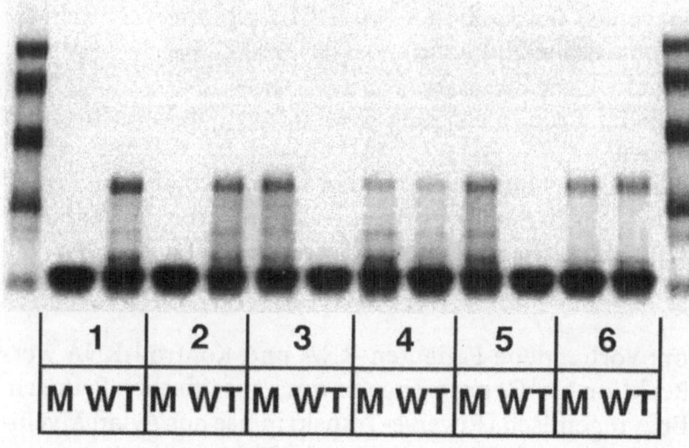

Abb. 4. Patientenprobe nach spezifischer Oligohybridisierung. *M* Mutantprobe, *WT* Wildtypprobe, *G/G* Wildtyp homozygot, *G/A* G1691A heterozygot, *A/A* G1691A homozygot

Probe	1/2	4/6	3/5
Signal	WT	M/WT	M
Ergebnis	G/G	G/A	A/A

Nukleinsäurenachweis: Der Nachweis erfolgt durch Hybridisierung der amplifizierten RNA bei 45 °C mit spezifischen Oligonukleotiden („mutant probe, wildtype probe"), die mit Horse-radish-Peroxidase gekoppelt sind. Nach elektrophoretischer Auftrennung durch ein Polyacryamidgel (100 V, ca. 3 h) können die hybridisierten Produkte durch Substratzugabe von Tetramethylbenzidin detektiert werden (Abb. 4).

Ergebnisse und Diskussion

Wie aus Abbildung 1 ersichtlich zeigten bei der Untersuchung von 95 Thrombosepatienten (teilweise im akuten Krankheitsstadium) 32 nach Zugabe von aktiviertem Protein C nur eine kurze und somit pathologische Verlängerung der Gerinnselbildungszeit (34 %). In dem untersuchten Kollektiv aus ambulanten und stationären Thrombosepatienten gab es unter den oben beschriebenen Bedingungen Überlappungen, so daß Patienten im grenzwertigen Meßbereich molekularbiologisch untersucht werden mußten.

Durch Verbesserung der funktionellen Testmethoden, insbesondere durch Optimierung des Mangelplasmas und der Mischungsverhältnisse mit Probenplasma, können die Kollektive immer sauberer getrennt werden [5, 6]. Trotzdem sind molekularbiologische Methoden zur Absicherung und Bestätigung von funktionellen Testergebnissen und im Einzelfall als Ersatzmethode bei Versagen funktioneller Tests erforderlich.

Die bisher in großem Umfang verwendete PCR-Methode (s. oben) ist eine zwar zeitintensive aber zuverlässige molekularbiologische Nachweismöglichkeit bei der nach erfolgreicher DNA-Isolation ein eindeutiges und reproduzierbares Ergebnis erzielt werden kann.

Hinsichtlich der Durchführung sind das geringere Probenvolumen von 100 µl Vollblut und die schnellere Ergebnisfindung Vorteile der NASBA-Methode. Die Konfektionierung im NASBA-Kit erlaubt die parallele Bearbeitung von 10 Proben und ist auch für nicht molekularbiologisch spezialisierte Laboratorien geeignet.

Zu diskutieren bleibt die Spezifität des Restriktionsverdaus mit Mnl I. Die Erkennungsregion für Mnl I besteht aus 5 Basenpaaren, von denen nur eine von diesen 6 möglichen Basensubstitutionen die Faktor V Leiden-Mutation bedingt, so daß eine andere Basensubstitution in diesem Bereich des Restriktionsverdaus eine Faktor V Leiden-Mutation vortäuschen könnte. Bisher liegen allerdings keine Angaben über Vorkommen, phänotypische Erscheinung und Bedeutung dieser theoretisch möglichen Mutationen vor. Die isotherme RNA-Amplifikation von Faktor-V-RNA und die Hybridisierung mit spezifischen Oligonukleotiden sind die Besonderheiten der NASBA-Technologie (s. oben). Durch die Hybridisierung mit spezifischen Oligonukleotiden wird diese Unsicherheit umgangen, da hier ausschließlich die G1691A-Mutation das unterschiedliche Kopplungsverhalten bedingt.

Literatur

1. Bertina RM, Koelman BP, Koster T, Rosendaal FR, Dirven RJ, Ronde H de, Velden PA van der, Reitsam PH (1994) Mutation in blood coagulation factor V associated with resistance to activated protein C. Nature 369:64–67
2. Dahlbäck B (1995) Inherited thrombophilia: resistance to activated protein C as a pathogenic factor of venous thromboembolism. Blood 85 3:607–614
3. Dahlbäck B (1995) New molecular insights into the genetics of thrombophilia: Resistance to activated protein C caused by Arg 506 to Gln mutation in factor V as a pathogenic risk factor for venous thrombosis. Thromb Haemost 74/1:139–148
4. Dahlbäck B, Carlsson M, Svensson PJ (1995) Familial Thrombophilia due to a previously unrecognized mechanism characterized by poor anticoagulant response to activated protein C: prediction of a cofactor to activated protein C. Proc Natl Acad Sci USA 90:1004–1008
5. Jorquera JI, Montoro JM, Fernandez MA, Aznar JA, Aznar J (1994) Modified test for activated protein C resistance. Lancet 344:1162–1163
6. Trossaert M, Conard J, Horellou MH, Samama MM, Ireland H, Bayston TA, Lane DA (1994) Modified APC resistance assay for patients on oral anticoagulants. Lancet 344:1709
7. Voorberg J, Roels J, Koopman R, Buller H, Berends F, Cate JWT, Mertens K, Mourik JA van (1994) Association of idiopathic venous thromboembolism with single point-mutation at Arg^{506} of factor V. Lancet 343:1535–1536
8. Zöller B, Dahlbäck B (1994) Linkage between inhereted resistance to activated protein C and factor V gene mutation in venous thrombosis. Lancet 343:1536–1538

Biocompatibility of Tantalum Coronary Stents: Investigations by Flow Cytometry

K. Gutensohn, C. Beythien, J. Bau, C. Hamm, T. Meinertz, P. Kühnl

Abstract

In our study, we applied fluorescence-activated flow cytometry to examine activation-dependent alterations of platelet antigens caused by contact with coronary tantalum stents. In an in vitro model, tantalum wire stents ($n = 10$) were placed in a silicon tubing and platelet-rich plasma (PRP) was filled into the system. After recalcification, PRP was gently moved by a roller pump. Over the course of 10 min, aliquots were drawn at fixed time intervals. The samples were immediately prepared for flow cytometry and labeled with monoclonal antibodies against CD62p, CD63, CD41a and CD42b. The mean channel fluorescence intensity (MCFI) of GMP140 and gp53 increased within the first minutes and continued to rise over the whole time course. There was a significant difference in MCFI between the tube with a stent and the control tube without a stent (CD62p, $p < 0.05$; CD63, $p < 0.005$). The increase in CD62p and CD63 expression can be explained by the contact of platelets with the artificial surface of the stent and the shear forces of the metallic mesh. Platelets expressing activation-dependent neoantigens on their surface, especially P-selectin, are known to be associated with a higher predisposition for thrombosis. Therefore, additional medical precaution may help to prevent restenosis in these patients.

Introduction

Over the last decade, intracoronary stents have increasingly been used in interventional cardiology [1]. Nevertheless, this approach is still limited by the occurrence of acute and subacute thrombotic occlusion of the stent and is reported to result in thrombotic stenosis rates of between 7% and 40% [2].

Activated platelets have been suggested to be involved in thrombus formation and may be related to the thrombogenicity of stents. Platelet activation may be induced by mechanical trauma and exposure to foreign surfaces [3]. Therefore, we examined platelets in an in vitro model by flow cytometry in order to assess alterations of platelet antigens caused by the artificial surfaces of stents.

I. Scharrer/W. Schramm (Hrsg.)
26. Hämophilie-Symposion Hamburg 1995

Material and Methods

Blood samples were drawn from antecubital veins of healthy and drug-free volunteers (five female, five male, mean age 28 ± 4 years) into tubes containing 3.8% sodium citrate solution (1:10) using 16 G needles. Platelet-rich plasma (PRP) was prepared and diluted to a final concentration of 50 platelets/nl.

For in vitro testing, we used a model as described elsewhere (Fig. 1). PRP (6 ml) was filled into the tubing system. After recalcification to a final concentration of 10 mmol/l, the plasma was moved with a roller pump at a flow rate of 8 ml/min (2 cm/s) at 37 °C [4]. In each test, two systems were used in parallel, one with a Strecker stent (Boston Scientific, Watertown, USA), and one control without a stent.

At 1, 2, 4, 6, 8, and 10 min, 100 µl aliquots of PRP were drawn and stabilized with 40% glyoxale (Merck, Darmstadt, Germany), 10% paraformaldehyde (Serva, Heidelberg, Germany), and 0.15 *M* phosphate buffer (Merck, Darmstadt, Germany). The samples were then diluted 1:10 with phosphate buffer containing 0.2% glycine (w/v) (Serva) and stored at + 4 °C [5].

Samples were directly labeled with the monoclonal antibodies CD41a, CD42b, CD62p and CD63 (Immunotech, Hamburg, Germany). Flow cytometric analysis was performed within 2 h on a FACScan cytometer (Becton Dickinson, Mountain View, USA).

Platelets were distinguished on the basis of their FSC/SSC profile. 10 000 events were analyzed. Results were expressed as mean channel fluorescence intensity (MCFI). Antibody positive cells were defined as cells with a fluorescence higher than the isotype control, after subtracting MCFI of the control from specific fluorescence.

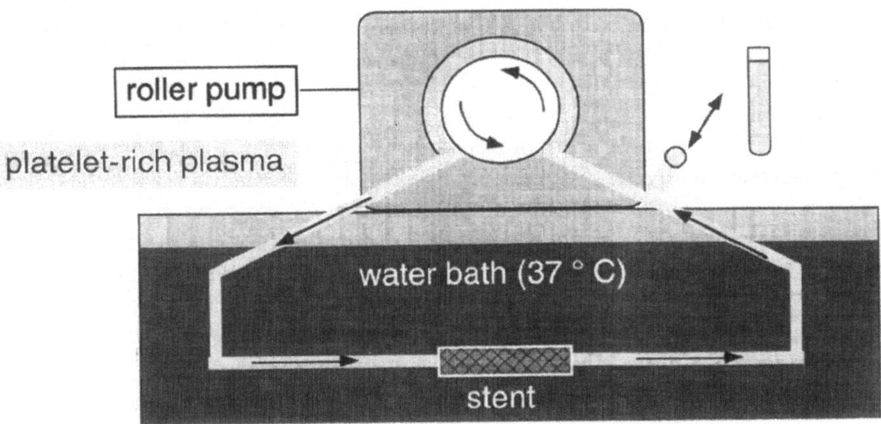

Fig. 1. In vitro model for biocompatibility testing of intracoronary stents

Results

The MCFI of monoclonal antibodies CD62p and CD63 started to increase in the tubing system containing the stent within 2 min. This process of platelet activation continued progressively over the next 10 min. There were statistically significant differences between the systems with and without the stent: CD62p, $p < 0.05$, and CD63, $p < 0.005$. The MCFI of CD41a and CD42b did not show significant changes in either system.

Furthermore, microscopic examinations revealed an adherence of platelets to tantalum wires. These aggregates were detected within 2 min. Thrombus formed in the system with the stent in nine of ten experiments after 10 to 15 min.

Discussion

We investigated the effect of tantalum stents on the state of activation of platelets in an in vitro system. During the course of 10 min the expression of the activation-dependent antigens CD62p and CD63 on the surface of platelets significantly increased in the system with the stent, as detected by flow cytometry. These two antigens are expressed on the platelet membrane upon stimulation: CD62p is released from internal alpha granules and CD63 from lysosomal granules [6, 7]. This antigenic shift is a result of the shear forces of the metallic mesh and contact of platelets with the foreign surface of the stent.

The formation of these neoantigens gives rise to a hypercoagulable state [8]. In vivo, this condition may contribute to vessel occlusion. Activated platelets adhere to the synthetic surface of the metallic wire which may promote thrombus formation [9, 10]. Furthermore, interactions of activated platelets or the vessel wall may occur, thereby increasing the predisposition for thrombotic occlusions [11].

Intracoronary angioplasty procedures have become increasingly important in the past years. In addition to percutaneous transluminal coronary angioplasty (PTCA), balloon-expandable coronary artery stents were developed to prevent restenosis. However, the use of these artificial devices is associated with a high incidence of thrombotic occlusions of the vessel [2]. One possible causative factor in the complex mechanism of a thrombotic process is platelet activation. To prevent platelet activation and the subsequent reocclusion of coronary vessels, changes in the composition and the design of stents may be necessary. In addition, supportive drug treatment with anti-PADGEM or anti-IIb/IIIa medication may be beneficial for patients with a high risk of developing thrombosis. Flow cytometry provides a sensitive diagnostic system for analyzing activation-dependent alterations in platelets. Thus, this technique may be useful in the further improvement of stent biocompatibility and in the identification of patients with a predisposition for thrombosis.

Conclusions

1. Platelets become activated by shear forces and by contact to tantatlum coronary artery stents.
2. Antigenic alterations of CD62P and CD63 may contribute to the development of a thrombotic occlusion of the vessel.
3. Flow cytometry may be advantageous in the further biocompatibility testing of stent, and in the identification of patients with a predisposition for thrombotic occlusions.

References

1. Dotter CT, Judkins MP (1964) Transluminal treatment of arteriosclerotic obstruction. Circulation 30:654–670
2. Roubin GS, King SB, Douglas JS, Lembo NJ, Robinson KA (1990) Intracoronary stenting during percutaneous transluminal angioplasty. Circulation 81 [Suppl IV]:92–100
3. White JG, Leistikow EL, Escolar G (1990) Platelet membrane responses to surface and suspension activation. Blood Cells 16:43–72
4. Beythien C, Terres W, Hamm CW (1994) In vitro model to test the thrombogenicity of coronary stents. Thromb Res 75:581–590
5. Ruf A, Patscheke H (1995) Flow cytometric detection of activated platelets. Comparison of determining shape change, fibrinogen binding and P-selectin expression. Semin Thromb Hemost 21:150
6. Corash L (1990) Measurement of platelet activation by fluorescence-activated flow cytometry. Blood Cells 160:97–108
7. Hellums JD (1994) Shear-induced platelet activation and stroke. Lancet 344:991–995
8. Majerus PW, Miletich JP (1978) Relationships between platelets and coagulation factors in hemostasis. Ann Rev Med 29:41–49
9. Bauer KA, Rosenberg RD (1987) The pathophysiology in the prethrombotic state in humans: insights gained from studies using markers of hemostatic system activation. Blood 70:343–350
10. Dutton RC, Edmunds LH (1973) Measurements of emboli in extracorporeal perfusion systems. J Thorac Cardiovasc Surg 65:523–530
11. McEver RP (1991) Role of selectins in leukocyte adhesion to platelets and endothelium. Ann N Y Acad Sci 714:185–189

Gerinnungsaktivierung bei Kindern und Jugendlichen nach Fontan-Operation

R. Rauch, M. Ries, J. Klinge, G. Buheitel, M. Hofbeck, H. Singer

Das Prinzip der Fontan-Prozedur besteht im direkten Anschluß des rechten Vorhofs oder – modifiziert – der Hohlvenen an die Pulmonalarterien unter Umgehung des rechten Ventrikels und unter Verwendung des einzig funktionsfähigen Ventrikels als Druck-Saug-Pumpe für den systemischen Kreislauf. Über den Einfluß der veränderten hämodynamischen Verhältnisse auf Gerinnung und Fibrinolyse gibt es nur wenige Daten.

Das Ziel unserer Untersuchung war es, herauszufinden, ob Besonderheiten von pro- oder antikoagulatorischer Seite vorliegen, welche eine Gefährdung der Patienten durch thrombembolische Prozesse nahelegen.

Patienten und Methoden

Wir schlossen 20 Kinder und Jugendliche (10 weiblich, 10 männlich) im Alter von 4 bis 21 Jahren (Mittelwert 8,5 Jahre) in unsere Studie ein, wobei die Operation 4 bis 63 Monate (Mittelwert 40,4) zurücklag. Elf der Patienten waren bei einer Trikuspidalatresie, 9 bei einem singulären Ventrikel operiert worden.

6 ml Citratplasma wurden vor Durchführung der Herzkatheteruntersuchung durch venöse Punktion gewonnen und sofort nach Zentrifugieren analysiert. Dabei verwendeten wir einen Coulter JS zur Analyse des Blutbilds, einen Fibrintimer der Behringwerke AG mit den entsprechenden Reagenzien zur Bestimmung von Quick, PTT, TZ, Fibrinogen, den Einzelfaktoren VII, VIII, XII, XIII, AT III, Plasminogen, Ristocetinkofaktor, Willebrand-Antigen sowie kommerziell erhältliche ELISA-Tests zur Bestimmung von F 1 + 2. D-Dimer, TAT und PAP (Enzygnost, Behringwerke AG).

Weiterhin untersuchten wir die Plasmaproben in einem „Clot-Lysistest" unter Verwendung von Mikrotiterplatten, ähnlich den von Mondorf et al. [3] vor 3 Jahren hier vorgestellten. In die Vertiefungen der Platten pipettierten wir 20 µl einer Thrombinkalziumchloridlösung, 80 µl Tris-Puffer und 20 µl Urokinase oder rt-PA-Lösug in verschiedenen Konzentrationen. Die Gerinnselbildung erfolgte unmittelbar nach Zugabe von 80 µl Plasma (Abb. 1). Sowohl die Gerinnselbildung als auch die anschließende Lyse wurden durch Messung der optischen Dichte bei 405 nm registriert (Abb. 2).

Zur statistischen Auswertung unter Verwendung des U-Tests (Whitney-Mann) berechneten wir die 50 %-Lysezeit, d. h. die Zeit, bis 50 % des zuvor gebildeten Ge-

I. Scharrer/W. Schramm (Hrsg.)
26. Hämophilie-Symposion Hamburg 1995

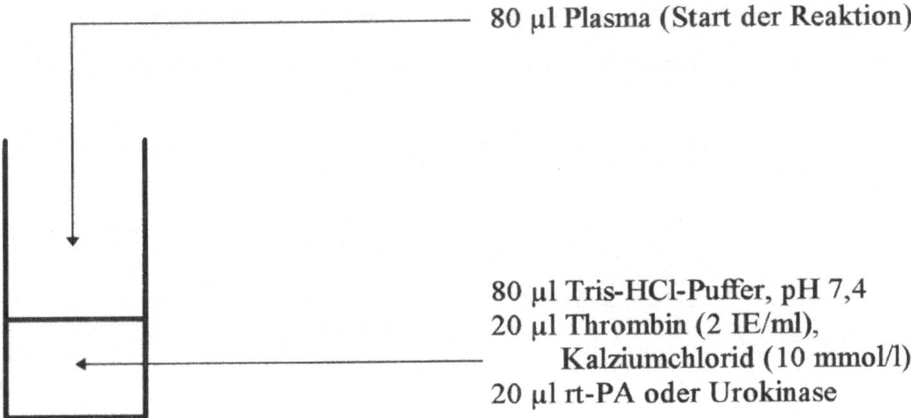

Abb. 1. Darstellung des systematischen Aufbaus des sog. „Clot-Lysistests"

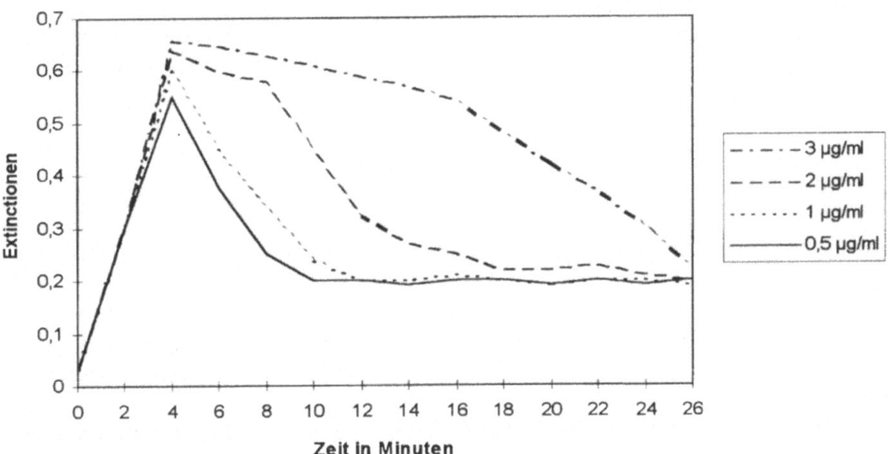

Abb. 2. Photometrische Darstellung von Gerinnselbildung und anschließender Lyse unter Verwendung verschiedener rt PA-Konzentrationen

rinnsels wieder lysiert waren. Als Kontrolle dienten die Werte einer jeweils altersmäßig entsprechenden gesunden Person im Sinne einer Matched-pairs-Analyse.

Ergebnisse

Bei den untersuchten Patienten fanden sich keine signifikanten Abweichungen von Blutbild, globalen Gerinnungstests oder der Einzelfaktoren (Tabelle 1). Auch die Clot-Lysistests erbrachten im Vergleich der nach Fontan operierten Patien-

Tabelle 1. Blutbild, globale Gerinnungstests, Einzelfaktoren und Inhibitoren

Parameter	Mittelwert, Standardabweichung (SD)	Parameter	Mittelwert, Standardabweichung (SD)
Erythrozyten	5,09 Mio./µl, SD 0,9	Faktor VII	73%, SD 23,9
Hämatokrit	42,75%, SD 5,4	Faktor VIII	164%, SD 68,6
Thrombozyten	278000/µl, SD 76,4	Ristocetinkofaktor	84%, SD 35,8
Quick	83%, SD 8,6	WF-Antigen	105%, SD 33,9
PTT	39 s, SD 4,8	Faktor XII	83%, SD 81,0
Thrombinzeit	17,8 s, SD 2,4	Faktor XIII	78%, SD 29,0
Fibrinogen	243 mg/dl, SD 65,4	Antithrombin III	92%, SD 9,8
		Plasminogen	113%, SD 27,4

ten mit einem gesunden Kontrollkollektiv fast deckungsgleiche Werte der 50%-Lysezeiten bei unterschiedlichen Konzentrationen von rt-PA oder Urokinase (Abb. 3).

Signifikante Unterschiede ergaben sich jedoch im Vergleich unserer Patienten mit gesunden Kontrollpersonen bezüglich der Thrombin-Antithrombin-III-(TAT-) und Plasmin α_2-Antiplasmin(PAP-)Werte (Abb. 4a, b). Nicht signifikant dagegen waren die Vergleiche hinsichtlich der D-Dimere und der Prothrombinfragmente Faktor 1 und 2 (Abb. 4c, d).

Diskussion

Cromme-Dijkhuis et al. [1] untersuchten 37 Patienten nach einer Fontan-Operation und berichteten bei dreien von thrombembolischen Ereignissen; in einem Kollektiv von 66 nach Fontan-Operierten stellte derselbe Autor [2] in 46 Fällen abnorme Gerinnungswerte fest.

Wir fanden in Blutbild und globalen Gerinnungstests keine wesentlichen Unterschiede zu einem gesunden Normalkollektiv, auch waren weder Thrombose noch Embolie aufgetreten.

Bildung und Auflösung von Gerinnseln entsprachen in vitro nach Zusatz von rtPA oder Urokinase dem Verlauf nach fast völlig dem von gesunden Kontrollkindern gleichen Alters.

Seit einigen Jahren ist man in der Lage, eine Aktivierung der Gerinnung und Fibrinolyse mit sehr selektiven Markern zu erfassen. Die Kinder nach Fontan-Operation hatten signifikant höhere Werte für TAT und PAP bei nicht signifikant veränderten Werten für F 1 + 2 und D-Dimere, verglichen mit gesunden Kindern gleichen Alters. Die Aktivierung von Gerinnung und Fibrinolyse führt jedoch zu keiner meßbaren Erniedrigung der einzelnen Gerinnungsfaktoren. Ob diese Aktivierung eine Korrelation mit dem veränderten venösen Rückstrom zum Herzen zeigt, ist Gegenstand von laufenden dopplersonographischen Untersuchungen.

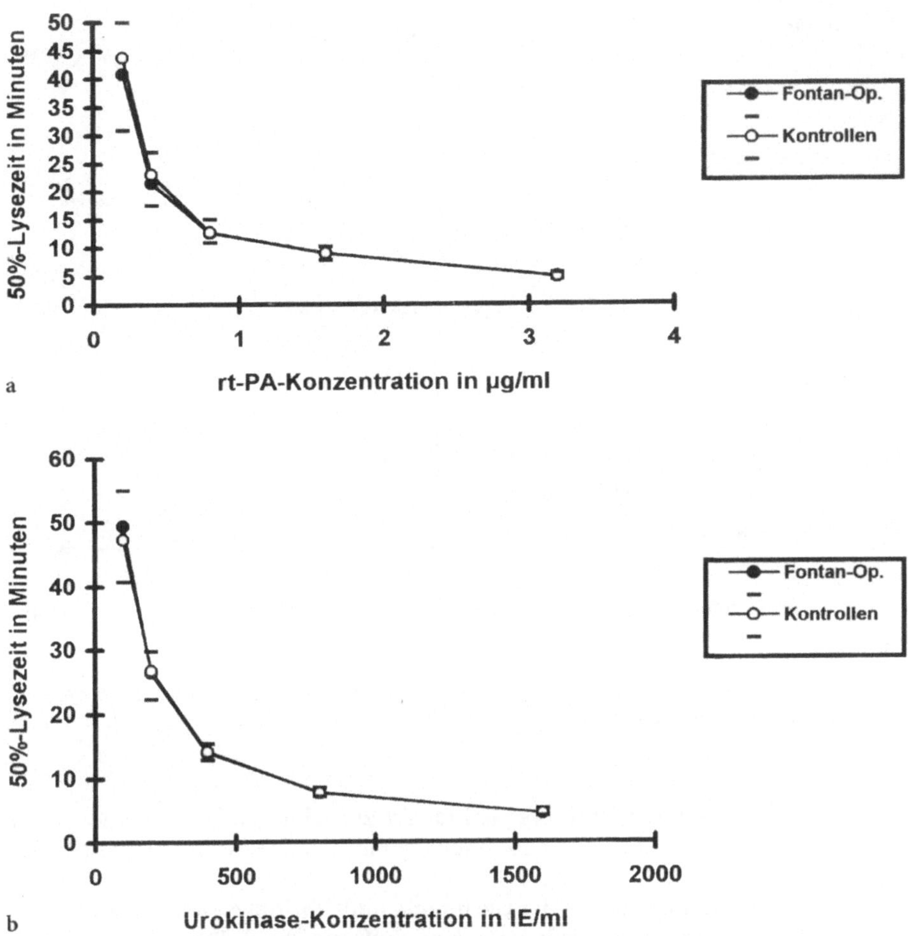

Abb. 3 a, b. Darstellung der 50 %-Lysezeiten bei unterschiedlichen Konzentrationen an rt PA bzw. Urokinase

Schlußfolgerungen

Bei nach Fontan operierten Patienten scheinen keine erheblichen Veränderungen des Blutbilds, der globalen Gerinnungstests (Quick, PTT, TZ, Fibrinogen) sowie der Einzelfaktoren aufzutreten.

Die Erhöhung der sensitiven Gerinnungsmarker TAT und PAP weisen einerseits auf eine intravasale Hyperkoagulabilität, andererseits auf eine Aktivierung des fibrinolytischen Systems hin.

Gerinnselbildung und -auflösung gehen bei nach Fontan operierten Patienten wie bei Gesunden vor sich.

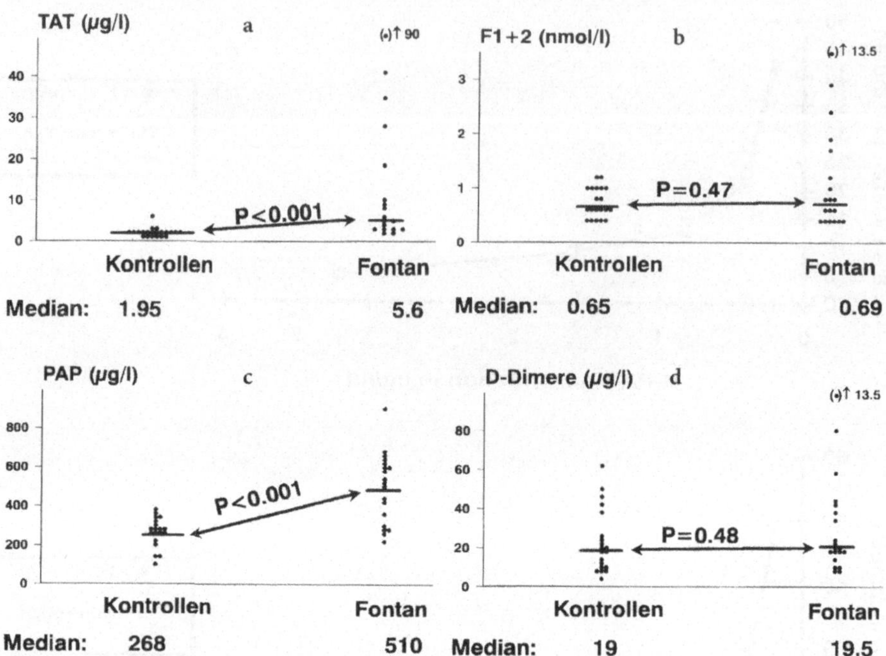

Abb. 4a–d. Vergleichende Darstellung der Werte für TAT, PAP, F 1 + 2 sowie D-Dimere bei Gesunden und nach Fontan-Operierten

Daher empfehlen wir, eine Lyse bei länger zurückliegender Operation nach Fontan mit derselben Dosis an rtPA oder Urokinase durchzuführen wie bei Gesunden.

Ob die Aktivierungsmarker der Gerinnung und Fibrinolyse eine Aussage über ein bestehendes Thromboserisiko erlauben, muß erst durch längerfristige klinische Beobachtung geklärt werden.

Literatur

1. Cromme-Dijkhuis, Henkens CMA, Bijleveld CMA, Hillege HL, Bom VJJ, Meer J van der (1990) Coagulation factor abnormalities as possible thrombotic risk factors after Fontan operations. Lancet 336:1087–1090
2. Cromme-Dijkhuis AH, Hess J, Hählen K, Henkens CMA, Bink-Boelkens MTE, Eygelaar AA, Bos E (1993) Specific sequelae after Fontan operation at mid- and long-term follow-up. J Thorac Cardiovasc Surg 106:1126–1132
3. Mondorf W, Kuhnt R, Reitz H, Kozlowski A, Berlet A, Robbins KC, Scharrer I (1992) Ein neuer Test zur Untersuchung der individuellen Ansprechbarkeit von Streptokinase, Urokinase und t-PT-induzierter Fibrinolyse. 23. Hämophilie-Symposion Hamburg 1992. Springer, Berlin Heidelberg New York Tokyo, S 184–191

Aktivierte Plasma clotting time als einfache automatisierbare Methode zum Nachweis von LA: Vergleich zu anderen Methoden

A. Siegemund, H. Scheel

Lupusantikoagulanzien (LA) sind erworbene Inhibitoren, sie gehören mit den Antikardiolipinantikörpern (ACA) zur Gruppe der Phospolipidantikörper. Es handelt sich um Immunglobuline, die gegen negativ geladene Phospholipide (PL) und Phospholipidkomplexe gerichtet sind. LA verursachen eine Verlängerung phospholipidabhängiger Gerinnungstest, Leitbefund ist eine unklare PTT-Verlängerung. Aufgrund der Heterogenität dieser Antikörper gibt es keinen Gerinnungstest, der spezifisch und sensitiv alle Subtypen des LA erfaßt. Zusätzliche Schwierigkeiten entstehen durch die Abgrenzung des LA zu anderen Inhibitoren. Die relativ hohe Inzidenz von LA und die Assoziation mit thromboembolischen Erkrankungen erfordern einfache und sichere Labortests, die mit hoher Sensitivität das Vorliegen eines LA anzeigen.

Entsprechend den oben genannten Forderungen untersuchten wir folgende Reagenzien:

- SpeckTin APCT: Activated plasma clotting time – Reagenz,
- SpeckTin APTT: Activated partial thromboplastin time – Reagenz auf ihre Eignung für Screeningtest im Gerinnungslabor. Als Bestätigungstest wählten wir eine Phospholipidtitration mit
- SpeckTin LA: Phospholipidstandards unterschiedlicher Konzentrationen.

Reagentien und Methoden

- SpeckTin APTT: mit gereinigtem Sojaphosphatid als chemischen Aktivator;
- SpeckTin APCT: enthält kein Phospholipid;
- SpeckTin LA: 4 Phospholipidstandards (Bereich 10 – 500 μg PL/ml) (SpeckTin-Reagenzien: WAK Chemie Medical GmbH, Bad Homburg);
- Platelin Excel LS (Organon Teknika GmbH) mit 2 verschiedenen Inkubationszeiten (1 min bzw. 10 min);
- PTT-LA: LA-sensitive APTT (Diagnostica Stago);
- Staclot LA: APTT mit hexagonal strukturierten PL-Molekülen (Phosphatidylethanolamin);
- Staclot PNP: Plättchenneutralisationsmethode (Staclot LA/PNP: Diagnostica Stago);

I. Scharrer/W. Schramm (Hrsg.)
26. Hämophilie-Symposion Hamburg 1995

- Test Thrombin 1,5 IU (Behringwerke AG),
- Kardiolipin-AK, IgG- und IgM-ELISA (elias Medizintechnik);
- Hepzyme für Heparinneutralisation (Dade Diagnostika GmbH);
- Membranfilter 0,22 µm (Macherey und Nagel).

Alle Messungen mit den SpeckTin-Reagenzien wurden am ACL 300R (Instrumentation Laboratory) vorgenommen, die Stago-Tests und die Messungen mit Platelin Excel LS am KC 10 (Amelung GmbH). Das Citratplasma wurde durch mindestens 20minütige Zentrifugation (z. T. 2malig) gewonnen. Die Plasmaproben wurden in Aliquoten bei –70 °C tiefgefroren; z. T. wurden Membranfilter eingesetzt.

Testprinzip

Einer der derzeit empfindlichsten Tests zum Nachweis eines LA ist die Kaolin clotting time ohne Phospholipid. SpeckTin APCT enthält ebenfalls keine Phospholipide, die durch das LA im Patientenplasma neutralisiert werden können. Aus diesem Grund sollte SpeckTin APCT ein sehr empfindliches Reagenz zum Nachweis von LA im plättchenarmen bzw. plättchenfreien Plasma sein. SpeckTin APTT mit einem optimalen Gehalt an Plättchenäquivalent mit hoher Sensitivität gegenüber Heparin und Faktorenmangel wurde zur Abgrenzung nicht-LA-bedingter PTT-Verlängerungen eingesetzt. Beim Vorliegen eines LA wurde als Bestätigungstest mit SpeckTin LA titriert und die zur Neutralisation des LA erforderliche Menge PL in µg/ml ermittelt.

Als Referenzmethoden wurden folgende Tests eingesetzt:

- PTT LA,
- Staclot LA,
- Staclot PNP,
- Platelin Excel LS.

Ergebnisse

Der Normbereich bzw. der Quotient wurde an 127 Probanden ohne Therapie und LA ermittelt:

- SpeckTin APCT: 46,9 ± 8,0 s und
- SpeckTin APTT: 26,0 ± 3,3 s:
  Quotient APCT/APTT: 1,0 – 2,3.

Patienten mit LA unterscheiden sich signifikant von den Probanden ohne LA, wobei Heparin, Vitamin-K-Antagonisten und hepatische Erkrankungen ausgeschlossen wurden. Folgende Richtwerte wurden ermittelt.

- SpeckTin APCT: 170 ± 60 s und
- SpeckTin APTT: 33,5 ± 5,0 s:
  Quotient APCT/APTT: > 2,8.

Bei unklaren Befunden wird folgendes Vorgehen empfohlen.

- Heparinneutralisation bei Heparintherapie;
- bei Patienten mit hepatischen Erkrankungen oder kongenitalen Faktorenmangel sollte der Screeningtest durch Titration mit PL-Standards ergänzt werden (s. Patienten mit Faktor-XII-Mangel in Abb. 2);
- der Kumarineffekt kann durch zusätzliche Bestimmung der APTT abgeschätzt werden. Zur Herstellung einer möglichen Korrelation zum INR sind noch weitere Untersuchungen erforderlich;
- PL-Standards können zur Abschätzung der LA-Aktivität herangezogen werden. Entsprechend der Menge PL, die zur Neutralisation des LA notwendig ist, kann man zwischen LA niedriger, mittlerer bzw. hoher Aktivität unterscheiden;
- bei mehr als 500 in unserem Labor untersuchten Patienten mit Verdacht auf LA ermittelten wir eine Sensitivität für den SpeckTin-Test von 91,3%; in etwa vergleichbar mit PTT-LA von 91% und Staclot LA mit 95%.

Schlußfolgerungen

- Die Verlängerung der Gerinnungszeit mit SpeckTin APCT unter Verwendung von absolut plättchenarmen Plasma ist eine geeignete Screeningmethode für LA.

Tabelle 1. Lupusantikoagulanznachweis mit SpeckTin APCT und SpeckTin APTT in Relation zu Antikardiolipin-AK. Normalbereich: IgG: < 12 GPL-U/ml, IgM: < 6 MPL-U/ml

Patient	ACA IgG (GPL-U/ml)	ACA IgM (MPL-U/ml)	SpeckTin APCT [s]	SpeckTin APTT [s]	Resultat
1	> 100	> 60	> 250	81,7	LA und Kumarin
2	> 100	3	227	37,2	LA
3	> 100	3	> 250	31,4	LA
4	52,6	6	150	42,7	LA und Kumarin
5	> 100	38,7	> 250	61,4	LA und Heparin
6	> 100	> 60	> 250	75,9	LA und Kumarin
7	> 100	16,4	> 250	46,1	LA
8	3,1	4,3	99,9	31,2	LA
9	27,9	1,9	149	34,4	LA
10	5,2	27,2	106	29,9	LA
11	6,7	> 60	192	34,4	LA
12	> 100	16,6	171	29,9	LA
13	8,2	< 1	141	29,9	LA
14	> 100	8,5	104	36,4	LA
15	24,5	5,4	121	32,4	LA
16	> 100	6,9	83,4	29,7	LA
17	11	25,5	201	54,4	LA und Heparin

Tabelle 2. Lupusantikoagulanznachweis mit SpeckTin APCT and SpeckTin APTT in Relation zu den Stago-Tests und Platelin Excel LS. *pos* positiv; *neg* negativ; *n.b.* nicht bestimmt. Im Fall des Patienten 18 war APCT/APTT negativ; weitere Tests (hier nicht beschrieben) ergaben LA-positiv

Patient	Verhältnis APCT/APTT	Platelin Excel LS	PTT LA	Staclot PNP	Staclot LA
1	> 5	pos	pos	pos	pos
2	6,1	pos	pos	pos	pos
3	> 8	pos	pos	pos	pos
4	3,5	pos	pos	pos	pos
5	> 4	pos	pos	pos	pos
6	> 5	pos	pos	n.b.	pos
7	> 6	pos	pos	pos	n.b.
8	3,2	pos	pos	neg	pos
9	4,3	pos	pos	pos	pos
10	3,5	neg	pos	pos	pos
11	5,6	pos	pos	pos	pos
12	5,7	pos	pos	pos	pos
13	4,7	n.b.	pos	neg	pos
14	2,9	pos	pos	pos	pos
15	3,7	pos	pos	pos	pos
16	2,8	pos	pos	n.b.	pos
17	3,7	pos	pos	n.b.	pos

- Die zusätzliche Messung von SpeckTin APTT liefert weitere Information über therapeutische Behandlung mit Antikoagulanzien, bei hepatischen Erkrankungen bzw. Inhibitoren gegen Gerinnungsfaktoren (Tabelle 1).
- Besonders geeignet ist das Verhältnis SpeckTin APCT/SpeckTin APTT; unter Einbeziehung der Therapie kann man sicher zwischen LA-positiven und LA-negativen Patienten unterscheiden (Tabelle 2).
- Durch Titration des LA mit den PL-Standards kann man die Aktivität des LA im gleichen Assay bestimmen. Je mehr PL zur Neutralisation des LA notwendig ist um so aktiver ist der LA (Abb. 1).
- Die LA-Titration ist auch bei Patienten mit kombinierten Gerinnungsstörungen einsetzbar, z. B. LA und/oder Faktorenmangel (Abb. 2, Tabelle 3).
- Die vorgeschlagene Methode ist einfach und kostengünstig, sie eignet sich für den spezifischen und sensitiven Nachweis des LA. Eine Adaptation auf alle gängigen Analysenautomaten ist möglich.
- Die Stago-Methoden sind hinsichtlich Spezifität und Sensitivität vergleichbar, die Automatisierung ist allerdings problematisch.
- In Übereinstimmung mit anderen Autoren ist Platelin Excel LS aufgrund seiner PL-Zusammensetzung ebenfalls sehr sensitiv, eine Automatisierung ist möglich.

Danksagung: Wir danken der Firma WAK Chemie GmbH, Bad Homburg, für die Unterstützung unserer Arbeit und die Bereitstellung der SpeckTin-Reagenzien.

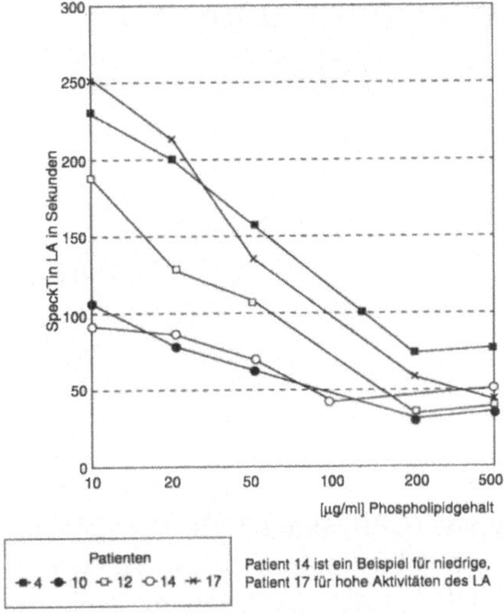

Abb. 1. Phospholipidtitration mit SpeckTin LA

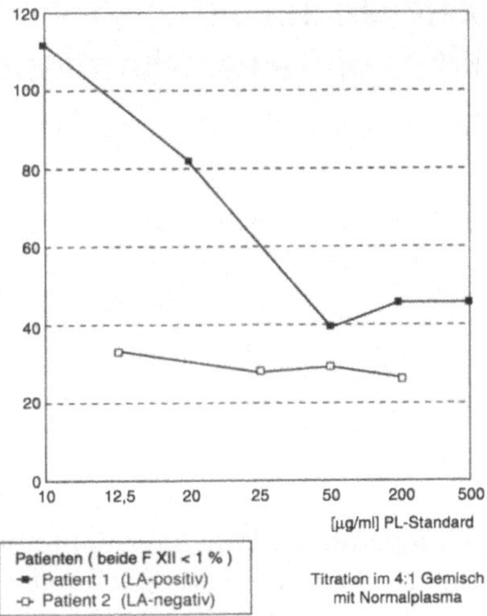

Abb. 2. Phospholipidtitration mit SpeckTin LA bei Patienten mit Faktor-XII-Mangel

Tabelle 3. LA-Nachweis bei Patienten mit Faktor-XII-Mangel (Restaktivität < 1%). Patient 1, Patient 2 *pos* positiv, *neg* negativ, *k.G.* keine Gerinnung *4:1* 4 Teile Patientenplasma und 1 Teil Normalplasma

	Patient 1		Patient 2	
		4:1 Gemisch		4:1 Gemisch
SpeckTin APCT	> 250	124	> 250	56,0
SpeckTin APTT	> 250	51,9	> 250	27,0
Platelin Excel LS	k.G.	pos.	k.G.	neg.
PIT-LA	k.G.	80,4	k.G.	51,4
Staclot PNP	k.G.	pos.	k.G.	neg.
Staclot LA	pos.	pos.	neg.	neg.

Literatur

1. Robert A et al. (1993) APTT performed at two different incubation times with the reagent: a new criteria for diagnosis of lupus anticoagulant. Thromb Haemostasis 69:1031

Zeichen der aktivierten intravasalen Gerinnung und Fibrinolyse nach kardiopulmonalem Bypass: Eine prospektive Studie

H. G. Kehl, D. Kececioglu, T. Nekarda, H. Vielhaber, J. Vogt, U. Nowak-Göttl

Hintergrund

Herzoperationen mit kardiopulmonalem Bypass (CPB) sind häufig assoziiert mit einem erhöhten Blutverlust durch eine gesteigerte Fibrinolyse [1, 2, 4–8]. Mehrere Studien zu diesem Problem konnten zeigen, daß Aprotinin, ein potenter Inhibitor von Plasmin und Kallikrein, den Bedarf an postoperativen Transfusionen signifikant senkt [4, 5]. Das Ziel der vorliegenden Studie war, das Ausmaß der Gerinnungsaktivierung bei Säuglingen und Kindern nach kardiopulmonalen Bypassoperationen mit Aprotinin prospektiv zu untersuchen.

Methoden

32 konsekutive Kinder mit Palliativ- oder Korrekturoperationen kongenitaler Herzfehler gingen in diese prospektiv angelegte Studie ein. Die Untersuchungen erfolgten jeweils vor Narkoseeinleitung, 2 h nach Beendigung der Operation sowie an den postoperativen Tagen 1, 2, 3, 4 bis 6 und 7 bis 9. Hämatokritwerte und Thrombozytenzahlen wurden mit dem Cell counter K 1000 Fa. Sysmex gemessen. Plasma für die Gerinnungsanalysen wurde mit markierten Probenröhrchen (Citrat 3,8 %/Blut: 1 + 9; Fa. Saarstedt) gewonnen, die bei 4 °C mit 3000 g für 20 min gekühlt zentrifugiert wurden.

Fibrinogen (Fib, Clauss Methode, Testkit Behringwerke; Marburg) und Antithrombin III (AT; enzymatische Messung; Chromogenix; Mölndal, Schweden) wurden sofort bestimmt, das übrige Plasma in Aliquots bei –80 °C in Plastikröhrchen gelagert.

Prothrombinfragmente F 1 + 2 (F 1 + 2; Enzygnost[R] F 1 + 2, Behringwerke), D-Dimere (D-D, Enzygnost[R] D-Dimer micro, Behringwerke), Antithrombinserinesterasekomplexe (ATM, ATM, Stago; Asnières, France), Plasminogen-Aktivator-Inhibitor-1-Antigen (PAI-1) (PAI-1, Chromogenix), Complement-1-Inhibitor (C 1-I) (C1-I Partigen, Behringwerke) und gewebeständiger Plasminogenaktivator (t PA) (Tint Elize t PA, Biopool; Schweden) wurden seriell in Doppelbestimmungen innerhalb von 4 Wochen untersucht. Kontrollbestimmungen erfolgten mit Poolplasma gesunder Kinder, Kallibrationsplasma sowie Normalkontrollplasma.

I. Scharrer/W. Schramm (Hrsg.)
26. Hämophilie-Symposion Hamburg 1995

Die statistischen Berechnungen erfolgten mit einem Apple Macintosh Computer mit dem Stat-view-4.02-Programm, zum Einsatz kamen nichtparametrische Verfahren sowie Wilcoxon-Test und Spearman-Korrelationen.

Patienten

Anzahl:	32 Patienten,
Geschlecht:	19 männlich, 13 weiblich;
Alter bei Operation:	1,10 ± 3 Jahre (Range 0,1–15);
Gewicht bei Operation:	9 ± 11 kg (Range 1,7–60);
azyanotisch:	21 Patienten;
zyanotisch:	11 Patienten;
Dauer des CPB:	65 ± 28 min;
Aprotinindosis:	2 · 17000 IU/kg KG.

Ergebnisse

Abnorme Blutungen oder Thrombembolien traten in unserer Studie nicht auf. Die Hämotokritwerte zeigten keine signifikante Differenzen [%]: 39 ± 2 präoperativ gegenüber 38,8 ± 3,2 postoperativ und 40 ± 5, 40,7 ± 4,7, 40 ± 4, 36 ± 2,42 ± 3,8 an den Tagen 1, 2, 3, 4 bis 6 und 7 bis 9. Die Thrombozyten waren signifikant vermindert (· 10^9/l): 338 ± 68 präoperativ gegenüber 130 ± 64 postoperativ und 173 ± 59, 124 ± 18, 117 ± 38, 135 ± 40, 121 ± 41 an den Tagen 1, 2, 3, 4 bis 6 sowie 7 bis 9. Abbildung 1a–h zeigt die Gerinnungsparameter im perioperativem Verlauf.

Acht Kinder entwickelten ein Gefäßlecksyndrom [3]. Drei von diesen Kindern mit klinisch schwerem Verlauf und den niedrigsten Werten von C 1-I (0,098 g/l; 0,14 g/l; 0,167 g/l) wurden mit C 1-Inhibitorkonzentrat (Berinert HS, Behringwerke; Marburg) substitutiert; 2 mit 2 · 500 I.U.; ein Patient mit 2 · 1000 I.U. Der klinische Befund und der Katecholaminbedarf besserten sich danach innerhalb von 48 h. Im weiteren Verlauf verstarben dennoch 2 dieser Patienten an Leberversagen bei Low cardiac output (ein Kind mit hypoplastischem Linksherzsyndrom 40 Tage nach Norwood-II-Operation; ein Kind mit Double inlet left ventricle 24 Tage nach Fontan-Operation).

Schlußfolgerung

Obwohl Aprotinin beim kardiopulmonalem Bypass verwendet wurde, finden sich bei Säuglingen und Kindern postoperativ eine gesteigerte Gerinnung mit erhöhten F 1 + 2, D-Dimeren, ATM und PAI-1 sowie ein Verbrauch von Gerinnungsfaktoren wie AT III, Fibrinogen und C 1-Inhibitor im Sinne einer disseminierten intravasalen Gerinnung.

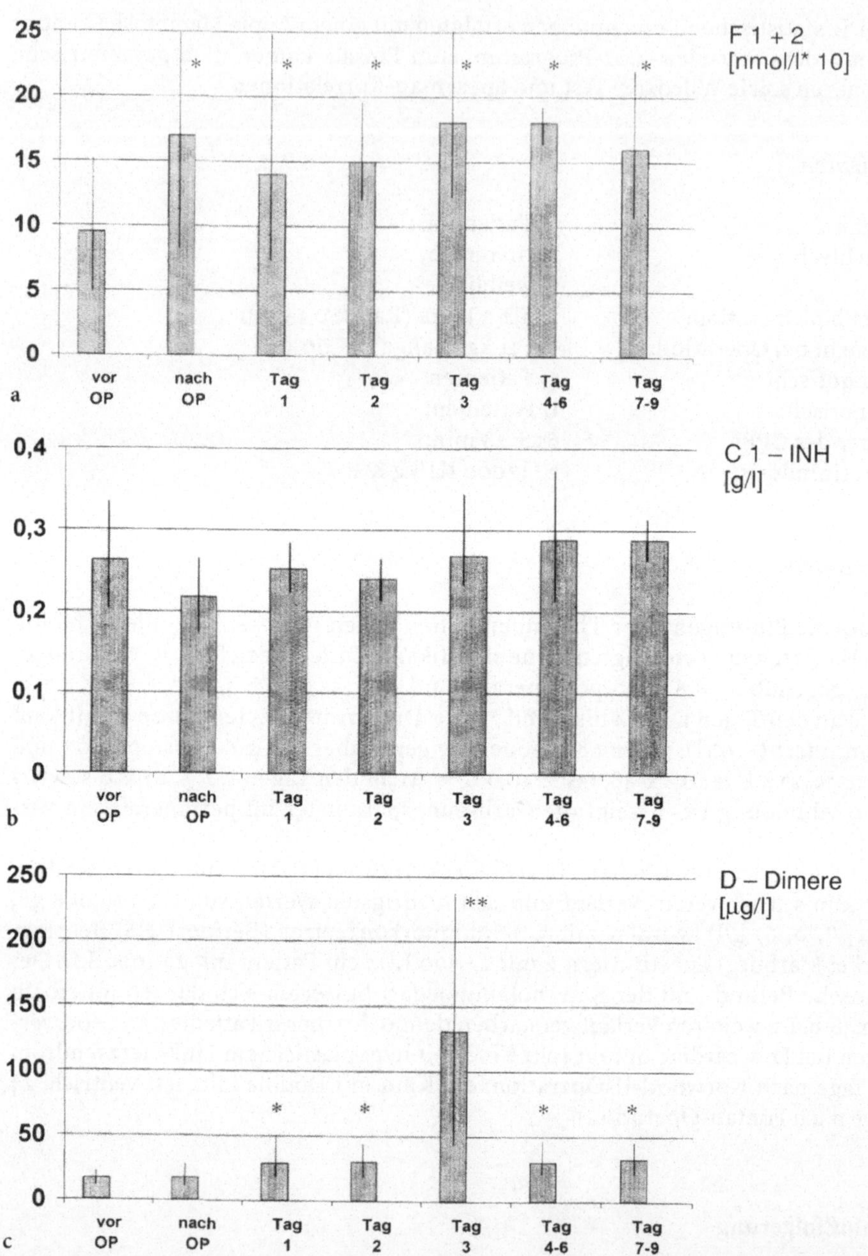

Abb. 1a–h. Werte von **a** F 1 + 2, **b** C1-INH, **c** D-Dimere, **d** PAI-1, **e** tPA, **f** Fibrinogen, **g** AT III, **h** ATM vor und nach der CPB-Operation sowie an den postoperativen Tagen 1, 2, 3, 4 bis 6 und 7 bis 9. Die Ergebnisse sind als Median mit Mediandeviation dargestellt, signifikante Unterschiede zu den präoperativen Werten markiert (* $p < 0,05$; ** $p < 0,005$). Signifikant korreliert waren F 1 + 2 mit D-D ($p = 0,02$, rho = 0,30), F 1 + 2 mit PAI-1 ($p = 0,05$, rho = 0,27) und D-D mit tPA ($p = 0,03$, rho = 0,27)

PAI – 1
[ng/ml]
200
160
120
80
40
0
**
**
**
**
*
**
vor OP
nach OP
Tag 1
Tag 2
Tag 3
Tag 4-6
Tag 7-9
d

tPA
[ng/ml]
20
16
12
8
4
0
*
**
vo rOP
nach OP
Tag 1
Tag 2
Tag 3
Tag 4-6
Tag 7-9
e

Fibrinogen
[g/l* 100]
350
300
250
200
150
100
50
0
*
vor OP
nach OP
Tag 1
Tag 2
Tag 3
Tag 4-6
Tag 7-9
f

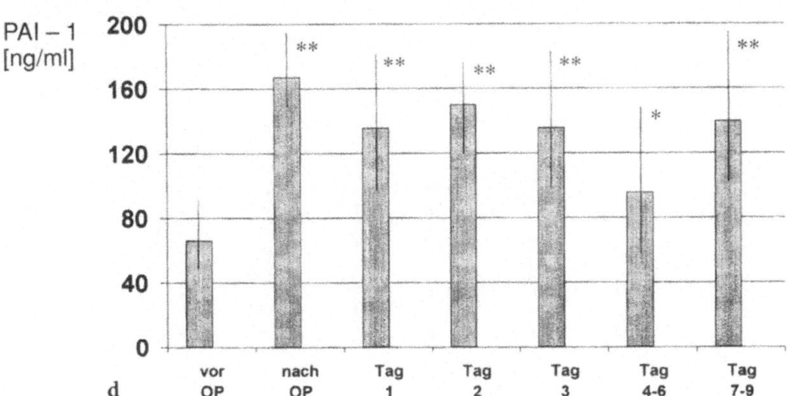

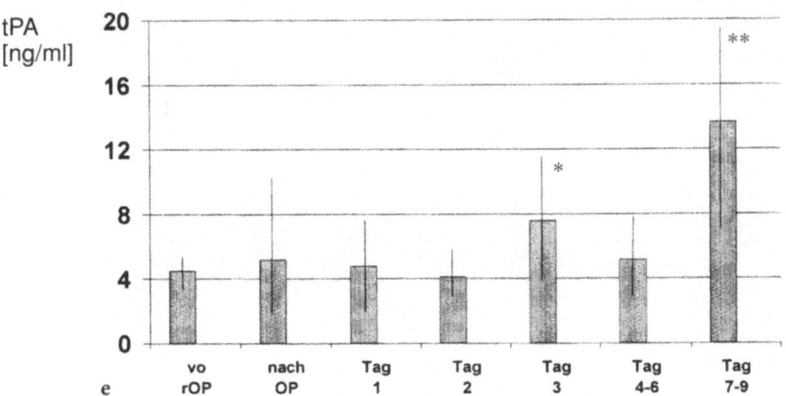

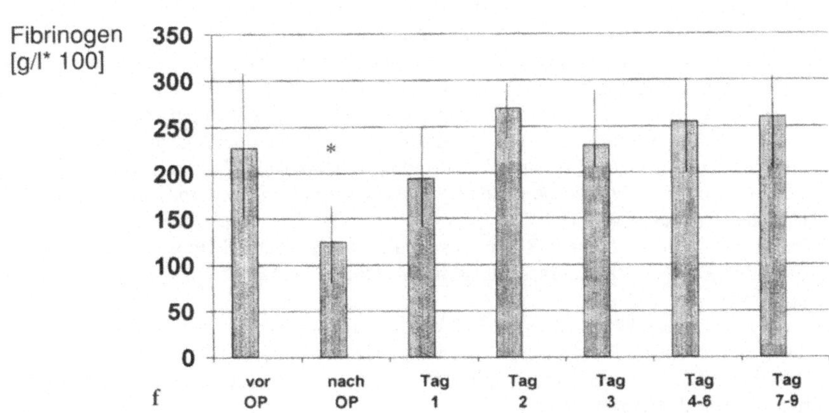

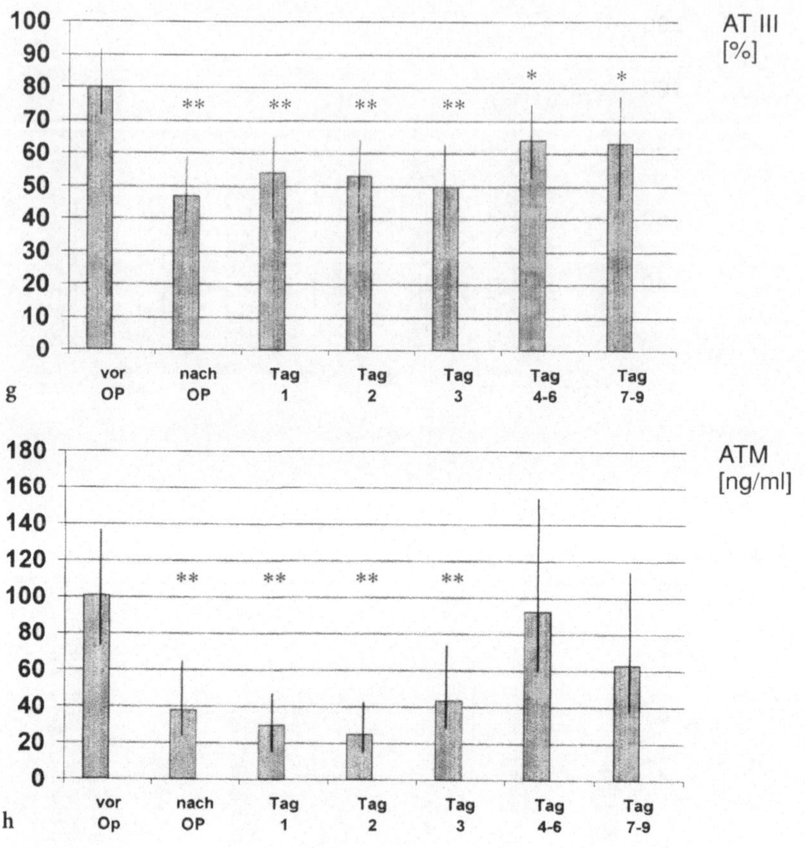

Literatur

1. Boldt J, Knothe C, Schindler E, Welters A, Dapper FF, Hempelmann G (1994) Thrombomodulin in pediatric cardiac surgery. Ann Thorac Surg 57:1584–1589
2. Gallimore MJ, Heller W, Wendel H, Klaffschenkel R, Hoffmeister HE (1993) Contact activation, heparins and cardiopulmonary bypass. Thromb Haemost 69:92–93
3. Hack CE, Oglivie AC, Eisele B, Eerenberg AJM, Wagstaff J, Thijs LG (1993) C1-inhibitor substitution therapy in septic shock and in vascular leak syndrome induced by high doses of interleukin-2. Int Care Med 19:S19–S28
4. Lu H, Soria C, Commin PL, Piwnica A et al. (1991) Hemostasis in patients undergoing extracorporal circulation: the effect of aprotinin. Thromb Haemost 66:633–637
5. Lu H, Du Buit C, Soria J, Touchot B et al. (1994) Postoperative hemostasis and fibrinolysis in patients, undergoing cardiopulmonary bypass with or without aprotinin therapy. Thromb Haemost 72:438–443
6. Páramo JA, Rifón J, Llorens R, Casares J, Paloma MJ, Rocha E (1991) Intra- and postoperative fibrinolysis in patients undergoing cardiopulmonary bypass surgery. Haemostasis 21:58–64
7. Plötz FB, Oeveren W van, Bartlett RH, Wildevuur CRH (1993) Blood activation during neonatal extracorporal life support. J Thorac Cardiovasc Surg 105:823–832
8. Woodman RC, Harker LA (1990) Bleeding complications associated with cardiopulmonary bypass. Blood 76:1680–1697

Asparaginase – Induced Coagulopathy Clearly Depends on Asparaginase Activity: A Randomized Trial of Two E. coli Asparaginase Preparations

U. Nowak-Göttl, G. Weber, D. Ziemann, E. Ahlke, J. Boos

Introduction

Alterations in hemostasis have been frequently observed in patients with leukemia, and thrombotic events are well documented in patients receiving l-asparaginase (l-asp) as a single agent or in combination with vincristine or prednisone, sometimes complemented by an anthracycline [1–7].

A wide range of circulating half-lives of different commercially available asparaginase (asp) preparations from *Escherichia coli* and *Erwinia chrysanthemi* have been reported [8, 9, 10].

The present study was designed to prospectively evaluate fibrinolytic parameters in leukemic children randomized to receive different *E. coli* asp preparations with different half-lives, and to relate changes of the fibrinolytic system to serum asp activity.

Methods

Forty leukemic children diagnosed within an 18 month period and treated according to the ALL (acute lymphoblastic leukemia) – BFM 90 study protocol I (part I: prednisone 60 mg/m², da 1–29; *E. coli* asparaginase 10 000 U/m², day 12, 15, 18, 21, 24, 27, 30, 33; vincristine 1.5 mg/m² and daunorubicin 30 mg/m², day 8, 15, 22, 29) were randomized to receive one of the two *E. coli* asp preparations officially approved in Germany: L-asparaginase Crasnitin (Bayer, Leverkusen, Germany) and Medac (Medac, Hamburg, Germany; purchased from Kyowa Hacco Kyogo, Japan). No patient had history or family history of bleeding or thrombophilia. Blood samples for coagulation studies and pharmacokinetic monitoring were obtained before the first and the sixt to seventh dose of L-asp, respectively.

Blood samples were drawn into premarked 3-ml plastic tubes 3.8% citrate to blood ratio of 1:10; Saarstedt), immediately placed on iced water, and centrifuged at 4 °C and 3000 g for 20 min. Plasminogen and $\alpha 2$-antiplasmin were measured by enzymatic procedures using chromogenic substrates S 2765 and 2403. D-Dimer formation was measured with enzyme immunosorbent assay. D-Dimer micro (Behring Werke Marburg/Germany). Tissue plasminogen activator TPA antigen and plasminogen-activator inhibitor (PAI)1 activity were measured

I. Scharrer/W. Schramm (Hrsg.)
26. Hämophilie-Symposion Hamburg 1995

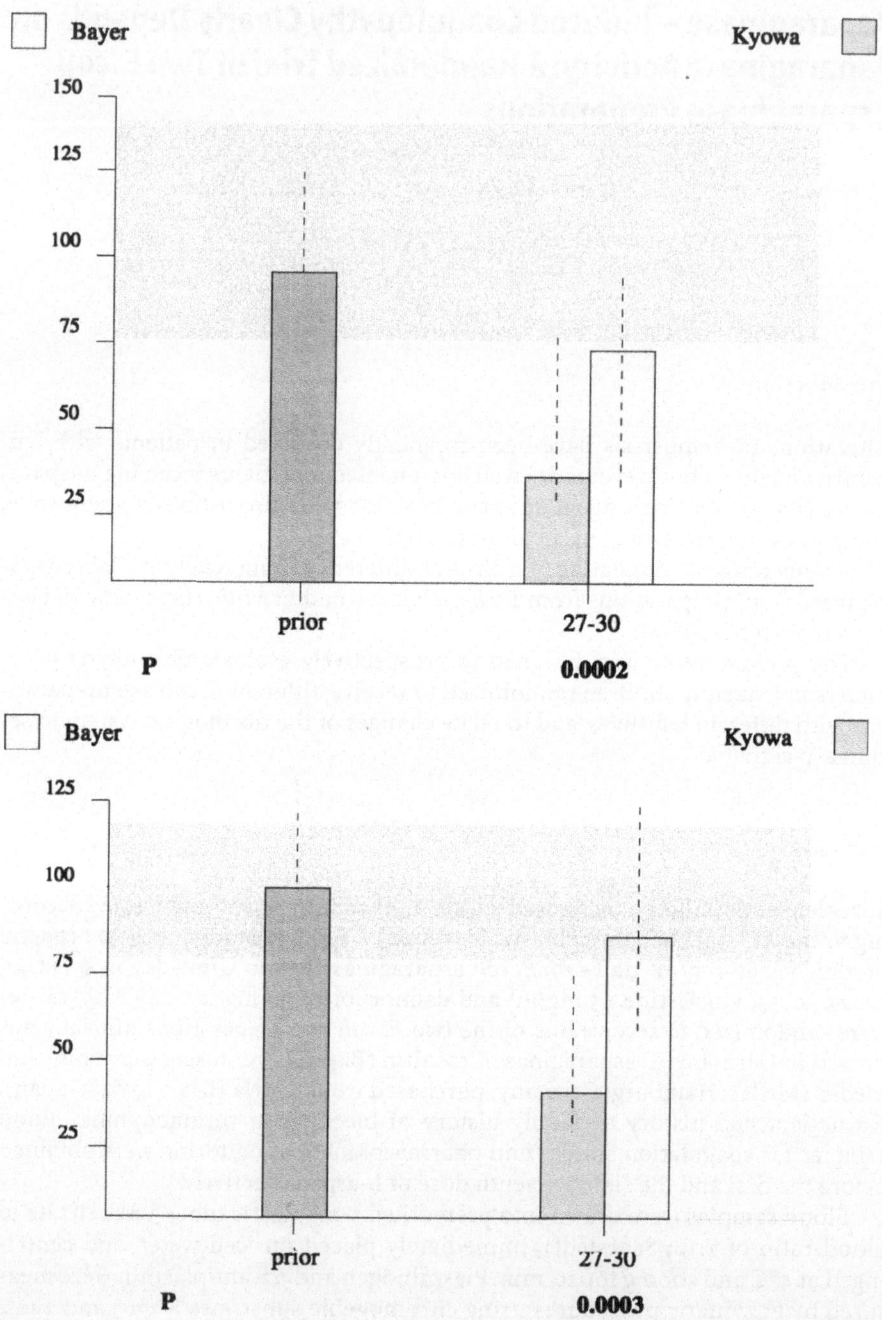

Fig. 1. Plasminogen and α2-antiplasmin before the first and the sixt to seventh asparaginase (ASP) administration. *Shaded area* pediatric range: *dark column* Kyowa asp; *light column*, Bayer asp

using test kits from Chromogenix, Mölndal, Sweden. Controls included calibration plasma, normal and abnormal control plasma (IL Test, Instrumentation Laborator, Italy).

Serum asp activity [11] and asparagine levels [12] were simultaneously determined throughout the testing period. Calculations of medians and ranges, and nonparametric statistics (Wilcoxon, Mann, Whitney, U-Test, Spearman rank) were performed with the Apple computer (Macintosh Performa 630) "Stat view 4.02" program.

Results

Changes in fibrinolytic parameters were more severe in those patients who received Kyowa asp: significantly decreased values of plasminogen (p ■ 0.0002), α_2-antiplasmin (p ■ 0.0003, Fig. 1) and tPA (p ■ 0.01; Fig. 2) were found, in addition to significantly enhanced D-Dimer formation (Fig. 3). In contrast, PAI 1 activity showed no significant difference between the two different *E. coli* L-asp preparations administered. Furthermore pharmacokinetic data (Fig. 3) of patients receiving Kyowa l-asp show significantly (■ 0.0001) enhanced l-asp activity compared to those treated with the Bayer type A preparation.

Table 1 shows a significant correlation between coagulation and serum asp activity (rho and p values): The highest L-asp activity is clearly associated with the lowest values of plasminogen and α_2-antiplasmin, and with enhanced D-dimer formation.

Both groups of patients showed complete asparagine depletion, at a detection limit of 0.1 μ*M*, during the course of asp treatment. In the Kyowa group, a 13-year-old boy and a 7-year-old girl developed thrombosis on day 31, and one child intermediate insulin-dependent hyperglycemia. No patient treated with the Bayer preparation showed evidence of these complications.

Table 1. Correlation (Spearman rank) between fibrinolytic proteins and asparaginase activities (rho and p value) in leukemic children randomized to Bayer type A asparaginase ($n = 20$) and Kyowa asparaginase ($n = 20$)

Parameter	rho	p value
Plasminogen	– 0.472	0.025
α_2-antiplasmin	– 0.735	0.036
tPA	0.329	0.188
PAI 1	0.331	0.213
D-dimer	0.581	0.05

rho, Spearman's rank correlation coefficient; tPA, tissue plasminogen activator; PAI 1, plasminogen-activator inhibitor 1.

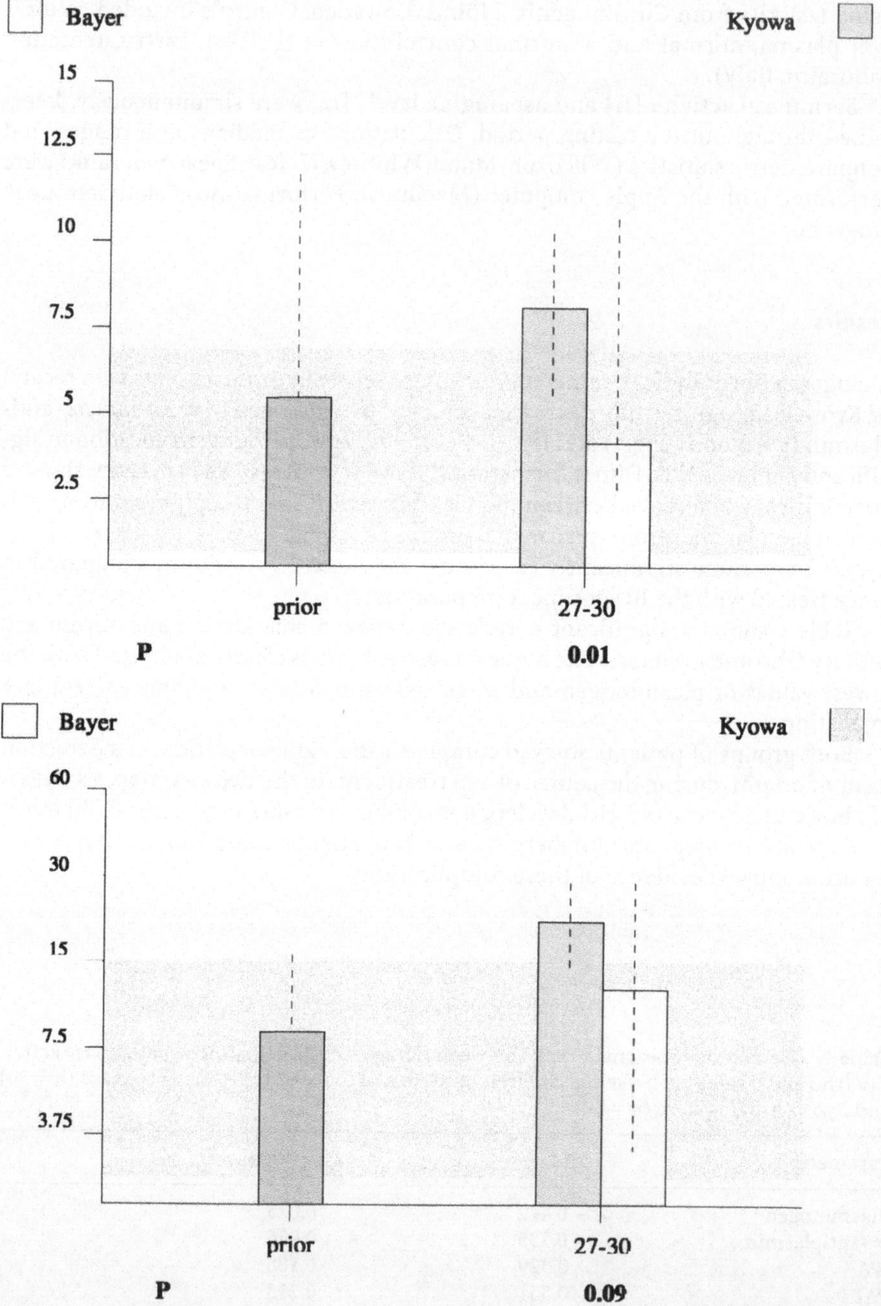

Fig. 2. TPA antigen and PAI 1 activity before the first and the sixt to seventh asp administration. *Shaded area*, pediatric range, *dark column* Kyowa asp; *light column*, Bayer asp, *AU*, activity units

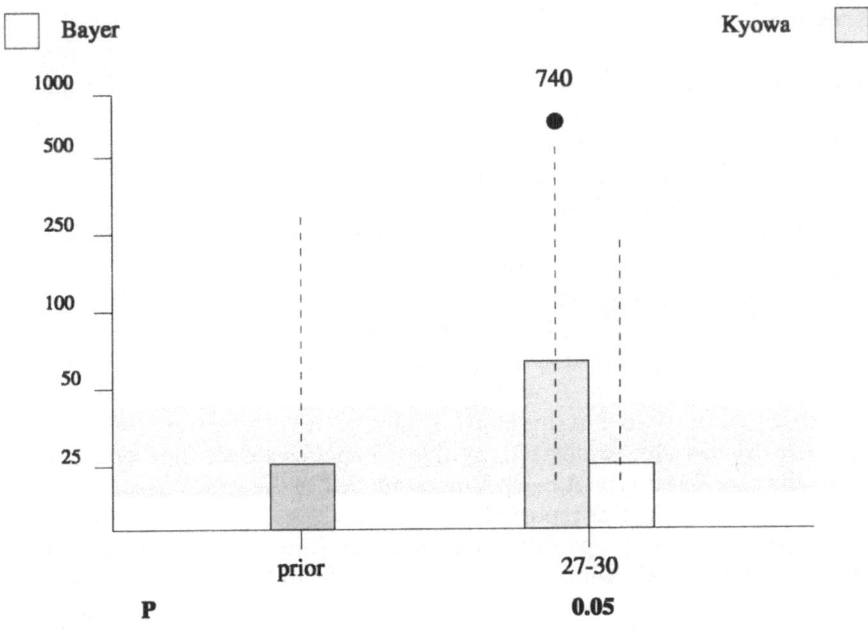

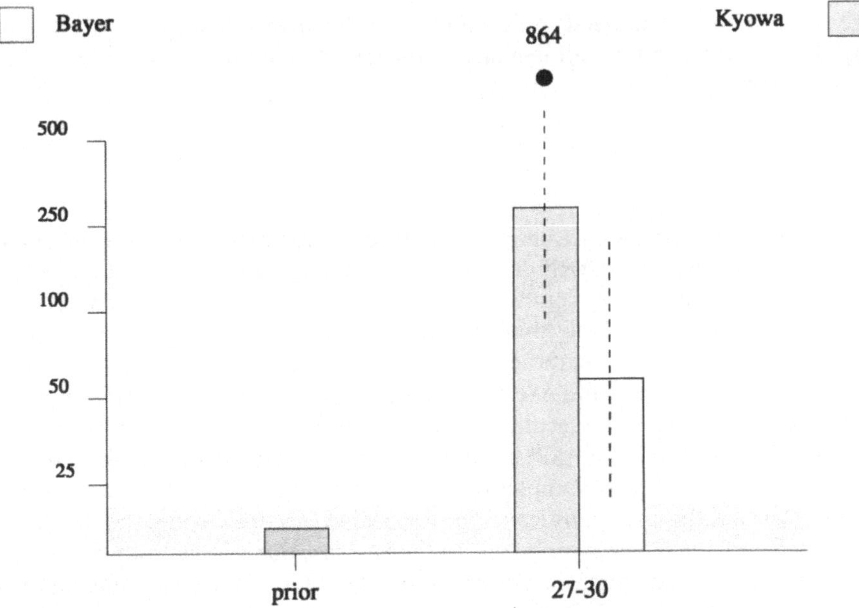

Fig. 3. D-dimer formation and asp activity before and after the sixt to seventh asp administration. *Shaded area*, pediatric range, *dark column* Kyowa asp; *light column*, Bayer asp

Discussion

L-asparaginase is an enzyme that provides specific metabolic therapy for All and non-Hodgkin lymphomas. This enzyme catalyzes the conversion of the amino acid L-asparagine to aspartic acid and ammonia, leading to rapid depletion of the circulating pool of asparagine and glutamine resulting in a decreased protein synthesis [8]. Data of this study show that a significant decrease in plasminogen and α_2-antiplasmin occurs, as well as significantly enhanced D-dimer formation, clearly correlated to serum asp activity.

In humans, circulating half-lives of asp from *E. coli* and *E. chrysanthemi* vary within a wide range [13, 14]. Moreover, half-lives differ not only between *E. coli* strains, type a and type B, but also among different commercial *E. coli* preparations [8, 9, 10, 15 16]. One of the most obvious differences between the two *E. coli* asp preparations administered in this study is the absence of cystine in the Kyowa L-asp, which also has a lower isoelectric point, a longer clearance time, and a longer half-life than the Bayer type A L-asp. Corresponding to the effects associated with a mean half-life of 11–15 h as reported for type A L-asp, a prolonged asparagine depletion with the Kyowa preparation was found. This may lead to a longer inhibition of protein synthesis, which may be the cause of a higher rate of side effects.

However, our results show not only a down regulation of coagulation proteins: the enhanced D-dimer formation along with decreased values for plasminogen and α_2-antiplasmin signifies an activated fibrinolytic system.

Along with studies on asp pharmacokinetics and asparagine depletion, dosage recommendations need to be tailored to the specific asp preparation employed to ensure optimal antineoplastic efficacy while minimizing the hazard of complications.

Summary

Alterations in hemostasis have been frequently observed in patients with leukemia, and thrombotic events are well documented in patients receiving l-asparaginase (ASP) as a single agent or in combination with vincristine, prednisone, sometimes complemented by an anthracycline. The present study was designed to prospectively evaluate fibrinolytic parameters in leukemic children receiving different E. Coli ASP preparations (Kyowa ASP, $n = 20$; Bayer ASP, $n = 20$) and to relate changes of the fibrinolytic system to serum ASP activity. In the same venipuncture (before the first and 6th–7th dose of ASP) blood samples for coagulation studies were obtained together with serum samples for pharmacokinetic monitoring. Patients receiving Kyowa ASP show significantly enhanced ASP-activity compared to children treated with the Bayer preparation. In the Kyowa group significantly decreased values of plasminogen and α_2-antiplasmin were found, along with significantly enhanced t-PA, PAI 1 and D-Dimer levels. In contrast, PAI 1 activity showed no significant difference between the two E. coli ASP administered. During the course of ASP administration in children with ALL changes of plasminogen, α_2-antiplasmin and enhanced D-Dimer are clearly associated to ASP activity.

References

1. Semeraro N, Montemurro P, Giordano P et al. (1990) Unbalanced coagulation - fibrinolysis potential during L-asparaginase therapy in children with acute lymphoblastic leukemia. Thromb Haemost 64 (1):38-40
2. Leone G, Gugliotta L, Mazzucconi MG et al. (1993) Evidence of a hypercoagulable state in patients with acute lymphoblastic leukemia treated with low dose of E. coli asparaginase. A. GIMEMA study. Throm Haemost 69 (1):12-15
3. Kucuk O, Kwan HC, Gunnar W, Wasquez RM (1985) Thromboembolic complications associated with l-asparaginase therapy. Cancer 55:702-706
4. Homans AC, Rybak ME; Baglini RL, Tiarks C, Steiner ME, Forman EN (1987) Effect of l-asparaginase administration on coagulation and platelet function in children with leukemia. J Clin Oncol 5:811-817
5. Pui CH, Jackson CW, Chesney CM, Abilgaard CF (1987) Involvement of von Willebrand factor in thrombosis following asparaginase-prednisone-vincristine therapy for leukemia. Am J Hematol 25:291-298
6. Mitchell L, Hoogendoorn H, Giles AR et al. (1994) Increased endogenous thrombin generation in children with acute lymphoblastic leukemia: risk of thrombotic complications in L-asparaginase - induced antithrombin III deficiency. Blood 83:386-391
7. Nowak-Göttl U, Wolff J, Kuhn N et al. (1994) Enhanced thrombin generation, P-von Willebrandfactor, P-Fibrin, D-dimer and P-Plasminogen-activator inhibitor 1: predictive for venous thrombosis in asparaginase - treated children. Fibrinolysis 8 (2):63-65
8. Capizzi R, Holcenberg JS (1992) L-asparaginase. In: Holland J, Frei E (eds) Cancer medicine. Lea & Frebiger, Philadelphia
9. Ohnuma T, Holland JF, Freemann A et al. (1979) Biochemical and pharmacological studies with asparaginase in man. Cancer Res 30:2297-2305
10. Wriston JC, Yellin TO (1973) L-asparaginase: a review. Ad Enzymol Relat Areas Mol Biol 39:185-248
11. Bergemeyer HU (1974) Methoden der enzymatischen Analyse, L-Asparaginase, 3rd rev edn. Chemie, Weinheim pp 464-465
12. Lenda K, Svenneby G (1980) Rapid high-performance liquid chromatographic determination of amino acids in synaptosomal abstracts. J. of Chromatography 198:516-519
13. Arens A, Rauenbusch E, Iron E, Wagner O, Bauer K, Kaufmann WZ (1970) Physiol Chem 351:197
14. Boos J, Nowak-Göttl U, Jürgens H, Fleischhack G, Bode U (1995) Loss of activity of Erwinia asparaginase on repeat applications. J Clin Oncol 13:2474-2475
15. Boos J, Werber G, Ahlke E, Nowak-Göttl U, Verspohl E, Jürgens H (1996) Significant differences in the pharmacokinetics of two l-asparaginase preparations from Escherichia coli. In: Büchner T, Hiddemann W, Wörnemann B, Ritter J (eds) Haematology and blood transfusion. Springer, Berlin Heidelberg New York (in press)
16. Mashburn LT, Landin LM. In: Grundmann E, Oettgen HF (eds) (1970) Recent results in cancer research, vol 76. Springer, Berlin Heidelberg New York, p 48

Verhalten von Fibrinogen, Fibrinmonomeren und D-Dimeren beim akuten Myokardinfarkt unter thrombolytischer Therapie

A. Siegemund, H. Scheel, L. Engelmann

Die frühzeitige thrombolytische Therapie des akuten Myokardinfarkts (AMI) führt bei etwa zwei Drittel aller Patienten zu einer Reperfusion des verschlossenen Gefäßes. Die Reokklusionsrate liegt mit 10–20% noch immer ziemlich hoch.

Das Ziel zahlreicher klinischer Studien besteht darin, prognostische Marker zu finden, die auf eine frühzeitige Reokklusion hinweisen. Die komplexen Vorgänge beim AMI mit Aktivierung des Gerinnungs- und Fibrinolysesystems, die individuellen Unterschiede in der Aktivierung des Hämostasesystem durch die thrombolytische Therapie erschweren derartige Bemühungen.

Eine große Anzahl von Publikationen [1], [2] beschreibt die zentrale Rolle des Fibrinogens, das als Folge der durch die Fibrinolysetherapie induzierten Gerinnungsaktivierung in Fibrin umgewandelt wird. Bei dieser Umwandlung von löslichem Fibrinogen in unlösliches Fibrin durch Thrombin entstehen Fibrinmonomere, die wiederum Fibrinogen und fibrinolytische Abbauprodukte binden und lösliches Fibrin bzw. lösliche Fibrinmonomerkomplexe bilden, die dann über Faktor XIII quervernetzt werden. Diese Reaktionen sind der kritische Punkt in diesem Prozeß. Deshalb untersuchten wir, inwieweit sich diese Fibrinmonomere (FM) als prediktive Marker zur Erkennung reokklusionsgefährdeter Patienten eignen und die Reaktionen zwischen Fibrinmonomeren und den Spaltprodukten (FgDP; FbDP; D-Dimer) bzw. die Rolle des Fibrinogens selbst. Wegen der Probleme bei der Messung des gerinnbaren Fibrinogens unter thrombolytischer Therapie bevorzugen wir einen immunologischen Assay.

Patienten, Material und Methoden

Zwanzig Patienten (13 männlich, 7 weiblich) mit AMI gingen in die Studie ein; das mittlere Alter betrug 50 Jahre (Bereich 31 bis 81 Jahre). 13 Patienten erhielten 100 ng rt-PA (Actilyse), 6 Patienten Streptokinase (1,5 Mio. Einheiten und ein Patient erhielt ausschließlich Heparin.

Die Patienten wurden in 2 Gruppen aufgeteilt:

- 10 Patienten mit Reperfusion,
- 10 Patienten ohne Reperfusion.

I. Scharrer/W. Schramm (Hrsg.)
26. Hämophilie-Symposion Hamburg 1995

Als Klassifikationskriterien wurden CK (Kreatinphosphokinase), Myoglobin und EKG-Daten zwei Stunden nach Beginn der thrombolytischen Therapie verwendet. Zwei Patienten verstarben im Untersuchungszeitraum von 9 Tagen (Herzversagen bzw. kardiogener Schock).

Die Blutentnahmen erfolgten vor, 30 min, 60 min, 2 h, 4 h, 8 h, 12 h und dann täglich nach Therapiebeginn (bis zum 9. Tag). Die Blutentnahmen erfolgten als Citratplasma unter Zusatz des Proteinaseinhibitors PPACK (Endverdünnung 2 µm); PPACK von Calibiochem, La Jolla, USA. Die Blutproben wurden unmittelbar nach Entnahmen in Eiswasser gegeben, bei 4 °C 20 min zentrifugiert und portioniert bei −70 °C bis zur Analyse in Serie tiefgefroren.

Es wurden folgende Parameter bestimmt:

- CTS-Fibrinogen (Behringwerke AG, Marburg); Plasma wird in diesem Assay mit einem Überschuß an Thrombin zum Gerinnen gebracht und bei 405 nm wird die Absorption gemessen; es handelt sich um eine Methode zur Messung des gerinnbaren Fibrinogens bei Thrombinüberschuß.
- Intaktes Fibrinogen (Organon Teknika GmbH, Eppelheim) dieser Assay ist spezifisch für Fibrinogen mit intakten Aα-Ketten; d.h. 96 % der zirkulierenden Fibrinogenmoleküle werden gemessen.
- Fibrin- und Fibrinogenspaltprodukte (FbDP, FgDP), (Organon Teknika GmbH);
- D-Dimer, (Behringwerke AG);
- Enzymun Fibrinmonomere, (FM, Boehringer Mannheim).

Ergebnisse

Alle gemessenen Parameter (FM, D-Dimer, FgDP, FbDP) zeigen eine ähnliche Kinetik; ein bis zwei Tage nach dem akuten Ereignis ist das Ungleichgewicht im Hämostasesystem im wesentlichen wieder ausgeglichen.

D-Dimer: Es besteht kein signifikanter Unterschied zwischen den Patienten mit bzw. ohne Reperfusion; Patienten mit Reperfusion haben im Mittel leicht höhere Werte (Abb. 2).

Die Fibrin- und Fibrinogenspaltprodukte (FbDP, FgDP) zeigen keine Korrelation zu den Reperfusionsdaten; zwischen den Fibrinspaltprodukten und D-Dimeren bestehen nur geringfügige Unterschiede (Abb. 6). Das zeigt, daß der verwendete D-Dimer ELISA hauptsächlich Spaltprodukte des Fibrins erkennt. Erwartungsgemäß finden wir eine Korrelation zum verwendeten Thrombolytikum.

Die FM-Spiegel erreichen 2–4 h nach Einleitung der Therapie Maximalwerte und fallen dann kontinuierlich ab. 24 h nach Beginn der Lyse liegen die FM wieder im Normbereich. Ein Wiederansteigen der FM ist prognostisch ungünstig und wurde fast ausschließlich bei Patienten ohne Reperfusion beobachtet; die Mittelwerte in den beiden Gruppen unterscheiden sich (Abb. 1).

Als Folge der Therapie fällt Fibrinogen in dem Maß wie die Spaltprodukte steigen; die Ergebnisse für intaktes und kinetisch gemessenes (gerinnbares) Fibrinogen sind sowohl ähnlich als auch different; im Unterschied zu Seifried et al. [3]

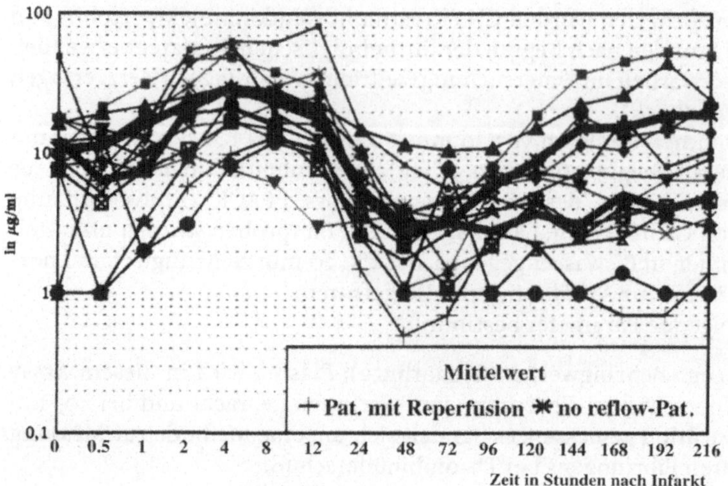

Abb. 1. Dynamik des Fibrinomerspiegels bei Patienten mit akutem Myokardinfarkt

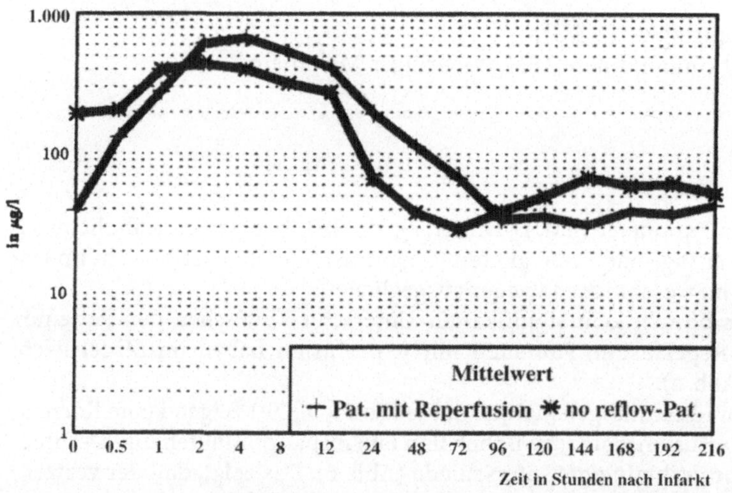

Abb. 2. Dynamik des D-Dimer bei Patienten mit akutem Myokardinfarkt

messen wir keine signifikanten Unterschiede zwischen dem Verlust an gerinnbarem und intaktem Fibrinogen während der Therapie mit rt-PA und Streptokinase; im Mittel fällt das Fibrinogen auf etwa 50 % des Ausgangswertes (Abb. 3, 4).

In beiden Methoden finden wir einen Rebound-Effekt; d.h. 48 h nach Therapiebeginn übersteigt das Fibrinogen den Ausgangswert (im Mittel 130 % des Ausgangswertes).

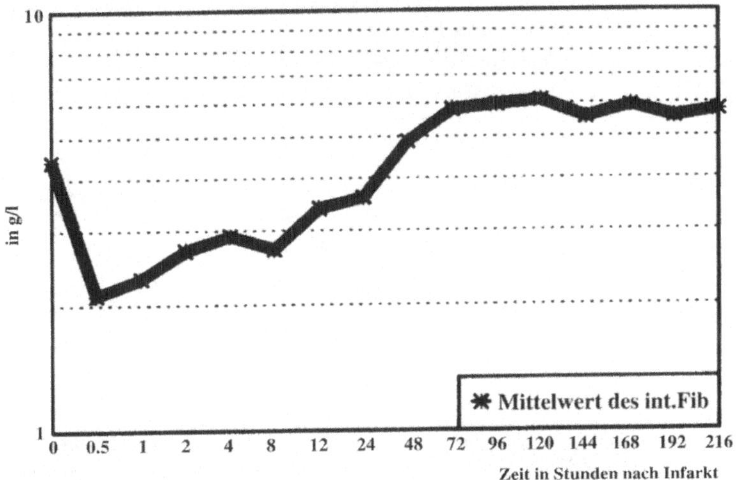

Abb. 3. Dynamik des intakten Fibrinogens bei Patienten mit akutem Myokardinfarkt

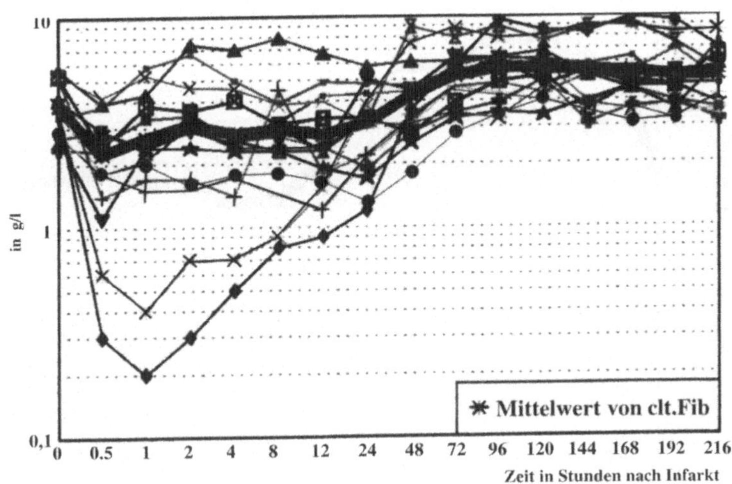

Abb. 4. Dynamik von „clottable“ Fibrinogen bei Patienten mit akutem Myokardinfarkt

In Anlehnung an Seifried et al. [3] berechneten wir den Quotienten intaktes/gerinnbares Fibrinogen; in Übereinstimmung mit oben genannter Arbeit steigt der Quotient, das Maximum wird 8 h nach Lysebeginn erreicht; der Quotient liegt in der Reperfusionsgruppe höher.

Das gerinnbare Fibrinogen ist in beiden Gruppen im Mittel identisch, das intakte Fibrinogen ist in der Gruppe ohne Reperfusion höher (Abb. 5).

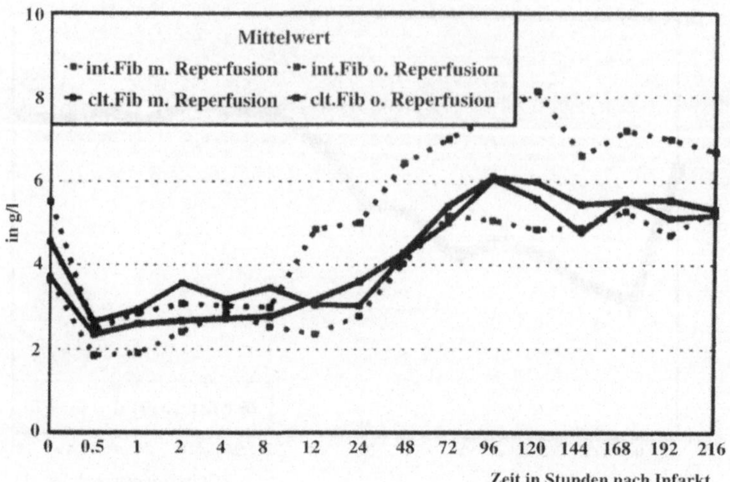

Abb. 5. Unterschiede zwischen „clottable" und intaktem Fibrinogen

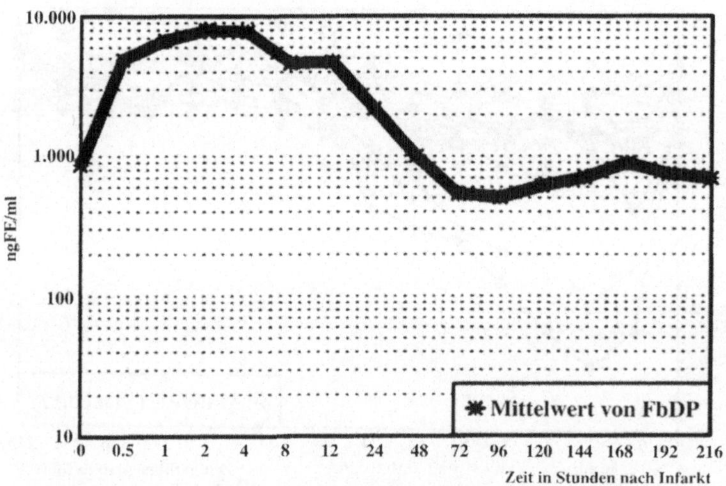

Abb. 6. Dynamik von FbDP bei Patienten mit akutem Myokardinfarkt

Schlußfolgerungen

Die direkte Messung des durch Gerinnungsaktivierung gebildeten Fibrinogens und seine Umwandlung in Fibrin, angezeigt durch das Auftreten von FM könnte ein geeigneter Indikator zur Erkennung reokklusionsgefährdeter Patienten unter thrombolytischer Therapie darstellen. Da FM direkt aus Fibrinogen, dem Gerinnungsprotein mit der höchsten Plasmakonzentration entstehen, können diese außerdem besonders sensitiv bestimmt werden. FM zeigen keine Beeinflussung durch Abnahmefelder und sind gut automatisierbar, so daß eine therapiebegleitende Bestimmung dieses Parameters sinnvoll wäre.

Immunologisch intaktes Fibrinogen erscheint ebenfalls ein sinnvoller Parameter zur Erkennung von High risk-Patienten zu sein; für die routinemäßige, therapiebegleitende Bestimmung sind jedoch noch methodische Weiterentwicklungen dieses Assays notwendig.

Die vorgelegten Ergebnisse sind Untersuchungen im Rahmen einer Pilotstudie zum akuten Myokardinfarkt. Um statistisch verwertbare Aussagen zu finden, sind noch weitere Untersuchungen an größeren Kollektiven notwendig.

Literatur

1. Hoffmann JJML, Vijgen M, Nieuwenhuizen W (1990) Comparison of the specificity of four fibrinogen assays during thrombolytic therapy. Fibrinolysis 4:121–123
2. Oettinger M, Tanswell P, Hoegee-Nobel F de, Nieuwenhuizen W, Seifrid E (1994) Verlauf von zirkulierendem Fibrinogen beim akuten Myocardinfarkt unter thrombolytischer Therapie mit rt-PA. Lab Med 18:62–71
3. Seifried E, Oettinger M, Tanswell P, Hoegee-Nobel E de, Nieuwenhuizen W (1992) Studies on the functionality of fibrinogen during rt-PA therapy: results of three methods of fibrinogen determination. Blood Coagul Fibrin 3:81–87

Flush Heparin Infusion During Cardiac Catheterization in Childhood Prevents Coagulation and Fibrinolytic Activation

H. Vielhaber, B. Kohlhase, H. Kehl, M. Fliedner, D. Kececioglu, H. Veltmann, J. Vogt, U. Nowak-Göttl

Abstract

This study was designed to prospectively evaluate haemostatic activation in 53 children undergoing cardiac catheterisation with intermittend flush heparin (10 IU/ml saline) and to relate these data to clinical findings and inherited risk factors for thrombophilia. In addition to flush heparin in infants < 6 months of age in whom additional arterial catheterisation was perfomed ($n = 5$) or patients with thrombophilia, heparin (300–400 IU/kg/d) was administered for a further 24 h. APTT was prolonged and anti Xa activity was significantly increased at the end of catheterisation and returned to normal 24 h later. Whereas thrombin generation (F1 + 2) showed a significant coagulation activation at the end of catheterisation, no concomitant fibrinolytic activation (D-Dimer) was observed. Three children showed resistance to APC: one of them in whom stroke had occurred before and one additional child heterzygous for APCR received further prophylactic heparin. Two neonates with APCR and flush heparin only suffered from thrombosis after catheterisation. No further thrombotic events occured. This study indicates that low-dose flush heparin during catheterisation may prevent long-term haemostatic activation in children without thrombophilia. Whether further heparin after cardiac catheterisation in children with APCR prevents vascular insults requires a more intensive study.

Introduction

Percutaneous insertion of catheters into arteries and veins was first described in 1953 [1] and since then cardiac catheterization has become important in the diagnosis and treatment of children with congenital heart disease. However, despite the routine use of heparin, venous [2] or arterial [3, 4, 5] thrombosis after cardiac catheterization is a well-recognized complication. Furthermore, neither age, weight, duration of catheterization, nor the use of balloon catheters were found to be risk factors for late venous thrombosis [6, 7]. Different modalities of heparin adminstration, varying from bolus administration followed by low-dose flush heparin to continuous high-dose heparin infusion, have been reported in patients undergoing cardiac catheterization [7, 8, 9]. This study was designed to prospect-

I. Scharrer/W. Schramm (Hrsg.)
26. Hämophilie-Symposion Hamburg 1995

ively evaluate coagulation and fibrinolytic activation in infants and children undergoing cardiac catheterization with low-dose flush heparin and to relate these data to clinical findings.

Methods

Fifty-three children (neonates – 16 years) underwent cardiac catheterization (venous: 68%; venous and arterial: 32%) with low-dose flush heparin (10 IU/ml saline) during an 8-month period. In infants less than 6 months old (arterial catheterization only) or patients with known thrombophilia, heparin (300 – 400 IU/kg per day) was administered for a further 24 h. Blood samples for coagulation studies were obtained immediately before, at the end of, and 24 h after cardiac catheterization.

The blood samples were drawn into premarked 3-ml plastic tubes 3.8% citrate to blood ratio of 1:10; Saarstedt), immediately placed on iced water and centrifuged at 4 °C at 3000 g for 20 min. Platelet-poor plasma was stored in plastic tubes at – 80 °C and analyzed serially in duplicate within 1 month of collection. Controls included calibration plasma, normal and abnormal control plasma (IL Test, Instrumentation Laboratory, Italy). Activated partial thromboplastin time (APTT) test kits were purchased from Instrumentation Laboratory, Munich, Germany. The content of heparin in patient plasma was determined with an anti-Xa chromogenic assay using the chromogenic substrate S 2222 (Chromgenix, Mölndal, Sweden); F 1 + 2 and D-dimer formation were analyzed with Enzygnost F 1 + 2 micro and enzyme immunosorbent assay D-dimer micro (Behring Werke, Marburg, Germany). In addition, to evaluate the influence of inherited thrombophilia in all patients, resistance to the anticoagulatory effect of activated protein C (APCR), protein C, protein S, and antithrombin were investigated. A nonparametric statistical analysis was performed according to Wilcoxon (signed – rank and U – test) and to Spearman (correlation coefficient) using the Apple computer „Stat view“ program.

Results

During catheterization, median (range) heparin was administered in a total dose of 60 (17 – 206) IU/kg body weight. Compared with starting values APTT (Fig. 1a) was significantly enhanced at the end of catheterization and returned to the upper pediatric boundary 24 h later. Anti-Xa activities (Fig. 1b) followed a pattern similar to that of APTT. A clearly significant increase at the end of catheterization was observed, followed by normalization 24 h later. There was a clear, positive correlation between APTT and Xa activity (rho, 0.831; $p < 0.0001$). Figure 2a and b show the course of F 1 + 2 and D-dimer formation before, at the end of, and 24 h after cardiac catheterization. Whereas a short-term, significant $p < 0.0001$) coagulation activation (F 1 + 2) above the pediatric boundary occurred, no further fibrinolytic activation (D-dimer) was observed. Twenty-four hours later, F 1 + 2 returned to

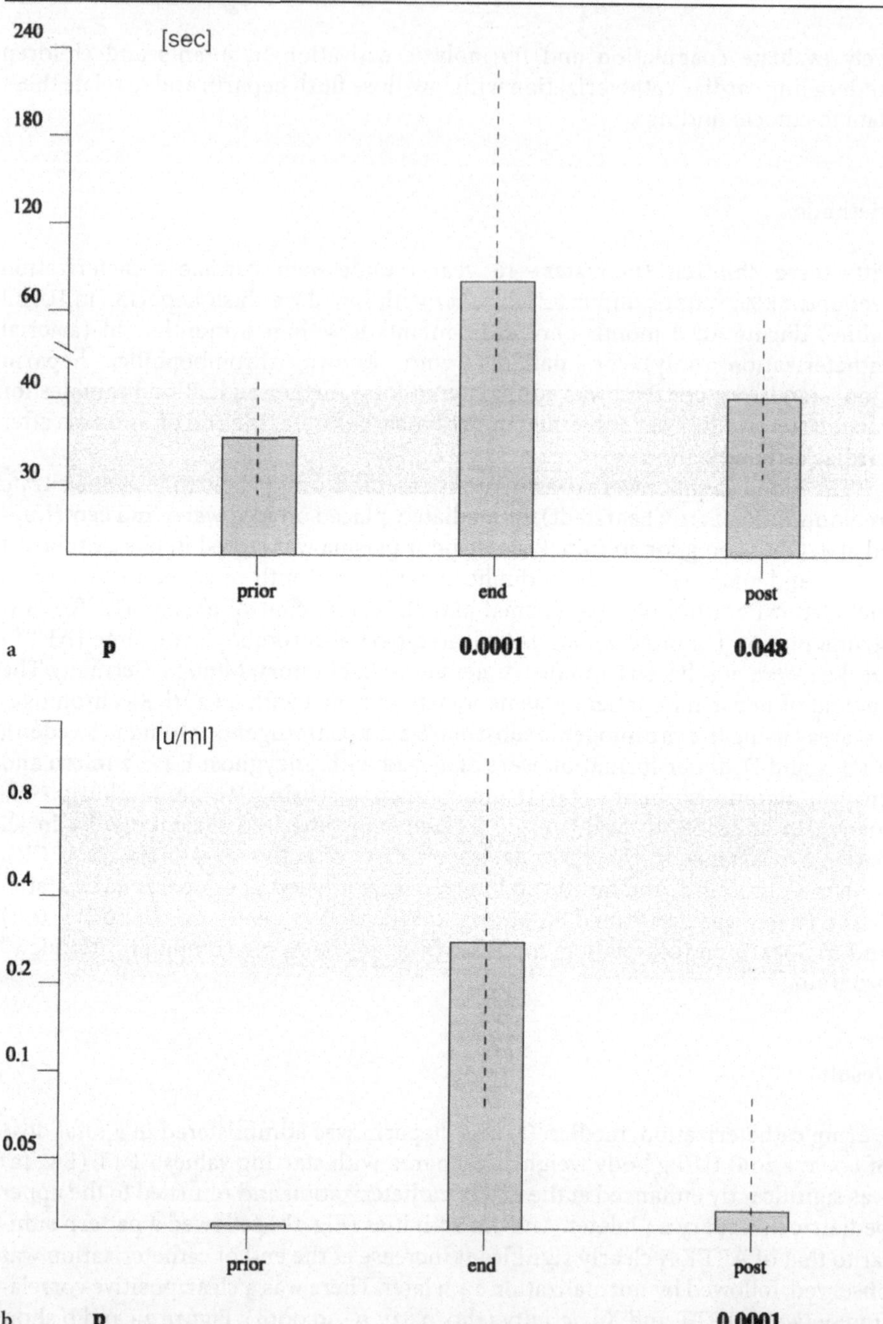

Fig. 1a, b. The course of activated partial thromboplastin time *APTT* (**a**) and anti-Xa activity (**b**) prior to, at the end of catheterization, and 24 h later. *Shaded area*, pediatric reference range

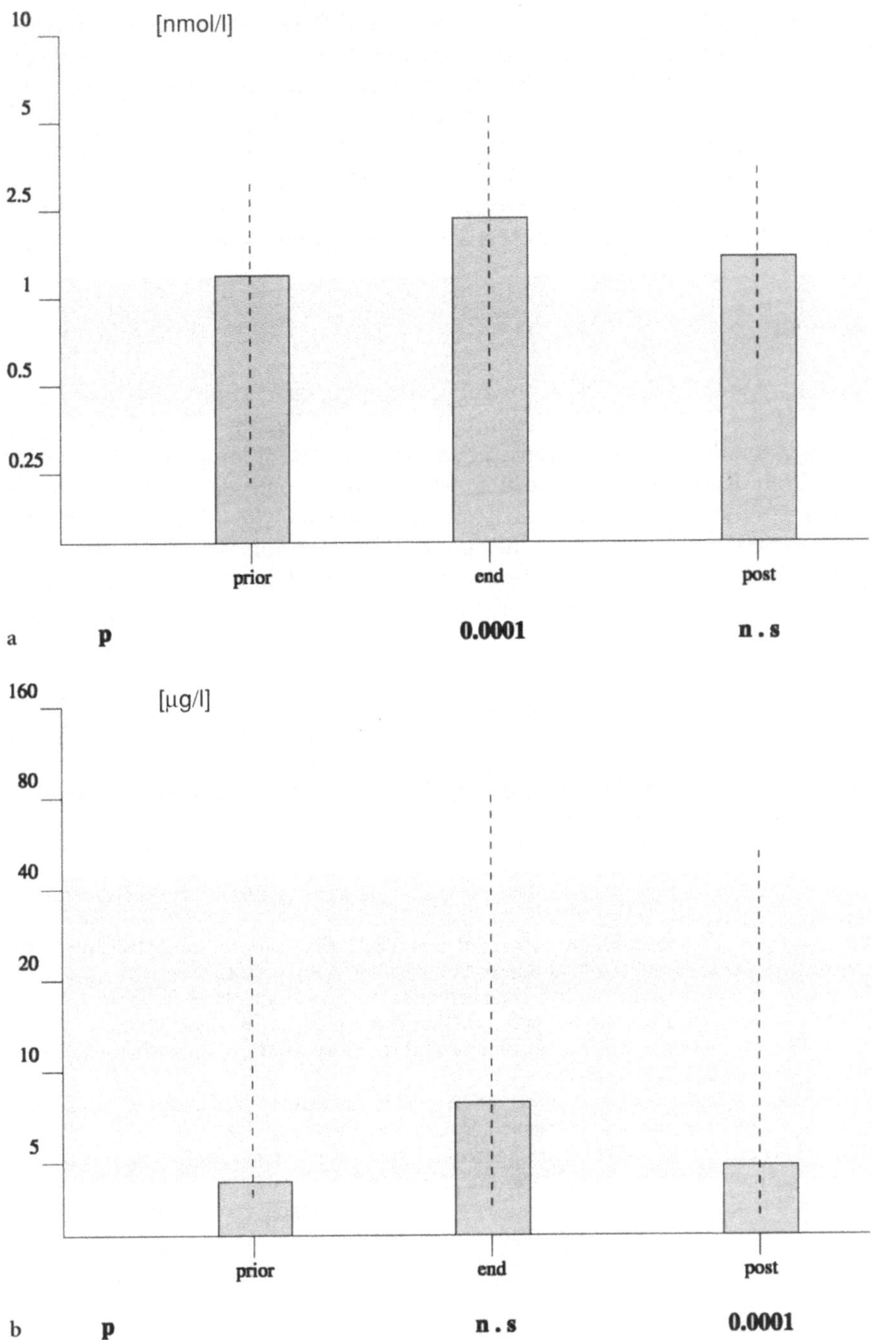

Fig. 2a, b. Thrombin generation (F 1 + 2) **a**; D-dimer formation prior to, at the end of catheterization and 24 h later **b**. *Shaded area*, pediatric reference range; *n.s.* nonsignificant

pretreatment values. In addition, no significant differences were found between children undergoing venous and arterial catheterization. Similarly no significant differences were found between venous and venous cardiac catheterization combined with arterial intervention. Three out of 53 children were resistant to APCR. One of these three children had a stroke before. With the result in the remaining two patients unknown, only one neonate received further prophylactic heparin; the third neonate suffered from venous occlusion within 2 days after the intervention. In addition, no protein C, protein S, or antithrombin deficiencies were found.

Discussion

Although we found a short-term enhanced thrombin generation in the majority of patients at the end of catheterization, this study indicates that low-dose flush heparinization during cardiac catheterization can prevent long-term coagulation and fibrinolytic activation. In addition, whereas no thrombotic event occurred in children without inherited thrombophilia, one neonate with APCR suffered from venous occlusion within 2 days of the operative intervention. Whether further prophylactic heparinization in children with APCR, protein C, protein S, or antithrombin deficiencies may prevent vascular insults requires a more intensive prospective study.

References

1. Seldinger SI (1953) Catheter replacement of the needle in percutaneous arteriography: a new technique. Acta Radiol 39:368–376
2. Mathews RA et al. (1979) Iliac venous thrombosis in infants and children after cardiac catheterization. Cathet Cardiovasc Diagn 5:67–74
3. Leblanc J et al. (1985) Peripheral arterial trauma in children: a fifteen year review. Cardiovasc Surg 26:325–331
4. Burrows PE et al. (1990) Iliofemoral arterial complications of balloon angioplasty for systemic obstructions in infants and children. Circulation 82:1697–1704
5. Zenz W et al. (1993) Tissue plasminogen activator treatment (alteplase) for femoral artery thrombosis after cardiac catheterization in infants and children. Br Heart J 70:382–385
6. Keane JF et al. (1980) Iliac vein – inferior caval thrombosis after cardiac catheterization in infancy. Pediatr Cardiol 1:257–261
7. Celermajer DS et al. (1993) Vascular access in previously catheterized children and adolescents: a prospective study of 131 consecutive cases. Br Heart J 70:554–557
8. Brack MJ et al. (1993) Prothrombin fragment F 1 + 2 concentrations for monitoring anticoagulant therapy with heparin. Int J Cardiol 38:57–61
9. Grady RM et al. (1995) Rational approach to use heparin during cardiac catheterization in children. J Am Coll Cardiol 25:725–729

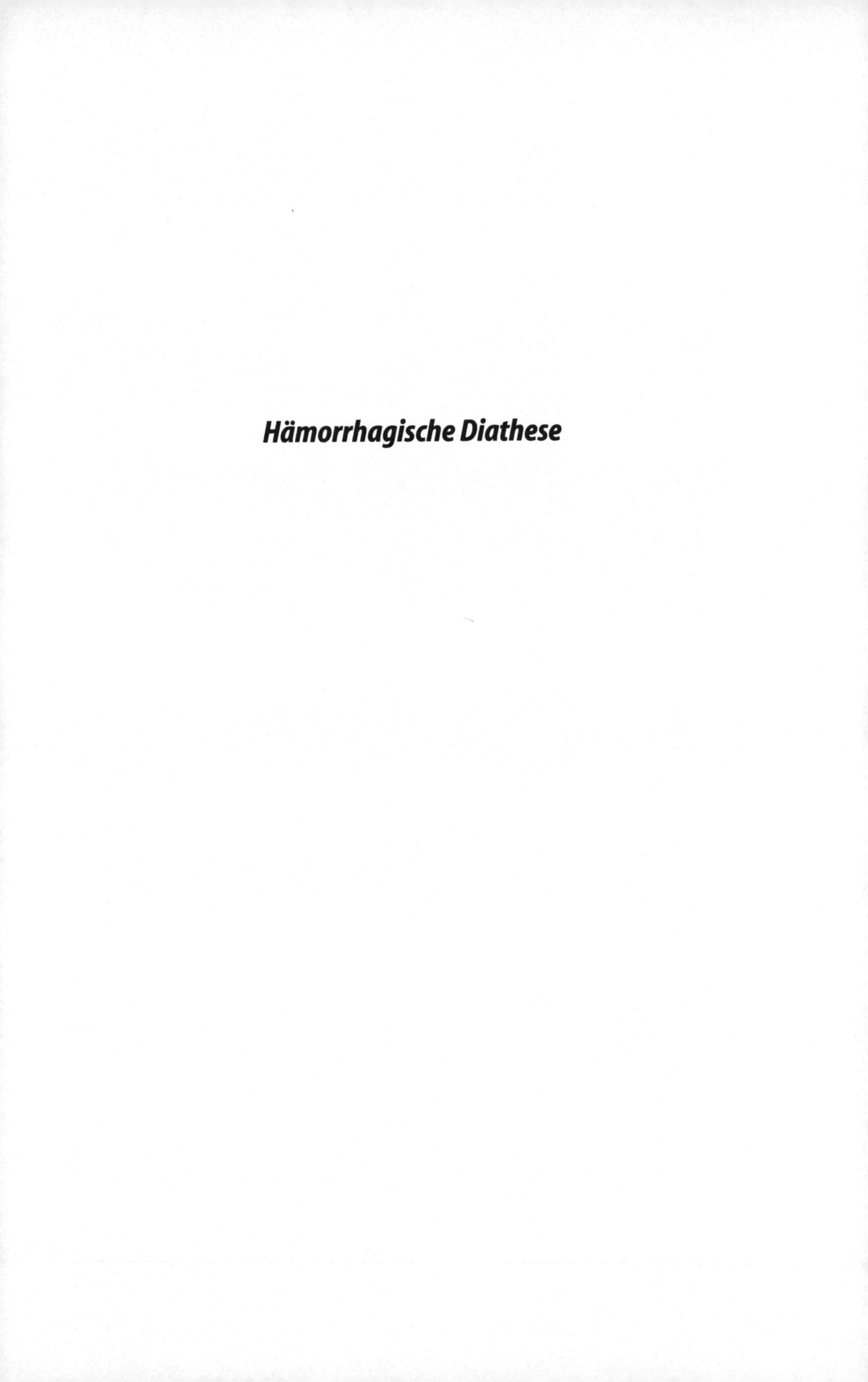

Hämorrhagische Diathese

Genomische Diagnostik bei Hämophilie A und B – Ergebnisse einer multizentrischen zehnjährigen Zusammenarbeit

F. H. Herrmann, W. Schröder, K. Wulff, M. Bendix, M. Wehnert, O. Anders, V. Aumann, E. Bratanoff, U. Ebener, D. Franke, A. Güldenring, C. Heinrichs, H. Lenk, B. Mitulla, G. Pindur, U. T. Seyfert, H. Thiele, G. Vogel, M. Weippert, J. Wendisch, E. Wenzel

Im Jahr 1994 bzw. 1995 wurden die Gene für die Gerinnungsfaktoren VIII:C und IX:C isoliert und charakterisiert (Gietschier et al. 1984; Wood et al. 1984; Toole et al. 1985; Anson et al. 1984; Yoshitake et al. 1985). Damit waren die Voraussetzungen für die genomische Diagnostik zur Konduktorinnenbestimmung (Carrierdiagnostik) und pränatalen Diagnostik gegeben.

Im Institut für Humangenetik der Universität Greifswald wurden vor 10 Jahren die Grundlagen für diese Gendiagnostik gelegt und in Zusammenarbeit mit vielen Hämophilie-Zentren Deutschlands seit dieser Zeit die humangenetische Beratung von Hämophilie-Familien auf der Grundlage dieser DNA-Diagnostik durchgeführt (Herrmann et al. 1991, 1994).

Prinzipiell stehen 2 Möglichkeiten der genomischen Diagnostik auf der DNA-Ebene zur Verfügung.

Die *direkte* genomische Diagnostik basiert auf der Identifizierung der Mutationen in dem betroffenen Gen.

Die *indirekte* genomische Diagnostik beruht auf der Charakterisierung von Markern, wie Restriktionsfragmentlängenpolymorphismen (RFLP) oder Short tandem repeats (STR), die eng mit dem mutierten Gen bzw. der im Gen lokalisierten Mutation gekoppelt sind.

Bei beiden genomischen Analysemethoden wird die Weitergabe, die Segregation, der Mutationen oder der Marker in der Risikofamilie analysiert und für die Carrierdiagnostik oder pränatale Diagnostik genutz.

Die Ergebnisse der genomischen Diagnostik in einer 10jährigen multizentrischen Zusammenarbeit werden zusammenfassend dargestellt.

Genomische Diagnostik bei Hämophilie A

Im Rahmen der direkten genomischen Diagnostik wurden Patienten mit schwerer Hämophilie A auf das Vorliegen der von Nayler et al. (1993) und Lakich et al. (1993) beschriebenen Inversion im Faktor-VIII-Gen sowie Deletionen (Herrmann et al. 1996) untersucht. In mehr als 40% der Patienten mit schwerer Hämophilie A sind mittels Southern blotting strukturelle Aberrationen nachgewiesen worden (Tabelle 1).

I. Scharrer/W. Schramm (Hrsg.)
26. Hämophilie-Symposion Hamburg 1995

Tabelle 1. Direkte genomische Diagnostik bei Hämophilie A

Zentrum	Untersuchte Patienten	Interversionen			Deletionen
		Type I	Typ II	Typ III	
Leipzig	40	9	1	1	2 (int 22)
Halle	21	8	–	–	2 (int 22)
Homburg	20	4	1	–	–
Erfurt	20	8	–	1	–
Rostock	14	5	1	–	–
Magdeburg	9	5	–	–	1 (int 22)
Berlin	9	3	–	–	–
Dresden	9	1	–	–	–
Suhl	7	1	–	–	–
Potsdam	5	3	–	–	1 (Gen A, 5' vor FVIII)
Greifswald	3	1	1	–	–
Chemnitz	3	1	–	–	–
Schwerin	2	2	–	–	–
Neubrandenburg	2	2	–	–	–
Balingen	1	1	–	–	–
Jena	1	1	–	–	–
Zwickau	1	–	–	–	–
Gesamt	167	55 (82%)	4 (6%)	2 (3%)	6 (9%)

Die Vererbung dieser Genaberrationen kann in der Familie weiterverfolgt werden und zur Bestimmung des Konduktorinnenstatus bzw. zur pränatalen Diagnostik genutzt werden. Mit dem direkten Nachweis dieser Mutationen sind 100%ig sichere Aussagen bei der genomischen Diagnostik (z.B. über den Konduktorinnenstatus) möglich.

Für die routinemäßige indirekte genomische Diagnostik bei Hämophilie A stehen im Institut für Humangenetik intragene und intergene Marker zur Verfügung:

- Intragene Marker: Bcl I oder HindIII/PCR (Intron 18 bzw. 19),
  XbaI/p482.6 (Intron 22);
- Intergene Marker: TaqI/St. 14.1,
  BglII/DX13,
  XbaI/p482.6(DXS 115).

Bei Bedarf werden die von Wehnert et al. (1993) identifizierten polymorphen Short tandem repeats (STR) der Region Xq28 eingesetzt.

Mit den genutzten Markern ist für mehr als 95% der untersuchten Probandinnen eine Aussage zum Konduktorinnenstatus möglich. Die Aussagesicherheit der indirekten Diagnostik liegt zwischen 95 und 97% (bei intergenen Markern) und ca. 99% (bei intragenen Markern).

Die Ergebnisse der genomischen Diagnostik in den untersuchten 176 Hämophilie-A-Familien sind in Tabelle 2 zusammengefaßt.

Tabelle 2. Genomische Diagnostik bei Hämophilie A

Zentren	Untersuchte Familien	Carrierstatus			Pränatale Diagnostik	
		gesichert	Ausschluß	Z.Z. noch nicht informativ	Carrier informativ für pränatale Diagnostik	durchgeführte Diagnosen
Leipzig	36	62	21	4	56	10
Homburg	22	31	8	7	30	3
Halle	21	36	10	2	33	2
Erfurt	20	44	20	5	38	–
Rostock	14	26	14	–	25	2
Magdeburg	11	23	5	–	23	4
Dresden	11	24	7	1	23	2
Suhl	10	25	3	1	24	5
Berlin	9	13	1	3	11	–
Potsdam	5	11	2	–	9	1
Greifswald	6	17	10	–	13	2
Chemnitz	4	5	1	–	5	1
Schwerin	3	4	–	–	4	1
Jena	2	6	2	–	6	2
Neubrandenburg	2	2	4	–	–	–

Genomische Diagnostik bei Hämophilie B

Für die indirekte genomische Diagnostik stehen 4 intragene und 2 intergene Marker zur Verfügung (Peake 1992):

- Intragene Marker: DdeI (Intron 1)/PCR,
XmnI (Intron 3)/PCR,
TaqI (Intron 4)/PCR,
MnlI (Exon 6)/PCR.
- Intergene Marker: HhaI (3' flankierend)/PCR,
SacI/PX58 IIIc (3' flankierend).

Diese Marker haben eine diagnostische Sicherheit von 99,9% (intragen) bzw. 91–99% (intergen).

Für die direkte genomische Diagnostik bei Hämophilie B wird durch die Sequenzierung der kodierenden Regionen, der angrenzenden Intronbereiche und der Promotorregion die mutative Veränderung im Faktor-IX-Gen bestimmt (Wulff et al. 1994, 1995). In Tabelle 3 sind die Mutationen im Faktor-IX-Gen von Hämophiliepatienten aus Deutschland zusammengestellt.

Diese DNA-Sequenzierung des Faktor-IX-Gens ist aufwendig und relativ langwierig. Wir haben deshalb die Heteroduplexmethode eingeführt mit der ein selektives Vorscreening auf das Vorhandensein von Mutationen im Faktor-IX-Gen möglich ist (s. Herrmann et al. 1996). Mit dem Nachweis von Heteroduplices kann

Tabelle 3. Mutationen im Faktor-IX-Gen bei Hämophilie-B-Patienten aus Deutschland (G)

Patienten Nr.	Klinischer Verlauf	Aminosäure-austausch	Nukleotid-änderung	Codon Nr.	Exon Nr.
2252(G)	schwer	Arg-Leu	G-T (6365)	– 4	b
2270(G)	schwer	Arg-Leu	G-T (6365)	– 4	b
2269(G)	schwer	Frameshift stop codon	ΔAA (6370–71)	– 2	b
2705(G)	schwer	*ΔArg, ΔGlu	ΔGAGAGA (6420–25)	16, 17	b
3168(G)	schwer Inhibitor	Arg-stop	C-T (6460)	29	b
2254(G)	schwer	*Glu-stop	G-T (6463)	30	b
2249(G)	mittelschwer	*Tyr-Cys	A-G (6697)	45	c
2257(G)	schwer	Tyr-Cys	A-G (10458)	69	d
2489(G)	schwer	*Acceptor splice	T-C (17665)	–	–
2798(G)	schwer	Cys-Ser	G-C (17678)	88	e
2265(G)	mild	IIe-Thr	T-C (17684)	90	e
2067(G)	schwer	*Gly-Asp	G-A (16693)	93	e
2243(G)	mild	*Gly-Glu	G-A (17756)	114	e
2268(G)	mild	*Gly-Glu	G-A (17756)	114	e
2276(G)	schwer	*Cys-Trp	T-G (20376)	132	e
856(G)	mittelschwer	Arg-Cys	C-T (20413)	145	f
2253(G)	mild	Arg-His	G-A (20414)	145	f
2352(G)	schwer	*Gln-Gln Donor splice	G-A (20565)	195	f
2274(G)	mild	*Ala-Thr	G-A (30107)	219	g
2244(G)	schwer	*ΔGlu	ΔGAG (30839–41)	240	h
2259(G)	schwer	*ΔGlu	ΔGAG (30839–41)	240	h
2260(G)	schwer	*ΔGlu	ΔGAG (30839–41)	240	h
2267(G)	schwer	*ΔGlu	ΔGAG (30839–41)	240	h
952(G)	schwer	*Arg-Gly	C-G (30863)	248	h
2273(G)	mittelschwer	Arg-Gln	G-A (30864)	248	h
3328(G)	mild	Arg-Gln	G-A (30864)	248	h
3146(G)	schwer	Arg-stop	C-T (30875)	252	h
3147(G)	schwer	*Leu-Gln	T-A (30945)	275	h
2266(G)	schwer	*Frame shift stop codon 308	ΔA (30968)	283	h
2256(G)	mittelschwer	Thr-Met	C-T (31008)	296	h
2722(G)	mild	*Thr-Lys	C-A (31008)	296	h
3371(G)	schwer	Gly-Arg	G-A (31052)	311	h
830(G)	mittelschwer	*Lys-Glu	A-G (31067)	316	h
3294(G)	mittelschwer	Arg-Gln	G-A (31119)	333	h
2245(G)	schwer	IIe-Phe	A-T (31151)	344	h
2261(G)	schwer	IIe-Phe	A-T (31151)	344	h
965(G)	schwer	Cys-Ser	G-C (31170)	350	h
2248(G)	schwer	*Cys-Ser	T-A (31202)	361	h
3299(G)	schwer	Glu-Stop	G-T (31241)	374	h
2251(G)	schwer	Gly-Ser	G-A (31277)	386	h

* Neue Mutationen; verglichen mit der Datenbank 1994.

Tabelle 4. Genomische Diagnostik bei Hämophilie B

Zentren	Untersuchte Familien	Carrierstatus			Pränatale Diagnostik		Nachgewiesene Mutationen (Familien-untersuchung)
		gesichert	Ausschluß	z. Z. noch nicht informativ	Carrier informativ für pränatale Diagnostik	durchgeführte Diagnosen	
Rostock	6	9	1	1	6		3
Leipzig	5	10	2	1	9		3
Frankfurt	5	9	–	1	8		4
Dresden	4	12	–	–	11	2	3
Erfurt	3	5	1	–	5		2
Homburg	3	3	1	2	3		–
Greifswald	2	4	–	–	3		–
Hannover	2	2	–	1	1		–
Magdeburg	2	2	3	–	2		1
Suhl	1	2	–	–	1		–
Berlin	1	1	–	–	1		1
Chemnitz	1	1	1	–	1		1

die Region erkannt werden, in der eine Mutation vorliegt. Durch anschließenden DNA-Sequenzierung des entsprechenden Genbereichs wird die Mutation aufgeklärt. Bei den seit 1995 zur genomischen Diagnostik überwiesenen Familien wird generell versucht, mittels Heteroduplexmethode und anschließender Sequenzierung die zur Hämophilie B führende Mutation im Faktor-IX-Gen direkt aufzuklären. Die identifizierte Mutation kann dann als direkter Marker in der Konduktorinnendiagnostik mit praktisch 100 %iger Aussagesicherheit eingesetzt werden.

Die Ergebnisse der genomischen Diagnostik von 35 Hämophilie-B-Familien sind in Tabelle 4 zusammengestellt.

Genomische Diagnostik und Familienberatung

Auf der Basis der genomischen Diagnostik wird ein humangenetisches Gutachten erstellt. Das humangenetische Gutachten besteht aus dem ausführlichen verbalen Teil, einer tabellarischen Kurzform mit allen Untersuchungsergebnissen und dem Stammbaum der Familie. Im Gutachten wird auch mitgeteilt, mit welcher Sicherheit die gemachten Aussagen zum Konduktorinnenstatus bzw. zur pränatalen Diagnostik gemacht werden. In den überwiegenden Fällen kann eindeutig die Frage nach dem Konduktorinnenstatus beantwortet werden bzw. ein Ausschluß als Konduktorin für Hämophilie gesichert werden.

Das humangenetische Gutachten versteht sich als Hilfe zur individuellen Entscheidung. Im Beratungsgespräch auf der Grundlage dieses humangenetischen Gutachtens wird der Hämophiliebehandler und/oder Humangenetiker versuchen, das ganze Spektrum der Familienproblematik, die jeweilige psychosoziale Situation und insbesondere die Belastbarkeit der Konduktorin sowie die Fähigkeit der Konfliktbewältigung zu erfassen und anzuprechen. Häufig bedeutet das den Beginn eines Weges, den Hämophilietherapeut und Konduktorin dann gemeinsam gehen werden. Schrittweise wird der Frau individuell dargelegt werden können, daß sie kein „krankes" Kind bekommen wird, sondern ein besonderes Kind, dem sie vielleicht mehr Fürsorge, mehr Einfühlungsvermögen, mehr Kraft und mehr Opfer vielfältiger Art entgegenbringen muß (Herrmann u. Scharrer 1995).

Die Gespräche schließen auch die derzeitigen Therapiemöglichkeiten der Hämophilie A und B ein sowie evtl. Nebenwirkungen der Therapie. Sie gehen auch auf die jetzigen und zukünftigen Lebenssituationen eines kindlichen und erwachsenen Hämophilen ein.

Die persönlichen bzw. die privaten Schlußfolgerungen aus den Ergebnissen der humangenetischen Diagnostik und Beratung wird immer die Familie, der oder die Ratsuchende selbst treffen.

Literatur

1. Anson DS, Choo KH, Ress DJG, Gianelli F, Gould K, Huddleston JA, Brownlee GG (1984) The gene structure of human antihaemophilic factor IX. EMBO J 3:1053-1060
2. Gitschier J, Wood WI, Goralka TM, Wion KL, Chen EY, Eaton DH, Vehar GA, Capon DJ, Lawn RM (1984) Characterization of the human factor VIII gene. Nature 312:326-330
3. Herrmann FH, Scharrer I (1995) Humangenetische Beratung bei Hämophilie A und B. Mitteilungen der Deutschen Hämophiliegesellschaft zur Bekämpung von Blutungskrankheiten e.V. Sonderdruck 2:1-30
4. Herrmann FH, Wehnert M, Schröder W (1991) Molekulargenetik und genomische Diagnostik der Hämophilie A. In: Landbeck G, Scharrer I, Schramm W (Hrsg) 21. Hämophilie-Symposion, Hamburg 1990. Springer, Berlin Heidelberg New York Tokyo, S 322-336
5. Herrmann FH, Schröder W, Wehnert M, Wulff K (1994) Zur genomischen Diagnostik von Hämophilie A und B in den fünf neuen Bundesländern. In: Kurme A, Klose HJ, Beer H-J (Hrsg) Psychosoziale Aspekte bei Hämophilie und HIV. Georg Thieme Verlag Stuttgart, New York: S 222-231
6. Herrmann FH, Schröder W, Wulff K, Wehnert M (1996) Neue Ergebnisse zur Mutationscharakterisierung bei Hämophilie A und B. In: Scharrer I, Schramm W (Hrsg) 25. Hämophilie Symposion Hamburg 1994. Springer, Berlin Heidelberg New York Tokyo, S 235-246
7. Lakich D, Kazazian HH jr, Antonarakis SE, Gitschier J (1993) Inversions disrupting the factor VIII gene are a common cause of severe haemophilia. A. Nature Gen 5:236-241
8. Naylor JA, Green PM, Rizza CR, Gianelli F (1993) Analysis of factor VIII mRNA reveals defects in every one of 28 haemophilia A patients. Hum Molec Genet 2:11-17
9. Peake J (1992) Registry of DNA polymorphisms within or close to the human factor VIII and factor IX genes. Thromb Haemostas 67:277-280
10. Toole JJ, Knopf JL, Wozney JM, Sultzman LA; Buecker JL, Pittmann DD, Kaufman RJ, Brown E, Shoemaker C, Orr EC, Amphlett GW, Foster WB, Coe ML, Knutson G, Fass DN, Hewick RM (1984) Molecular cloning of a cDNA encoding human antihaemophilic factor. Nature 321:342-347
11. Wehnert M, Reiner O, Caskey CT (1993) Four STR polymorphisms map to a 500 kb region between DXS 15 and DXS 134. Hum Mol Genet 2:1503
12. Wulff K, Schröder W, Blanco A, Wehnert M, Herrmann FH (1994) Factor IX structural gene mutations in haemophilia B patients from Argentinia. Rev Iberoam Tromb y Hemostasia 7:256-258
13. Wulff K, Schröder W, Wehnert M, Herrmann FH (1995) Novel mutations of the factor IX gene in haemophilia B. Human Mutation 6:346-348
14. Wood WI, Capon DJ, Simonsen CC, Eaton DL, Gitschier J, Kayt B, Seeburg FH, Smith DH, Holingshead P, Wion KL, Delwart F, Tuddenham EGD, Vehar GA, Lawn RM (1984) Expression of active human factor VIII from recombinant DNA clones. Nature 312:330-337
15. Yoshitake S, Schack BG, Foster DC, Davie EW, Kurachi K (1985) Nucleotide sequence of gene for human factor IX (Antihemophilic factor B). Biochemistry 24:3736-3750

Familienuntersuchungen bei Patienten mit von Willebrand-Jürgens-Syndrom

J. WENDISCH, K. B. THOMAS, G. SIEGERT, A. H. SUTOR, G. WEISSBACH

Das von Willebrand-Jürgens-Syndrom (vWJS) ist die häufigste hereditäre Gerinnungsstörung. Etwa 1% der Bevölkerung ist davon betroffen. Aufgrund der variablen Expression von klinischen Symptomen und Laborparametern können Probleme bei der Diagnostik der Erkrankung auftreten. Dies betrifft meist Personen mit qualitativ normalem von Willebrand-Faktor (vWF) und grenzwertigen Befunden des von Willebrand-Faktorantigen (vWF: Ag) und der Ristocetin-Kofaktoraktivität des vWF (vWF:RCof). Hier ist die Entscheidung zu treffen, ob die Untersuchten als „Patienten" mit einer leichten Ausprägung des vWJS oder als „Normalpersonen" mit Laborwerten im unteren Normbereich anzusehen sind. Mit einer richtigen Entscheidung soll verhindert werden, daß ein Gesunder als krank angesehen bw. ein Patient während einer Operation, vornehmlich im Schleimhautbereich, durch eine starke Blutung in Gefahr gebracht wird. Typische Blutungsepisoden in der Anamnese und eine Verlängerung der Blutungszeit sprechen für das Vorliegen eines vWJS.

Ziel unserer Untersuchung war es zu prüfen, ob die Messung des vWF:Ag mit einer anderen als der in unserem Labor bevorzugten Methode und die zusätzliche Bestimmung der Kollagenbindungsaktivität des vWF (vWF:CBA) eine bessere Abgrenzung der Merkmalsträger von Gesunden erlauben. Die Untersuchung von Familien hatte zum Ziel weitere Patienten mit einem vWJS zu erfassen und so ggf. zur Diagnosesicherung beizutragen.

Probanden

Ab September 1993 wurden in einem Zeitraum von 2 Jahren 60 Kinder und Jugendliche im Alter von einem bis 19 Jahren auf das Vorliegen eines vWJS untersucht (Gruppe 1). Die Vorstellung in der Gerinnungsambulanz erfolgte wegen einer aPTT-Verlängerung ohne klinische Symptome vor einer geplanten Operation (Gruppe 1a, n = 30) oder wegen aufgetretener Blutungsereignisse (Gruppe 1b, n = 30).

Von 40 untersuchten Personen der Gruppe 1 wurden Eltern und Geschwister in der Diagnostik einbezogen (Gruppe 2, n = 75).

Zusätzlich wurden Daten von gesunden Erwachsenen (Gruppe 3, n = 15) erfaßt.

Insgesamt untersuchten wir 150 Personen.

I. Scharrer/W. Schramm (Hrsg.)
26. Hämophilie-Symposion Hamburg 1995

Methoden

Bei allen Probanden erfolgte eine subtile Erhebung der Anamnese zur Erfassung von aktuellen oder früheren Blutungsereignissen.

Die Blutungszeit wurde bestimmt mit der Precisette® der Firma Knoll, Freiburg, BRD [2].

Probengewinnung: Blutabnahme in Monovetten der Fa. Sarstedt, Gumbrecht, BRD (1:9 Anteile Natriumzitrat 3,8%).

Die Untersuchung folgender Parameter wurde sofort in Dresden durchgeführt: aktivierte partielle Thromboplastinzeit (aPTT) (Platelin Excel LS, Organon), Faktor VIII : C (F VIII : C Einstufentest nach DIN-Vorschrift), vWF:Ag (EID, Immuno) und vWF:RCo (turbidimetrisch, Biopool).

Eine zweite Blutprobe wurde parallel per Express nach Freiburg geschickt, so daß innerhalb von 24 h diese Daten gemessen wurden bzw. Plasma zur späteren Verarbeitung bei –80 °C eingefroren wurde: vWF:Ag und vWF:CBA-ELISA [3]. vWF-Multimere (SDS Agarose, Elektrophorese).

Bei grenzwertigen Befunden erfolgten wiederholte Untersuchungen der Parameter des vWF. Die jeweils niedrigsten Parameter wurden in die Auswertung einbezogen.

Von allen Probanden wurde die Blutgruppe bestimmt.

Ergebnisse

Drei Kinder haben eine mittelschwere Hämophilie A bzw. eine Subhämophilie A. Ein vWJS-Typ 2N wurde ausgeschlossen.

Wurden für vWF : Ag und vWF : RCo nur die Referenzwerte des Dresdener Gerinnungslabors berücksichtigt, bestand bei 58 Personen (Gruppe 1b, n = 25; Gruppe 2, n = 32) der Verdacht auf ein vWJS (Abb. 3). Durch Einbeziehung der Befunde für vWF:Ag und vWF:CBA des Freiburger Labors (Abb. 4) konnte ein vWJS nur noch bei 24 Personen (Gruppe 1b, n = 17; Gruppe 2, n = 7) angenommen werden. Drei aus Gruppe 1b und eine aus Gruppe 2 haben ein vWJS Typ 2, ein Patient aus Gruppe 1b hat ein vWJS Typ 3. Diese Patienten haben eine verlängerte Blutungszeit und Blutungssymptome in der Anamnese.

Bei 90 von 150 Probanden wurden parallele Untersuchungen in Dresden und Freiburg durchgeführt. Die Wertepaare vWF : RCo und vWF : Ag (ELISA)/vWF : Ag (EID) waren mit einem Korrelationskoeffizienten von 0,77 bzw. 0,72 gut korreliert (Abb. 1, 2). Niedrige Werte unter 0,2 E/ml wurden bei 4 Patienten mit vWJS Typ 2 und einem vWJS Typ 3 gemessen.

Bei 60 Probanden erfolgte die Labordiagnostik in Dresden und Freiburg an verschiedenen Tagen oder nur in Dresden.

Normale Werte für alle bestimmten vWF wurden bei insgesamt 89 Personen festgestellt (Gruppe 1a, n = 30; Gruppe 1b, n = 1; Gruppe 2, n = 43; Gruppe 3, n = 15).

Bei den verbleibenden 20 Patienten Gruppe 1b, n = 14; Gruppe 2, n = 6) ist ein vWJS Typ 1 anzunehmen. Sechzehn hatten bisher Blutungssymptome, allerdings

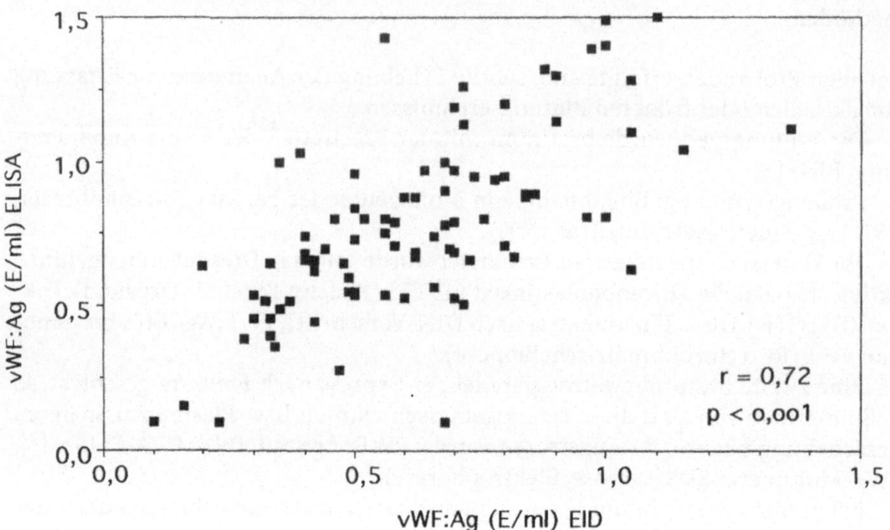

Abb. 1. Vergleich der Ergebnisse aus dem Elisa für vWF : Ag und aus der EID für vWF : Ag

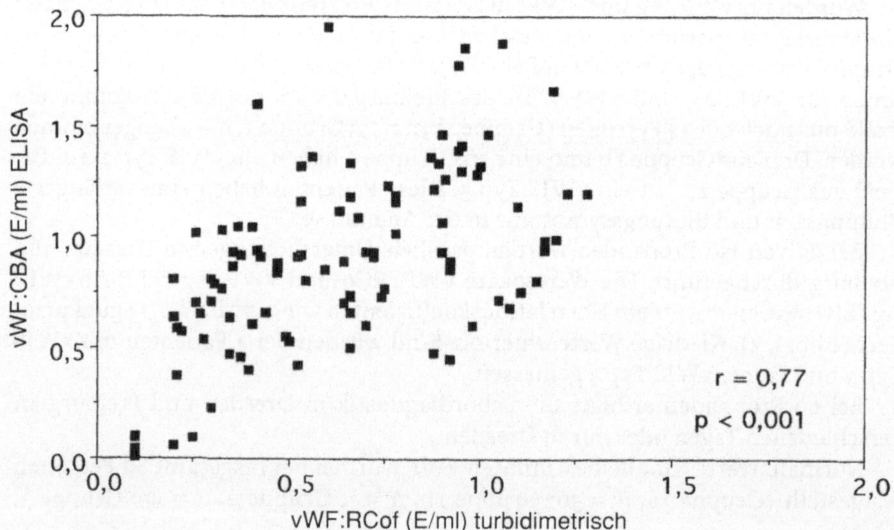

Abb. 2. Vergleich der Ergebnisse aus dem Elisa für vWF-CBA und aus dem turbidimetrischen Test für vWF-RCo

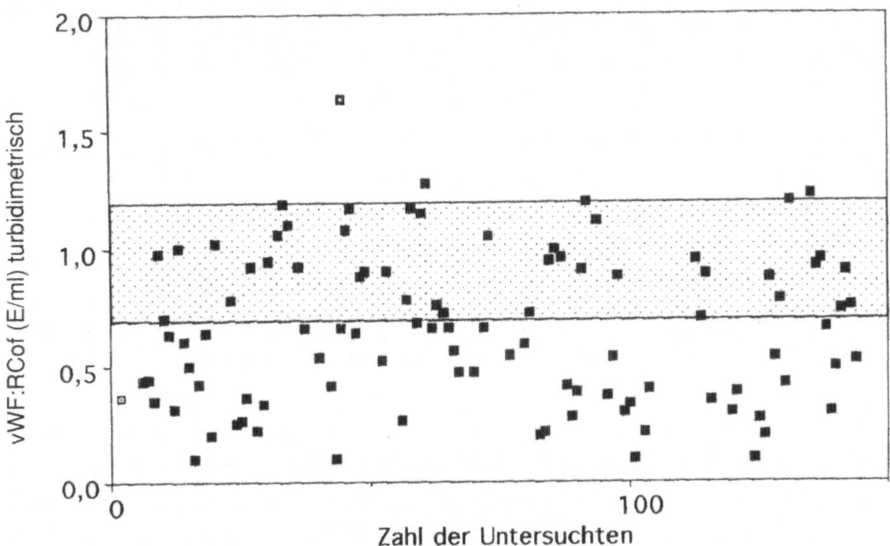

Abb. 3. Befunde für den vWF : RCof – turbidimetrisch bestimmt. ▭ Referenzbereich: 0,7 – 1,2 E/ml

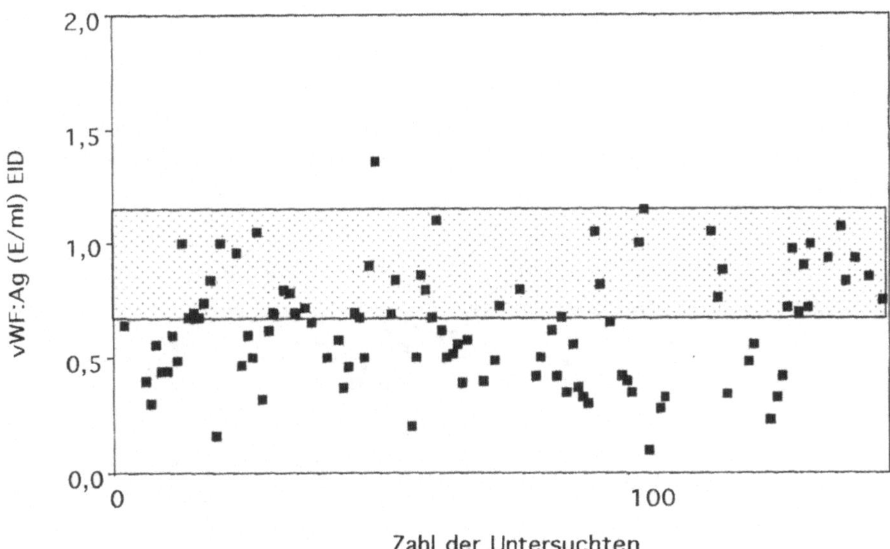

Abb. 4. Befunde für den vWF : Ag, durch EID bestimmt. ▭ Referenzbereich: 0,7 – 1,2 E/ml

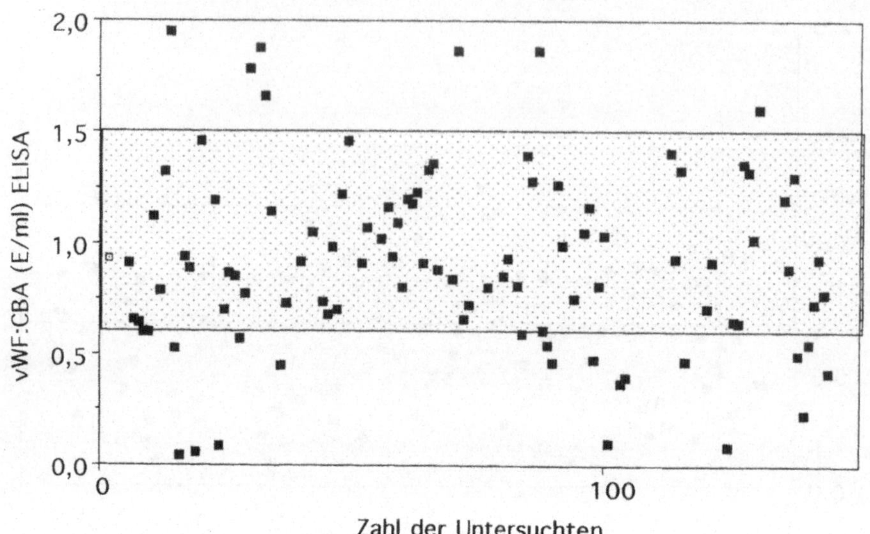

Abb. 5. Befunde für den vWF : Ag, mit Elisa bestimmt. ▭ Referenzbereich: 0,6 – 1,5 E/ml

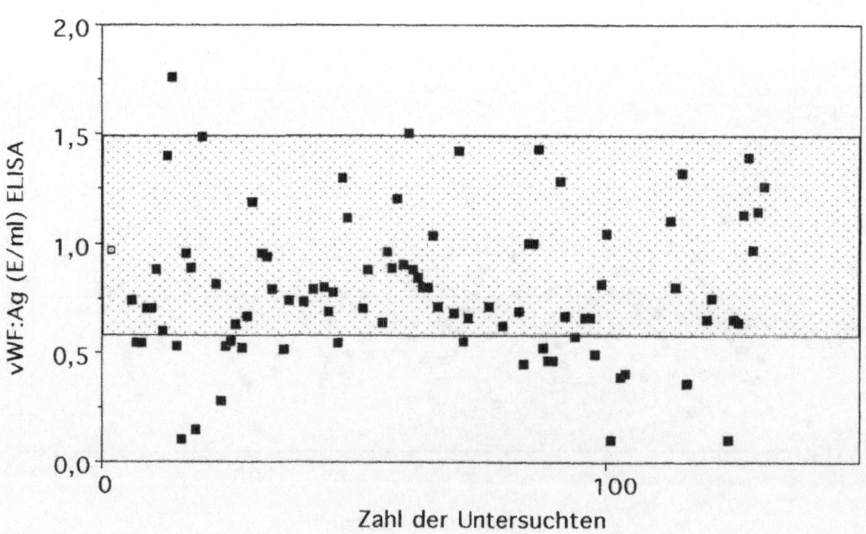

Abb. 6. Befunde für den vWF : Ag, Elisa. ▭ Referenzbereich. 0,6 – 1,5 E/ml

ist nur in 2 Fällen die Blutungszeit verlängert. Die Betroffenen aus Gruppe 2 waren alles Angehörige von Patienten der Gruppe 1b.

Bei keiner der Personen mit Hinweisen für ein vWJS Typ 1 war die aPTT verlängert.

Schlußfolgerungen

Die Differenzierung Patienten mit vWJS Typ 1 – Normalperson mit grenzwertigen Laborbefunden ist trotz verbesserter Labordiagnostik unverändert schwierig [1].

Nur bei Patienten mit klinischen Blutungssymptomen oder einer verlängerten Blutungszeit lag die vWF:CBA unter 0,5 E/ml. Die Bestimmung der vWF:CBA scheint sensitiver als die Messung des vWF : RCof zu sein.

Liegen die Werte für vWF : Ag, vWF : RCo und vWF : CBA zwischen 0,5 und 0,7 E/ml ist ein vWJS nur dann wahrscheinlich, wenn zusätzlich eine klinische Blutungsneigung besteht und der Untersuchte nicht das Blutgruppenmerkmal „0" besitzt.

Durch Familienuntersuchungen können weitere Patienten mit einem vWJS erkannt werden und beraten werden. Die Untersuchung einer Sippe mit mehreren Merkmalsträgern kann u. U. bei der Klassifizierung des vWJS hilfreich sein.

Die aPTT, der Faktor VIII:C und die Blutungszeit können beim vWJS Typ 1 normal sein [4].

Die Untersuchungen wurden zum Ausschluß eines vWJS Typ 2N bei Herrn Priv. Doz. U. Budde, Allg. Krankenhaus Harburg, Blutspendedienst, durchgeführt.

Literatur

1. Eller T (1994) Das von-Willebrand-Syndrom – Eine der häufigsten angeborenen hämorrhagischen Diathesen. Lab Med 18:168–176
2. Sutor AH et al. (1974) Die Blutungszeitbestimmung im Säuglings- und Kindesalter und ihre klinische Anwendung. Med Welt (NF) 25:401–404
3. Thomas KB et al. (1994) Ein einfacher Test für die Bestimmung der Funktion des Von-Willebrand-Faktors: die Kollagenbindungsaktivität. Hämostaseologie 14:133–139
4. Werner EJ et al. (1992) Relative value of diagnostic studies for Willebrand disease. J Pediatr 121:34–38

Intestinale Angiodysplasie und Willebrand-Syndrom Typ III

O. Anders, B. Krammer-Steiner, C. Burstein, M. Freund

Angiodysplasien verursachen etwa 2–8% der gastrointestinalen Blutungen und werden besonders bei Patienten im höheren Lebensalter beobachtet [6, 10, 19].

Auf einen möglichen Zusammenhang von Blutungen aus Angiodysplasien und dem Bestehen einer Aortenstenose [6, 12, 22] wurde wiederholt hingewiesen, bisher aber nicht bestätigt. In der Darmschleimhaut lokalisierte Gefäßdysplasien wurden auch bei Patienten mit chronischem Nierenversagen [1, 14], Leberzirrhose [21] und Sklerodermie [17] als Blutungsquelle beschrieben. Die Erstbeschreibung einer Manifestation von Angiodysplasien bei Willebrand-Syndrom (WS) erfolgte von Quick [15]. In der Literatur liegen mehrere Mitteilungen über die Assoziation von arteriovenöser Malformation und hereditärem oder erworbenem WS vor [2–4, 13, 16].

Die Häufigkeit des gemeinsamen Auftretens des WS und einer intestinalen Angiodysplasie wird als gering angesehen. In einer epidemiologischen Studie von Patienten mit einem hereditären WS wurde die Prävalenz der Angiodysplasie für den Typ III mit 4,5% und für den Typ II des WS mit 2% ermittelt [4]. Patienten mit einem WS Typ III weisen durch eine hochgradige Verminderung oder ein Fehlen der Multimere des Willebrand-Faktors eine schwere Störung der Blutstillung auf, die in Verbindung mit einer Gefäßmalformation zu einer chronischen Blutungsanämie führen kann.

Wir berichten über den Krankheitsverlauf eines Patienten mit WS Typ III, bei dem persistierende Blutungen aus Angiodysplasien des terminalen Ileums und des Zäkums, durch die hereditäre Hämostasestörung aufrechterhalten wurde und stellen die Therapiemöglichkeiten der Darmblutungen dar.

Falldarstellung

Bei dem 64jährigen Patienten wurde 1980 ein WS Typ III gesichert. Es besteht eine typische Blutungsanamnese mit häufigen Episoden von Epistaxis, Nachblutungen nach Zahnextraktionen und Schnittverletzungen sowie Blutungen bei erosiver Gastritis und Ulcus ventriculi. Einblutungen in die Gelenke und in die Muskulatur traten nicht auf. Schleimhautblutungen und Blutungen nach Zahnextraktion wurden mit Kryopräzipitat und später Faktor VIII/WF-Konzentraten behandelt.

I. Scharrer/W. Schramm (Hrsg.)
26. Hämophilie-Symposion Hamburg 1995

Hämostaseologische Befunde: Blutungszeit (n. Borchgrevink) auf 30 min verlängert, F VIII : C 2 %, WF : Ag < 1 %, Kollagenbindungsaktivität < 1 %, F VIII : RiCof < 1 %, Fehlen der kleinen, mittelgroßen und großen Multimere des Willebrand-Faktors (WF).

In April 1992 erfolgte die Behandlung wegen einer akuten intestinalen Blutung mit einer transfusionsbedürftigen Anämie und Abfall des Hb auf 2,5 mmol/l, endoskopisch kein Anhalt für Angiodysplasien. Durch Blutpoolszintigraphie gelang die Lokalisation der Blutungsquelle und nachfolgend mittels digitaler Subtraktionsangiographie der Nachweis von Angiodysplasien im terminalen Ileum und im Zäkum (Abb. 1). Die Resektion des Zäkums führte zunächst zur Blutungsfreiheit. Abbildung 2 zeigt typische angiodysplastische Gefäßknäuel im schleimhautnahen Abschnitt des resezierten Zäkums. Sechs Monate nach der Operation traten erneut Blutungen aus Angiodysplasien des terminalen Ileums und des Colon ascendens auf. Antifibrinolytika führten nicht zum Sistieren der okkulten Blutung. Auf die Behandlung mit einem Östrogenpräparat wurde wegen Nebenwirkungen wie Gynäkomastie verzichtet. Die Substitution mit einem Faktor VIII/WF-Konzentrat (Haemate HS, Behring, 40 IE/kg KG tgl.) führte zu einer unmittelbaren Blutstillung. Abbildung 3 zeigt die Parameter F VIII : C, WF : Ag, FVIII: RiCof und Blutungszeit nach kontrollierter Substitution mit Haemate HS. Während Faktor VIII : C über 24 h im Normbereich bleibt, besteht die Normalisierung der Blutungszeit nur für 12 h und verlängert sich nach 24 h wieder auf den Ausgangswert.

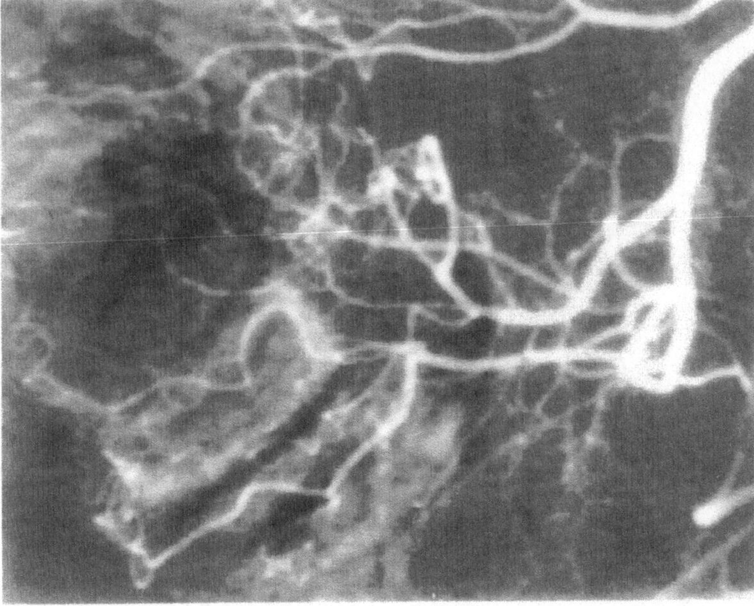

Abb. 1. Superselektive digitale Subtraktionsangiographie der A. ileocolica: Nachweis typischer angiodysplastischer Veränderungen im terminalen Ileum und Zäkum (Angiographie: Dr. J. Kröger, Radiologische Universitätsklinik Rostock)

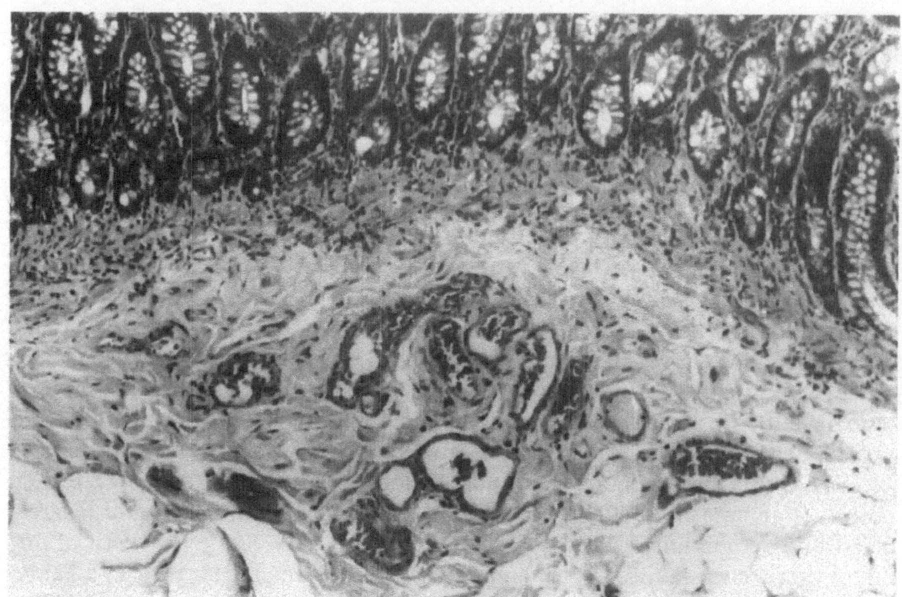

Abb. 2. Angiodysplastisches Gefäßknäuel der Submukosa des Zäkums, (Prof. Dr. M. Barten, Institut für Pathologie der Universität Rostock). (Vergr. 160 : 1)

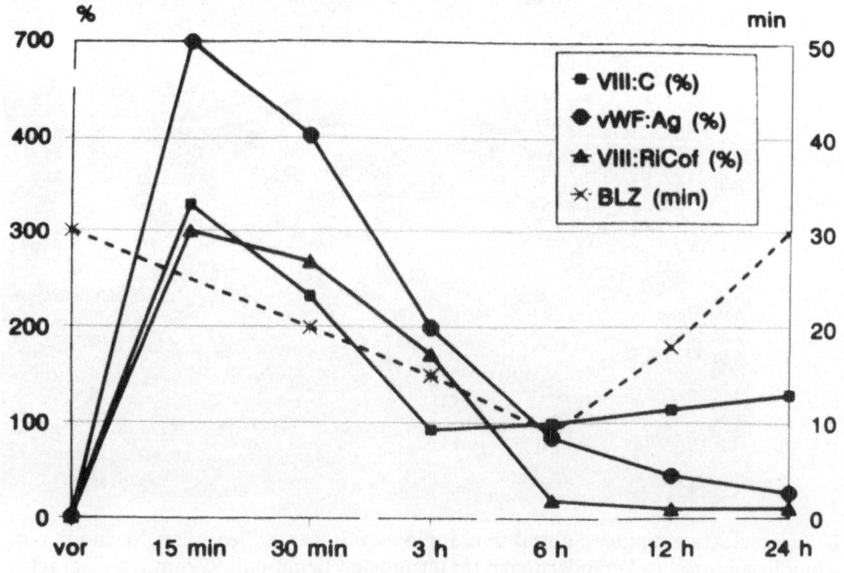

Abb. 3. Kontrollierte Substitution mit Haemate HS (40 IE/kg KG)

Nach einem Versuch, die ambulant fortgesetzte Substitutionstherapie auf 3mal 1000 IE Haemate HS/wöchentlich zu reduzieren, kam es zu Rezidivblutungen aus den Angiodysplasien. Im weiteren Verlauf wurde der Patient mit 1000 IE Haemate HS tgl. bei einer 2tägigen Wochenendpause behandelt und ist seit eineinhalb Jahren blutungsfrei.

Diskussion

Das Willebrand-Syndrom ist eine hereditäre Störung der primären Hämostase und zählt unter Einbeziehung der milden Formen zu den häufigsten Blutungsübeln. Hämostaseologische Parameter und klinische Befunde weisen ein sehr heterogenes Krankheitsbild auf, das nach der Verminderung des Willebrand-Faktors und dessen Multimerenstruktur in 3 Typen und verschiedene Subtpyen unterteilt wird. Die überwiegende Zahl der Patienten mit einem WS weist den Typ I mit einer milden Blutungssymptomatik auf. Der Typ III des WS hingegen ist mit einer Prävalenz von 1 bis 5 Fällen pro 1 Mio. Menschen sehr selten und durch das Fehlen des Willebrand-Faktors im Plasma, in den Thrombozyten und in den Endothelzellen charakterisiert.

Im Hämophiliezentrum Rostock sind 61 Erwachsene mit einem hereditären WS erfaßt und hinsichtlich der Hämostasestörung untersucht worden: in 52 Fällen wurde der Typ I (Typ IA 39 Patienten und Typ IB 13 Patienten), 5mal der Typ IIA, einmal Typ IIB und einmal der Typ III nachgewiesen. Bei 2 Patienten lag der Typ Normandy vor, der auf einer gestörten Bindungsaffinität des Willebrand-Faktors zum Faktor VIII beruht. Blutungen aus Angiodysplasien haben wir bei diesen Patienten in einem Beobachtungszeitraum von 16 Jahren nur in dem einen Fall mit Typ III beobachtet.

Bei unserem Patienten mit WS Typ III steht die Behandlung der teils subakut, teils chronisch verlaufenden Darmblutung ganz im Vordergrund des Krankheitsgeschehens.

Diagnostik der unteren intestinalen Blutung

Die möglichen Ursachen einer akuten oder chronischen Blutung im Dünn- und Dickdarm weisen eine altersabhängige Verteilung auf. Während Polypen in allen Altersgruppen auftreten, häufen sich im höheren Lebensalter Divertikulose, Karzinome und Angiodysplasien als Blutungsquelle. Diese Gefäßveränderungen werden als Blutungsursache im Bereich des Kolons in einer Häufigkeit zwischen 1 und 4% angegeben. Die Größe der Angiodysplasien variiert von punktförmigen lokal begrenzten Gefäßdysplasien bis zum ausgedehntem Wandbefall und können der endoskopischen Diagnostik entgehen. Der Einsatz der Blutpoolszintigraphie mit 99mTc-markierten Erythrozyten zur Aufdeckung der Blutungsquelle empfiehlt sich dann, wenn durch Koloskopie der Nachweis des Blutungsorts nicht gelingt. Voraussetzung ist, daß zum Untersuchungszeitpunkt eine ausreichende Blutungsintensität zwischen 0,5 und 1,3 ml/min besteht. Blutungen aus Angiodysplasien treten meist subakut bis chronisch oder intermittierend auf, ohne daß eine Störung der plasmatischen Gerinnung oder der Thrombozytenfunktion vorliegt. Ursächlich werden Defekte in der Integrität des Gefäßendothels und eine vaskuläre Schwäche durch Fehlen der „smooth muscle" in den dysplastischen Gefäßen angenommen [11]. Im dargestellten Fall wurde die andauernde und intensive intestinale Blutung durch ein Zusammentreffen von Angiodysplasie und hereditärer Hämostasestörung verursacht. Die Störung der primären Hämostase durch Gefäßdysplasie und verminderte Plättchenadhäsion infolge Fehlen des Willebrand-Faktors [5] führt zu einer mangelhaften Blutstillung, die eine rezidivierende Schleimhautblutung begünstigt. Die Blutung aus Angiodysplasien bei Willebrand-Syndrom ist deshalb nicht durch eine Koinzidenz von Angiodysplasie und WS zu erklären, sondern als Folge fehlender oder abnomer Verteilung der Multimere des Willebrand-Faktors anzusehen.

Therapie der Blutung aus Angiodysplasien

Das Ziel der Behandlung einer Blutung bei WS mit Typ III ist neben der Korrektur des verminderten F VIII : C besonders die Normalisierung der verlängerten Blutungszeit. Bei klinisch schwer verlaufenden Formen des WS ist die Substitution mit einem Präparat, das den Faktor VIII/WF-Komplex enthält, die Therapie der Wahl. Klinische Beobachtungen bei Patienten mit WS haben gezeigt, daß in der Kontrolle einer Blutung bei chirurgischen Eingriffen dem normalen Faktor VIII : C-Spiegel, hingegen bei Schleimhautblutungen der Korrektur der verlängerten Blutungszeit die größere Bedeutung zukommt. Nach Gabe von einem Faktorenkonzentrat wird durch die stabilisierende Wirkung des WF auf den Faktor VIII eine ausgeglichene F VIII-Aktivität über eine längere Dauer erzielt, während die vom WF beeinflußte Blutungszeit 24 h nach Substitution wieder den Ausgangswert erreicht. In unserem Fall erklärt das vollständige Fehlen des Willebrand-Faktors den erhöhten Substitutiosbedarf an Faktor VIII/WF-Komplex zur Normalisierung der Blutungszeit und damit zum Erreichen von Blutungsfreiheit.

Das therapeutische Dilemma der intestinalen Angiodysplasie besteht in einer häufig nachgewiesenen multifokalen Gefäßmalformation. Neben dem Dünndarm können alle Abschnitte des Kolons, bevorzugt das Colon ascendens betroffen sein. Der therapeutische Erfolg einer endoskopischen Blutstillung oder segmentalen Darmresektion ist infolge der diffusen Ausbreitung und der Neubildung von Angiodysplasien oft nur von kurzer Dauer. Rezidivblutungen nach therapeutischen Maßnahmen werden wie in unserem Fall häufig beobachtet. Die Wirkamkeit von Östrogenen in der Therapie von Blutungen aus intestinalen Angiodysplasien [7, 12, 18, 20] oder hereditären Teleangiektasien [9] ist in der Literatur gut belegt. Es wurde gezeigt, daß Östrogene einen protektiven Einfluß auf die Kontinuität des Endothels anormaler Gefäße haben und die Synthese des Willebrand-Faktors in kultivierten Endothelzellen stimulieren können [8]. Über eine erfolgreiche Blutstillung mit Östrogenpräparaten bei intestinaler Angiodysplasie und hereditärem Willebrand-Syndrom wurde bisher nur bei Patienten mit dem Typ IIA und dem Typ IIB [3] und in einem Fall mit erheblicher Verminderung des vWF : Ag berichtet [13]. Die starke Erniedrigung des Willebrand-Faktors im Plasma und im Endothel läßt bei dem Typ III des WS einen Behandlungserfolg durch Östrogengabe bei Blutungen aus Angiodysplasien kaum erwarten. Wir haben uns deshalb bei unserem Patienten zu einer prophylaktischen Substitution mit einem Faktor VIII/WF-Präparat entschieden.

Zusammenfassung

Intestinale Angiodysplasien werden auch bei Patienten mit Willebrand-Syndrom beobachtet und können eine rezidivierende Darmblutung verursachen. Wir berichten über einen 64jährigen Patienten mit Willebrand-Syndrom Typ III, der wegen rezidivierender Blutungen aus Angiodysplasien des terminalen Ileums und des Zäkums behandelt wurde. Die Resektion des Zäkums führte zunächst zu Blutungsfreiheit. Im Verlauf kam es zu erneuten Blutungen aus Angiodysplasien der Darmschleimhaut. Unter der prophylaktischen Substitution mit Haemate HS traten keine Blutungen auf.

Literatur

1. Bronner MH, Pate MB, Cunningham JT, March WH (1986) Estrogen-progesterone therapy for bleeding gastrointestinal telangiectasias in chronic renal failure. Ann Intern Med 105:371–374
2. Castaman G, Di Bona E, Rodeghiero F (1993) Angiodysplasia and von Willebrand's disease. Thromb Haemost 70:527
3. Chey WD, Hasler WL, Bockenstedt PL (1992) Angiodysplasia and von Willebrand's disease Type IIB treated with estrogen/progesterone therapy. Am J Haematol 41:276–279
4. Fressinaud E, Meyer D (1993) International survey of patients with von Willebrand disease and angiodysplasia. Thromb Haemost 70:546
5. Fressinaud E, Federici AB, Castaman G, Rothschild C, Rodeghiero F, Baumgartner HR, Mannucci PM, Meyer D (1994) The role of platelet von Willebrand factor in platelet adhesion and thrombus formation: a study of 34 patients with various subtypes of type 1 von Willebrand disease. Br J Haematol 86:327–332
6. Gilmor PR (1988) Angiodysplasia of the upper gastrointestinal tract. J Clin Gastroenterol 10:386–394
7. Granieri R, Mazulla JP, Yarborough GW (1988) Extrogen-progesterone therapy for recurrent gastrointestinal bleeding secondary to gastrointestinal angiodysplasia. Am J Gastroenterol 83:556–558
8. Harrison RL, McKee PA (1984) Estrogen stimulates von Willebrand factor production by cultured endothelial cells. Blood 63:657–665
9. Hisada T, Kuwabara H, Tsunoda T, Kaneko K, Kubota S, Miwa Y, Mori M (1995) Hereditary hemorrhagic telangiectasia showing severe anemia which was successfully treated with estrogen. Intern Med 34:589–592
10. Imperiale TF, Ransohoff DF (1988) Aortic stenosis, idiopathic gastrointestinal bleeding and angiodysplasia: Is there an association? Gastroenterology 95:1670–1676
11. Jahnke V (1970) Ultrastructure of hereditary hemorrhagic telangiectasia. Arch Otolaryngol 91:262–265
12. Kraft P, Hahn EG (1993) Das Heyde-Syndrom – Assoziation zwischen kalzifizierender Aortenklappenstenose und gastrointestinaler Blutung unklarer Genese. Med Klin 88:67–71

13. Lavabre-Bertrand T, Navarro M (1994) Von Willebrand's disease, digestive angiodysplasia, and estrogen-progesterone treatment. Am J Haematol 46:254–255
14. Marcuard SP, Weinstock JV (1988) Gastrointestinal angiodysplasia in renal failure. J Clin Gastroenterol 10:482–484
15. Quick AJ (1967) Telangiectasia: Its relationship to the Minot-von Willebrandsyndrome. Am J Med Sci 254:585–601
16. Ramsay DM, Buist TAS, MacLeod DAD, Heading RC (1976) Persistent gastrointestinal bleeding due to angiodysplasia of the gut in von Willebrand's disease. Lancet II:275–278
17. Rosekrans PCM, de Rooy DJ, Bosmann FT, Eulderink F, Cats A (1980) Gastrointestinal telangiectasia as a cause of severe blood loss in systemic sclerosis. Endoscopy 12:200–204
18. Späth-Schwalbe E, Preclik G, Heimpel H (1993) Erfolgreiche Behandlung rezidivierender unterer gastrointestinaler Blutungen bei intestinalen Angiodysplasien mit einer Östrogen-Progesteron-Kombination. Z Gastroenterol 31:447–449
19. Steger AC, Galland RB, Hemmingway A, Wood CB, Spencer J (1987) Gastrointestinal haemorrhage from a second source in patients with colonic angiodysplasia. Br J Surg 74:726–727
20. Van Cutsem E, Rutgeerts P, Vantrappen G (1990) Treatment of bleeding gastrointestinal vascular malformations with oestrogen-progesterone. Lancet 335:953–958
21. Vliet ACM van, Kate FJW ten, Dees J, van Blankenstein M (1978) Abnormal blood vessels of the prepyloric antrum in cirrhosis of the liver as a cause of chronic gastrointestinal bleeding. Endoscopy 10:89–94
22. Warkentin TE, Moore JC, Morgan DG (1992) Aortic stenosis and bleeding gastrointestinal angiodysplasia: is acquired von Willebrand's disease the link? Lancet 340:35–37

Immunologische Befunde bei Patienten mit Hämophilie A, B und Willebrand-Jürgens-Syndrom

V. AUMANN, K. SCHEPEL, U. KLUBA, U. MITTLER

Über Veränderungen des Immunsystems bei Hämophilen wurde bereits in verschiedenen Publikationen berichtet [1, 5, 8].

Es wurden 31 Kinder und Jugendliche des Hämophiliezentrums am Zentrum für Kinderheilkunde der Otto-von-Guericke-Universität untersucht, wobei folgende Fragestellungen untersucht wurden:

- Weisen Hämophile genetisch bedingt bereits Veränderungen des Immunsystems auf?
- Stehen die möglicherweise vorhandenen Veränderungen des Immunsystems im Zusammenhang mit der verabreichten Faktorenmenge?
- Führt die massive Substitution mit Fremdproteinen zu einer dauerhaften Veränderung des Abwehrsystems?
- Ergeben sich Veränderungen des Immunstatus durch das Vorliegen chronischer Virusinfektionen, z. B. HCV-Infektion?

Patienten und Methode

31 Patienten wurden untersucht, davon 21 mit einer Hämophilie A, 3 Patienten mit einer Hämophilie B und 7 Patienten mit einem Willebrand-Jürgens-Syndrom.

Die Patienten wurden entsprechend der verabreichten Faktorenmenge in 3 Gruppen unterteilt (Tabelle 1). Zusätzlich bestand eine altersadaptierte gesunde Vergleichsgruppe.

Alle Patienten wurden bis Anfang 1990 mit nichtvirusinaktivierten, wenig konzentrierten Gerinnungspräparaten (Kryopräzipitat, PPSB) behandelt. Aufgrund der besonderen epidemiologischen Situation in Ostdeutschland wies kein Patient eine HIV-Infektion auf. Weiterhin bestand bei den Untersuchten keine akute Hepatitis. Vier Patienten wiesen eine positive HCV-RNA auf. Ein Patient wurde aufgrund der Behandlung eines Hemmkörpers zur Erzeugung einer Immuntoleranz mit sehr hohen Dosen Faktor VIII behandelt.

Zur Charakterisierung des Zustands des Immunsystems wurde mittels der Flowzytometrie und monoklonaler Antikörper die Lymphozytenpopulation untersucht. Dabei erfolgte die Bestimmung von T-Zellmarkern (CD 3, CD 4, CD 8, CD 7), B-Zellmarkern (CD 19, sIgM) NK-Zellen (CD 16, CD 56), einem myelomonozy-

I. Scharrer/W. Schramm (Hrsg.)
26. Hämophilie-Symposion Hamburg 1995

Tabelle 1. Gruppeneinteilung des Patientenkollektivs

	Gruppe 1 keine Substitution[a]	Gruppe 2 Substitution < 1000 E/kg KG/Jahr[a]	Gruppe 3 Dauersubstitution > 1000 E/kg KG/Jahr[a]
Hämophilie A	4	3	13
Hämophilie B	1	2	0
Willebrand-Jürgens-Syndrom	5	1	1
Gesamt	10	6	14

[a] Bezieht sich auf das letzte Jahr vor Blutentnahme.

tären Marker (CD 14), Aktivierungsmarker HLA Kl II, CD 71, CD 25, CD 26 sowie der Immunglobuline IgA, IgG, IgM.

Zusätzlich wurden die Transaminasen ALAT und ASAT untersucht.

Ergebnisse

Bei der Auswertung der Bestimmung der Lymphozytensubpopulationen ergaben sich zwar einzelne aus der Norm fallende Werte, signifikant waren diese Veränderungen nicht. Zwischen den 3 Gruppen von Patienten mit Gerinnungsstörungen und der Vergleichsgruppe zeigten sich also keine Unterschiede.

Die T 4/T 8-Ratio, die Verschiebungen innerhalb der Population der T-Lymphozyten anzeigt, wurde gesondert ausgewertet (Abb. 1, 2). Lediglich in der

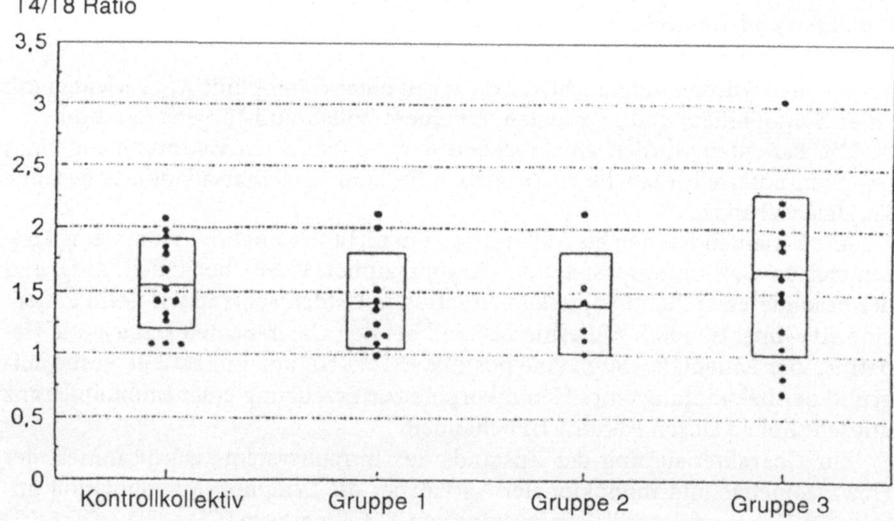

Abb. 1. Verteilung der T 4/T 8-Ratio

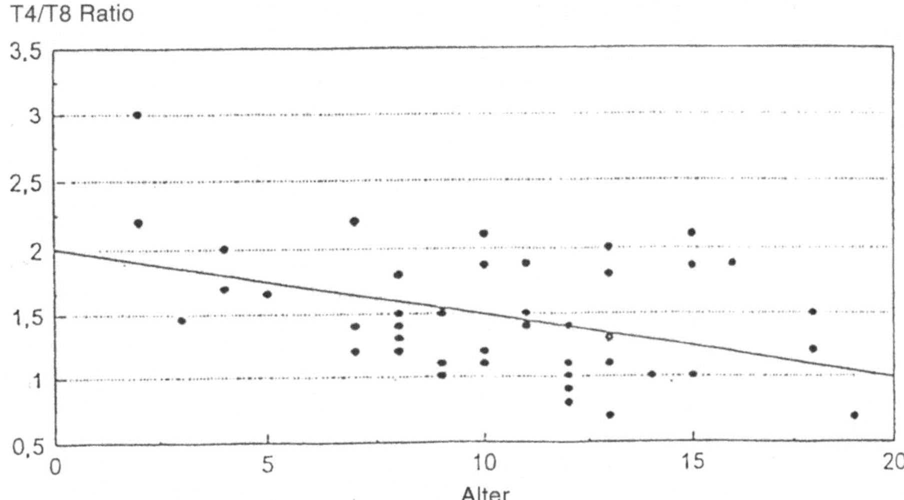

Abb. 2. Abhängigkeit der T 4/T 8-Ratio vom Alter

Gruppe 3 waren die Quotienten von 3 Patienten vermindert, statistisch signifikant waren diese Veränderungen nicht.

Diese 3 Patienten erhielten eine Dauertherapie (3mal wöchentlich 15–20 E Faktor VIII/kg KG). Sie wiesen einen Antikörperstatus gegenüber Hepatitis B auf und waren anti-HCV negativ. Weiterhin kann kein Zusammenhang zwischen der Veränderung der T 4/T 8-Ratio und der verabreichten Menge von Gerinnungsfaktoren hergestellt werden. Die Bestimmung der Immunglobuline ergab ebenfalls keine Veränderungen zuungunsten der substituierten Patienten.

Gesondert betrachtet werden muß der Patient, der zur Behandlung seiner Hemmkörperhämophilie über lange Zeit mit hohen Dosen Faktor VIII behandelt wurde. Die Ergebnisse werden in Tabelle 2 dargestellt. Die Gesamtleukozytenzahl war mit 7,9 Gpt/l unauffällig. Die ermittelten Absolutzahlen der Lymphozytensubpopulationen waren geringfügig bis stark erhöht. Die T 4/T 8-Ratio war mit 0,69 deutlich erniedrigt, was auf eine verstärkte relative Erhöhung der CD 8-Zellen zurückzuführen war.

Diskussion

Im Vergleich mit bekannten Normalbefunden sowie der gesunden Vergleichsgruppe fanden sich bei den Patienten mit Gerinnungsstörungen keine statistisch signifikanten Unterschiede bei den untersuchten immunologischen Parametern, ein Befund, der auch von anderen Untersuchern so beschrieben wurde [4]. Eine mit der Hämophilie bzw. Willebrand-Jürgens-Syndrom assoziierte präexistierende Veränderung des Immunsystems konnte nicht nachgewiesen werden [3]. Die jahrelange Behandlung mit nichtvirusinaktivierten, wenig konzentrierten Ge-

Tabelle 2. Immunologische Marker des Patienten mit Hemmkörperhämophilie unter Dauerbehandlung

Marker	Relativ [%]	Normal-bereich	Absolut (Zellen/µl)	Normal-bereich
CD 3	60	60 ± 8	2480	1288 ± 516
CD 4	25	38 ± 7	1034	834 ± 382
CD 8	36	23 ± 5	1488	502 ± 223
CD 19	14	11 ± 5	579	246 ± 142
sIgM	16	11 ± 5	661	241 ± 129
CD 16	10	13 ± 5	413	285 ± 177
CD 14	14	13 ± 5	579	276 ± 131
HLA Kl. II	22	16 ± 6	909	360 ± 182
CD 71	6	7 ± 4	248	157 ± 100
CD 25	21	12 ± 5	868	281 ± 140
CD 26	26	17 ± 5	1075	378 ± 149

rinnungsfaktorenpräparaten (Kryopräzipitat, PPSB) scheint für die Patienten keine nachhaltige Wirkung hinterlassen zu haben, obwohl die Belastung mit Fremdproteinen in dieser Zeit hoch war. Die 4 Patienten mit einer chronischen HCV-Infektion (anti-HCV positiv, HCV-RNA positiv) wiesen ebenfalls unauffällige immunologische Parameter auf. Es gibt bei dieser Patientengruppe in der Literatur auch andere Beobachtungen [6]. Weiterhin ließ sich eine statistisch gesicherte Beziehung zwischen immunologischen Veränderungen und der Menge verabreichter Plasmapräparate nicht herstellen. Drei Patienten der Gruppe 3 wiesen zwar eine leicht erniedrigte T 4/T 8-Ratio auf. Eine statistisch gesicherte Veränderung lag nicht vor. Diese 3 Patienten erhielten eine übliche Dauerbehandlung (3mal wöchentlich 15 – 20 E/kg KG), eine HCV-Infektion lag nicht vor. Eine eindeutige Wertung dieser Befunde ist aber derzeit nicht möglich. Der Patient, der zur Behandlung mit Hemmkörperhämophilie, 13 Jahre nach Auftreten des Hemmkörpers, mit hohen Faktor-VIII-Dosen zur Erzeugung einer Immuntoleranz behandelt wurde, muß gesondert betrachtet werden. So wurden ihm innerhalb von 15 Monaten 4,3 Mio. E Faktor VIII verabreicht. Die T 4/T 8-Ratio ist mit 0,69 deutlich verändert. In diesem Fall kann davon ausgegangen werden, daß die gefundenen Veränderungen des Immunsystems auf die Behandlung zurückzuführen sind.

Zusammenfassung

Es wird über 31 HIV-negative Patienten mit Hämophilie A, B und Willebrand-Jürgens-Syndrom berichtet, die hinsichtlich möglicher Veränderungen ihres Immunsystems untersucht wurden. Die Patienten wurden dabei entsprechend ihrer Substitutionshäufigkeit bzw. Faktor-VIII-Bedarfs in 3 Gruppen unterteilt und die Ergebnisse mit einer gesunden Vergleichsgruppe in Beziehung gebracht.

Statistisch relevant ergaben sich zwischen den Gruppen keine Unterschiede, wobei der Patient mit der Hemmkörperhämophilie gesondert betrachtet werden muß.

Es läßt sich die Schlußfolgerung ableiten, daß die im Rahmen der Empfehlung zur Behandlung von Patienten mit Gerinnungsdefekten verabreichten Dosen keine bleibenden Veränderungen des Immunsystems hervorrufen. Erst bei der Behandlung von Hemmkörpern zur Erzeugung einer Immuntoleranz werden so große Mengen von Gerinnungsfaktoren eingesetzt, die zu einer Überschreitung der Toleranz des Immunsystems führen können.

Literatur

1. Carr R, Edmond E, Prescolt RJ, Ludlam CA (1984) Abnormalities of circulating lymphocyte subjects in hemophiliacs in an AIDS-free population. Lancet 30:1431–1434
2. Comberts E, Jordan S, Church JA, Sakai R, Lemire J (1984) Induction of tolerance to factor VIII in a child with a high-titer inhibitor. J Pediatr 104:70
3. Ehrenfort S, Funk M, Mentzner D, Linde R, Kreuz W (1994) Influence of long-term use of intermediate F VIII concentrates on the immunological status of HIV- and HCV-negativ children. International Congress of the World Federation of Hemophilia, Mexico 24.–29.04.1994, Abstracts p 286
4. Evans JA, Pasi KJ, Williams MD, Hill FGH (1991) Consistendly normal CD4+, CD8+ levels in hemophiliac boys only treated with a virally safe factor VIII concentrate. Br J Haematol 79:457–641
5. Freedman J, Mazahari R, Read S, Garrey MB, Teitel J (1987) Humoral and cellular immune abnormalities in adult hemophiliacs followed over a 2-year period. Diagn Clin Immunol 5:30–40
6. Hay CRM, Preston FE et al. (1985) Progressive liver disease in hemophilia an understated problem. Lancet 1495–1497
7. Jin Z, Cleveland RP, Kaufmann DB (1989) Immundeficiency in patients with hemophilia: An underlying deficiency and lack of correlation with factor replacement therapy of exposure to human immundeficiency virus. J Allergy Clin Immunol 83:165–170
8. Shannon BT, Roach J, Cheek-Luten M, Orosz C et al. (1986) Progressive change in lymphocyte distribution and degree of hypergammaglobulinemia with age in children with hemophilia. J Clin Immunol 6 2:121–129

Zwölfjahresergebnisse der klinischen und radiologischen Ellenbogenscores bei Kindern mit schwerer Hämophilie A

A. Seuser, W. Effenberger, J. Oldenburg, H. H. Brackmann

Patienten und Methoden

In dieser prospektiven Studie wurden alle Patienten mit schwerer Hämophilie A aufgenommen die 1978 nicht älter als 16 Jahre waren und seit Dezember 1977 ununterbrochen im Hämophilie-Zentrum Bonn behandelt wurden. Alle Patienten erhielten in dieser Zeit eine individuelle prophylaktische Langzeittherapie mit Faktor VIII. Der Beginn der Therapie liegt zwischen dem 1. und 4. Lebensjahr und endet nach der Hauptwachstumsperiode mit ca. 17 bis 18 Jahren. Danach wird langsam auf eine On-demand-Therapie umgestellt. Bei allen Patienten lagen komplette Daten über Blutung und Therapie vor und zu keiner Zeit war ein Inhibitor aufgetreten [1].

Untersucht wurden die klinischen und radiologischen Scores der Ellenbogengelenke gemäß den Empfehlungen des Orthopädischen Beratungsgremiums der Weltgesellschaft für Hämophilie. Eine vollständige Auswertung der klinischen und radiologischen Scores lag zwischen 1978 und 1989 bei 36 Patienten vor. Die Ergebnisse wurden auch mit den gleichzeitig erhobenen Befunde der Knie- und Sprunggelenke verglichen [1].

Ergebnisse

Die Ergebnisse der radiologischen Score-Auswertung zeigten für die Ellenbogengelenke 71% unverändert normale Ellenbogen. 13% der Gelenke konnten bezüglich des radiologischen Scores sogar verbessert werden. Unverändert pathologisch waren 11% der untersuchten Ellenbogengelenke und 5% verschlechterten sich von 1978 bis 1989 (Abb. 1).

Bei den Kniegelenken blieben 78% unverändert normal (Sprunggelenke 58%), 14% wurden verbessert (Sprunggelenke 22%), unverändert pathologisch verblieben 5% (Sprunggelenke 9%) und verschlechtert hatten sich 3% der Kniegelenke (Sprunggelenke 11%) Abb. 1; [5]).

Die klinische Auswertung ergab 60% unverändert normale Ellenbogen, 6% Verbesserung im klinischen Score, im unverändert pathologischen Score bei 11% und eine Verschlechterung bei 22% (Abb. 2).

I. Scharrer/W. Schramm (Hrsg.)
26. Hämophilie-Symposion Hamburg 1995

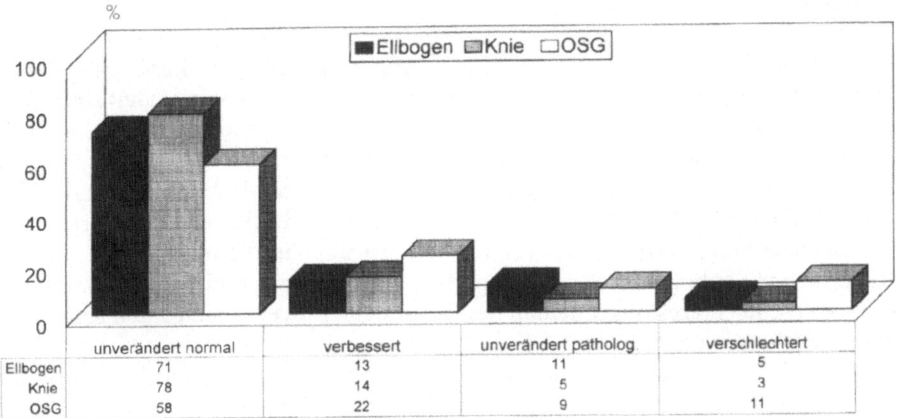

Abb. 1. Ergebnisse des radiologischen Scores der Ellbogen, Knie- und Sprunggelenke von 1979 bis 1989

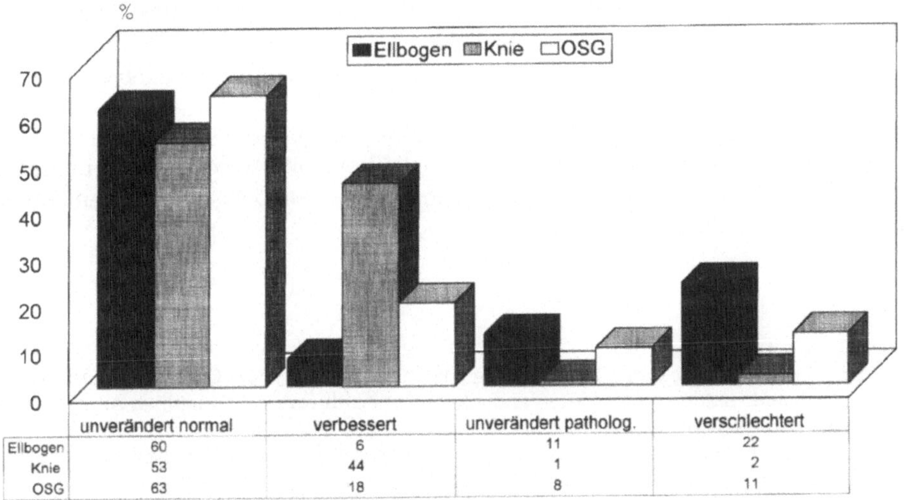

Abb. 2. Ergebnisse des klinischen Scores der Ellbogen, Knie- und Sprunggelenke von 1979 bis 1989

Die Auswertung bei Knie- und Sprunggelenken zeigte unverändert normale Gelenke bei 53% der Knie und 63% der Sprunggelenke. Verbessert hatten sich 44% der Knie und 18% der Sprunggelenke, unverändert pathologisch waren 1% der Kniegelenke und 8% der Sprunggelenke und eine Verschlechterung konnte bei 2% der Knie- und bei 11% der Sprunggelenke erreicht werden [1].

Diskussion

Der Vergleich der radiologischen Auswertung zeigt, daß die Ellenbogengelenke bei diesem Kriterium zwischen Knie- und Sprunggelenken angesiedelt sind. Tendenziell konnten aber weniger Ellbogengelenke verbessert werden und es blieben vermehrt Ellenbogen unverändert pathologisch (Abb. 1).

Deutlichere Unterschiede ergaben sich bei der klinischen Auswertung. Nur 6 % der Ellenbogen konnten klinisch verbessert werden und 22 % verschlechterten sich im Beobachtungszeitraum. Im Vergleich zu Sprung- und Kniegelenken blieben auch mehr Ellenbogen unverändert pathologisch. Daraus ergibt sich klinisch ein sehr viel schlechteres Abschneiden der Ellenbogen im Vergleich zu den Knie- und Sprunggelenken (Abb. 2).

Eine Erklärung dafür ist die Bevorzugung der unteren Extremität in der konservativen orthopädischen Therapie, da hier schneller ein Therapieerfolg sichtbar wurde. Die zu 80 % im Radioulnargelenk liegende Symptomatik war dagegen sehr schlecht konservativ beeinflußbar.

Neue Bewegungsanalysen der Pro- und Supinationsbewegung könnten einen Grund für die schlechte Beeinflußbarkeit der Symptomatik liefern. Es wurde festgestellt, daß Pro- und Supination während der gesamten Flexion/Extensionsbewegung einer Dynamik unterliegen. So nimmt die maximale Supination physiologischerweise mit der zunehmenden Beugung im Ellenbogen stetig zu und die Pronationsfähigkeit nimmt nahezu spiegelsymmetrisch ab. In der Extension kehrt sich diese Dynamik um [3].

Um die Gelenkfunktion zu verbessern, müßte folglich die Pro- und Supination im gesamten Beugebereich des Ellbogengelenkes beübt werden. Bewegungseinbußen könnten zu Fehlbewegungen, vermehrter Gelenkbelastung und anhaltender Symptomatik führen.

Literatur

1. Brackmann HH, Eickhoff HJ, Oldenburg J, Hammerstein U (1992) Long-term therapy and on-demand treatment of children and adolescents with severe haemophilia A: 12 years of experience. Haemostasis 22:251–258
2. Erlemann R, Pollmann H, Adolph J, Peters PE (1990) Die hämophile Osteoarthropathie unter besonderer Berücksichtigung des Ellenbogengelenkes. Radiologie 30:116
3. Kapandji IA (1984) Funktionelle Anatomie der Gelenke, Bd 1. Enke, Stuttgart, S 98–129
4. Pettersson H, Ahlberg A, Nilsson IM (1980) A radiologic classification of hemophilic arthropathy. Clin Orthop 149:153
5. 14. WFH Kongress (1981) San Jose

Pro- und Supination des hämophilen Ellenbogens: Eine biomechanische Studie

M. Spannagel, A. Seuser, G. Schumpe, W. Effenberger, H. H. Brackmann

Unter Bewegungseinschränkungen im Ellenbogengelenk leiden 40 % aller Patienten des Hämophilie-Zentrums Bonn. 30 % dieser Patienten haben dort auch radiolgosich erfaßbare Veränderungen [3].

Die ersten Symptome bei Ellenbogenblutungen manifestieren sich in 80 % der Fälle im proximalen Radioulnargelenk.

Um die Bewegungseinschränkungen genau erfassen zu können, wurde eine Bewegungsanalyse mit Hilfe des Ultraschalltopometers [4] erstellt.

Material und Methoden

Bei der Ultraschalltopometrie werden die Impulse von 3 Sendern von 4 Empfängern aufgezeichnet. Die Raumkoordinaten dieser Sender werden über die Messung der Laufzeiten der Ultraschallimpulse zu den 4 Empfängern exakt bestimmt.

Um das gesamte Bewegungsspektrum des Ellenbogengelenks erfassen zu können, wurde die Messung in 2 Komponenten geteilt.

In einer statistischen Messung haben die Patienten den Arm maximal gestreckt und gleichzeitig supiniert bzw. proniert.

Mit einem Dreisendertaststift konnten markierte Knochenpunkte in ihrer Stellung im Raum bestimmt werden. Der Winkel zwischen den Verbindungsgeraden Processus styloideus ulnae-Processu styloideus radii sowie Epicondylus medialis – Epicondylus lateralis gibt die maximale Rotationsfähigkeit wieder.

Der Winkel Processus stuyloideus ulnae – Olekranon – Processus laterais calviculae (mit Umrechnungsfaktor für die Mitte des Oberarmkopfes) ergibt die maximale Streckung (Abb. 1).

Die zweite dynamische Messung kann die maximale Rotationsfähigkeit während der Beugung und Streckung messen.

Eine Manschette mit 3 Sendern wurde am Unterarm angebracht, der Oberarm war in einer Orthese fixiert. Der Unterarm wurde in maximaler Supination bzw. Pronation gebeugt und gestreckt.

Eine spezielle Software berechnete nun das gesamte Spektrum der Beweglichkeit im Ellenbogengelenk.

Die Werte gesunder Probanden wurden mit denen hämophiler Patienten verglichen.

I. Scharrer/W. Schramm (Hrsg.)
26. Hämophilie-Symposion Hamburg 1995

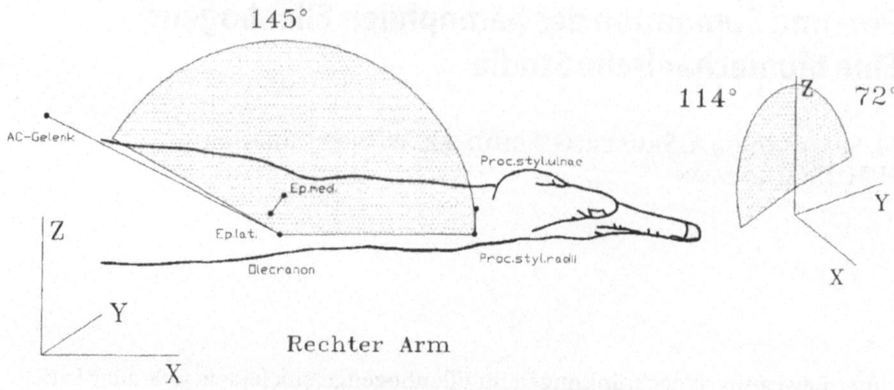

Abb. 1. Autocaddarstellung des Bewegungsumfangs im Ellenbogengelenk gesunder Probanden. *Ep. lat.* Epicondylus lateralis, *Ep. med.* Epicondylus medialis, *Proc. styl. ulnae* Processus styloideus ulnae, *Proc. styl. radii* Processus styloideus radii, *AC-Gelenk* ■

Ergebnisse

Der Bewegungsumfang gesunder Ellenbogen ist exemplarisch in Abb. 2 dargestellt.

- Extension/Flexion beträgt beiderseits 0–0–145°.
- Supination: links: minimal 71° maximal 92° Differenz 21°,
  rechts: minimal 72° maximal 102° Differenz 30°;
- Pronation: links: minimal 78° maximal 96° Differenz 18°,
  rechts: minimal 70° maximal 115° Differenz 45°.

Wie in Abbildung 2 erkennbar, zeigen Pro- und Supination während der Ellenbogenflexion eine Dynamik. Die Supination nimmt mit zunehmender Beugung zu, die Pronation ab. Bei Rechtshändern ist sowohl das Maß dieser Zu- und Abnahme als auch die Rotationsfähigkeit rechts größer als links. Linke und rechte Rotationskurven verlaufen parallel zueinander. Pro- und Supination verhalten sich spiegelsymmetrisch zueinander.

Die Hämophilen zeigten Unterschiede bezüglich der Qualität des Kurvenverlaufes und der Quantität des möglichen Bewegungsumfanges (Abb. 3).

Patient S. hat folgende Bewegungswerte.

- Extension/Flexion: links 0–25–123°, rechts 0–14–129°;
- Supination: links: minimal 8° maximal 20° Differenz 12°,
  rechts: minimal 43° maximal 48° Differenz 5°;
- Pronation: links: minimal 744° maximal 57° Differenz 13°,
  rechts: minimal 45° maximal 58° Differenz 43°.

Während die Pronation beidseits mäßig eingeschränkt ist, ist die Supination rechts mäßig, links jedoch stark eingeschränkt. Die Dynamik von Pro- und Supination ist beidseitig limitiert.

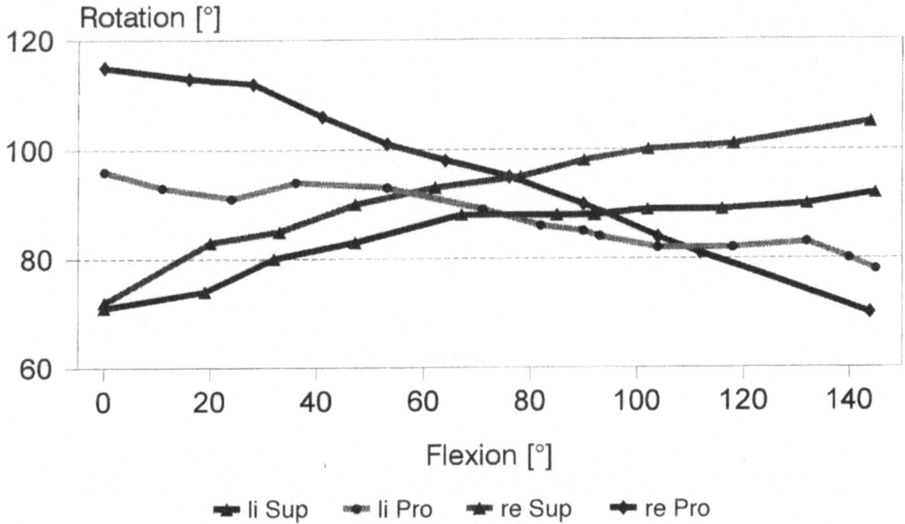

Abb. 2. Pro- und Supination des gesunden Ellenbogens. *li Sup* linke Supination, *li Pro* linke Pronation, *re Sup* rechte Supination, *re Pro* rechte Pronation

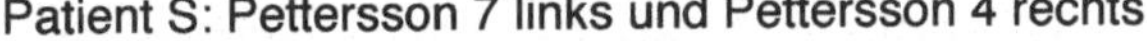

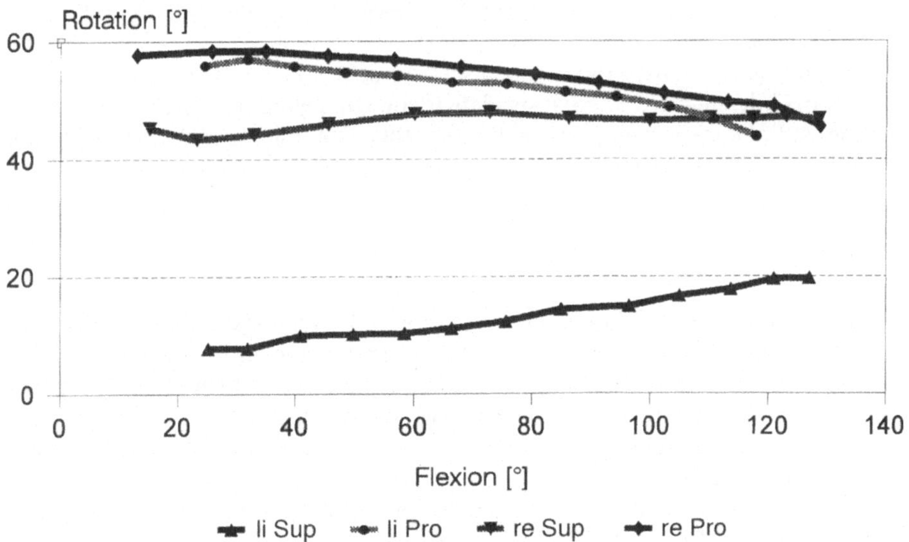

Abb. 3. Supination des hämophilen Ellenbogens: Patient S

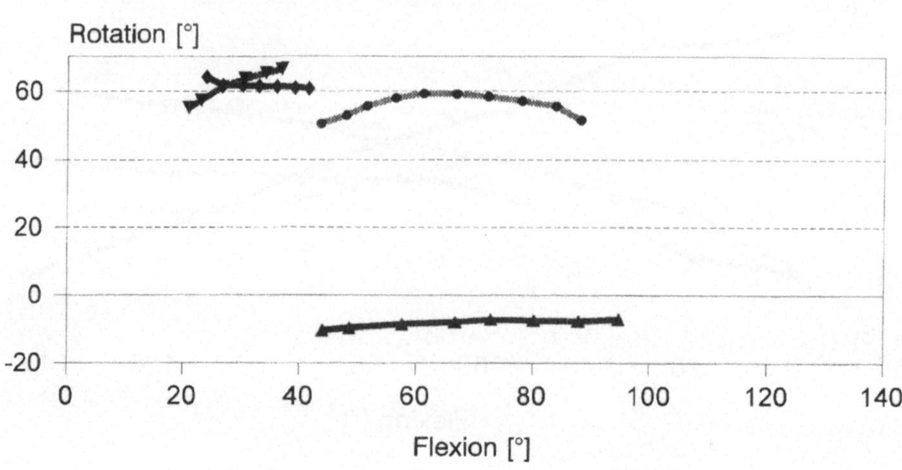

Abb. 4. Pro- und Supination des hämophilen Ellenbogens: Patient W

Patient W. hat folgende Bewegungswerte (Abb. 4):

- Extension/Flexion: links 0–22–40°, rechts 0–44–95°;
- Supination: links: minimal –10° maximal –6° Differenz 4°,
  rechts: minimal 55° maximal 66° Differenz 11°;
- Pronation: links: minimal 51° maximal 59° Differenz 8°,
  rechts: minimal 61° maximal 64° Differenz 3°.

Auf beiden Seiten ist die Pronation mäßig eingeschränkt ebenso wie die rechte Supination. Links liegt ein Supinationsdefizit vor. Die Dynamik von Pro- und Supination ist links stärker eingeschränkt als rechts. Die linke Pronation weicht vom charakteristischen Kurvenverlauf ab.

Diskussion

Werden Pro- und Supination über den gesamten Bewegungsumfang des Ellenbogengelenks gemessen, ergeben sich mehr Informationen als bei der Messung bei nur 90° Flexion [2]. Die Dynamik von Pro- und Supination ist ein zusätzlicher sensibler Parameter, um Veränderungen am Gelenk anzuzeigen.

So können trotz seitengleicher Beuge- und Streckdefizite Unterschiede in der Rotation auftreten.

Auch müssen Patienten mit hochgradigem Beuge- und Streckdefizit nicht eine ebenso limitierte Rotationsfähigkeit aufweisen.

Zudem scheint stärker als die Pronation die Supination betroffen zu sein.

Die radiologisch erfaßbaren Veränderungen [1, 3] müssen nicht notwendigerweise mit der Rotationsfähigkeit übereinstimmen. Diese erscheint eher als das Ergebnis von Weichteilschädigung oder ein Verlust von Koordinationfähigkeit zu sein.

Eine veränderte Dynamik von Pro- und Supination bedeutet auch das Ausführen von Zwangsbewegungen, welche wiederum das Ellenbogengelenk belasten.

Um weitere Gelenkschäden zu verhüten und um die Beweglichkeit zu verbessern, empfehlen wir deshalb eine konservative Therapie, die auch die Dynamik der Rotation über den gesamten Beugebereich des Ellenbogengelenks berücksichtigt. So sollte eine manuelle Mobilisation der Rotationseinschränkungen nicht nur bei in 90° gebeuter Ellenbogenstellung durchgeführt werden, sondern die Rotation in allen Beugewinkeln behandeln.

Literatur

1. Erlemann R, Pollmann H, Adolph J, Peters PE (1990) Die hämophile Osteoarthropathie unter besonderer Berücksichtigung des Ellenbogengelenkes. Radiologie 30:116
2. Kapandji IA (1984) Funktionelle Anatomie der Gelenke, Bd 1. Enke, Stuttgart, S 98–129
3. Pettersson H, Ahlberg A, Nilsson IM (1980) A radiologic classification of hemophilic arthropathy. Clin Orthop 149:153
4. Schumpe G (1979) Ganguntersuchung und funktionelle Wirbelsäulenvermessung mittels eines neu entwickelten Echtzeit-Stereo-Ultraschall-Topometers. Enke, Stuttgart, S 69–72

Clinical and Radiological Features of Chronic Arthropathy in Haemophiliacs – Correlation with the Type of Treatment and Therapeutic Approach

C. PETRESCU, M. SERBAN, V. TĂNASE, P. TEPENEU

Introduction

It is well known that the type of treatment influences the state of the joints in haemophiliacs. A major improvement in the orthopaedic status of haemophiliacs occured with the introduction of treatment with factor VIII/IX concentrates in the 1970s; this was followed by prophylactic therapy, which many studies showed to be preferential for limiting joint disabilities in haemophiliacs.

Up to 1992, replacement therapy in our patients with haemophilia only involved blood products (plasma, cryoprecipitate) that cannot achieve a safe plasma level of clotting factor; since 1992, "on demand" therapy with intermediate- and high-purity factor concentrates has been available to our patients, but only in small doses; however, we have been able to provide the recommended dosages in emergency situations and surgical interventions. As financial reasons preclude the possibility of treating our patients in a prophylactic way, we are faced with a high incidence of chronic arthropathy.

The major goal for the future in the treatment of haemophilia, i. e. continuous prophylaxis starting at a very early age before joint disabilities have occurred, remains realistic for our patients, since the problems concerning the availability of factor concentrates are far from being solved in Romania. In addition the majority of post-transfusional infections in our haemophilic patients that are still being treated with conventional blood products, make the situation somewhat depressing one.

Aims

The objectives of our study were as follows: analysis of joint disabilities in haemophiliacs from a clinical and radiological point of view; evaluation of the impact of treatment type on long-term joint condition by determining the frequency and severity of chronic arthropathy in different groups of treatment, related to age and severity of haemophilia; review of the therapeutic approach in chronic haemophilia arthropathy of different stages and degrees of severity.

I. Scharrer/W. Schramm (Hrsg.)
26. Hämophilie-Symposion Hamburg 1995

Methods

We evaluated the major joints (elbows, knees and ankles) involved in 92 haemophiliacs treated in our clinic, pointing out the frequency of chronic arthropathy, the number of affected joints and the non-bleeding joint scores using the scoring system drawn up by the Musculoskeletal Commitee of the World Federation of Haemophilia.

We investigated correlations between orthopaedic/radiographic joint scores and age-group, severity of haemophilia and type and doses of the replacement therapy.

The dose regimens used in our haemophilic patients in consecutive years since 1992 were compared with the recommendations of the World Federation of Haemophilia.

Patients

We studied 92 haemophiliacs, 83 with haemophilia A and nine with haemophilia B, with quite a uniform age distribution (Fig. 1); more than half of the patients had a severe form of haemophilia (Fig. 2).

We divided the patients into three groups according to the type of replacement therapy: group I (n = 10), no exposure to blood products (PUP); group II (n = 23),

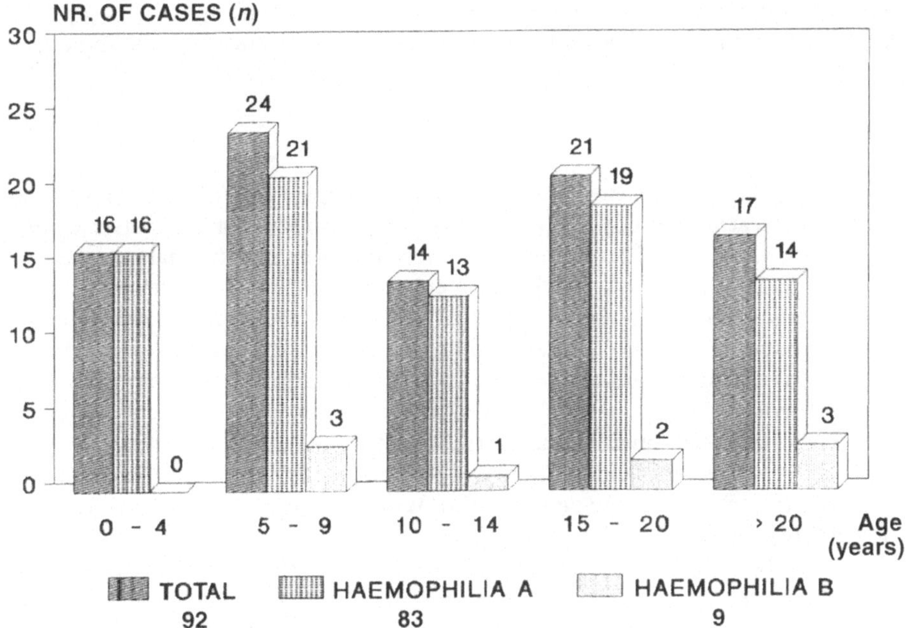

Fig. 1. Age distribution of patients. Total, n = 92; haemophilia A, n = 83; haemophilia B, n = 9

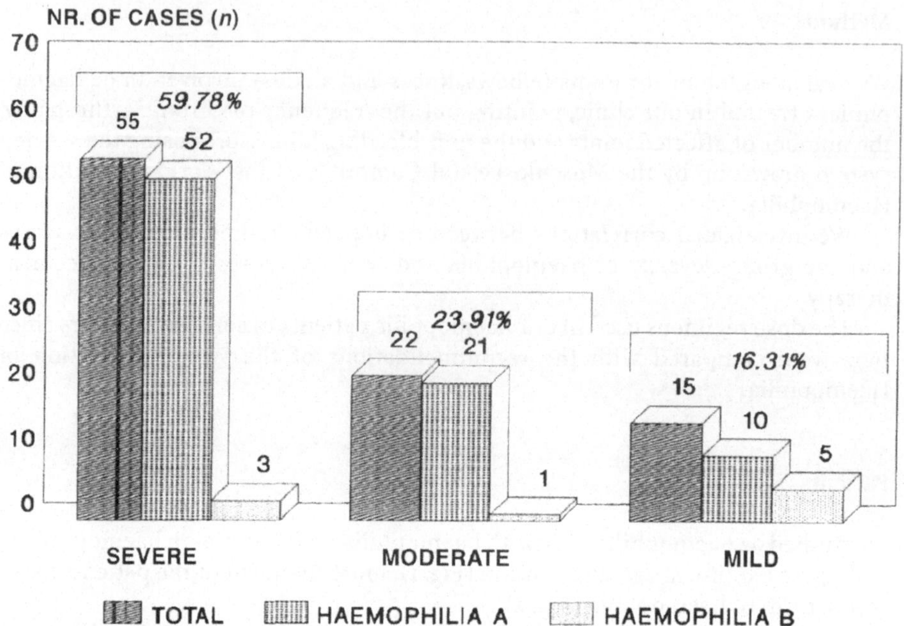

Fig. 2. Severity of haemophilia

only factor concentrates of intermediate and high purity; group III (n = 59), both factor concentrates and conventional blood products (plasma, cryoprecipitate).

Results

Patients aged 0–4 years were treated for bleeding episodes only with factor concentrates (treatment group II), which have been available for our patients since 1992; before 1992, the older patients were treated with conventional replacement therapy, the majority belonging to treatment group III (Fig. 3). The severe forms of haemophilia were predominant (59.78%) and were about three times more frequent in patients in group III than in those in groups I and II (Fig. 4); this contributes to the important proportion of chronic arthropathy found in our patients.

The median of doses factor VIII/IX used in our haemophilic patients in groups II and III (Table 1) in "on demand" therapy were about ten to 15 times smaller than those generally recommended in prophylactic regimens; however, we applied prophylactic treatment in some patients with "target" joints at a dose of 20–30 IU/kg two to three times per week.

Almost two thirds of the patients studied had chronic arthropathy, the majority of them (78%) with multiple joint involvement (Fig. 5); the knees and the right elbow were most frequently involved (Fig. 6). Chronic arthropathy was not found in patients in group I; in contrast, in all the patients in group III more than one

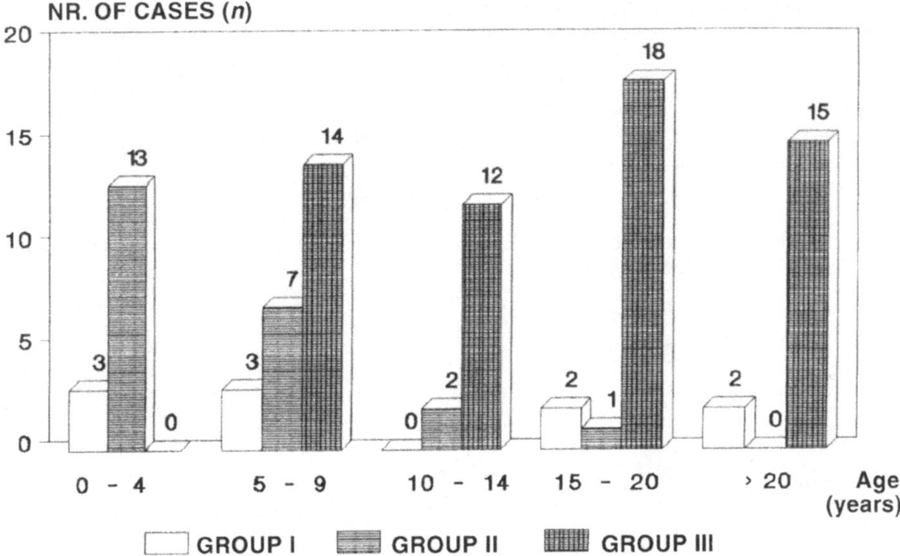

Fig. 3. Correlation between age-group and treatment type. Group I, $n = 10$; group II, $n = 23$; group III, $n = 59$

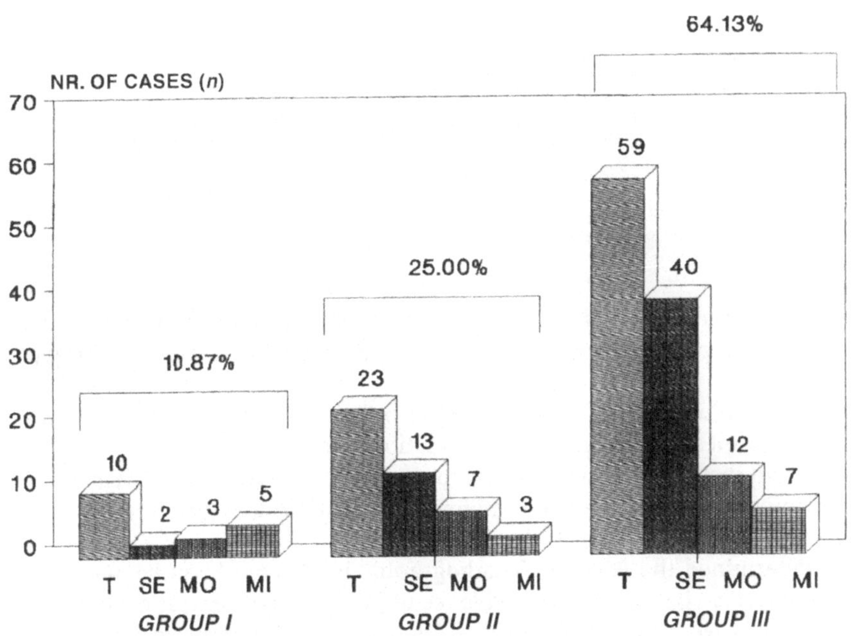

Fig. 4. Correlation between severity of haemophilia and treatment type. Group I, PUP; group II, factor concentrates (fc); group III, fc plus blood products (BP). *T*, total; *SE*, severe; *MO*, moderate; *MI*, mild

Table 1. Median factor VIII/IX use in the treatment of bleeding episodes in haemophiliacs

Period	Factor VIII (per year)		Factor IX (per year)	
	IU/kg	IU/hem	IU/kg	IU/hem
April 1992–March 1993	341.17	10488.88	289.19	7000
April 1993–March 1994	236.51	7126.17	904.62	65.600
April 1994–March 1995	329.23	10045.08	408.84	19800

Recommended approximate prophylactic regimens: 3000–5000 IU/kg per year, 200,000–250,000 IU/hem per year.

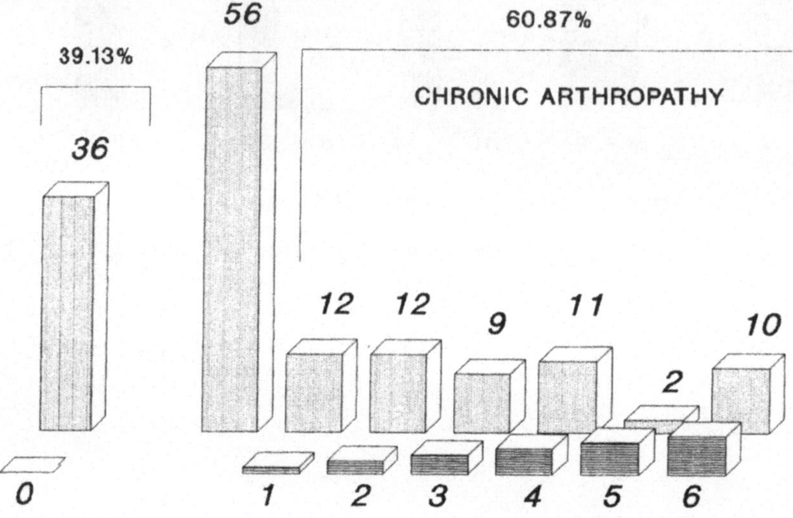

Fig. 5. Evaluation of joints in haemophiliacs. The figures at the *bottom* indicate the number of joints involved and the figures *above* them the number of patients

joint was involved, the average number of affected joints being four times higher than in the group II; with age, more joints were affected by chronic arthropathy (Fig. 7).

The average number of affected joint correlated with the severity of disease (Fig. 8). The joint scores in physical examination showed an average score that rose with age and that was 3.6 times higher in group III than in group II (Fig. 9). The average joint scores were 1.5 times higher in patients with severe disease than in those with mild forms (Fig. 10).

We determined the Petterson's radiographic joint score in 34 haemophiliacs (Figs. 11–14). Five had no clinical evidence of joint involvement, and their radiographic scores were nearly identical to their physical examination scores. The other 29 had severe chronic arthropathy of one or more joints and important differences were found between physical examination/radiographic scores, suggesting a clinical underestimation of joint disability (Fig. 15).

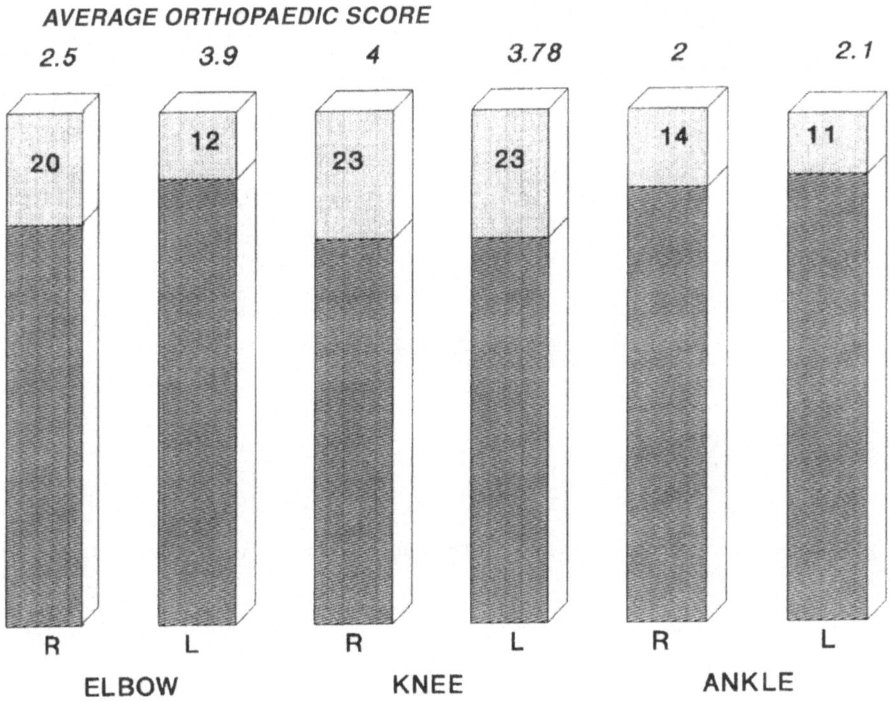

Fig. 6. Average elbow, knee and ankle scores in haemophiliacs. *R*, right; *L*, left

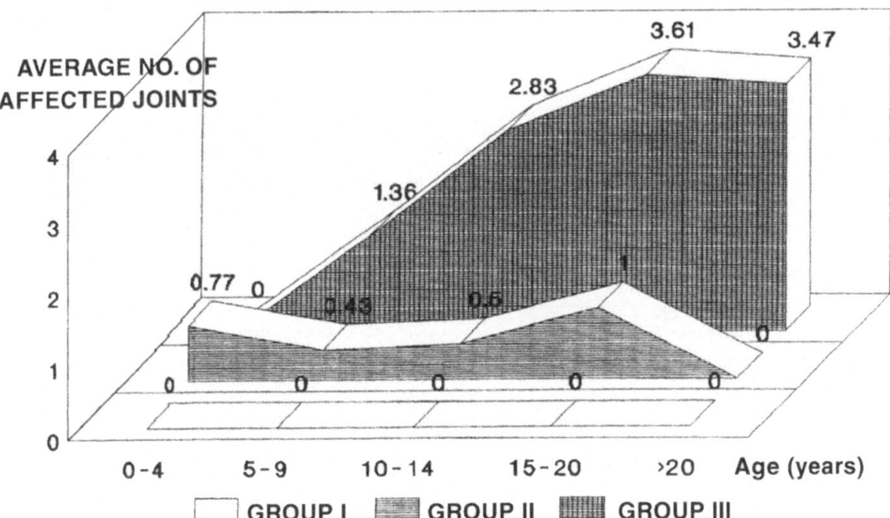

Fig. 7. Correlation between number of affected joints, age-group and treatment group. $p = 0.0068$ (highly significant)

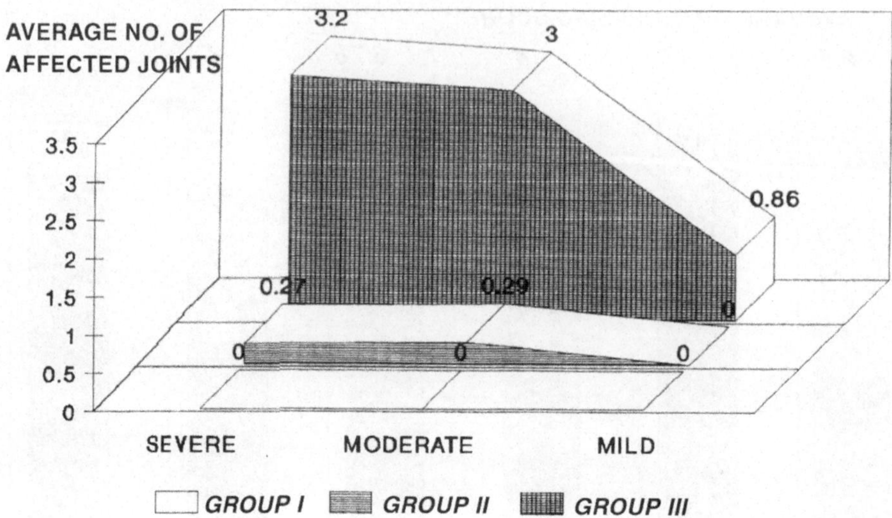

Fig. 8. Correlation between number of affected joints, severity of haemophilia and treatment type. $p = 0.0454$ (significant)

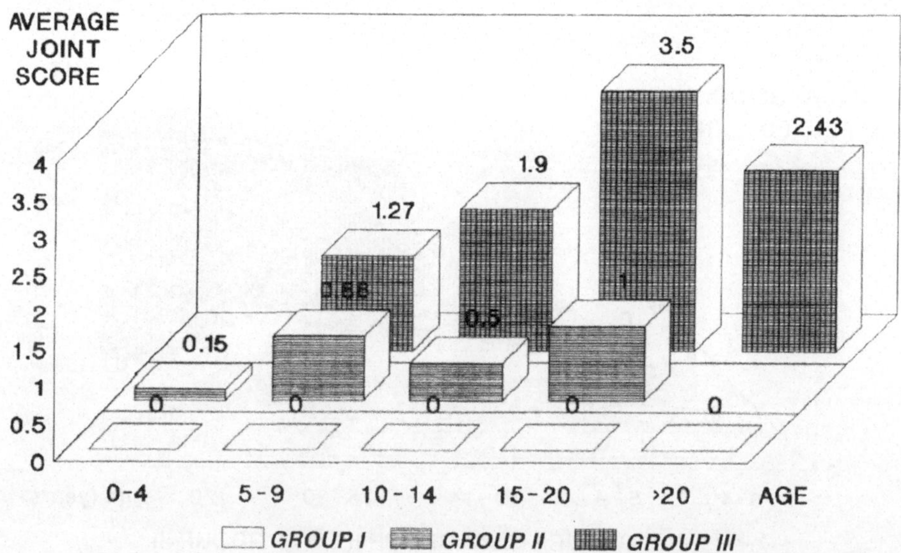

Fig. 9. Correlation of physical examination joint scores with age-group and treatment type. $p = 0.0178$ (significant)

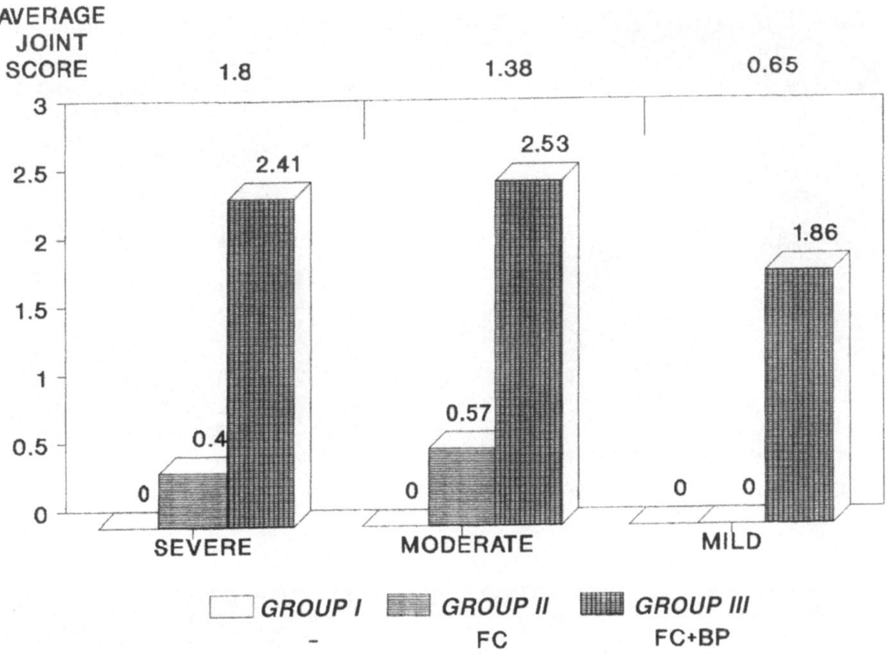

Fig. 10. Correlation of physical examination joint scores with severity and treatment type. $p = 0.0016$ (very significant). *FC*, factor concentrates; *BP*, blood products

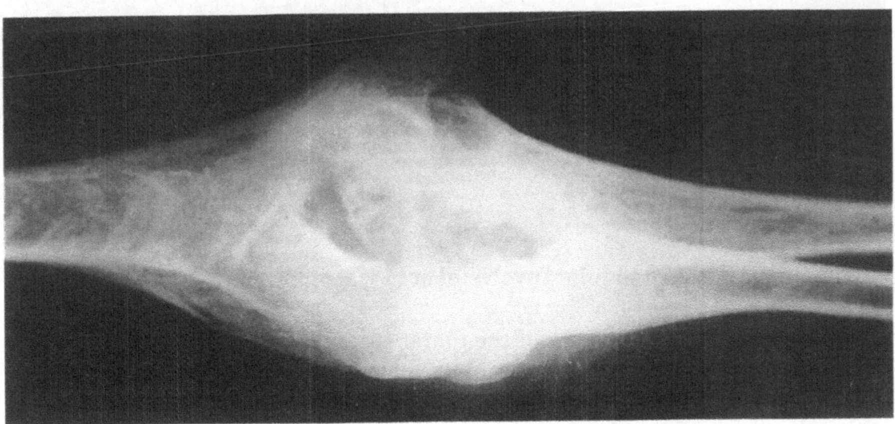

Fig. 11. Right elbow; radiographic score, 9

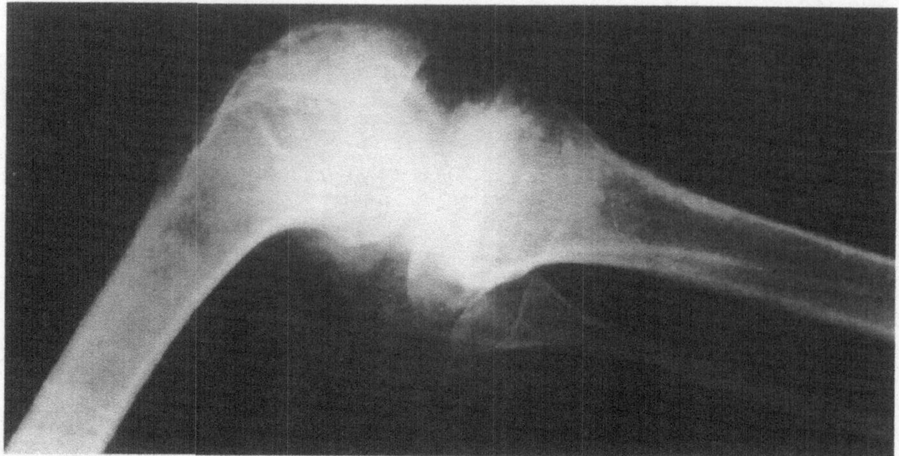

Fig. 12. Right knee; radiographic score, 12

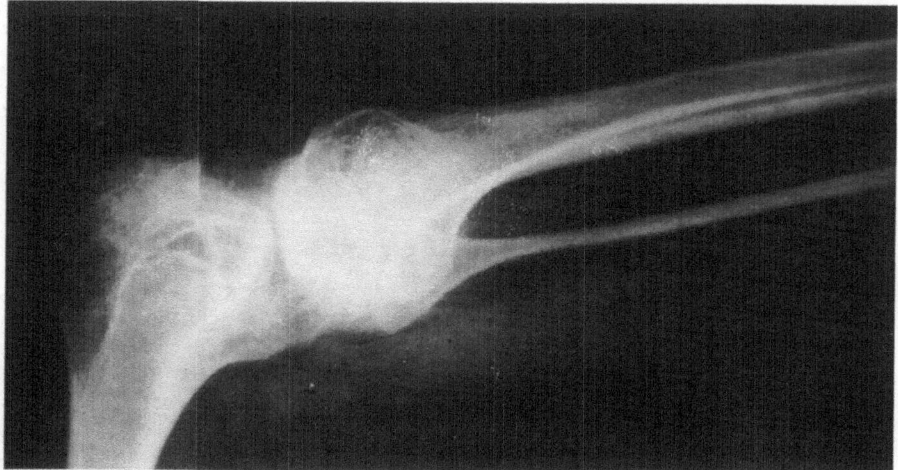

Fig. 13. Left knee; radiographic score, 12

Therapeutic Appraoch to Joint Involvement in Haemophiliacs

The primary objective in terms of the therapeutic approach to joint involvement in haemophilic patients is prevention; prophylaxis with high doses of factor concentrates, started as early as 1–2 years of age, before the joint becomes affected, so that the plasma factor level is maintained at at least 1%, has so far proved to be the only efficient method.

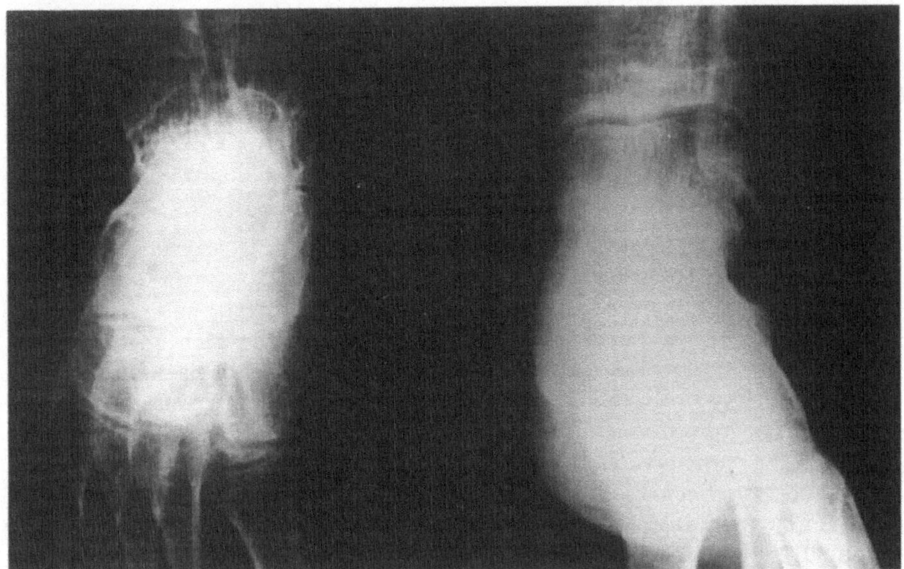

Fig. 14. *Left*, right ankle; radiographic score, 4. *Right*, left ankle; radiographic score, 12

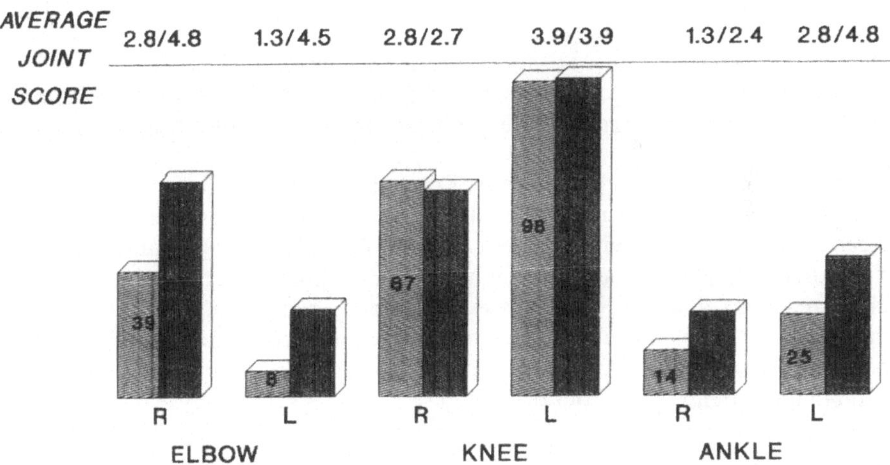

Fig. 15. Physical examination (*light bars*) and radiographic joint scores (*dark bars*) in haemophiliacs. *R*, right; *L*, left

Therapeutic possibilities in chronic arthropathy depend on the stage and severity of joint disability. If chronic synovitis is present, synovectomy by either open surgery or arthroscopic methods is indicated; confirmation of the synovial hypertrophy and its differentiation from continuous joint bleeding are best performed by magnetic resonance imaging. The advantages of synovectomy consist in the reduction in the frequency of haemarthrosis and the level of pain and in the improvement of the functional capacity of the joint. In more advanced disabilities, arthroplasty using biological synthetic material, excision and osteotomy can be performed by open surgery or arthroscopy. Arthrodesis and total joint replacement are last choices, reserved for advanced arthropathies with joint ankylosis and a difficult position, their goal being to achieve a "pseudophysiological" position in order to permit minimal activities.

Discussions and Conclusions

In the group of 92 haemophilic patients studied, in which there was an approximately uniform age distribution and severe forms of haemophilia were predominant (59.78%), the frequency of chronic arthropathy was considerable (60.87%). The most frequently affected joints were the knees and the right elbow; 78.57% of the patients with chronic arthropathy had more than one joint involved. The number of affected joints increased with age and correlated well with the severity of haemophilia; patients who received conventional replacement therapy (group III) had more joints involved and an approximately four times higher average number of affected joints because of the low plasma level achieved by this type of treatment.

Average physical examination joint scores determined in our haemophilic patients showed that the most severe joint disabilities implicated the knees (right knee, 4; left knee, 3.78) and the left elbow (3.9); the average joint score increased with age and was about three times higher in patients in group III.

Radiographic joint scores determined in haemophiliacs with severe chronic arthropathy seem to permit better joint evaluation than physical examination scores.

With regard to the high incidence of chronic arthropathy in our patients with haemophilia, it must be remembered that 64.13% of the patients studied only received blood products with low levels of factor VIII/IX up to 1992; our study clearly shows that patients in group II had a better joint status. From the point of view of doses regimens of factor concentrates received by our patients in "on demand" therapy, we are far from achieving the recommended prophylactic regimens; nevertheless we consider that an important step has been made in the treatment of hemophilic patients in our country, and the advantages are already evident.

Summary

Chronic arthropathy, the consequence of repeated joint bleeding, is one of the most frequent complications in haemophiliacs; its handicaping potential has a negative impact on the patient's life. Follow-up of patients with joint disabilities treated with different types of replacement therapy and with different regimes of factor concentrates revealed the possibility of limiting the progression of arthropathy and even of preventing it; this is of considerable important, as the possibilities of improving joints situation are limited once chronic arthropathy has occurred.

References

1. Rössler H (1980) Hemarthrosis in haemophilia. Proceedings of the 2nd Munich Symposium on biology of connetice tissue, pp 381–392
2. Hofmann P (1980) Joint preserving surgery in haemophilic arthropathy. Proceedings of the 2nd Munich Symposium on biology of connective tissue, pp 393–398
3. Luck JV jr, Kasper CK (1989) Surgical management of advanced haemophilic arthropathy: an overview of 20 years' experience. Clin Orthop 242:60–82
4. Butler-Manuel PA, Smith MA, Savidge GF (1990) Silastic interposition for haemophilic arthropathy of the elbow. J Bone Joint Surg 72B:472–474
5. Baunin C, Railhac JJ, Younex I et al. (1991) MR imaging in haemophilic arthropathy. Eur J Radio Rediatr 1(6):358–363
6. York JR (1991) Musculoskeletal disorders in the haemophiliacs. Baillieres Clin Rheumatol 5(2):197–220
7. Nilsson IM, Berntorp E, Löfqwist T et al. (1992) Twenty-five years experience of prophylactic treatment in severe haemophilia A and B. J Int Med 232:25–32
8. Gilbert MS (1993) Prophylaxis: musculoskeletal evaluation. Semin Hematol 30:3:2:3–6
9. Petterson H (1993) Radiographic scores and implications. Semin Hematol 30:3:2:7–11
10. Schramm W (1993) Experience with prophylaxis in Germany. Semin Hematol 30: 3:2:12–15
11. Petersson C (1993) Orthopedic joint evaluation in haemophilia. Prophylactic treatment of haemophilia A and B: current and future perspectives, pp 35–36
12. Nuss R, Kilcoyne RF, Graghty S, Wiedel J, Manco-Johnson M (1993) Utility of magnetic resonance imaging for management of haemophilic arthropathy in children. J Pediatr 123(3):388–392
13. Teigland JC, Tjonnjord GE, Evensen SA, Charania B (1994) Synovectomy for haemophilic arthropathy: 6–21 years of follow-up in 16 patients. J Intern Med 235(2):239–243
14. Rodriquez Merchan EC, Galindo E, Ladreda JM, Pardo JA (1994) Surgical synovectomy in haemophilic arthropathy of the knee. Int Orthop 18(1):38–41

Zur Quantifizierbarkeit der Freisetzungsreaktion im Vollblut

R. Knöfler, G. Weissbach, E. Kuhlisch

Die Messung der ATP-Freisetzung im Luziferin-Luziferase-System aus Zellen im Vollblut findet zunehmend Eingang in die klinische Diagnostik [3]. Zur Quantifizierbarkeit der Freisetzungsreaktion liegen bisher nur Untersuchungen über die Interaktion von ATP mit Plasmaeiweißen vor [1, 2]. In der vorliegenden Studie erfolgte die Prüfung des Einflusses der Erythrozyten- und Thrombozytenzahl auf die ATP-Freisetzung durch verschiedene Induktoren.

Material and Methodik

In 39 Vollblutproben gesunder Personen wurde mit dem Lumiaggregometer Typ 550 VS (Chronolog Corp., Havertown PA, USA) die durch Arachidonsäure (1,25 mmol/l Endkonzentration), ADP (30 µmol/l) und Kollagen (1,0 und 5,0 µg/ml) induzierte ATP-Freisetzung gemessen. Die Bestimmung der Freisetzung erfolgt im vom Hersteller empfohlenen Ansatz (450 µl Zitratblut/450 µl NaCl 0,9 %), welcher dem *Ausgangswert* entspricht und in 4 graduellen Verdünnungsstufen (400 – 250 µl Zitratblut und 500 – 650 µl NaCl 0,9 %). Der Peak der Freisetzungskurven wurde transformiert in Prozente des Ausgangswerts (RELATIVER Peak in %). Bei 26 Proben erfolgte für jede Verdünnungsstufe eine Messung des ATP-Standards, so daß die Peaks in ATP-Konzentrationen (ABSOLUTER Peak in nmol) umgerechnet werden konnten.

In einem 2. Teil des Experiments wurde in den (unverdünnten) Proben von 5 Patienten mit chemotherapiebedingter Panzytopenie die ADP-induzierte (30 µmol/l) ATP-Freisetzung bestimmt und mit der in den Proben von 5 gesunden Probanden verglichen.

Die multivariate Varianzanalyse diente der statistischen Analyse der Ergebnisse, wobei eine Irrtumswahrscheinlichkeit (p) unter 0,05 als signifikant bezeichnet wurde.

Ergebnisse

Relativer Peak

Unter allen Induktoren (Abb. 1 und 2) und mit dem ATP-Standard steigt der relative Peak mit zunehmender Verdünnung der Proben an. Dieser Anstieg wurde für

I. Scharrer/W. Schramm (Hrsg.)
26. Hämophilie-Symposion Hamburg 1995

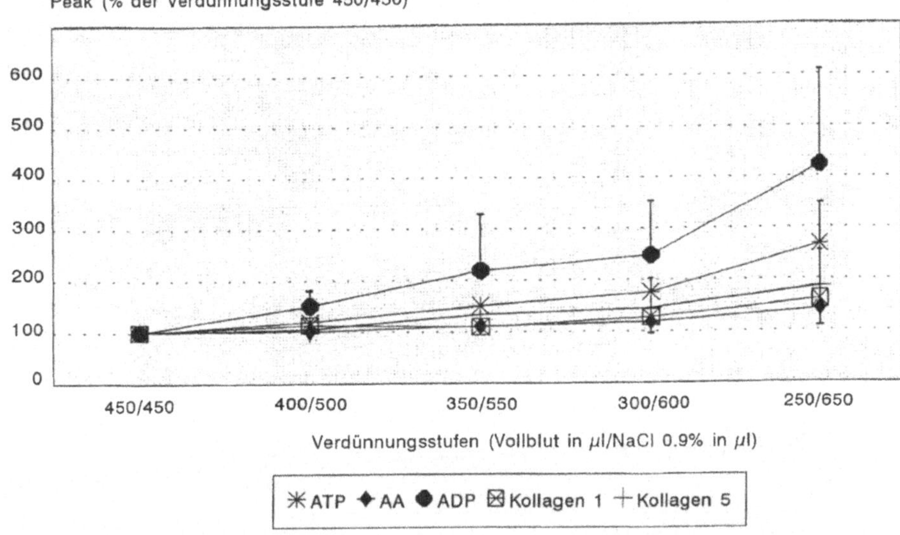

Abb. 1. Relativer Peak in Abhängigkeit von der Verdünnungsstufe für die 3 Induktoren sowie den ATP-Standard. Die Angaben erfolgten als Mittelwerte ± Standardabweichung. Ein Anstieg wird beim ATP-Standard und den Induktoren beobachtet, am ausgeprägtesten ist er unter ADP

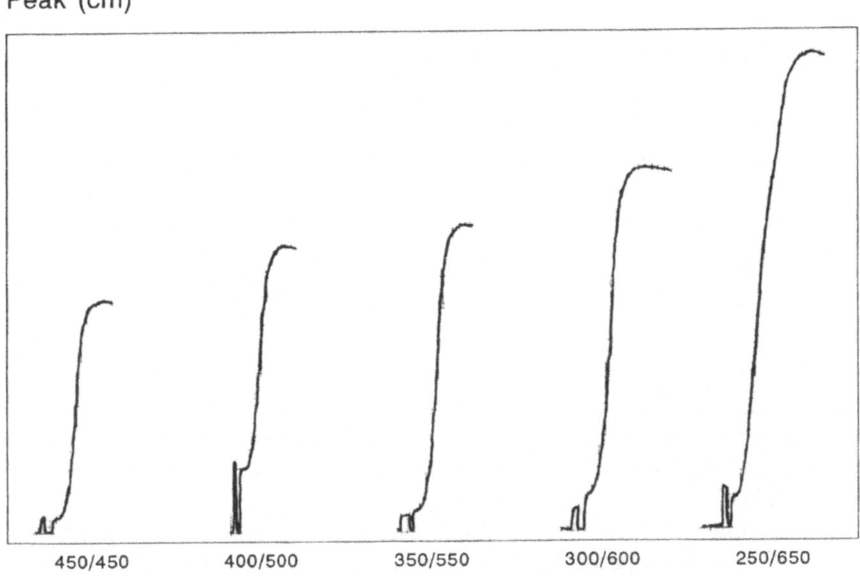

Abb. 2. Kollageninduzierte (5,0 µg/ml) ATP-Freisetzung in einer graduell verdünnten Vollblutprobe. Die Peakhöhe steigt mit zunehmender Verdünnung an. Die Verdünnungsreihe ist repräsentativ für 7 Proben

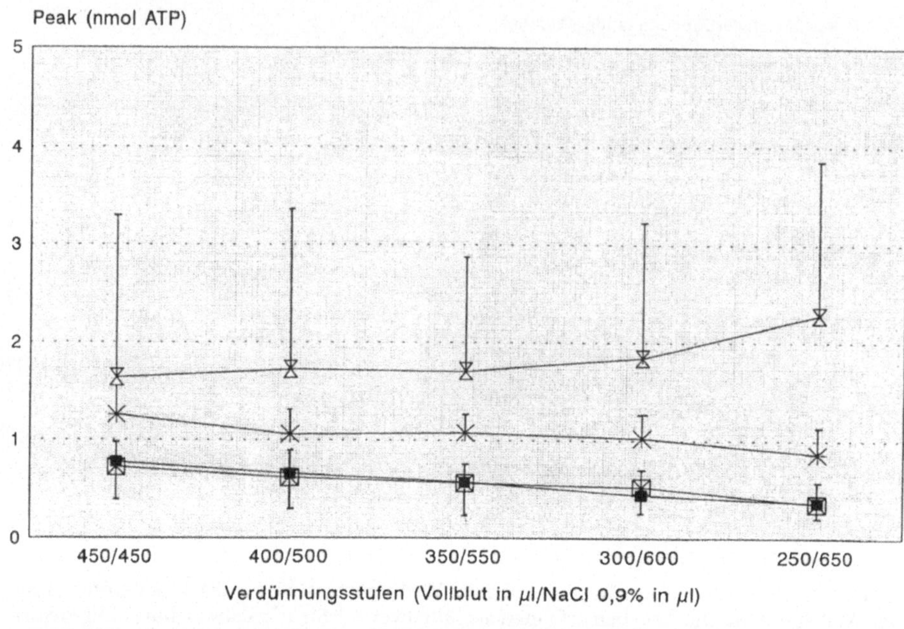

Abb. 3. Absoluter Peak in Abhängigkeit von der Verdünnungsstufe für die 3 Induktoren. Die Angaben erfolgten als Mittelwerte ± Standardabweichung

alle 3 Induktoren mit dem des ATP-Standards verglichen. Demnach liegt Kollagen mit dem ATP-Standard auf vergleichbarem Niveau. Für ADP fand sich ein signifikant ($p < 0{,}01$) höherer und für Arachidonsäure ein signifikant ($p < 0{,}05$) niedrigerer Anstieg.

Absoluter Peak

Wie in Abbildung 3 gezeigt, nimmt der absolute Peak mit steigender Verdünnung bei den Induktoren Kollagen (1,0 μg/ml) und Arachidonsäure ab ($p < 0{,}05$). Bei der Kollagenendkonzentration von 5,0 μg/ml ist dieser Abfall ebenfalls nachweisbar, aber nicht signifikant. Trotz steigender Verdünnung wird bei ADP kein Abfall der Kurven beobachtet.

Bei Patienten mit chemotherapiebedingter Panzytopenie wurden unter ADP im Vergleich zu Proben gesunder Probanden hohe Peaks bestimmt (Abb. 4). Bezogen auf die Absolutwerte der ATP-Freisetzung unterscheiden sich die beiden Gruppen nicht voneinander (Tabelle 1).

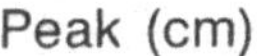

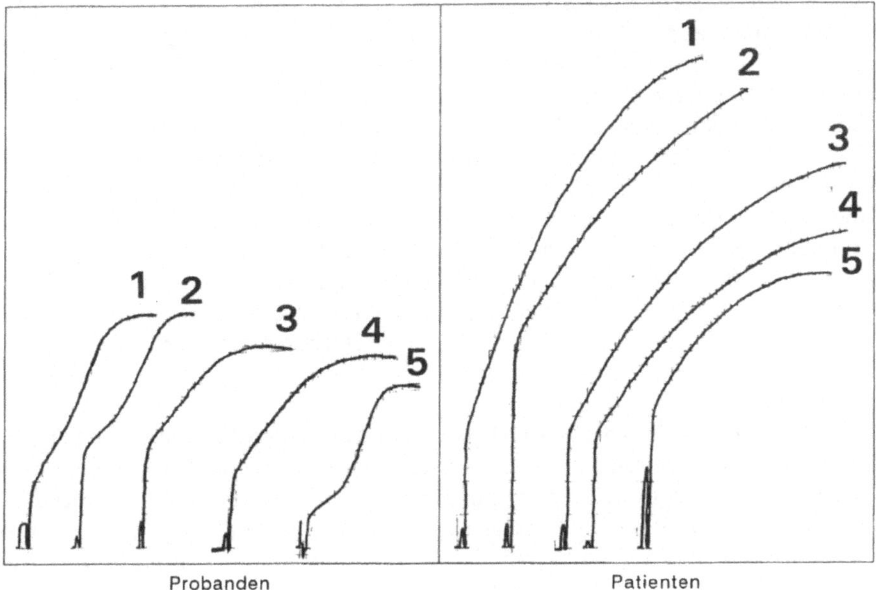

Abb. 4. ADP-induzierte (30 µmol/l) ATP-Freisetzung in Proben gesunder Probanden und chemotherapiebedingt panzytopenischer Patienten. Die Angaben der Absolutwerte erfolgte in Tabelle 1

Tabelle 1. Thrombozytenzahl und durch ADP (30 µmol/l) freigesetztes ATP in unverdünnten Proben gesunder Probanden und bei Patienten mit chemotherapiebedingter Panzytopenie (s. Abb. 1).

Probennummer	Probanden		Patienten	
	Thrombozyten [G/l]	ATP [nmol]	Thrombozyten [G/l]	ATP [nmol]
1	341	2,7	14	3,62
2	194	1,52	19	0,88
3	274	1,58	21	2,14
4	226	1,53	8	1,47
5	282	1,41	117	1,36
$\bar{x}$	263	1,75	36	1,89

Diskussion

Bei allen 3 Induktoren führte die Verdünnung der Vollblutproben und damit die Verminderung der Zellzahl zu einer Vergrößerung des Peaks der Freisetzungskurven. Dasselbe Phänomen ließ sich auch durch Zugabe einer konstanten Menge eines ATP-Standards zu verdünnten Proben auslösen, so daß ein lumineszenzoptischer Effekt wahrscheinlich ist. Dieser wurde schon in der niedrigsten Verdünnungsstufe beobachtet. Der lumineszenzoptische Effekt wirkt sich somit bereits bei vergleichsweise geringen Zellzahlveränderungen aus, wie z.B. bei einer leichten Anämie. Demzufolge sind quantitative Aussagen über die ATP-Freisetzung nur durch Transformation der Peaks in ATP-Konzentrationen unter Verwendung eines ATP-Standards möglich. Diese Standards sind jedoch instabil. Insbesondere nach dem Rekonstituieren bewirken Temperatur und Lichtexposition einen raschen Abfall der ATP-Konzentration im Reagenz [7]. Die Erstellung einer Standardkurve mit unterschiedlichen ATP-Konzentrationen wäre daher wünschenswert [6], wobei dies jedoch bei der notwendigen zügigen Probenverarbeitung zur Einhaltung der optimalen Zeitintervalle für die Thrombozytenaggregation [4] nur in Ausnahmefällen möglich sein wird. Wiederholte, d.h. mindestens eine 2malige Messung mit derselben ATP-Konzentration zur Mittelwertbestimmung sind dagegen empfehlenswert.

Die Berechnung der absoluten freigesetzten ATP-Menge ließ aufgrund der verminderten Thrombozytenzahl in den verdünnten Proben eine Verminderung erwarten. Dies bestätigte sich jedoch nur für die Induktoren Kollagen und Arachidonsäure. Unter ADP blieb die freigesetzte ATP-Menge trotz steigender Verdünnung konstant. Dies kann nur mit der Freisetzung von ATP aus Erythrozyten erklärt werden, wie mit anderen Versuchsansätzen bereits gezeigt wurde [5].

Die Praxisrelevanz beider Phänomene wurde anhand der Bestimmung der ADP-induzierten ATP-Freisetzung aus Proben mit chemotherapiebedingter Verminderung aller 3 Zellreihen demonstriert. Erwartungsgemäß wurden im Vergleich zu den Proben gesunder Probanden höhere Peaks (lumineszenzoptischer Effekt) bei einer absoluten ATP-Freisetzung auf gleichem Niveau (ATP aus Erythrozyten) registriert.

Schlußfolgerungen

Die Verwendung eines ATP-Standards, welcher in einer separaten Blutprobe jedes Probanden zu messen ist, erscheint unverzichtbar für die Quantifizierung der Freisetzungsreaktion im Vollblut. Wiederholte Messungen bzw. die Erstellung einer Standardkurve sind empfehlenswert.

ADP eignet sich aufgrund der ATP-Freisetzung auch aus Erythrozyten nicht als Induktor für quantitative Bestimmungen der Freisetzungsreaktion. Als bester Induktor erwies sich in der vorliegenden Analyse Kollagen in einer Endkonzentration von 1,0 μg/ml.

Literatur

1. Bauer M, Baumann J, Trommer WE (1992) ATP binding to bovine serum albumin. FEBS Letters 31:288–290

2. Higashi T, Isomota A, Tyuma I, Kakishita E, Uomoto M, Nagai K (1985) Quantitative and continuous analysis of ATP release from blood platelets with firefly luciferase luminescence. Thromb Haemostas 55:65–69
3. Ingerman-Wojenski CM, Silver MJ (1984) A quick method for screening platelet dysfunctions using the whole blood lumi-aggregometer. Thromb Haemostas 51:154–156
4. Knöfler R, Weissbach G (1994) Thrombozytenaggregation im Vollblut. Symposionsband des 24. Hämophiliesymposions Hamburg 1993. Springer, Berlin Heidelberg New York Tokyo 5:255–263
5. Knöfler R, Weissbach G (1995) Adenosine diphosphate (ADP) as physiological inducer of the adenosine triphosphate (ATP) release from thrombocytes and erythrocytes. Ann Hematol 70 [Suppl I]: A12
6. McCabe White M, Foust JT, Mauer AM, Robertson JT, Jennings LK (1992) Assessment of lumiaggregometry for research and clinical laboratories. Thromb Haemostas 67:572–577
7. Soslau G, Parker J (1992) The bioluminescent detection of platelet released ATP: Collagen-induced release and potential errors. Thromb Res 66:15–21

Therapy-Dependent Immunodeficiency in HIV-Negative Hemophiliacs

M. SERBAN, M. CUCURUZ, D. MEDREA, C. PETRESCU, D. LIGHEZAN, N. ROSIU, I. IACOB

Introduction

The outbreak of the AIDS epidemic in the early 1980s had drawn attention to the fact that factors other than the human immunodeficiency virus (HIV) itself might be involved in the induction of an immunosuppressed state, which is observed not only among HIV seropositive patients, but also in seronegative hemopilic patients [2, 5, 6, 8, 10, 12, 13]. The factor VIII concentrate itself has been found to exert the following immunosuppresive effects:

1. decreased CD4 count [7, 9, 11],
2. depressed response of T and B lymphocytes to mitogenic stimulation [6],
3. decreased interleukin 2 (IL 2) production [4], and [4] impaired monocyte/macrophage function [1].

This negative impact on the immune system of hemophiliacs is of particular concern because of the deleterious effect in the HIV-infected immunocompromised patients and also because of the higher risk cancer of revealed in long-term follow-up studies of hemophiliacs [3]. The nature of the negative influence of the therapy on a variety of immune parameters is still debated. The overload of noncoagulant alloantigenic proteins is considered to be the main cause; however, blood-borne viruses such as the hepatitis B and C viruses (HBV and HCV, repectively) should also be considered.

Aims

Despite the fact that the prevalence of HIV infection in hemophiliacs in our contry is significantly lower than in the countries of western Europe (1.5%), there are reasons to suppose that these patients are immunosuppressed: (seroconversion to protective levels of anti-hepatitis, B antibodies after hepatitis B vaccine occurs only in 68% of hemophiliacs, and there is a higher frequency of parasitosis.

I. Scharrer/W. Schramm (Hrsg.)
26. Hämophilie-Symposion Hamburg 1995

The aims of this study are:

- To control for some immunological parameter in HIV negative hemophiliacs
- To correlate the results with the therapeutic modalities and the serological markers of hepatitis B and C infections

Materials and Methods

Forty-two HIV negative haemophiliacs were included in the study. These patients were divided into two groups:

- group A: 12 patients were treated exclusively with factor VIII/IX concentrates of intermediate and high purity.
- group B: 30 patients were treated with both factor concentrates of intermediate and high purity and blood products (blood, cryoprecipitate, and plasma).

The total number of lymphocytes were estimated. CD3, CD4, CD8 and CD19 counts were performed and the CD4/CD8 ratio was determined by using a facscan (Beckton-Dickinson) and monoclonal antibodies. The gamma globulin protein fraction was evaluated by electrophoresis. The quantitative determination of IgA, IgG and IgM was carried out by radial immunodiffusion (Mancini). Dinitrochlorobenzene skin reaction tests were also performed.

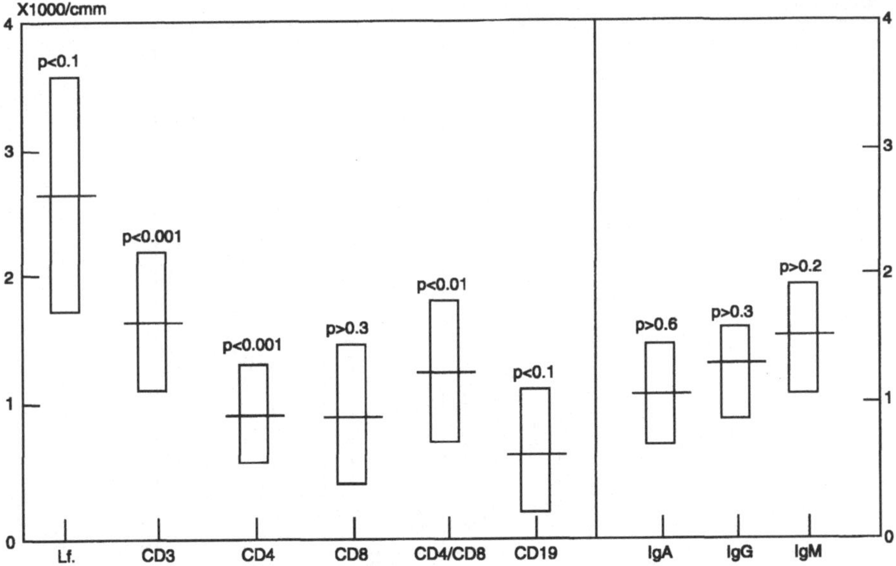

Fig. 1. Number of lymphocytes, CD count and immunoglobulin levels in HIV negative hemophiliacs

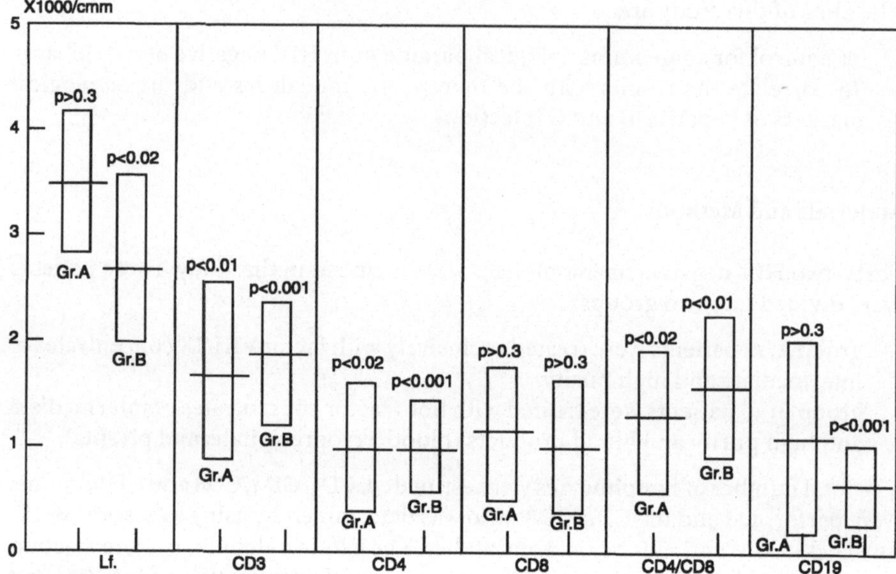

Fig. 2. Correlation between number of lymphocytes and CD count, and the treatment in HIV negative hemophiliacs

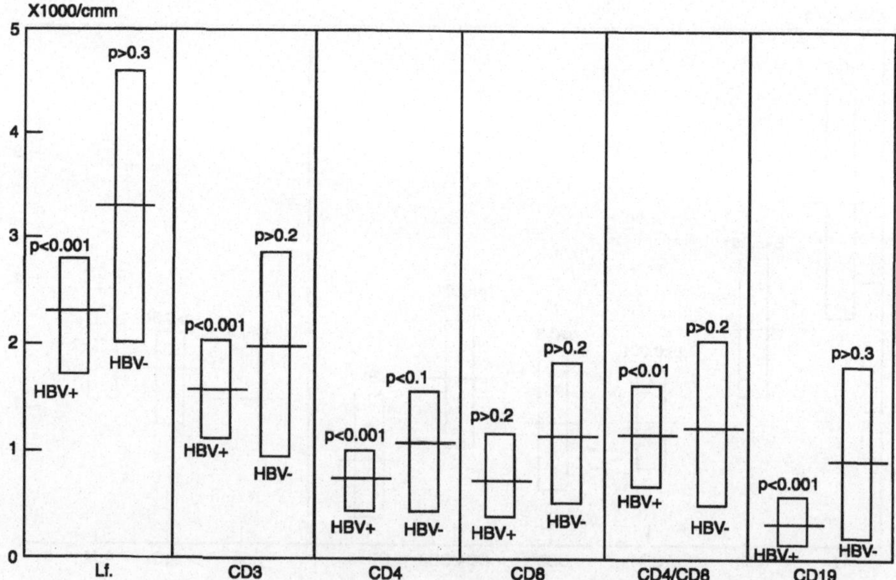

Fig. 3. Correlation between number of lymphocytes and CD count and hepatitis C virus markers in HIV negative hemophiliacs

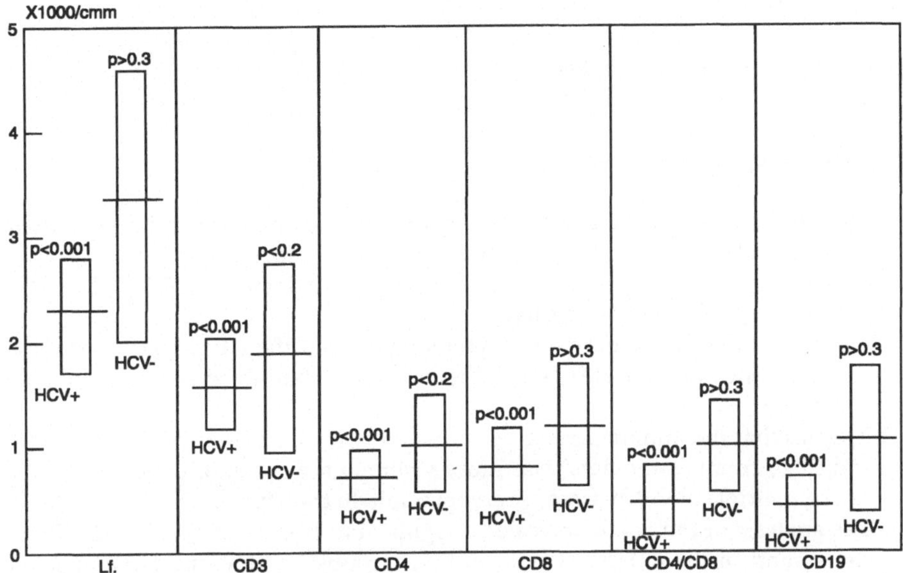

Fig. 4. Correlation between number of lymphocytes and CD count and hepatitis C virus markers in HIV negative hemophiliacs

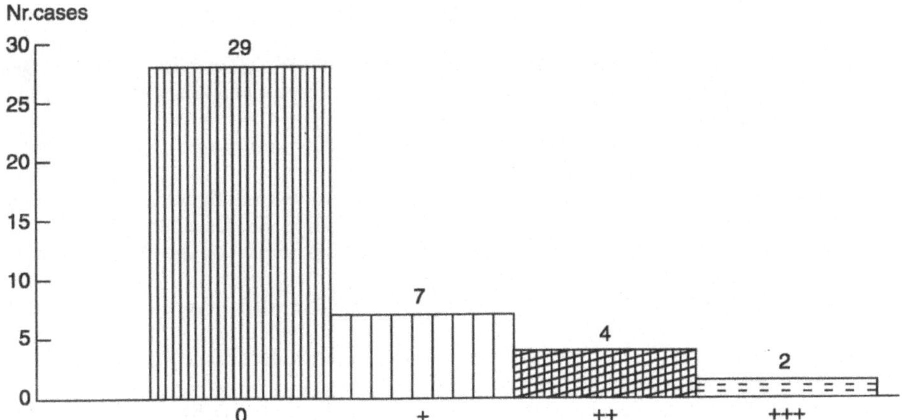

Fig. 5. Dinitrochlorobenzene skin reaction in HIV negative hemophiliacs. 0, no reaction; t, slight reaction; tt, strong reaction; +++ very strong reaction

Results

The results are presented in Figs. 1–5.

Discussion and Conclusions

1. The results confirm the negative impact of the treatment or of its associated pathological conditions on the immune system of hemophiliacs.
   - The CD3 ($p < 0.01$) and CD4 ($p < 0.001$) counts and the CD4/CD8 ratio ($p < 0.01$) were mainly affected.
   - The number of the peripheral lymphocytes and the CD19 count were less significantly depressed ($p > 0.1$); the immunoglobulines were within normal ranges.
2. It seems that the immunological suppression (CD3, CD4 count, CD4/CD8 ratio' and CD19 count ($p < 0.001$)) was more severe in the group of patients who received multiple blood, plasma, or cryoprecipitate transfusions.
3. The analysis of the results revealed a significant drop in CD3, CD4, and CD19 counts and in the CD4/CD8 ratio in both groups of HCV and HBV infected patients.
4. Taking into account that in 53.6% of the patients, HBV and HCV infections occurred, and that these infections occuried more frequently in group B patients (72.2%) than in group A (20%), it is impossible to specify the role of each of the presumed factors. It is necessary to extend and prolong the study in order to obtain more conclusive results.

References

1. Madhok R, Gracie A, Lowe GD et al. (1986) Impaired cell mediated immunity in haemophilia in the absence of infection with human immunodeficiency virus. Br Med J 293:978–980
2. Forwell M, Gray KG, MacSween RN et al. (1986) Immunosuppression following alloantigen antibody exposure: A role for lymphocyte Fc gamma-receptor blocking antibodies. J Clin Lab Immunol 19:53–57
3. Rosendaal FR, Varekamp I, Smit C et al. (1988) Mortality and causes of death in Dutch haemophiliacs, 1973–86. Br J Haematol 71:71–76
4. Madhok R, Gracie A, Smith J et al. (1990) Capacity to produce interleukin 2 is impaired in haemophilia in the absence and presence of HIV 1 infection. Br J Haematol 76:70–74
5. Aledort LM (1993) Replacement therapy for haemophilia: impact on the immune system. Semin Haematol 30 (5-4):1–2
6. Madhok R (1993) The treatment of haemophilia – double-edged sword. Semin Hematol 30 (5-4):2–7
7. Hilgartner MW (1993) Changes in CD4 count relative to product usage: Findings from the transfusional safety study. Semin Hematol 30 (4-5):7–10
8. Seremetis SV, Aledort LM, Bergman GE, Bona R, Bray G, Brettler D, Eyster ME; Kessler C, Lau T-S, Lusher J, Rickless F (1993) Three-year randomised study of high-purity or intermediate-purity factor VIII concentrate in symptom-free HIV-seropositive haemophiliacs: effects on immune status. Lancet 324:700–703

9. Seremetis SV (1993) Very high-purity versus intermediate purity factor VIII in human immunodeficiency virus-positive haemophiliacs: conclusions of a prospective three-years study. Semin Haematol 40(4):10–13
10. Varon D, Schulman S, Dardik R, Barzilai A, Bashari D, Martinowitz U (1994) High versus ultra-high purity factor VIII concentrate therapy: prospective evaluation of immunological and clinical parameters in HIV-seronegative and seropositive haemophiliacs 72(3):359–362
11. Sabin C, Pasi J, Phillips A, Elford J, Ianossy G, Lee C (1994) CD4+ counts before and after switching to monoclonal high-purity factor VIII concentrate in HIV-infected haemophilic patients. Thromb Haemost 72(2):214–217
12. Seremitis S (1995) Modern treatment of haemophilia: choice of products for the treatment of haemophilia A and B. Haemophilia 1(1):21–25
13. Brettier DB (1989) Proposed protocol for the evaluation of the effect of high-purity factor concentrates on the immune system of haemophilia patients. Thromb Haemost 62:811–812
14. Bloom AL (1991) The evolution and future of haemophilia therapy. Transfus Med 1:5–12

Antiphospholipidantikörper – kein häufiger Grund für die längere PTT im Kindesalter

S. Gallistl, W. Muntean, B. Leschnik

In einer früheren Arbeit haben wir gezeigt, daß bei etwa 50% der gesunden Kinder die partielle Thromboplastinzeit (PTT) über der 95. Perzentile der PTT-Werte von Erwachsenen liegt [4]. Diese Ergebnisse wurden sowohl mit einer Gerinnungsmethode als auch mit einem chromogenen Substrat erzielt; ein Hinweis darauf, daß die längere PTT bei gesunden Kindern unabhängig von der angewandten Methode gemessen wird. Diese Beobachtung wurde auch von anderer Seite bestätigt [6].

Die Ursachen für die längere PTT im Kindesalter im Vergleich zu Erwachsenen blieben aber weiterhin ungeklärt, obwohl gezeigt werden konnte, daß Konzentrationen von Einzelfaktoren oder deren Inhibitoren im Kindesalter niedriger sind als im Erwachsenenalter [1, 2, 5]. Bei dieser Untersuchung versuchten wir herauszufinden, ob die längere PTT im Kindesalter durch Erniedrigung von einzelnen Gerinnungsfaktoren, Antiphospholipidantikörpern oder Lupusantikoagulanzien verursacht sein könnte.

Patienten und Methodik

Die Gerinnungsparameter von 50 gesunden Kindern (Alter 1 bis 26 Jahre) wurden mit denen von 50 gesunden Erwachsenen (Alter 22 bis 55 Jahre) verglichen.

- Partielle Thromboplastinzeit (PTT): Pathrombtin (Behring) am Schnittger-Gross.
- Faktoren VIII, IX, XI, HMWK, PK: Einphasenmethode mit Mangelplasmen (Behring) und Pathrombtin.
- Antiphospholipidantikörper (APA): ELISA (Asserachrom APA, Stago).

Der Suchtest auf Lupusantikoagulans (LA) wurde mit dem Tissue-thromboplastin-inhibition-Test (TTI) durchgeführt.

Kontrollplasma oder Probandenplasma wurde mit 1:100 verdünntem Thromborel S (PT-Reagens, Behring) und Kalziumchlorid aktiviert. Verlängertes Probandenplasma wurde so lange mit Kontrollplasma vermischt, bis eine Normalisierung der Gerinnungszeit eintrat.

I. Scharrer/W. Schramm (Hrsg.)
26. Hämophilie-Symposion Hamburg 1995

Tabelle 1. PTT und Einzelfaktoren bei Erwachsenen und gesunden Kindern (Mittelwert und Standardabweichung). *PTT* partielle Thromboplastinzeit, VIII Faktor VIII etc. *HMWK* HMW-Kininogen, *PK* Plasmakallikrein

	PTT	VIII	IX	XI	XII	HMWK	PK
Erwachsene	35 (3,2)	152 (48)	116 (30)	108 (27)	121 (48)	105 (28)	107 (29)
Kinder	41 (4,3)	136 (52)	96 (30)	106 (25)	122 (35)	85 (18)	109 (31)

Ergebnisse

Die PTT-Werte der gesunden Kinder waren signifikant länger als die der Erwachsenen ($p = 0{,}0001$). In der Erwachsenengruppe bestätigten wir den Referenzbereich der Herstellerfirma (Tabelle 1).

Die Aktivität der Einzelfaktoren VIII, IX und HMWK war in der Kindergruppe signifikant niedriger als bei Erwachsenen ($p = 0{,}03$, $0{,}0005$, $0{,}0004$), ohne daß jedoch die Erniedrigung eines Einzelfaktors die längere PTT erklären konnte.

Bezüglich der Titerstufe der Normalisierung im TTI und der APA-Konzentration fanden wir keinen signifikanten Unterschied zwischen den beiden Gruppen.

Die Korrelation der Konzentration der erniedrigt gefundenen Faktoren VIII, IX und HMWK mit der PTT ergab keinen signifikanten Zusammenhang. Weiterhin fanden wir keinen Zusammenhang zwischen der Titerstufe der Normalisierung im TTI bzw. der APA-Konzentration und der Länge der PTT.

Mittels multipler linearer Regression konnten wir zeigen, daß die PTT am besten durch eine Gleichung beschrieben wurde, welche die Konzentration aller gemessenen Einzelfaktoren beinhaltete (Abb. 1).

$\text{PTT} = 50{,}5\ \text{s} - 0{,}032\ [\text{VIII}] - 0{,}033\ [\text{IX}] - 0{,}026\ [\text{XI}] + 0{,}005\ [\text{XII}] + 0{,}027\ [\text{PK}] - 0{,}053\ [\text{HMWK}]$.

Schlußfolgerungen

Obwohl Lupusantikoagulanzien und Antiphospholipidantikörper häufig transient im Kindesalter auftreten [3], sind sie keine Ursache für die längere PTT bei gesunden Kindern.

Auch die Erniedrigung von einem Einzelfaktor scheint nicht für die längere PTT verantwortlich zu sein.

Die Ursache für die längere PTT im Kindesalter ergibt sich vielmehr durch die Kombination von mehreren erniedrigten Einzelfaktoren.

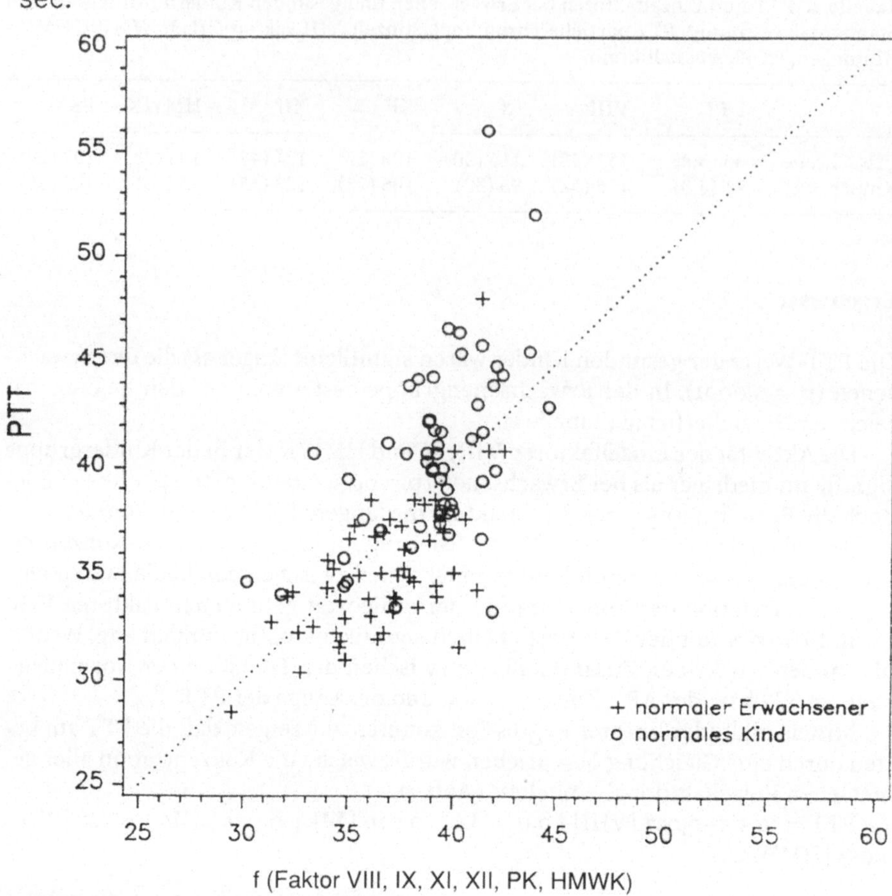

Abb. 1. Korrelation zwischen berechneter PTT (x-Achse) und tatsächlich gemessener PTT (Y-Achse)

Literatur

1. Andrew M, Paes B, Milner R, Johnston M, Mitchell L, Tollefsen DM, Powers P (1987) Development of the human coagulation system in the full-term infant. Blood 70:165–172
2. Andrew M, Vegh P, Johnston M, Bowker J, Ofosu F, Mitchell (1992) Maturation of the hemostatic system during childhood. Blood 80:1998–2005
3. Mingers AM, Sutor AH (1992) Lupusinhibitoren im Kindesalter. Hämostaseologie 12:101–106
4. Muntean W, Finding K, Leschnik B (1992) Partial thromboplastin times are longer in healthy children than in adults. Thromb Haemorrh Disorders 6:23–25
5. Nardi M, Karpatkin M (1986) Prothrombin and Protein C in early childhood: Normal adult levels are not achieved until the fourth year of life. J Pediatr 109:843
6. Wanner G, Woerd-de Lange J, Weiss L, Hegner N (1992) Partielle Thromboplastinzeit, Aktivitäten von Faktor VIII und IX bei klinisch unauffälligen Kindern im Vergleich mit gesunden Erwachsenen. Lab Med 16:43–47

Phospholipidinhibitor bei Hämophiliepatienten mit HIV- und HCV-Infektionen

W. Eberl, V. Aumann, C. Radeke, S. Schwarte

Im Rahmen hochdosierter F VIII-Substitutionen bei an Patienten mit Hämophilie A durchgeführten Operationen fällt gelegentlich auf, daß trotz adäquat angestiegener F VIII-Aktivität eine Normalisierung der PTT ausbleibt. Bark u. Orloff [2] spekulierten 1972 über einen substitutionsbedingten Inhibitor, der die PTT verlängert. Eine Verlängerung der PTT wäre bei Inhibitoren, welche gegen Gerinnungsfaktoren der Vorphase gerichtet sind, denkbar, jedoch auch bei Inhibitoren, die gegen gerinnungsaktive Phospholipide gerichtet sind. Solche Phospholipidinhibitoren oder Lupusantikoagulanzien sind bei Hämophilen und Nichthämophilen mit HIV-Infektion verschiedentlich beschrieben [3–5], eine Assoziation mit zerebralen Perfusionsstörungen wurde gezeigt [6], ein Zusammenhang zwischen Stadium des Immundefekts und Existenz des Inhibitoren nicht nachgewiesen [7]. Ein von uns beobachteter Patient ohne HIV-Infektion und der Zeitpunkt der Erstbeschreibung in den 70er Jahren läßt jedoch eine von der HIV-Infektion unabhängigen Ursache erwarten. Ziel unserer Untersuchungen war daher einerseits die Häufigkeit solcher Inhibitoren festzustellen, andererseits Zusammenhänge zum jeweiligen Infektionsstatus zu untersuchen.

Methoden

Wir untersuchten 20 Plasmen von Patienten mit Hämophilie A (< 2% n = 16, > 2% n = 4). Jeweils 7 Patienten haben eine nachgewiesene HCV-Infektion mit oder ohne zusätzliche HIV-Seropositivität. Sechs weitere Hämophile haben weder HIV noch HCV-Antikörper.

Nach Bestimmung der aktuellen F VIII-Aktivität wurde das Plasma in vitro auf 80–120% substituiert (rekombinantes F VIII-Präparat, Fa. Bayer). Die PTT wurde mit 2 Reagenzien unterschiedlicher Inhibitorsensitivität gemessen (1. Pathromtin, Behringwerke, kaolinaktiviert; 2. PTT-Reagenz, Boehringer, Ellag-Säure-haltig). Ein Plasmatauschversuch mit Plättchenneutralisationstest zum Nachweis eines Phospholipidinhibitors wurden durchgeführt. Dazu wurde ein frischer Plasmapool von 10 gesunden Männern hergestellt. Eine Hälfte wurde als plättchenfreies Plasma hergestellt und gepoolt. Die zweite Hälfte wurde als plättchenreiches Plasma gewonnen, eingefroren und wiederaufgetaut. Die Plasmen wurden so mit autologen Plättchenphospholipiden substituiert und ihrerseits gepoolt. Mischun-

I. Scharrer/W. Schramm (Hrsg.)
26. Hämophilie-Symposion Hamburg 1995

gen von Patientenplasma und beiden Pools im Verhältnis 1:1 wurden 2 h bei 37 °C inkubiert, eine PTT anschließend bestimmt.

Als positiv im Sinne eines Inhibitornachweises wurde eine PTT > 41 s gewertet (PTT im Pool 36 s). Der Inhibitor wurde als Phospholipidinhibitor qualifiziert, wenn im Mischversuch mit phospholipidsubstituiertem Plasma gleichzeitig eine PTT < 40 s gemessen wurde.

Ergebnisse

Sieben von 20 Plasmen zeigten eine pathologische PTT nach adäquater F VIII-Substitution auf Normalwerte. Abbildung 1 zeigt den Vergleich der Meßergebnisse mit beiden Reagenzien. Es wird deutlich, daß bei Messung mit einem inhibitorinsensiblen Reagenz nur eine der 7 Proben im pathologischen Bereich gemessen würde. 6 von 7 Patienten hatten einen pathologischen Plasmatauschversuch, im Neutralisationstest konnte die Zugabe von Phospholipiden hier jeweils die PTT normalisieren. Tabelle 1 zeigt das Vorkommen des Inhibitors in bezug auf den Infektionsstatus der Patienten.

2/7 der Hämophilen mit positivem HIV- und HCV-Antikörpernachweis hatten einen Phospholipidinhibitor, 4/7 der Patienten mit Hepatitis C ohne HIV-Infektion hatten einen positiven Inhibitortest. In der Gruppe der Patienten, die seronegativ für beide Infektionen waren, fand sich kein Hinweis auf das Vorliegen eines

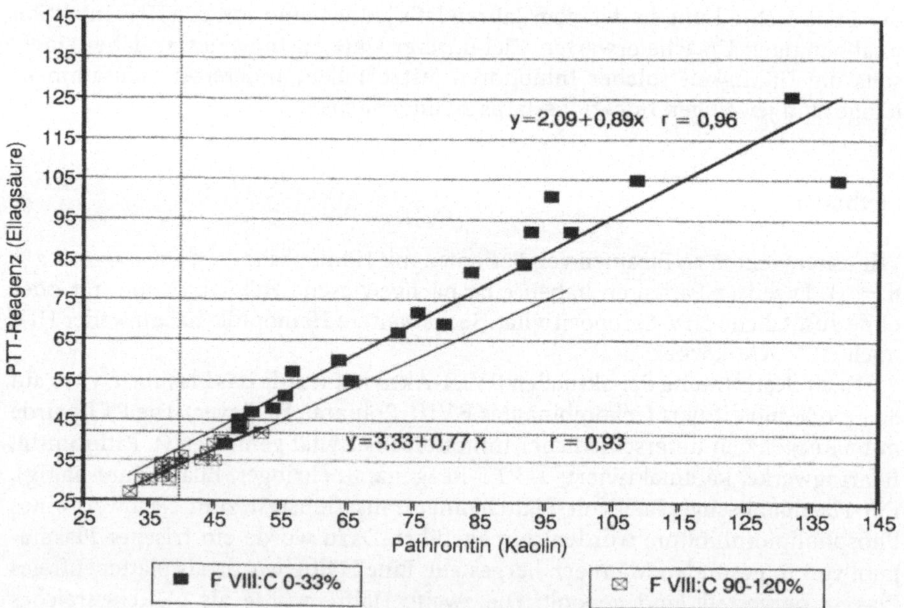

Abb. 1. PTT mit 2 unterschiedlichen inhibitorsensiblen Reagenzien vor und nach F VIII-Substitution

Tabelle 1. PTT-Verlängerung und Inhibitornachweis in Beziehungen zum Infektionsstatus von 20 Patienten mit Hämophilie A

Ergebnisse			Inhibitornachweis	
PTT	< 42	> 42		
AK-Status	13	7	negativ	positiv
HIV+/HCV+	5	2	5	2
HIV-/HCV+	3	4	3	4
HIV-/HCV-	5	1	6	0

Phospholipidinhibitors, wenngleich bei einem Kind die PTT nach adäquater Substitution mit 45 s verlängert blieb. Eine Ursache hierfür konnte nicht gefunden werden.

Diskussion

Als klinische Beobachtung ist das Phänomen der ausbleibenden Normalisierung der PTT bei hochdosierter F VIII-Substitution seit langem bekannt. Der naheliegende Schluß, daß die HIV-Infektion durch ihre Umwälzungen im Immunsystem eine Ausbildung von Phospholipidantikörpern auslöst, die dieses Phänomen begründen, kann durch die vorliegenden Daten nicht gestützt werden. Unsere Ergebnisse reproduzieren eher die Daten von Al-Saeed et al. [13], die eine Beziehung der Antiphospholipidantikörper zur Hepatitis C herstellen. Die von uns untersuchte kleine Zahl Hämophiler läßt sicherlich keinen Rückschluß auf die Gesamthäufigkeit zu, das Phänomen dürfte jedoch insgesamt nicht selten sein. Ein Zusammenhang zwischen dem Auftreten eines Inhibitors und dem verwendeten Präparat oder der verabreichten Jahresdosis läßt sich in der hier untersuchten kleinen Gruppe nicht herstellen. Durch das gewählte Vorgehen läßt sich eine Abgrenzung zu einem F VIII-Inhibitor rasch sichern.

Schlußfolgerung

Die ausbleibende Normalisierung der PTT trotz adäquater F VIII-Substitution hat zumindest bei einem Teil der Hämophilen einen Phospholipidinhibitor zur Ursache. Das in der Literatur beschriebene Vorkommen von Phospholipidinhibitoren bei Hämophilen ist sowohl mit HIV als auch mit HCV in Zusammenhang zu bringen.

Literatur

1. Al-Saeed A, Makris M, Malia RG, Preston FE, Greaves M (1994) The development of antiphospholipid antibodies in haemophilia is linked to infection with hepatitis C. Br J Haematol 88:845–848

2. Bark CJ, Orloff MJ (1972) The partial thromboplastin time and factor VIII therapy. Am J Clin Pathol 57:478
3. Cohen H, Mackie IJ, Anagnostopoulos N, Savage GF, Machin SJ (1989) Lupus anticoagulant, anticardiolipin antibodies, and human immunodeficiency virus in haemophilia. J Clin Pathol 42 6:629–633
4. Falco M, Sorrenti A, Priori R, Luan FL, Pittoni V, Agresti MG, Valesini G (1993) Anti-cardiolipin antibodies in HIV infection are true antiphospholipids not associated with antiphospholipid syndrome. Ann Ital Med Int 8 3:171–174
5. Clyne LP, Yen Y, Kriz NS, Breitenstein MG (1993) The lupus anticagulant. High incidence of ‚negative' mixing studies in a human immunodeficiency virus-positive population. Arch Pathol Lab Med 117 6:595–601
6. Panzer S, Stain C, Hartl H, Dudczak R, Lechner K (1989) Anticardiolipin antibodies are elevated in HIV-I infected haemophiliacs but do not predict for disease progression. Thromb Haemost 61:81–85
7. Rubbert A, Bock E, Schwab J, Marienhagen J, Nusslein H, Wolf F, Kalden JR (1994) Anticardiolipin antibodies in HIV infection: association with cerebral perfusion defects as detected by 99mTc-HMPAO SPECT. Clin Exp Immunol 98 3:361–368

Protein Z bei Kindern mit Blutungsereignissen unklarer Genese. Erste klinische Daten

B. Kemkes-Matthes, K. J. Matthes, A. H. Sutor

Protein Z ist ein in der Leber synthetisiertes, Vitamin-K-abhängiges Glykoprotein [1, 6]. Die mittlere Protein-Z-Plasmakonzentration beträgt beim Menschen 2900 µg/l, die Halbwertszeit knapp 2,5 Tage [5]. Hogg u. Stenflo [2, 7] beobachteten 1991, daß sich Thrombin in Anwesenheit von Protein Z in einer Ca^{++}-abhängigen Reaktion an Phospholipidoberflächen anlagert, jedoch nicht in Abwesenheit von Protein Z. Dieser Mechanismus könnte dazu beitragen, daß Thrombin durch Protein Z an der Stelle einer Endothelläsion gehalten wird und nicht in das Gefäßlumen abdiffundiert. Folglich wäre bei Patienten mit niedrigen Protein-Z-Werten eine Blutungsneigung zu erwarten. Bei Erwachsenen mit Blutungsneigung unklarer Genese konnten kürzlich in ca. 2/3 der Fälle Mangelzustände von Protein Z nachgewiesen werden [3]. Protein-Z-Verminderungen treten familiär gehäuft auf, über den Vererbungsmodus besteht jedoch noch Unklarheit [4]. Wir präsentieren hier die ersten Untersuchungen zum Protein-Z-Mangel bei Kindern mit Blutungsneigung unklarer Genese.

Patienten und Methode

Sieben Kinder, davon 4 Jungen und 3 Mädchen, im Alter zwischen 5 und 11 Jahren; das mittlere Alter betrug 8,5 ± 2,1 Jahre. Bei allen Kindern war eine plasmatisch oder thrombozytär bedingte Blutungsneigung sowie ein Willebrand-Jürgens-Syndrom ausgeschlossen, ebenso ein Vitamin-K-Mangel und eine Störung der Leberproteinsyntheseleistung. Keines der Kinder stand zum Untersuchungszeitpunkt unter Therapie mit oralen Antikoagulanzien oder aggregationshemmenden Medikamenten.

Die Messung der Protein-Z-Konzentration erfolgte mit einem ELISA-Test der Firma Diagnostika Stago, Frankreich.

Ergebnisse

Die Protein-Z-Werte der untersuchten Kinder lagen zwischen 780 und 2620 µg/l, im Mittel bei 1477 ± 645 µg/l (Abb. 1). Vier der Kinder hatten Protein-Z-Konzentrationen unter 50 % des Normwerts: 780, 820, 1160 und 1440 µg/l. Klinisch zeigten

I. Scharrer/W. Schramm (Hrsg.)
26. Hämophilie-Symposion Hamburg 1995

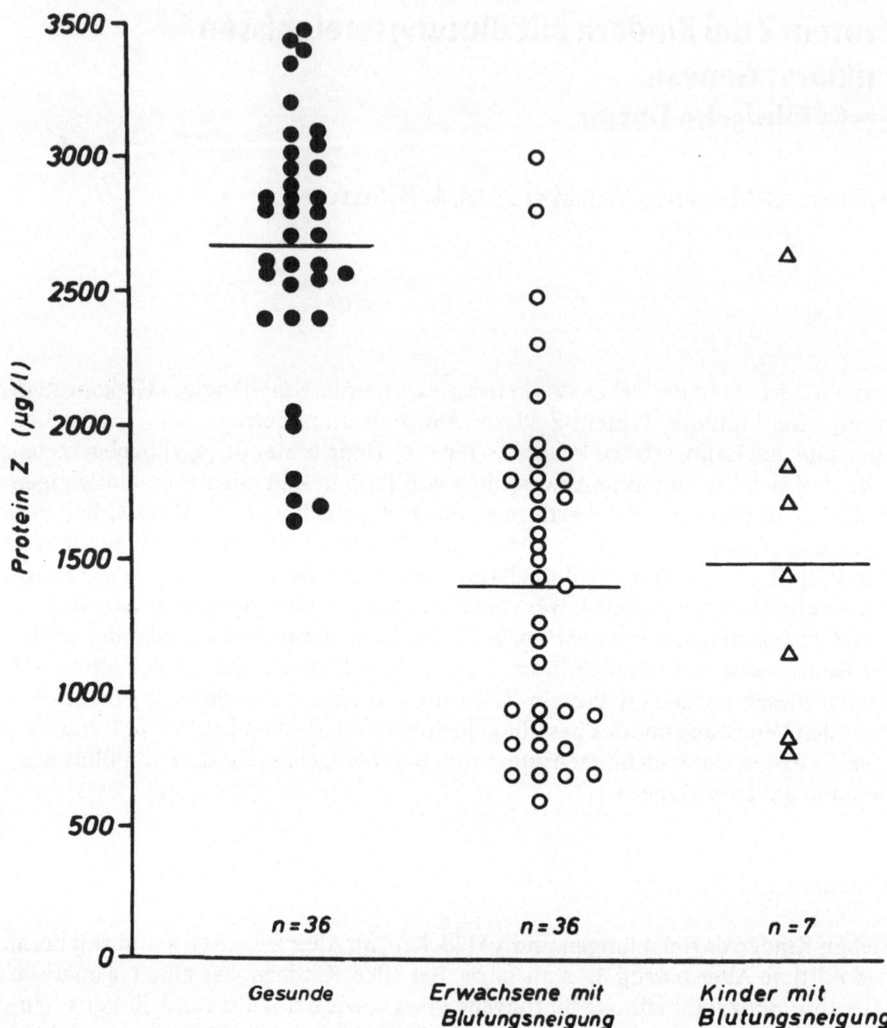

Abb. 1. Protein Z bei Gesunden, Erwachsenen und Kindern mit Blutungsneigung unklarer Genese

die Kinder eine Hämatomneigung – lediglich bei einem Kind war die Hämatomneigung nicht sicher zu verifizieren. Bei 2 Kindern war es zu Nachblutungen nach Tonsillektomie gekommen, 2 Kinder litten unter Epistaxis (Tabelle 1).

Schlußfolgerung

Protein-Z-Verminderungen werden – wie bereits bei Erwachsenen beschrieben – auch bei Kindern mit Blutungsneigung unklarer Genese gehäuft beobachtet. Der

Tabelle 1. Protein Z bei Kindern mit Blutungsneigung unklarer Genese

Name (m/w)	Alter (Jahre)	Protein Z (μg/l)	Klinik
MF w.	5	2620	Hämatome, Nachblutung nach TE (Valproat-Therapie)
SA m.	7	1700	Hämatome
IF m.	9	1160	Epistaxis, ? Hämatome
BK m.	11	1440	Hämatome, Nachblutung nach TE
BS m.	11	1840	Hämatome als Kleinkind
AS w.	8	780	Hämatome, Epistaxis
SK w.	9	820	Hämatome

Protein-Z-Mangel ist ein neuer Typ Blutungsneigung, der durch Routinegerinnungstest nicht diagnostiziert werden kann.

Literatur

1. Broze GJ, Miletich JP (1984) Human Protein Z. J Clin Invest 73:933–938
2. Hogg JH, Stenflo J (1991) Interaction of vitamin K-dependent protein Z with thrombin. Consequences for the amidolytic activity of thrombin and the interaction of thrombin with phospholipid vesicles. J Biol Chem 266:10953–10958
3. Kemkes-Matthes B, Matthes KJ (1995) Protein Z deficiency: a new cause of bleeding tendency. Thromb Res 79(1):49–55
4. Kemkes-Matthes B, Matzdorff A, Matthes KJ (1994) Blutungsneigung bei Protein Z Mangel. In: Scharrer I, Schramm W (Hrsg) 25. Hämophilie-Symposion, Hamburg 1994. Springer, Berlin Heidelbreg New York Tokyo, S 396–400
5. Miletich JP, Broze GJ jr. (1987) Human plasma protein Z antigen: range in normal subjects and effect of warfarin therapy. Blood 69:1580–1586
6. Prowse VC, Esnouf MP (1977) The isolation of a new warfarin-sensitive protein from bovine plasma. Biochem Soc Trans 5:255–256
7. Stenflo J, Hogg PJ (1991) Interaction of human protein Z with thrombin: Evaluation of the species difference in the interaction between bovine and human protein Z and thrombin. Biochem Biophys Res Comm 178:801–807

Extracorporal Plateletpheresis Induces Expression of Platelet Activation-Dependent Neoantigens

K. Gutensohn, J. Riggert, C. Beythien, N. Bartsch, P. Kühnl

Introduction

Extracorporal circulation of blood during hemodialysis and plasmapheresis has been found to influence blood coagulation, fibrinolysis and platelet function [1]. In blood transfusion departments, plateletpheresis represents an important routine procedure since platelet concentrates (PCs) are a source of platelets commonly used for transfusion purposes.

In our study, we investigated the kinetics and extent of platelet activation during continuous-flow centrifugation plateletpheresis, as well as the duration of platelet activation in donors after cytapheresis in a 4-day follow-up study. To examine platelet surface antigens, we used monoclonal antibodies against specific membrane glycoproteins in combination with flow cytometry, an appropriate technique for investigating antigenic determinants [2].

Materials and Methods

Plateletpheresis was performed as continuous-flow centrifugation cytapheresis (Spectra, COBE Corp., USA; AS 104, Fresenius Corp., FRG) in 22 healthy and drug-free volunteer donors (11 female, 11 male; the mean age was 29 years, ranging from 22 to 33 years). Acid citrate dextrose was used as anticoagulant. The mean duration of cytapheresis was 67 ± 8 min and the mean blood flow rate 54 ml/min.

Precytapheresis blood samples were obtained via a venous catheter (17 G). All other samples were drawn from a three-way faucet in the outlet line at 5, 10, 15, 30, and 60 min during apheresis. During the subsequent 4 days, samples were taken from antecubital veins using 17 G needles at 24-h intervals between 08 and 10 a.m.

The samples were immediately fixed and stabilized with glyoxal, paraformaldehyde and phosphate buffer. Aliquots were directly labeled with monoclonal antibodies against CD41a, CD62p, CD63, and CD42b, respectively (Immunotech, Hamburg, FRG). Flow cytometric analysis was performed using a FACScan cytometer (Becton Dickinson, Mountain View, USA).

10 000 signals were analyzed in a log forward angle light scatter and log 90° side scatter setting in order to quantitate the fluoescence of platelet bound monoclonal antibodies. After subtraction of the non-specific mouse IgG isotype control,

I. Scharrer/W. Schramm (Hrsg.)
26. Hämophilie-Symposion Hamburg 1995

platelet activation was expressed as mean channel fluorescence intensity (MCFI). For statistical analysis, SPSS software was used. Comparisons of the data were made using the Friedman test and student t-test for paired and unpaired data. A p value of 0.05 or less was considered to be statistically significant.

Results

During apheresis, the expression of the platelet activation-dependent markers, the α-granule membrane glycoprotein the CD62p (GMP-140) and the lysosomal granule glycoprotein CD63 (gp53), progressively increased in all donors ($p < 0.005$; Fig. 1). Remarkably, an initial peak of MCFI was detected within 15 min after the start of plateletpheresis.

A gradual decrease in CD41a (gpIIb/IIIa; Fig. 2; $p < 0.005$) and CD42b expression was observed. However, the overall change in expression of CD42b (gpIb) was not significant.

The follow-up investigation over a 4-day period revealed that platelets expressing CD62p and CD63 can be detected for up to 4 days in peripheral blood samples of donors (Fig. 3).

Discussion

Platelet activation is associated with various extracorporeal circulation systems [3]. This activation may be caused by different mechanisms and reflects an impairment of platelet function [4].

In our study, platelet activation was detected in all donors within minutes after the start of plateletpheresis, indicating the susceptibility of platelets. During the course of 60 min, the expression of activation-dependent antigens CD62p and

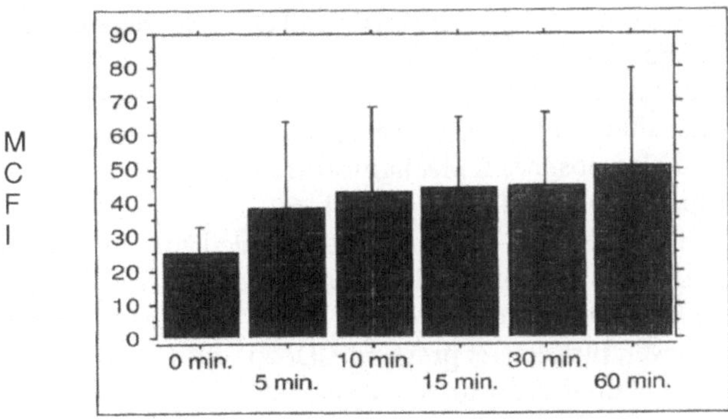

Fig. 1. MCFI expression of the platelet activation-dependent marker CD62p (GMP-140) during 60 min of plateletpheresis

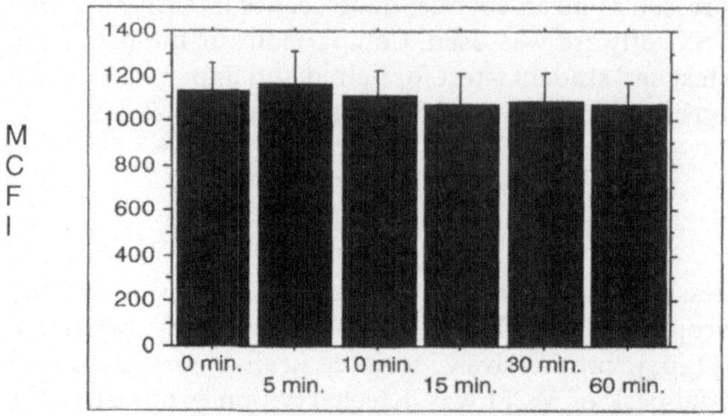

Fig. 2. Decrease in CD41a (gpIIb/IIIa) expression during 60 min of cytapheresis ($p < 0.005$)

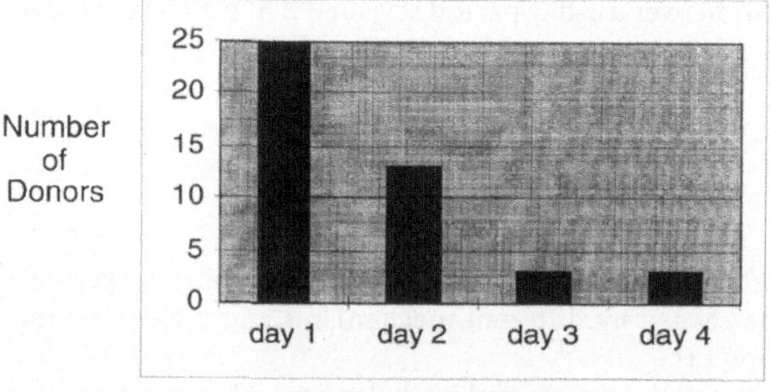

Fig. 3. The number of donors with activated platelets (CD63) in the circulation during 4 days after cytapheresis

CD63 progressively increased in all donors. These changes in cellular antigenic expression are probably due to shear forces and contact of blood with artificial surfaces [5]. In addition to changes in the expression of activation-dependent antigens, alterations in the expression of the structural antigens CD41a and CD42b were also observed. Mechanical trauma, surface adherence and other factors be responsible for this observation [6].

The follow-up investigation revealed that in most donors platelet activation returned to pre-apheresis baseline levels within 1 day. This may be due to a rapid sequestration of activated platelets in the spleen [7] or to cell-cell interactions [8]. However, platelets expressing CD62p and CD63 were detected in the peripheral blood of donors for up to 4 days.

Activated platelets are known to have a reduced survival in vivo [5]. To avoid collecting preactivated platelets, a sufficient time interval between subsequent apheresis procedures is mandatory. Flow cytometry may be used for inprocess quality control [9].

Conclusion

1. During extracorporal plateletpheresis, shear forces and contact with artificial surfaces induce platelet activation.
2. Platelet activation decreases in most donors within 1 day after apheresis but may also persist for up to 4 days.
3. The therapeutic efficacy of activated platelets is reduced. Therefore, a sufficient period of time should be allowed between repeated apheresis procedures to avoid collecting activated platelets.
4. Flow cytometry may be useful in improving PC quality with respect to donor selection, and in the in-process quality control of apheresis products.

References

1. Forbes CD (1981) Thrombosis and artificial surfaces. Clin Lab Haematol 10:653–668
2. Metzelaar MJ, Sixma JJ, Nieuwenhuis HK (1990) Detection of platelet activation using activation specific monoclonal antibodies. Blood Cells 16:85–96
3. Wun T, Paglieroni T, Sazama K, Holland P (1992) Detection of plasmapheresis – induced platelet activation using monoclonal antibodies. Transfusion 32:534–540
4. Rinder HM, Murphy M, Mitchell JG, Stocks J, Ault KA, Killmann RS (1991) Progressive platelet activation with storage: evidence for shortened survival of activated platelets after transfusion. Transfusion 31:409–414
5. Ikeda H, Tomono T, Sakai E, Endo N, Yokoyama S, Ogawa M, Shiraki H, Kameko S, Sekiguchi S (1990) An extensive study of donor plasmapheresis using a membane method by the special study group of the Japanese Red Cross Society. Prog Clin Biol Res 337:503–506
6. Kondo C, Tanaka K, Takagi K, Shimono T, Shinpo H, Yada I, Yusua H, Kusagawa M, Akamatsu N, Tanoue K (1993) Platelet dysfunction during cardiopulmonary bypass surgery. With special reference to platelet membrane glycoproteins. ASAIO J 39:550–553
7. Fincher JK (1992) Quantitative platelet disorders. In: Lotspeich-Steininger CA, Martin EA, Koepke JA (eds) Clinical hematology: principles, procedures, correlations. Lippincott, Philadelphia, pp 680–688
8. Rinder HM, Bonan JL, Rinder CS, Ault KA, Smith BR (1991) Activated and unactivated platelet adhesion to monocytes and neutrophils. Blood 78:1760–1769
9. Nieuwenhuis HK, van Oosterhout, Rozemuller E, van Iwaarden F, Sixma JJ (1987) Studies with a monoclonal antibody against activated platelets: evidence that a secreted 53000-molecular weight lyosome-like granule protein is exposed on the surface of activated platelets in the circulation. Blood 70:838–845

Konzept der krankengymnastischen Behandlung der hämophilen Arthropathie

W. Kalnins, H. Klein

Die Gelenkblutung und ihre Spätfolgen stellt für Patienten und Hämophiliebehandler trotz einer optimalisierten Substitutionsbehandlung immer noch ein Dauerproblem dar. Insbesondere bei Patienten mit einer schweren Hämophilie kommt es bereits ohne besonderes Trauma zu einer sog. Spontanblutung, insbesondere in Knie-, Sprung- und Ellenbogengelenken. Zwar konnte mit der Einführung der Substitutionsbehandlung in den 70er Jahren die Rate der Gelenkschädigungen reduziert werden, jedoch wiesen Kinder und Jugendliche und erst recht Erwachsene, welche zu diesem Zeitpunkt in die Behandlung eintraten, bereits eindeutige Gelenkschädigungen an mindestens 3 Gelenken auf. Weiter werden auch heute noch nicht alle Blutungen direkt als solche erkannt und entsprechend rechtzeitig und ausreichend lange behandelt. Somit kommt es auch heute leider immer noch zu chronischen, posthämorrhagischen Arthritiden mit Destruktion des Gelenkknorpels und daraus resultierenden Einschränkungen der Gelenkfunktion. Typisch hierfür sind Einschränkungen der Gehstrecke und der Belastungsfähigkeit, Beugekontrakturen in Hüft-, Knie- und Ellenbogengelenken sowie reaktive muskuläre Insuffizienzen, so daß Hämophile häufig bereits an ihrem typischen Bewegungsmuster erkennbar sind.

Zur Behebung bestehender Einschränkungen bzw. zur rechtzeitigen Vorbeugung in der Nachblutungsphase ist eine effektive krankengymnastische Behandlung indiziert.

Aufgrund der relativen Seltenheit und der damit verbundenen Unerfahrenheit der Therapeuten treten Unsicherheiten über Art und Intensität der Behandlung auf. Insbesondere wird häufig befürchtet, daß durch eine zu intensive Therapie neue Blutungsereignisse gesetzt werden könnten, so daß die Behandlungsintensität auf ein ineffektives Maß reduziert wird und so selbst bewährte Behandlungsmethoden, wie PNF (Krankengymnastik nach Kabat), EBL (funktionelle Bewegunslehre nach Klein-Vogelbach) sowie die manualtherapeutischen Therapien gar nicht oder nur in vermindertem Umgang angewendet werden.

In unserem Haus (orthopädische Abteilung der Eifelhöhen-Klinik, 53947 Nettersheim-Marmagen) werden Hämophile im Rahmen einer Rehabilitationsmaßnahme nach Operationen oder auch zur Verbesserung der allgemeinen Mobilität stationär behandelt.

Da mehrere unserer Physiotherapeuten eine Manualtherapie nach dem Maitland-Konzept durchführen und mit dieser Behandlungsmethode bei anderen ge-

I. Scharrer/W. Schramm (Hrsg.)
26. Hämophilie-Symposion Hamburg 1995

lenkgeschädigten Patienten ausgezeichnete Erfolge erzielten, entschlossen wir uns, dieses Behandlungskonzept auch bei unserem hämophilen Patienten probeweise anzuwenden, auch wenn diesem Behandlungskonzept der Ruf anlastet, „hart" zu sein.

Das *Maitland-Konzept* ist eine Form der *Manualtherapie*. Charakteristisch für das Maitland-Konzept sind:

- eine genaue Anamneseerhebung durch den Physiotherapeuten,
- eine dosierte Reproduktion der Symptome durch geeignete Provokationen,
- Bewegungstests sowie
- Mobilisationstechniken mit dosierten kleineren oder größeren Amplituden unterschiedlicher Frequenz.

Die passiven Bewegungen werden je nach Befund mit Traktion (Zug) oder Kompression (Druck) durchgeführt. Ziel der Therapie ist es, durch die passiven Bewegungen des Therapeuten das Gelenkspiel zu verbessern und das physiologische Rollgleiten wieder herzustellen. Hierdurch verbessert sich dann die Beweglichkeit des Gelenkes. Weiter tritt eine Schmerzreduktion ein.

Mit Aufmerksamkeit beobachteten wir die Behandlungsergebnisse bei unseren ersten hämophilen Patienten, da wir nicht sicher sein konnten, ob insbesondere die für dieses Konzept typische passive Kompression des Gelenkes ohne erneutes Blutungsereignis akzeptiert werden würde.

Die Behandlung der Patienten dauerte zwischen 3 bis 8 Wochen an und erfolgte täglich ein- bis 2mal. Alle Patienten wiesen eine schwere Form der Hämophilie A auf, aus diesem Grund erfolgte eine prophylaktische Substitutionsbehandlung. Hierbei lag die Dosierung zwischen 3000 IE täglich (postoperativ nach Polytrauma maximal sowie 3mal 1000 IE pro Woche minimal). Bei 2 Patienten wurde auf deren Wunsch die Prophylaxe während der Behandlung eingestellt. Auch in diesen Fällen traten keine Blutungen auf.

Behandelt wurden lediglich Gelenke, welche subjektive Beschwerden bereiteten und/oder deren Bewegungseinschränkungen als behindernd empfunden wurden.

Nicht behandelt wurden schmerzfreie, funktionelle Arthrodesen, denn „schlafende Hunde soll man nicht wecken".

Die Behandlungsergebnisse sind in Tabelle 1 dargestellt.

Zusammenfassend läßt sich sagen, daß bei unseren 15 Patienten insgesamt 44 Gelenke behandelt wurden. Es ergab sich hierbei

- eine verbesserte Gelenkbeweglichkeit in 42 von 44 Gelenken,
- eine Schmerzreduktion in 40 von 44 Gelenken,
- eine verlängerte Gehzeit in 12 Fällen bei vorheriger Einschränkung,
- eine verlängerte Stehzeit in 5 von 5 Fällen,
- sowie eine Reduzierung der analgetischen Medikation in 3 von 4 Fällen.

Es ist jedoch anzumerken, daß zwischen der Schmerzreduzierung und der verbesserten Gelenkbeweglichkeit in den Einzelfällen keine Korrelation bestehen muß, die anfänglich bestehenden Beugekontrakturen der Kniegelenke zwar gemindert, aber nur selten vollständig behoben werden konnten (nur 2 von 17 Fällen). Dage-

Tabelle 1. Behandlungsergebnisse. *re* rechts, *li* links

Patient	Gelenk		Bewegungsausmaß bei Beginn der Therapie	Bewegungsausmaß zum Ende der Therapie	Schmerzen bei Beginn der Therapie	Schmerzen zum Ende der Therapie	Veränderungen der Geh- bzw. Stehzeit
I	Knie re	E–F	0–30–70	0–15–90	⚡⚡⚡	⚡⚡⚡	Rollstuhl ⊏ 50 m Gehstrecke, ab 8. Woche nach Behandlung erneut im Rollstuhl
II	Hüfte re	E–F	0–15–100	0–5–110	⚡⚡	⚡	maximale Gehzeit verdoppelt von 15 min auf 30 min = 2 km
	Knie li	E–F	0–10–110	0–5–120	⚡	∅	
	OSG re	D–P	0–0–30	10–0–35	⚡⚡	⚡	
	OSG li	D–P	0–10–30	0–0–30	⚡	∅	
III	Hüfte li	E–F	0–10–100	0–0–110	⚡⚡	⚡	Stehen bereitet weniger ⚡
	Hüfte re	E–F	0–0–120	5–0–120	⚡	∅	maximale Gehzeit bereits vor Behandlung ⊏ 1 h
	Knie li	E–F	0–15–85	0–5–90	⚡⚡	∅	
	OSG li	D–P	0–15–40	0–5–40	⚡	∅	
IV	Schulter re	E–R	80–0–20	120–0–20	⚡⚡⚡	⚡	maximale Gehzeit von 15 min auf 40 min
		A–A	70–0–20	100–0–30			
	Ellenbogen re	E–F	0–35–70	0–30–90	⚡	∅	
	Knie li	E–F	0–10–110	0–5–115	⚡	∅	
	OSG re	D–P	0–20–40	0–10–40	⚡⚡	⚡	
V	Schulter li	A–A	80–0–20	120–0–30	⚡⚡⚡	⚡	maximale Gehzeit unverändert bei 20 min
	Ellenbogen re	E–F	0–30–70	0–90–90	⚡	∅	
	Hüfte re	E–F	0–10–90	0–0–110	⚡⚡	⚡⚡	
	Knie re	E–F	0–15–90	0–10–100	⚡⚡	⚡	
VI	Ellenbogen li	S–P	60–0–80	80–0–80	⚡	∅	maximale Gehzeit von 30 min auf über 1 Std
		E–F	0–35–90	0–20–100			
	Knie re	E–F	0–15–100	0–10–100	⚡⚡	⚡	
	OSG re	D–P	0–0–30	5–0–40	⚡⚡	∅	

VII	Ellenbogen re	E–F	0–40–80	0–35–90	ϟ	∅	maximale Gehzeit von 40 min auf über 1 h
		S–P	20–0–80	20–0–80			maximale Stehzeit von 20 min auf über
	Knie li	E–F	0–10–100	0–0–100	ϟ ϟ	ϟ	30 min
	Knie re	E–F	0–10–110	0–5–110	ϟ ϟ	∅	
VIII	Knie re	E–F	0–15–90	0–5–90	ϟ ϟ	ϟ	Gehzeit über 1 h bereits vor Behandlung
	OSG li	D–P	0–0–35	10–0–40	ϟ ϟ	ϟ	Stehen nach Behandlung schmerzfrei
IX	Knie re	E–F	0–20–105	0–10–100	ϟ ϟ	ϟ	maximale Gehzeit von 1 1/2 h
	OSG li	D–P	0–0–20	10–0–30	ϟ ϟ	∅	auf 4 h
X	Knie re	E–F	0–20–110	0–10–110	ϟ ϟ	ϟ	
	Knie li	E–F	0–15–100	0–10–110	ϟ	∅	maximale Gehzeit von 1 h–1 1/2 h
	Ellenbogen re	E–F	0–40–80	0–45–80	ϟ	ϟ	
	Ellenbogen re	S–P	0–0–60	0–0–60	ϟ	∅	maximale Stehzeit von 30 min–2 h
	OSG re	D–P	0–0–20	5–0–30	ϟ	∅	
XI	Knie re	E–F	0–10–90	0–5–90	ϟ	∅	maximale Gehzeit 1 h–2 h
	OSG re	D–P	0–15–25	0–10–30	ϟ ϟ	ϟ	maximale Stehzeit 30 min–1 h
	OSG li	D–P	0–15–20	0–10–20	ϟ ϟ	ϟ	
XII	Knie li	E–F	0–15–80	0–10–90	ϟ ϟ	ϟ	
	OSG li	D–P	0–20–30	0–10–30	ϟ ϟ	∅	maximale Gehzeit 30 min–2 h
	Hüfte li	E–F	0–10–90	5–0–100	ϟ	ϟ	
XIII	Knie re	E–F	0–10–100	0–10–100	ϟ ϟ ϟ	ϟ	
	Hüfte li	E–F	0–0–100	0–0–110	ϟ	∅	maximale Gehzeit 15 min–45 min
	OSG re	D–P	0–10–20	0–5–30	ϟ ϟ	ϟ	
XIV	Knie re	E–F	0–5–110	0–0–110	ϟ	∅	
	Schulter re	E–R	70–0–20	100–0–30	ϟ ϟ	∅	maximale Gehzeit unbegrenzt
	Schulter li	E–R	60–0–20	140–0–20	ϟ ϟ	ϟ ϟ	
XV	Knie li	E–F	0–30–110	0–15–110	ϟ ϟ	ϟ	maximale Gehzeit 30 min–1 h

gen war bei den Hüftgelenken in 4 von 6 Fällen eine Normalisierung der Hüftstreckung möglich. Weiter zeigte sich, daß bei den Ellbogengelenken insbesondere die Einschränkung der Supination und Pronation nur in geringfügigem Maß beeinflußt werden konnte. Eine Nachfrage bei unseren Patienten ergab, daß subjektiv die durch die Behandlung erzielte Beschwerdelinderung zwischen 3 Wochen (minimal) und 14 Monaten (maximal), sowie durchschnittlich 4 Monate anhielt. (Es ist jedoch kritisch anzumerken, daß lediglich 8 unserer 15 Patienten eine entsprechende Nachfrage beantworteten).

Fazit

Es gibt nach unseren bisherigen Erkenntnissen keine Gründe, welche gegen eine manualtherapeutische Behandlung, insbesondere nach dem Maitland-Konzept, bei der hämophilen Arthropathie sprechen. Auch die therapeutische Kompression kann bei dieser Patientengruppe eingesetzt werden, ohne daß Blutungskomplikationen auftreten und somit zur Verbesserung der Gelenkbeweglichkeit, Erhöhung der Belastbarkeit und Schmerzreduktion beitragen.

Die bei uns gewonnenen klinischen Erfahrungen in der Behandlung Hämophiler beinhalten unterschiedliche therapeutische Ansätze, abhängig von der morphologischen Schädigung des Gelenkes.

Während einer *akuten Gelenkblutung* mit den klinischen Zeichen (Schwellung, Erwärmung, eingeschränkte Beweglichkeit und Schmerzen) ist neben der Substitutionsbehandlung eine relative Ruhigstellung (kurzfristige Benutzung von Unterarmgehstützen) sowie Kühlung (Eisbehandlung) erforderlich. Eine krankengymnastische Behandlung ist in der akuten Blutungsphase nicht erforderlich, allenfalls isometrische Anspannungsübungen durch den Patienten sind sinnvoll.

In der *Nachblutungsphase* (36 h nach dem Blutungsereignis) sind neben der ggf. erforderlichen Substitutionsbehandlung eine Kühlung (Eis, kalte Enelbinpackungen, Kytta-Plasma oder auch Quarkpackungen) sinnvoll. Die Beweglichkeit des Gelenkes, insbesondere das Gelenkspiel, sollte durch den behandelnden Arzt oder Physiotherapeuten überprüft werden. Sinnvoll ist jetzt eine muskuläre Kräftigung, damit eine ausreichende muskuläre Führung des Gelenkes gegeben ist.

In der Phase *chronischen Synovitis*, welche klinisch durch eine leichte Erwärmung des Gelenkes, eine derbe Gelenkkapsel sowie eine Muskelatrophie (beim Kniegelenk insbesondere beider Vasti) mit beginnender Instabilität des Gelenkes, jedoch bei fehlenden Schmerzen und noch vorhandener Funktion gekennzeichnet ist, sollte zwingend eine krankengymnastische Behandlung erfolgen. Hier sollten neben Übungen zur Verbesserung der Koordinationsfähigkeit (Trampolin, Therapiekreisel) muskelkräftigende, stabilitätsfördernde Übungen erfolgen.

In der Phase der *chronifizierten Hämarthropathie*, welche klinisch durch chronische Schmerzen, Bewegungs- und Funktionseinschränkungen erkennbar ist, sollte die physiotherapeutische Behandlung das Ziel haben, die Schmerzen zu reduzieren, die Gelenkfunktion zu verbessern sowie eine muskuläre Stabilisierung herbeizuführen. Hier bietet sich insbesondere die Manualtherapie sowie PNF an.

PAI-1 und t-PA bei Patienten mit Thrombozytosen im Rahmen von chronischen myeloproliferativen Erkrankungen

M. Schiemann, M. von Depka Prondzinski, H. Stoll, I. Scharrer

Bei Patienten mit Thrombozytosen infolge von chronischen myeloproliferativen Erkrankung (CMPE), insbesondere bei Patienten mit essentieller Thrombozythämie (ETZ), Osteomyelofibrose (OMF) und Polycythaemia rubra vera (PRV), stellen hämorrhagische und thromboembolische Episoden typische Manifestationen dar, ohne daß gesagt werden kann, ob und welche Komplikationen sich im Einzelfall einstellen [8, 9, 15, 22, 23, 27, 28].

Erhöhungen der PAI-1-Aktivität sind häufig mit thromboembolischen Ereignissen verknüpft [11, 19, 25]. Es gibt auch Hinweise auf eine Korrelation zwischen verminderter PAI-1-Aktivität und Blutungsneigung [21, 26].

Es wurde berichtet, daß PAI-1-Aktivität und Antigen sowie t-PA-Aktivität und Antigen in Plasma und Thrombozyten bei Patienten mit einer myeloproliferativen Erkrankung verändert sind [1–4, 6, 7, 14, 20]. Bislang ist unklar, inwieweit t-PA und PAI-1 bei Patienten mit Thrombozytosen im Rahmen einer CMPE zuverlässige Risikomarker für das Auftreten von hämorrhagischen bzw. thromboembolischen Episoden darstellen.

Daher wurde in dieser Arbeit das Verhalten von PAI-1 und t-PA bei Patienten mit Thrombozytosen bei CMPE untersucht und deren Zusammenhänge zu Klinik sowie Grunderkrankungen geprüft.

Als Kontrolle dienten Personen, die bzgl. Alter, Geschlechtsverteilung und Body-mass-Index (BMI) vergleichbar waren [10, 16–18].

Patienten und Kontrolle

33 Patienten mit Thrombozytenzahlen > 400/nl wurden in die Studie aufgenommen. Bei 21 (64%) Patienten lag eine essentielle Thrombozythämie (ETZ) vor, bei 8 (24%) eine Osteomyelofibrose (OMF) und bei 4 (12%) eine Polycythaemia rubra vera (PRV). 30 Normalpersonen dienten als Kontrollgruppe (Tabelle 1, 2).

Methodik

Citratblut wurde unter Ruhebedingungen abgenommen und für eine Stunde auf Eis gekühlt. Die Thrombozyten wurden im EDTA-Blut mit einem Coulter counter

I. Scharrer/W. Schramm (Hrsg.)
26. Hämophilie-Symposion Hamburg 1995

Tabelle 1. Klinische Daten

	Patienten (n = 33)		Kontrollen (n = 30)	
Geschlecht	Männer (n = 9)	Frauen (n = 24)	Männer (n = 9)	Frauen (n = 21)
Alter[a] in Jahren	61 (38–73)	60 (26–80)	59 (47–83)	57 (26–74)
Body-mass-Index[a]	25 (20–29)	24 (17–33)	25 (24–31)	22 (19–29)
Thrombozytenzahl[a]/nl	601 (469–1119)	660 (425–972)	252 (190–335)	251 (126–363)

[a] Median (Range).

Tabelle 2. Diagnose und Therapie

		Interferon α_{2b}	Hydroxyurea	Busulfan	ASS (mono)	Keine
ETZ	(n = 21)	8[a]	3[b]	0	7	3
OMF	(n = 8)	0	1[b]	1	4	2
PRV	(n = 4)	0	1[b]	1[b]	1	1
		7	5	2	12	7

[a] vier bzw.
[b] je ein Patient(en) in Kombination mit ASS.

(S-Plus IV) gezählt. Plättchenreiches Plasma (PRP) wurde durch Zentrifugation von Citratblut über 1,5 min bei 1800 U/min und + 4 °C gewonnen. Plättchenarmes Plasma (PPP) wurde durch Zentrifugation von Citratblut über 35 min bei 4000 U/min und + 4°C gewonnen. Zur Gewinnung von gewaschenen Thrombozyten wurde PRP 3mal 30 min lang bei 4000 U/min und + 4 °C zentrifugiert. Nach jeder Zentrifugation wurde der Thrombozytenextrakt mit ACD-Spüllösung in Suspension gebracht. Tritonlysat wurde gewonnen durch Zentrifugation gewaschener Thrombozyten über 15 min bei 4000 U/min und + 4 °C und Zugabe von 0,5 % Triton X-100. Alle Proben wurden anschließend bei – 70 °C eingefroren.

PAI-1-Antigen (Ag) wurde in PRP, PPP, gewaschenen Thrombozyten sowie Tritonlysat mittels ELISA TintElize PAI-1 (Biopool, Schweden) bestimmt. Zum Vergleich wurde PAI-1-Ag in Plättchen durch Differenzbildung PAI-1-Ag in PRP und PPP (Δ PRP-PPP) berechnet. PAI-1-Aktivität (Akt) wurde in PRP und PPP mit Spectrolyse/pl (Biopool, Schweden) sowie in Plättchen durch Differenzbildung ΔPRP-PPP bestimmt. T-PA-Antigen (Ag) wurde in PRP und PPP mit dem ELISA TintElize t-PA (Biopool, Schweden) bestimmt. T-PA-Aktivität (Akt) wurde in PPP mit Spectrolyse/fibrin (Biopool, Schweden) bestimmt.

Ergebnisse

Es kamen häufiger Patienten mit Blutungskomplikationen (33 %) als Thromboembolien/Mikrozirkulationsstörungen (28 %) vor. 21% der Patienten wiesen anamne-

Tabelle 3. Symptomatik und Grunderkrankung

Symptomatik[a] (n)	Anzahl der Ereignisse[a] (n) ETZ (n = 21)[e]	OMF (n = 8)	PRV (n = 4)
Asymptomatisch (n = 6)	(n = 4)	(n = 1)	(n = 1)
Hämorrhagien (n = 18)[b]	21 (n = 12)	9 (n = 4)	4 (n = 2)
Neigung zu Hämatomen	6	4	2
gingivale Blutungen	4	2	1
postoperativ	3	2	1
posttraumatisch	4	1	0
Epistaxis	2	0	0
Menorrhagien	2	0	0
Thromboembolien (n = 14)[b]	11 (n = 9)	5 (n = 4)	2 (n = 1)
arteriell (n = 14)	*11*	*3*	*1*
zerebrale Durchblutungsstörungen[c]	5	2	0
Myokardinfarkt	2	1	1
periphere Mikroembolien	4	0	0
venös (n = 2)	*0*	*1*	*1*
Thrombose V. lienalis	0	0	1
Thrombose V. poplitea	0	1	0
Mikrozirkulationsstörungen[f] (n = 5)[d]	4 (n = 4)	1 (n = 1)	0 (n = 0)

[a] Mehr als ein Ereignis je Patient möglich.
[b] 1 OMF- und 6 ETZ-Patienten mit hämorrhagischen *und* thrombotischen Ereignissen.
[c] ETZ: 3 Patienten mit Hirninfarkt, 1 Patient mit TIA, 1 Patient mit Mikroembolie im Thalamus; OMF: 1 Patient mit Hirninfarkt, 1 Patient mit vertebrobasilären Durchblutungsstörungen.
[d] 1 OMF- und 2 ETZ-Patienten mit gleichzeitig zerebralen Durchblutungsstörungen.
[e] Inklusive 3 Patienten mit gleichzeitig bestehendem Willebrand-Typ-I-Syndrom, mit insgesamt 7 hämorrhagischen und keinen thromboembolischen Ereignissen in der Anamnese.
[f] Kribbelparästhesien, Schwindelgefühl, Kopfschmerzen, Akrozyanose [15].

stisch Blutungen und thromboembolische Ereignisse auf. Die hämorrhagischen Diathesen äußerten sich überwiegend milde wie in der Neigung zu Hämatomen, verstärkten Gingivalblutungen, verlängerten post-operativen/-traumatischen Blutungen, Menorrhagien und/oder Epistaxien. Gastrointestinale, intrazerebrale Blutungen oder Gelenkblutungen, wie sie bei Hämophilen beobachtet wurden, kamen nicht vor. Fenaux et al. [13] berichteten in ihrer Studie mit 147 Patienten mit einer essentiellen Thrombozythämie ebenfalls vorwiegend von milden Blutungsepisoden, die denen eines erworbenen von-Willebrand-Syndroms vergleichbar waren. Es ist bekannt, daß ein erworbenes von-Willebrand-Syndrom häufig bei Patienten mit Thrombozytose, insbesondere bei Patienten mit ETZ, auftreten kann und mit Hämorrhagien assoziiert sein kann. In der vorliegenden Arbeit wurde ebenfalls ein erworbenes von-Willebrand-Syndrom bei 3 ETZ-Patienten beobachtet, bei denen 33 % aller hämorrhagischen Ereignisse von ETZ-Patienten auftraten. Thromboembolische Ereignisse manifestierten sich überwiegend

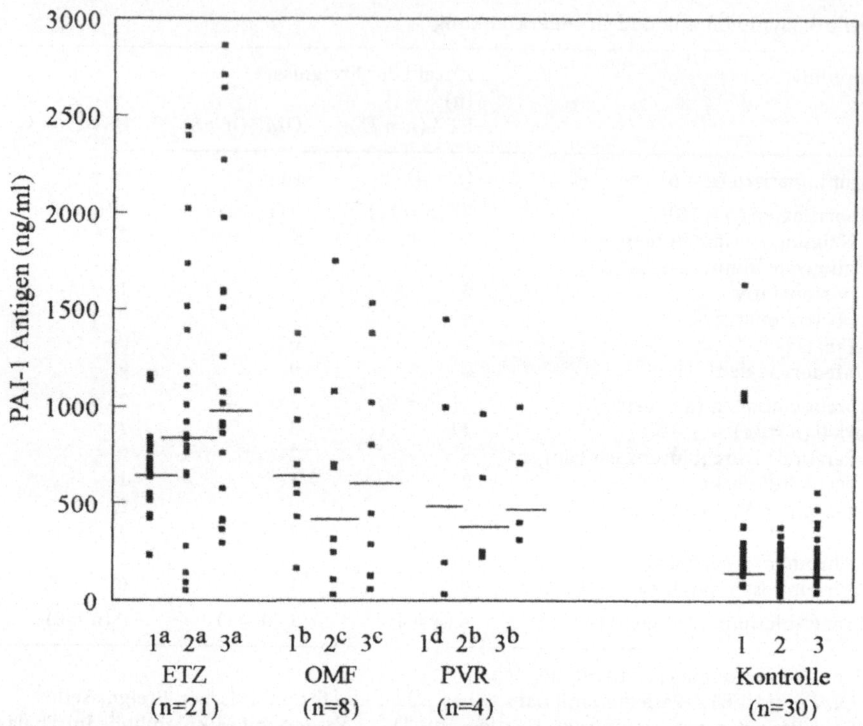

Abb. 1. PAI-1-Ag in Thrombozyten. (1 = ΔPRP-PPP, 2 = gewaschene Thrombozyten, 3 = Triton-Lysat, [a]$p < 0.001$, [b]$p < 0.01$, [c] $p < 0.05$, [d]nicht signifikant, Median: ——)

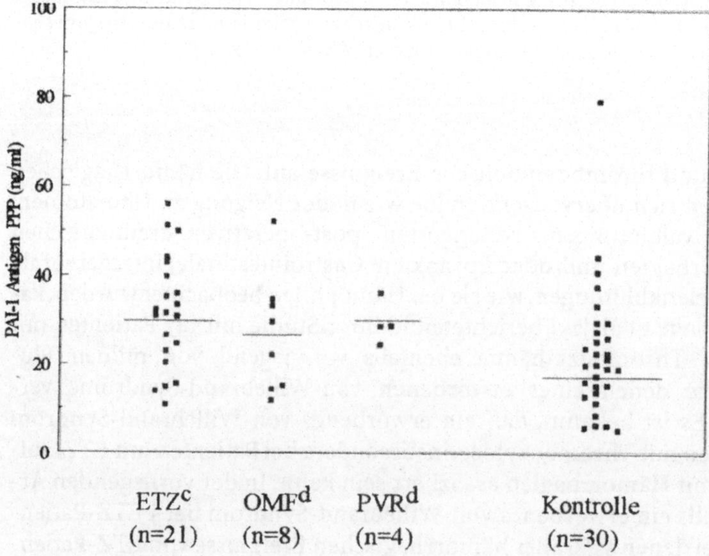

Abb. 2. PAI-1-Ag in Plasma (PPP, [c] $p < 0{,}05$, [d] nicht signifikant)

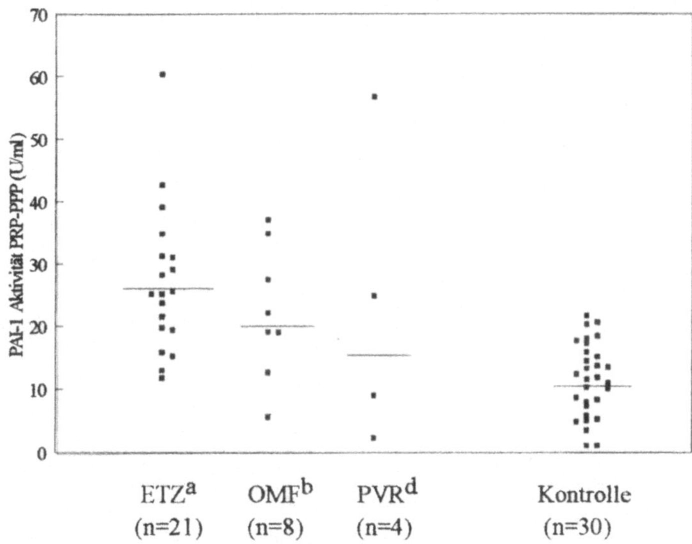

Abb. 3. PAI-1-Akt in Thrombozyten (ΔPPP-PPP, [a]p < 0,001, [b]p < 0,01, [d]nicht signifikant, —— Median)

im arteriellen System als zerebrale und/oder kardiovaskuläre Komplikationen. Bei Patienten mit ETZ war die Symptomatik im Vergleich zu denen mit OMF und PVR am ausgeprägtesten (vgl. Tabelle 3).

Unterschiede zwischen den laborchemischen Parametern wurden mit Hilfe des nonparametrischen U-Test von Mann und Whitney berechnet. Dabei fanden sich bei allen Patienten gegenüber der Kontrolle ein signifikant erhöhtes PAI-1-Ag in Thrombozyten (Abb. 1). Bei Patienten mit ETZ fanden sich höhere PAI-1-Ag-Spiegel in Thrombozyten als bei Patienten mit OMF und RPV. Im Vergleich der Quotienten PAI-1-Ag/PAI-1Akt in ΔPRP-PPP von Patienten und Kontrolle fanden sich keine signifikanten Unterschiede (Abb. 8). Bei Patienten mit ETZ war PAI-1-Ag in Plasma verglichen mit der Kontrolle signifikant erhöht (p < 0,05; Abb. 2). PAI-1-Akt in Thrombozyten war bei Patienten mit ETZ (p < 0,001) und OMF (p < 0,01) gegenüber der Kontrolle erhöht (Abb. 3). Während PAI-1-Akt in Plasma bei Patienten mit OMF und PVR gegenüber der Kontrolle erniedrigt war, fand sich bei Patienten mit ETZ keine Differenz (Abb. 4). Bei Patienten mit OMF und PRV war der Quotient aus PAI-1-Ag/PAI-1-Akt in Plasma signifikant erhöht gegenüber der Kontrolle und Patienten mit ETZ (Abb. 7). T-PA-Ag war bei Patienten und Kontrollen vergleichbar (Abb. 5). T-PA-Akt in Plasma war bei Patienten mit OMF (p < 0,001) und PVR (p < 0,05) gegenüber den Kontrollen und Patienten mit ETZ signifikant erhöht (Abb. 6). PAI-1 (Akt und Ag in Plasma und Thrombozyten) und t-PA (Akt und Ag in Plasma) differierten zwischen Patienten mit Thromboembolien gegenüber Patienten mit Blutungen und ohne Symptome nicht signifikant.

Korrelationen wurden mit Hilfe des nonparametrischen Rangkorrelationskoeffizienten nach Spearman berechnet. Die bei der Kontrolle und ETZ-Patienten

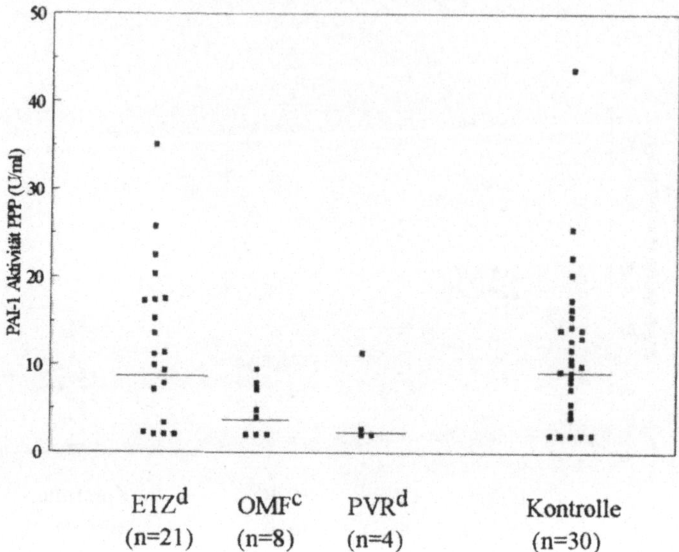

Abb. 4. PAI-1-Akt in Plasma (PPP, [c] $p < 0{,}05$, [d] nicht signifikant)

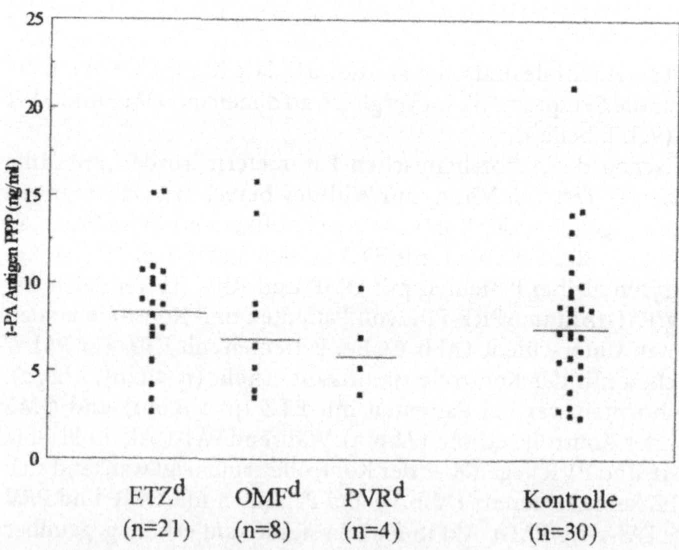

Abb. 5. t-PA-Ag in Plasma (PPP, [d] nicht signifikant)

bestehenden Korrelationen zwischen PAI-1 Antigen und PAI-1 Aktivität ($r = 0{,}41$, $p < 0{,}05$ und $r = 0{,}60$, $p < 0{,}01$) bzw. t-PA Antigen in Plasma ($r = 0{,}80$, $p < 0{,}001$ und $r = 0{,}62$, $p < 0{,}01$) wurden bei Patienten mit OMF und PRV nicht beobachtet. Die negative Korrelation zwischen PAI-1 Aktivität und t-PA Aktivität in Plasma bestand ausschließlich bei der Kontrollgruppe ($r = -0{,}51$, $p < 0{,}01$).

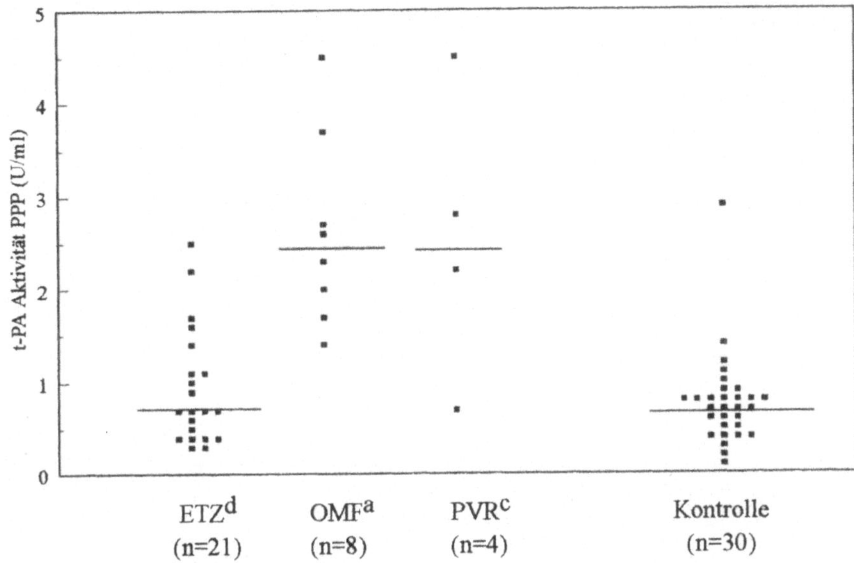

Abb. 6. t-PA-Akt in Plasma (PPP. [a] $p < 0.001$, [c] $p < 0.05$, [d] nicht signifikant, Median: ——)

Zusammenfassung und Diskussion

Es fand sich bei allen Patienten unabhängig von der Grunderkrankung im Vergleich zur Kontrollgruppe ein erhöhtes PAI-1-Ag und eine erhöhte PAI-1-Akt in Thrombozyten (Abb. 1, 3), was sich mit der bestehenden Thrombozytose erklären ließe [24]. Das Verhältnis PAI-1-Ag/PAI-1-Akt in Thrombozyten (Abb. 8) blieb bei Patienten und Kontrolle vergleichbar, so daß anzunehmen ist, daß PAI-1-Ag in Thrombozyten bei den Patienten in gleichem Maße in einem aktiven Zustand vorlagen wie bei Normalpersonen. Da sich die Unterschiede zur Kontrolle am ausgeprägtesten bei Patienten mit ETZ darstellten und außerdem ein erhöhtes PAI-1-Ag in Plasma [1] bei diesen Patienten vorlag, könnte aus dieser Konstellation vermutet werden, daß deshalb v. a. bei ETZ Thromboembolien vorherrschten. Bazaan et al. [2] fand erhöhte PAI-1-Akt in Thrombozyten und Cancelas et al. [6] erhöhtes PAI-1-Ag in Plasma bei ETZ-Patienten mit vorausgegangenen Thrombosen. Im Vergleich zu den anderen Erkrankungen wiesen die untersuchten Patienten mit ETZ mehr thromboembolische Ereignisse auf, insbesondere periphere Mikroembolien und Mikrozirkulationsstörungen [13], jedoch bestanden keine Differenzen hinsichtlich der Laborparameter.

Bei den Patienten mit OMF und PRV wurden eine erhöhte t-PA-Aktivität in Plasma (Abb. 6) verbunden mit einer erniedrigten PAI-1-Aktivität in Plasma (Abb. 4) im Vergleich zu Patienten mit ETZ und zur Kontrollgruppe beobachtet. Der signifikant erhöhte Quotient aus PAI-1 Ag/PAI-1 Akt in Plasma zeigte, daß bei Patienten mit OMF und PRV PAI-1 in Plasma zu einem größeren Anteil inaktiv vorliegt, verglichen mit der Kontrollgruppe und Patienten mit ETZ (Abb. 7). Diese

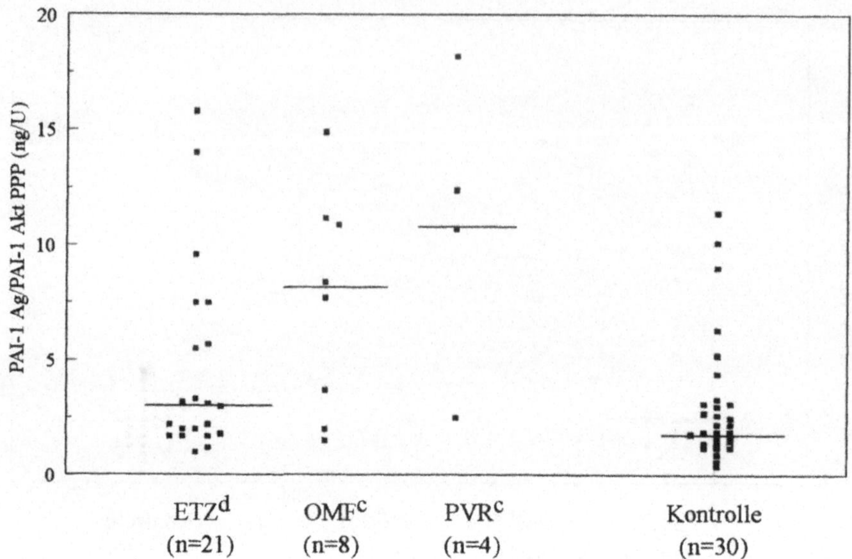

Abb. 7. PAI-1-Ag/PAI-1-Akt in Plasma (PPP, [c] $p < 0.05$, [d] nicht signifikant, Median: —)

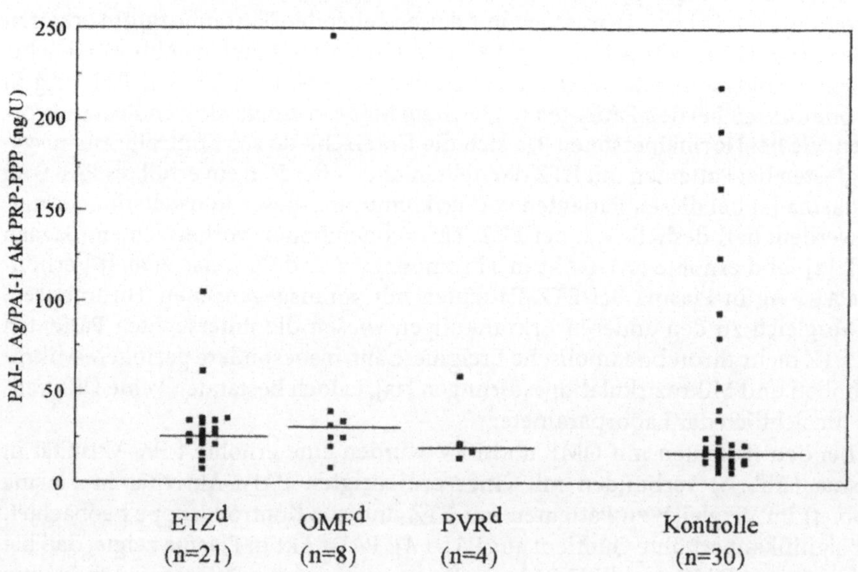

Abb. 8. PAI-1-Ag/PAI-1-Akt in Thrombozyten (ΔPRP-PPP, [d] nicht signifikant, Median: —)

Ergebnisse könnten auf einen qualitativen Defekt des PAI-1-Antigens in Plasma hinweisen, der zu einer reaktiv erhöhten t-PA-Aktivität (Abb. 6) führte. Diese Dysbalance im fibrinolytischen Gleichgewicht könnte auf eine erhöhte Bereitschaft zu Hämorrhagien hindeuten. Friedenberg et al. [14] konnte hierfür eine signifikante Korrelation aufstellen. Lanir et al. [20] beschrieben bei Patienten mit PRV und OMF hingegen eine erhöhte PAI-1-Akt in Plasma, ohne jedoch Korrelationen zur Symptomatik zu finden.

Die bei Gesunden bestehende Korrelation von PAI-1-Ag und t-PA-Ag in Plasma war nur bei Patienten mit ETZ nachweisbar. Die negative Korrelation der von PAI-1-Akt und t-PA-Akt in Plasma bestand nur bei der Kontrollgruppe [5]. Das Fehlen dieser Korrelationen bei Patienten mit OMF und PRV könnte die Entwicklung thromboembohämorrhagischer Komplikationen begünstigen.

Da jedoch keine direkten Korrelationen zwischen PAI-1- und t-PA-Spiegeln zur Klinik bestanden, dürften veränderte PAI-1- und t-PA-Spiegel bei Patienten mit Thrombozytosen im Rahmen einer CMPE nicht die einzigen Kausalfaktoren der Symptomatik sein. Es muß jedoch bedacht werden, daß unsere Messungen teilweise unter Therapie (Tabelle 2) erhoben wurden und die Anzahl der untersuchten Patienten mit OMF und PRV klein war.

Da die PAI-1-Akt bei Patienten mit ETZ und OMF verglichen mit den Kontrollen in Thrombozyten, nicht jedoch im Plasma erhöht war, muß vermutet werden, daß aus Thrombozyten freigesetzter PAI-1 im Plasma bei ETZ und OMF z. T. inaktiviert ist. Vergleichbare Beobachtungen wurden mehrfach beschrieben [1, 2, 4, 12]. Patienten mit ETZ unterschieden sich hinsichtlich der t-PA-Akt nicht von der Kontrollgruppe [2], darüber hinaus war t-PA-Ag bei allen Patienten mit den Kontrollen vergleichbar [7], so daß eine mögliche Inaktivierung von PAI-1-Ag nicht wesentlich durch Komplexbildung mit t-PA bedingt sein kann. Auf welche Art und Weise sich das Plättchen-Potential mit PAI-1 auf die Fibrinolyse im Plasma von Patienten auswirken kann, ist bislang unklar. Belluci et al. [3] beobachteten bei Thrombozyten von Patienten mit ETZ eine in-Vitro-Spontan-Aggregation bzw. eine Plättchenhyperaggregabilität. Es ist bekannt, daß es bei der Thrombozytenaggregation zu PAI-1-Freisetzung kommen kann. Es wäre vorstellbar, daß es in vivo insbesondere im Bereich von möglicherweise atherosklerotisch vorgeschädigtem Endothel (z. B. Koronargefäße) oder verlangsamten Blutflusses (z. B. akrale Mikrozirkulation) auch zu spontanen Plättchenaggregationen kommen kann mit konsekutiver Freisetzung von Plättchen-PAI-1. Dies könnte zu einer lokalen Dysbalance im fibrinolytischen Gleichgewicht führen und die Stabilisierung eines entstehenden Thrombus bedingen.

Mit dieser Untersuchung konnte nachgewiesen werden, daß die Veränderungen von PAI-1- und t-PA-Spiegeln mit den Grunderkrankungen bei Patienten mit Thrombozytosen korrelierten, ohne jedoch prädiktive Aussagen hinsichtlich des individuellen Blutungs- bzw. Thromboserisikos machen zu können. Daher müssen weitere pathogenetisch wirksame Parameter untersucht werden, um die Symptomatik von CMPE-Patienten mit Thrombozytosen erklären zu können.

Literatur

1. Alessi MC, Juhan-Vague I, Declerck PJ, Collen D (1991) Molecular forms of plasminogen activator inhibitor-1 (PAI-1) and tissue-type plasminogen activator (t-PA) in human plasma. Thromb Res 62:275–285
2. Bazaan M, Tamponi G, Stella S, Schinco PC, Pannocchia A, Pileri A (1993) Fibrinolytic imbalance in Essential Thrombocythemia: role of platelets. Haemostasis 23:38–44
3. Bellucci S, Ignatova E, Jaillet N, Boffa MC (1993) Platelet hyperactivation in patients with Essential Thrombocythemia is not associated with vascular endothelial cell damage as judged by the level of Plasma Thrombomodulin, Protein S, PAI-1, t-PA und vWF. Thromb Haemost 70,5:736–742
4. Booth NA, Simpson AJ, Croll A, Bennett B, MacGregor IR (1988) Plasminogen activator inhibitor (PAI-1) in plasma and platelets. Br J Haematol 70:327–333
5. Bridges AB, McLaren M, Scott NA, Pringle TH, McNeill GP, Belch JJF (1993) Circadian variation of tissue plasminogen activator and its inhibitor, von Willebrand factor antigen, and prostacyclin stimulating factor in men with ischaemic heart disease. Br Heart J 69:121–124
6. Cancelas JA, Garcia Avello A, Garcia Frade LJ (1994) High plasma levels of plasminogen activator inhibitor 1 (PAI-1) in polycythemia vera and essential thrombocythemia are associated with thrombosis. Thromb Res 75:513–520
7. Cohen AM, Gelvan A, Kadouri A, Creter D, Djaldetti M (1990) Tissue Plasminogen Activator levels in different types of Polycythemia. Eur J Haematol 45:48–51
8. Colombi M, Radaelli F, Zocchi L, Maiolo AT (1991) Thrombotic and hemorrhagic complications in essential thrombocythemia. A retrospective study of 103 patients. Cancer 67:2926–2930
9. Cortelazzo S, Viero P, Finazzi G, D'Emilio A, Rodeghiero F, Barbui T (1990) Incidence and risk factors for thrombotic complications in a historical cohort of 100 patients with essential thrombocythemia. J Clin Oncol 8:556–562
10. Craveri A, Tornaghi G, Ranieri R, Paganardi L (1990) Relations between overweight, thrombophilia and cardiovascular risk. Ann Ital Med Int 5:31–33
11. Dawson S, Henney A (1992) The status of PAI-1 as a risk factor for arterial and thrombotic disease: a review. Atherosclerosis 95:105–117
12. Declerck PJ, Alessi MC, Verstreken M, Kruithof EKO, Juhan-Vague I, Collen D (1988) Measurement of plasminogen activator inhibitor 1 in biologic fluids with a murine monoclonal antibody-based enzyme-linked immunosorbent assay. Blood 71:220–225
13. Fenaux P, Simon M, Caulier T, Lai JL, Goudemand J, Bauters F (1990) Clinical course of essential thrombocythemia in 147 cases. Cancer 66:549–556
14. Friedenberg WR, Roberts RC, David DE (1992) Relationship of thrombohemorrhagic complications to endothelial cell function in patients with chronic myeloproliferative disorders. Am J Hematol 40:283–289
15. Griesshammer M, Seifried E, Heimpel H (1993) Essentielle Thrombozythämie. Klinische Bedeutung, Diagnostik und Therapie. Dtsch Med Wochenschr 118:1412–1417
16. Hashimoto Y, Kobayashi A, Yamazaki N, Sugawara Y, Takada Y, Takada A (1987) Relationship between age and plasma t-PA, PA-Inhibitor and PA activity. Thromb Res 46,5:625–633
17. Koh S, Yuen R, Viegas O, Chue S, Ng B, Sen D, Ratnam S (1991) Plasminogen Activators t-PA, u-PA and its Inhibitor (PAI) in normal males and females. Thromb Haemost 66/5:581–585
18. Krishnamuturi C, Tang DB, Barr CF, Alving BM (1988) Plasminogen Activator and Plasminogen Activator Inhibitor activities in a reference population. Am J Clin Pathol 89:747–752
19. Kruithof EK, Gudinchet A, Bachmann F (1988) Plasminogen Activator Inhibitor 1 and Plasminogen Activator Inhibitor 2 in various disease states. Thromb Haemost 59,1:7–12
20. Lanir N, Brenner B, Tatarsky I (1992) Abnormalities of fibrinolytic parameters in patients with myeloproliferative diseases. Fibrinolysis 6:183–186

21. Lee MH, Vosburgh E, Anderson K, McDonagh J (1993) Deficiency of plasma plasminogen activator inhibitor 1 results in hyperfibrinolytic bleeding. Blood 81:2357–2362
22. Mitus AJ, Schafer AI (1990) Thrombocytosis and thrombocythemia. Hematol Oncol Clin North Am 4:157–178
23. Randi ML, Stocco F, Rossi C, Tison T, Girolami A (1991) Thrombosis and hemorrhage in thrombocytosis: evaluation of a large cohort of patients (357 cases). J Med 22:213–223
24. Simpson AJ, Booth NA, Moore NR, Bennett B (1990) The platelet and plasma pools of plasminogen activator inhibitor (PAI-1) vary independently in disease. Br J Haematol 75:543–548
25. Sloan IG, Firkin BG (1989) Impaired fibrinolysis in patients with thrombotic or haemostatic defects. Thromb Res 55:559–567
26. Tanimura LK, Weddell JA, McKown CG, Shapiro AD, Mulherin J (1994) Oral management of a patient with a plasminogen activator inhibitor (PAI-1) deficiency: case report. Pediatr Dent 16:133–135
27. Van Genderen PJ, Michiels JJ (1994) Erythromelalgic, thrombotic and haemorrhagic manifestations of thrombocythaemia. Presse Med 23:73–77 (Abstract)
28. Wehmeier A, Daum I, Jamin H, Schneider W (1991) Incidence and clinical risk factors for bleeding and thrombotic complications in myeloproliferative disorders. Ann Hematol 63:101–106

HIV Infection in the Western Part of Romania

M. Serban, L. Gürtler, R. Costa, M. Cucuruz, S. Jienaru, W. Schramm

Introduction

HIV infection is spreading dramatically to children in our geographical area. Children are still in a fortunate position in that they represent only 2% of the total AIDS cases in Europe and North America, and 20%–30% in Africa and Asia. In contrast, in our country, 93% of the total number of declared AIDS cases occur in children. This represents a new, strange and obscure type of epidemiology. The outbreak of the epidemic in all districts of the country between 1990 and 1995, involved children born during 1988 and 1989 in 81% of the cases; the source of infection in 69% of the patients is unknown. The peculiar epidemiology of AIDS in our country motivated our cluster analysis of the HIV subtypes responsible for the infection in our region.

Materials and Methods

Forteen HIV positive children were studied. A cluster analysis was performed using the peptide-enzyme-linked Immunosorbent assay for the HIV 1 subtyps A, B, C, D, E, and F/G/H and the HIV 1-0 subtypes ANT 70, MUP 5170, and MUP 2901.

Results and Discussion

The epidemiological situation in our territory is similar to that reported for the entire country. More than 90% of the infected people in our country are children and 87.9% of them were born during 1988 and 1989; 90.2% of the cases within families.

Vertical transmission has been proven in only 3% of the cases and horizontal transmission through blood products is possible in 24% of patients; in most cases, the mode of contamination remains obscure.

Multiple hospitalizations can result in nosocomial infections (through unsterilized needle syringes or other sanitary materials); however, it should be emphasized that only 7.5% of the infected children received an inculum (Vitamine D, BCG Vaccine).

I. Scharrer/W. Schramm (Hrsg.)
26. Hämophilie-Symposion Hamburg 1995

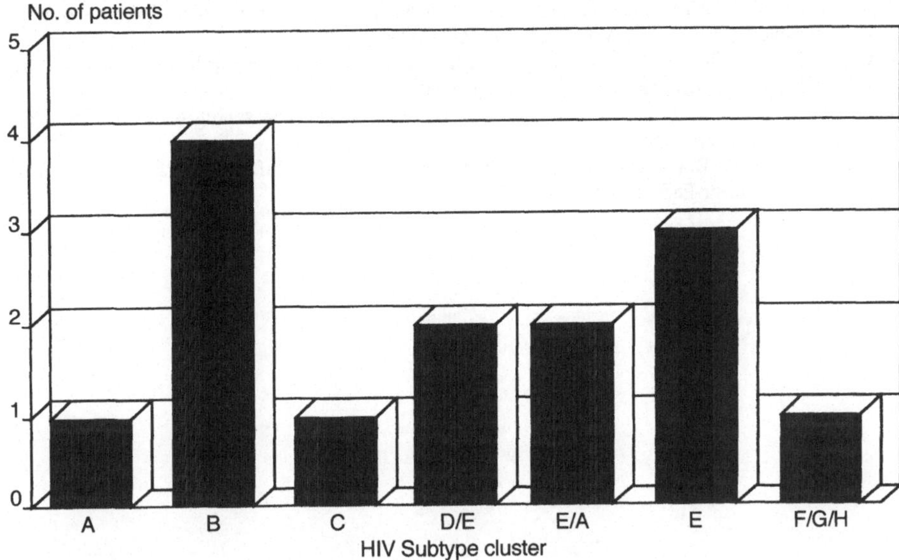

Fig. 1. Cluster distribution of HIV subtypes in the studied patients

The cluster analysis of the subtypes (Fig. 1) responsible for the infection demonstrates the heterogeneity of the HIV subtpyes; Central African subtypes are the most frequent. This argues against a unique source of the infection. The retrospective investigation of the infected children with the same subtype of HIV 1 suggests the possibility of personal contact between the children or of nursing and treatment in the same hospital.

Interestingly, two brothers with a seronegative mother are infected with different subtype of HIV. These preliminary results suggest that we should extend the cluster analysis to groups of children born and treated in the same medical institutions, in order to find out the mode of horizontal transmission of the AIDS virus in our country.

References

1. Saah A (1944) Epidemiology, public health and socioeconomics of HIV infection. Curr Clin Top Infect Dis 7:61–64
2. Wilfert MC (1991) Infection in maternal and pediatric patients. Hosp Pract 15:55–67
3. Raport Asupra Infectiei Cu HIV in Romania – Dir. Gen. A Medicinei preventive si promovarea sanatatii, 1994
4. Spencer T (1994) Clinical significance of human immunodeficiency virus type 1 phenotypes in infected children. J Infect Dis 169:491–495
5. Dumitrescu O (1994) Characterization of human immunodeficiency virus type 1 isolates from children in romania: Identification of a new envelope subtype. J Infect Dis 169:281–288

6. Ruta S (1993) Relations entre la structure et la fonction revelees par l'etude de l'heteroeneite de la boucle V3. Rev Roum Virol 44(3–4):289–304
7. Grant C (1992) The introduction of human immunodeficiency virus into the north carolina pediatric population. Pediatrics 9090(1):174–177
8. Chamaret S (1994) Etude de la transmission du HIV par leis seringues et les aiguilles. Epidemiology 31:15–16
9. Serban M, Costa R, Cucuruz M (1995) Particularities of HIV infection in Banat (in Romanian). Com Congr Ped, Onesti, 12–14 Oct

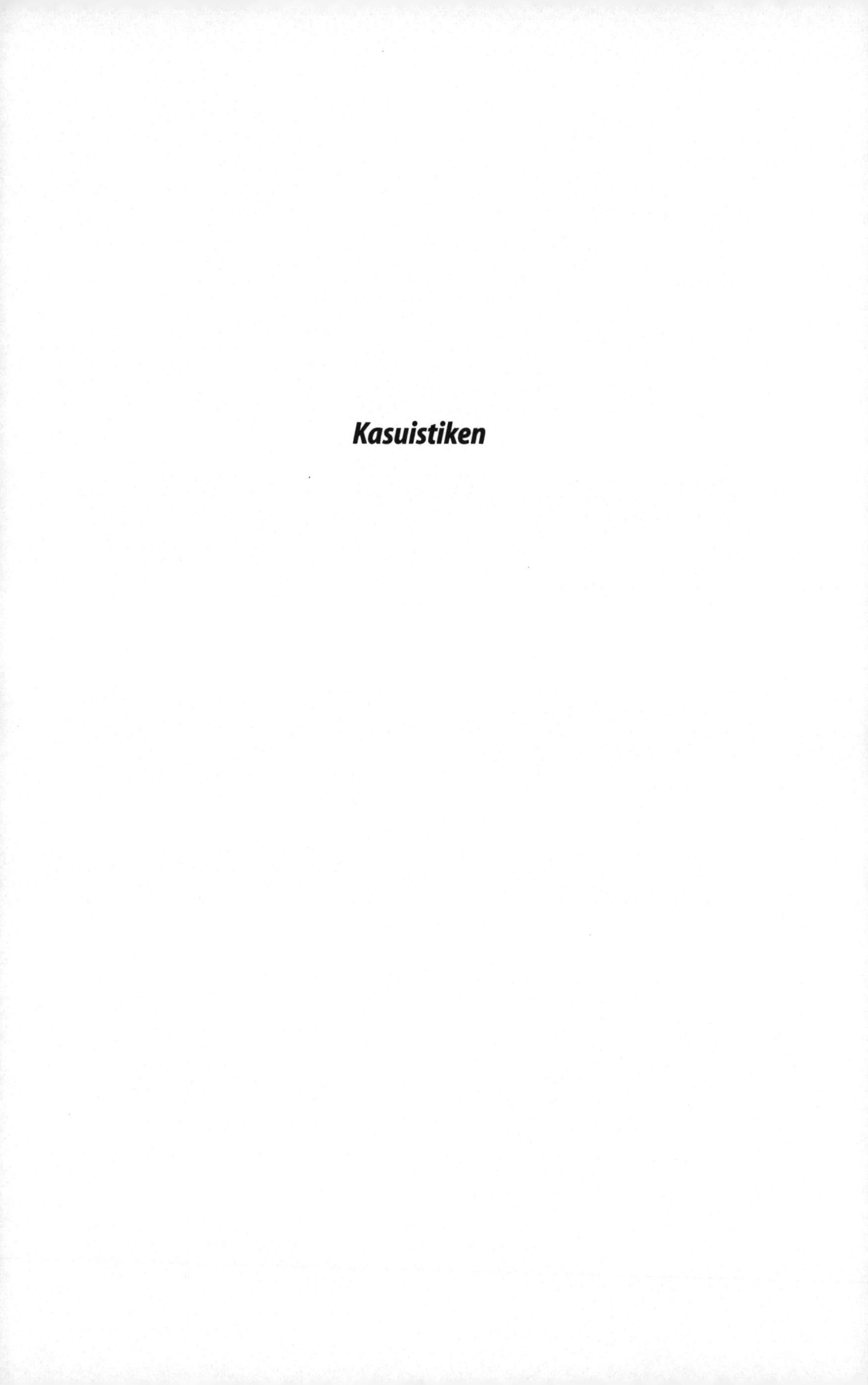

Kasuistiken

Bein-Becken-Venenthrombose im Wochenbett bei Faktor-V-Mutation, homozygote Form

K. HASLER

Kasuistik

Die 29jährige Patientin erleidet 1984 im Wochenbett (3. Woche, 1. Gravidität) eine Bein-Becken-Venenthrombose links. Das Kind wird durch Vakuumextraktion entbunden. Wegen der Placenta adhärens ist eine manuelle Lösung erforderlich. Komplikation durch Sekundärheilung der Episiotomie bei Sekundärnaht. Systemische Fibrinolyse mit Urokinase unter kontinuierlicher Heparintherapie. Nach 10tägiger Fibrinolysetherapie Kollateralisierung im kleinen Becken bei unverändertem Verschluß der Beckenvene und Teilverschluß der V. femoralis, postthrombotisches Syndrom der Unterschenkelvenen links.

Von 1984 bis 1986 Kompressionstherapie durch Strümpfe und Gymnastik, Marcumartherapie.

1990 besteht erneuter Kinderwunsch. Es erfolgt wegen der früheren venösen Thrombose eine ausführliche Gerinnungsdiagnostik. Dabei ergibt sich ein partieller Protein-C-Mangel mit einer Protein-C-Aktivität von 24–28% (Koagulometer/Reagenz Neothromtin von Behring). Wegen partiellem Protein-C-Mangel erhält die Gravide 3mal 5000 IE Heparin s.c. ab der 20. SSW bis zur Geburt. 02.1991 Spontanentbindung, Lösung der Placenta adhärens in Narkose. Bis zur 1. Menstruation erhält die Patientin 3mal 5000 IE Heparin s.c. Ab 05. 1991 Beginn der Dauermarcumarisierung wegen partiellem Protein-C-Mangel.

1995 Nachweis einer Faktor-V-Mutation R 506 Q, homozygote Form (Faktor-V-Leiden), bestimmt aus einer Plasmaprobe von 04.1991, zu diesem Zeitpunkt war die Patientin ohne Marcumar sowie kein Nachweis einer Protein-C-Mutation. (Die DNA-Analytik erfolgte durch Prof. I. Witt/Laborgemeinschaft in Freiburg.) 08.1995 bekommt die Patientin eine Lungenarterienembolie rechts-basal und rechtes Lungenoberfeld bei Quickwerten von 33–46% (einer INR entsprechend < 2,0) bei unregelmäßiger Tabletteneneinnahme und stundenlanger Autofahrt.

Zusammenfassung

Elf Jahre nach Aufteten der tiefen Bein-Becken-Venenthrombose im Wochenbett wird als Ursache die Faktor-V-Mutation R 506 Q in homozygoter Form diagnostiziert.

I. Scharrer/W. Schramm (Hrsg.)
26. Hämophilie-Symposion Hamburg 1995

Unter 3mal 5000 IE Heparin s.c. täglich seit der 20. Schwangerschaftswoche verläuft die zweite Schwangerschaft ohne Thromboseprobleme.

Die einseitige Lungenarterienembolie tritt bei zu hoch eingestellten Quickwerten durch unregelmäßige Tabletteneinnahme im Urlaub und nach stundenlanger Autofahrt auf. Die Quickwerte lagen zwischen 33 und 46 %, einer INR < 2,0 entsprechend.

Mitralklappenrekonstruktion unter Antikoagulation mit niedermolekularem Heparin (Enoxaparin) bei heparininduzierter Thrombozytopenie Typ II (HIT) und tiefer Beinvenenthrombose

E. Lechler, C. Burkhard-Meier, M. Steiger

Heparin ist die häufigste Ursache einer medikamentös induzierten immunologischen Thrombozytopenie [3]. Venöse und arterielle Thromboembolien, weniger thrombozytopeniebedingte Blutungen, führen zu einer erheblichen Morbidität und Letalität [6, 7, 19]. Bei dringendem Verdacht bzw. bei Diagnosestellung einer heparininduzierten Thrombozytopenie Typ II (HIT) ist eine Beendigung der Heparinapplikation erforderlich [6]. Die Entscheidung über die weitere Antikoagulation bei fortbestehender Indikation ist schwierig zu treffen. Wir berichten über einen Patienten mit HIT und tiefer Beinvenenthrombose, der eine Behandlung mit niedermolekularem Heparin (NMH) tolerierte und bei dem unter Verwendung der Herz-Lungen-Maschine eine Mitralklappenrekonstruktion erfolgte.

Falldarstellung

Ein 47jähriger Patient (185 cm, 95 kg) mit schwerster Mitralklappeninsuffizienz bei Abriß der Chordae tendineae des posterioren Mitralsegels wurde zur Vorbereitung einer Herzklappenoperation auf die Intensivstation aufgenommen. Eine außerhalb begonnene Heparinthromboseprophylaxe (3mal 5000 E/Tag s.c.) wurde mit 20000 E/Tag über Perfusor fortgesetzt. Bei der Herzkatheteruntersuchung 2 Tage später trat kurz nach dem Lävokardiogramm ein thrombotischer Verschluß der rechten Koronararterie ein. Sofortige Wiedereröffnung durch Ballondilatation. Nach der Herzkatheteruntersuchung Thrombosierung im Punktionsbereich (V. femoralis). Deshalb Erhöhung des Heparins bis 40000 E/Tag. Zu diesem Zeitpunkt beginnender Abfall der Thrombozyten von 290000/mcl auf 35000/mcl am 6. Tag nach Aufnahme (Abb. 1). Heparin wurde abgesetzt und nach einer Pause von zweieinhalb Tagen bei beginnendem Anstieg der Thrombozyten nach einer einmaligen subkutanen Injektion von Nadroparin durch 2mal 40 mg Enoxaparin s.c. ersetzt. Eine Antikoagulation war dringlich erforderlich wegen der zwischenzeitlich auf das ganze Bein ausgedehnten Thrombose. Obwohl der Laborbefund (Aggregationstest – 0 von 4 und HIPA – 4 von 4) mit einer HIT vereinbar war und alle getesteten Heparine eine positive Reaktion zeigten (Dr. Greinacher, Gießen), stiegen die Thrombozyten rasch weiter an und blieben auch unbeeinflußt von einer vorübergehenden intravenösen Anwendung von Enoxaparin.

I. Scharrer/W. Schramm (Hrsg.)
26. Hämophilie-Symposion Hamburg 1995

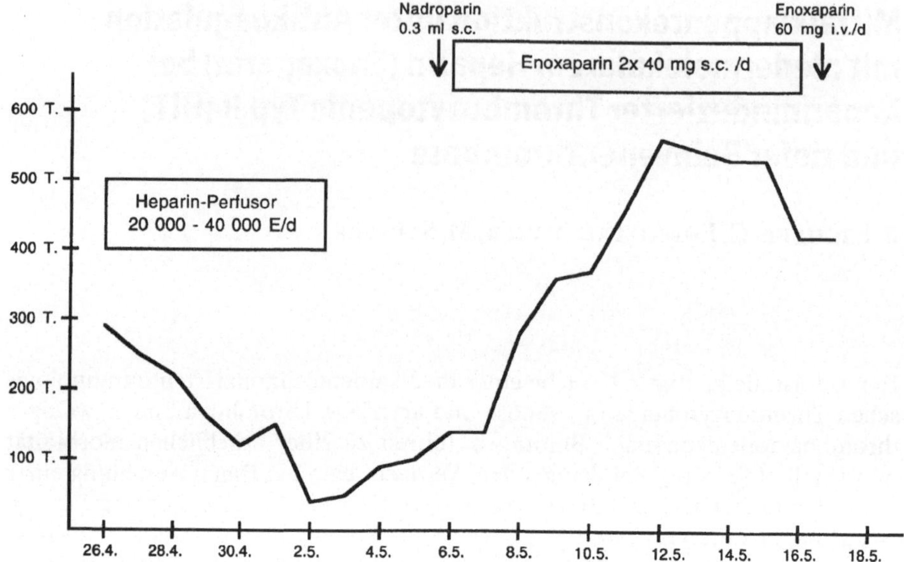

Abb. 1. Thrombozytenverlauf unter Heparin und niedermolekularem Heparin

Mit dieser Erfahrung entschlossen wir uns zur dringlich erforderlichen Herzoperation (Mitralklappenrekonstruktion und 2 aortokoronare Bypasses) unter Antikoagulation mit Enoxaparin. Vor Anschluß an die Herz-Lungen-Maschine wurden 200 mg Enoxaparin i. v. und über $2^1/_2$ h verteilt weitere 5mal 40 mg appliziert; Gesamtdosis also 400 mg. Während der Operation erfolgte die Gerinnungskontrolle mit der aktivierten Gerinnungszeit (ACT, Tabelle 1), die maximal bis zum ca. $2^1/_4$fachen anstieg. Die zusätzlichen Enoxaparindosen wurden bei Abfall der ACT bzw. bei Hinweis des Chirurgen auf beginnende Gerinnselbildung verabreicht. Nach der abschließenden Protaminchloridgabe (25 000E) war die ACT nur noch um ein Drittel erhöht. Die Operation verlief komplikationslos, insbesondere traten – auch postoperativ – keine wesentlichen Blutungen auf. Nach der Operation wurden in asservierten Blutproben Antifaktor Xa und die a-PTT bestimmt (Tabelle 1). Die Anti-F Xa-Werte lagen zwischen 2,55 und 3,0 E/ml und fielen nach Protaminchlorid auf 1,74 E/ml. Die a-PTT war durchgehend auf über 2 min verlängert und fiel nach Protaminchlorid auf 60 s.

Diskussion

Die Häufigkeit einer HIT wurde in einer jüngst veröffentlichten, randomisierten Doppelblindstudie mit 2,7% angegeben bei 0% für NMH. In beiden Gruppen wurde in einem deutlich höheren Prozentsatz heparin(NMH-)abhängige IgG-Antikörper gefunden [20]. Trotz Berichten in der Literatur über eine „erfolgreiche“ Weiterbehandlung mit NMH bei HIT [2, 4, 7, 12, 14, 19] wird seit Verbesserung der

Tabelle 1. Operation an der Herz-Lungen-Maschine mit niedermolekularem Heparin (Enoxaparin) zur Antikoagulation

Zeit	Enoxaparin [mg]	ACT [s]	a-PTT [s]	Anti-FXa [E/ml]
9:00	–	105	37,1	–
9:10	160	202	> 120	2,85
9:20[a]	40	233	> 120	2,70
10:00	40	209	–	–
10:40	40	261	> 120	2,90
11:10	40	189	> 120	2,55
11:15	40	190	–	–
11:30	40	228	–	–
12:00[b]	–	210	> 120	3,00
12:30	–	153	–	–
13:00[c]	–	137	60	1,74

[a] Anschluß an die Herz-Lungen-Maschine.
[b] Nach Abnahme von der Herz-Lungen-Maschine.
[c] Nach Gabe von 25000 E Protaminchlorid.

Labortechnik zur In-vitro-Bestätigung der HIT vor einem Wechsel auf NMH gewarnt und dies besonders dann, wenn in vitro eine Kreuzreaktion mit NMH nachweisbar ist, was in fast 100% der Fall ist. Die Laboraustestung kann die klinische Auswirkung aber nicht vorhersagen [4]. Bei Wechsel auf NMH wurden in einigen Fällen neben einem Fortbestehen der Thrombozytopenie Thrombosen und Todesfälle beobachtet [2, 7, 19].

Wir haben bei unserem Patienten nach einem heparinfreien Intervall von 2 1/2 Tagen NMH bei wiederansteigenden Thrombozytenzahlen unter kontrollierten Bedingungen (tägliche Thrombozytenzählung) eingesetzt und bei weiteransteigenden Thrombozytenzahlen auch beibehalten, als das positive HIPA-Testergebnis mit dem eingesetzten NMH eintraf. In der Vorbereitung zur Operation an der Herz-Lungen-Maschine wurde vorsorglich vorübergehend von subkutaner auf intravenöse Applikation umgestellt, um einen Einfluß der Art der Verabreichung auszuschließen. Die kurzfristige intravenöse Verabreichung des NMH hatte keinen Einfluß auf die Thrombozytenzahl.

In der Entscheidung über die Initialdosierung von Enoxaparin (200 mg) vor Anschluß an die Herz-Lungen-Maschine ließen wir uns von Angaben zur Dosierung von Org. 10172 (Orgaran®, [8], das Anti-FXa-, aber keine Anti-FIIa-Wirkung hat), leiten. Dies führte zu einer gut 2fachen Verlängerung der ACT und die weitere Dosierung erfolgte mit dem Ziel, diese Verlängerung der ACT aufrecht zu erhalten.

Erst bei späterer Durchsicht z.T. älterer Literatur stießen wir auf frühe Anwendungen von Enoxaparin (PK 10169) und CY216 bei Operationen mit der Herz-Lungen-Maschine [1, 9–11]. Die erste Operation mit extrakorporaler Zirkulation und NMH erfolgte 1983 zur pulmonalen Thrombektomie bei HIT mit CY216 [1]; eine pulmonale Embolektomie bei HIT mit Enoxaparin fand 1987 statt [11]. In beiden Fällen wurde die Operation bei Thrombozytopenie durchgeführt. Eine Dosisfindungsstudie an 6 Patienten mit PK 10169 liegt aus dem Jahre 1984 vor [9]. Die niedrigste hierbei verwandte Dosis des NMH entspricht ziemlich genau sowohl der von uns eingesetzten Dosis vor Anschluß der extrakoporalen kardiopulmonalen Zirkulation als auch der Dosierung im weiteren Verlauf (80 mg/m² und 20 mg in die Maschine, nach 1 h 90 mg/m²). Bei 15 weiteren Patienten dieser Autoren [10] – überwiegend mit Herzklappenersatz – wurde diese niedrigste Dosierung der Studie eingesetzt. Keiner dieser Patienten hatte eine HIT. Neun der 15 Patienten erhielten kein Protamin nach Ende der extrakorporalen Zirkulation, 3 davon hatten verstärkte Nachblutungen; 3 von 6 erhielten Protamin wegen Blutungen. Nach Beendigung des Bypasses lagen die Antifaktor-Xa-Werte zwischen 0,79 und 3,8 U/ml, die a-PTT zwischen 80 und 360 s. Die Autoren zeigten, daß mit Protamin nur ein Teil der Anti-FXa-Aktivität neutralisiert werden konnte.

Die erste Herzklappenoperation mit NMH (Enoxaparin) bei vorausgegangener (fraglicher) HIT wurde 1992 beschrieben [15]. Die Enoxaparindosis entsprach im wesentlichen der oben angeführten Dosis. Trotz hoher Dosen an Protamin (gewichtmäßig das Doppelte der Enoxaparindosis, 500 mg) traten erhebliche Nachblutungen auf, bei denen nicht sicher entschieden werden konnte, ob die Ursache chirurgisch oder durch die Antikoagulation bedingt war. Während der Operation wurden u.a. Anti-FXa-Werte bis 0,92 U/ml, ACT-Werte zwischen 197 und 354 s und a-PTT-Werte über 400 s gemessen. Die Anti-FXa-Werte wurden also deutlich niedriger bestimmt als bei unserem Patienten.

Der von uns hier vorgestellte Fall ist der erste, bei dem bei eindeutig diagnostizierter HIT mit einem NMH eine Herzklappenoperation mit extrakorporaler Zirkulation durchgeführt wurde. Unsere Dosisüberlegung hat sich nicht nur durch den Operationsverlauf, sondern auch im Nachhinein aus früheren Erfahrungen in der Literatur an über 20 Eingriffen mit der Herz-Lungen-Maschine als richtig erwiesen. Eine wesentlich niedrigere Dosierung dürfte nicht möglich sein, da sich in unserem Fall gegen Ende der Operation im Operationsfeld eine beginnende Gerinnselbildung zeigte, die eine weitere Nachinjektion von Enoxaparin erforderte und im vorstehend angeführten Fall [15] mit ähnlicher Dosierung beginnende Gerinnselbildung in der Maschine gegen Ende der Operation auftrat.

Die Größenordnung der eingesetzten Enoxaparindosis wird anschaulicher durch die Feststellung, daß bei unserem Patienten die 400 mg Enoxaparin etwas mehr als der doppelten Tagesdosis in der Behandlung einer tiefen Venenthrombose [5] und dem 10fachen einer täglichen prophylaktisch verabreichten Dosis entsprechen.

Wir haben während der ganzen Maschinenzeit höhere Anti-FXa-Werte gemessen, als in der Literatur (s. oben) für die meisten Fälle angeführt werden. Möglicherweise liegt dies daran, daß wir das Testplasma für die Anti-FXa-Bestimmung stärker verdünnten, da erst bei höherer Verdünnung wegen des hohen Anti-FXa-Gehalts korrekte Werte bestimmt werden konnten. Auch unter theoretischer Überlegung erscheinen diese Werte plausibel. Bekanntermaßen wird durch Protamin nur ein Teil der Anti-FXa-Aktivität neutralisiert [10], trotzdem traten in unserem Fall keine auffallenden Blutungen postoperativ auf.

Die Verlängerung der ACT beruht sicherlich auf einem gewissen Anti-FIIa-Gehalt des Enoxaparins, der mit einem Viertel der Anti-FXa-Wirkung angegeben wird [10]. Unter dem Gesichtspunkt einer gewissen Steuerbarkeit der Dosierung während der Operation mit der ACT wirkt sich der Anti-FIIa-Anteil günstig aus. Es ist aber vorstellbar, daß es gerade dieser Anteil des NMH ist, der eine Kreuzreaktion bei der HIT bewirken kann.

Wegen der Gefahr einer Kreuzreaktion mit NMH ist vor dem Einsatz von NMH bei HIT grundsätzlich zu warnen und sollte insbesondere nicht akut bei einer Operation mit der Herz-Lungen-Maschine ohne kontrollierte klinische Vortestung – wie in unserem Fall – eingesetzt werden. Mit Org. 10172 [8, 16], Hirudin [17], Ancrod (Arwin®, [1, 21] und Prostaglandin E_1 mit Aspirin [18], stehen Alternativen zur Verfügung, wobei nur mit Org. 10172 [8] eine umfangreichere Erfahrung vorliegt.

Zusammenfassung

Bericht über eine Mitralklappenrekonstruktion mit 2 aortokoronaren Bypasses bei heparininduzierter Thrombozytopenie und tiefer Beinvenenthrombose an der Herz-Lungen-Maschine mit niedermolekularem Heparin (Enoxaparin). Enoxaparin wurde nach klinisch nachgewiesener Toleranz eingesetzt. In der $2^1/_2$ h dauernden Operation wurden bei dem Patienten mit einem Körpergewicht von 95 kg insgesamt 400 mg Enoxaparin benötigt. Komplikationen traten nicht auf.

Literatur

1. Gouault-Heilmann M, Huet Y, Contant G, Payen D, Bloch G, Rapin M (1983) Cardiopulmonary bypass with a low-molekular-weight heparin fraction. Lancet II:1374
2. Gouault-Heilmann M, Huet Y, Adnot S, Contant G, Bonnet F, Intrator L (1987) Low molecular weight heparin fractions as an alternative therapy in heparin-induced thrombocytopenia. Haemostasis 17:134
3. Greinacher A, Amiral J, Dummel V, Vissac A, Kiefel V, Mueller-Eckhardt C (1994) Laboratory diagnosis of heparin-associated thrombocytopenia and comparison of platelet aggregation test, heparin-induced platelet activation test, and platelet factor 4/heparin enzyme-linked immunosorbent assay. Transfusion 34:381
4. Greinacher A (1995) Antigen generation in heparin-associated thrombocytopenia: The nonimmunologic type and the immunologic type are closely linked in their pathogenesis. Sem Thromb Hemostas 21:106
5. Hirsh J, Siragusa S, Cosmi B, Ginsberg JS (1995) Low molecular weight heparins (LMWH) in the treatment of patients with acute venous thromboembolism. Thromb Haemostas 74:360
6. Laster J, Cikrit D, Walker N, Silver D (1987) The heparin-induced thrombocytopenia syndrome: An update. Surgery 102:763
7. Leroy J, Leclerc MH, Delahousse B, Guérois C, Follope P, Gruel Y, Toulemonde F (1985) Treatment of heparin-associated thrombocytopenia and thrombosis with low molecular weight heparin (CY 216). Sem Thromb Hemostas 11:326
8. Magnani HN (1993) Heparin-induced thrombocytopenia (HIT): an overview of 230 patients treated with Orgaran (Org 10172). Thromb Haemostas 70:554
9. Massonnet-Castel S, Pelissier E, Dreyfus G, Deloche A, Abry B, Guibourt P, Terrier E, Passelecq J, Jaulmes B, Carpentier A (1984) Low-molecular-weight heparin in extracorporeal circulation. Lancet I:1182

10. Massonnet-Castel S, Pellisier E, Bara L, Terrier E, Abry B, Guibourt P, Swanson J, Jaulmes B, Carpentier A, Samama M (1986) Partial reversal of low molecular weight heparin (PK 10169) anti-Xa axctivity by protamine sulfate: In vitro and in vivo study during cardiac surgery with extracorporeal circulation. Haemostasis 16:139
11. Massonnet-Castel S, Fabiani JN, Coertel JP, Brenot Ph, Pelissier E, Lecompte Th, Carpenentier A (1987) Thrombose de la veine cave inférieure et embolie pulmonaire compliquant un traitement par héparine standard. J Mal Vasc 12:138
12. Maurin N, Biniek R, Heinz B, Kiermore H (1991) Heparin-induced thrombocytopenia and thrombosis with spinal ischemia: Recovery of platelet count following a change to low molecular weight heparin. Int Care Med 17:185
13. O-Yurvati AH, Laub GW, Southgate TJ, McGrath LB (1994) Heparinless cardiopulmonary bypass with Ancrod. Ann Thorac Surg 57:1656
14. Patrassi GM, Luzzatto G (1994) Heparin-induced thrombocytopenia with thrombosis of the aorta, iliac arteries and right axillary vein successfully treated by low-molecular weight heparin. Acta Haematol 91:55
15. Robitaille D, Leclerc JR, Laberge R, Sahab B, Atkinson S, Cartier R (1992) Cardiopulmonary bypass with a low-molecular-weight heparin fraction (enoxaparin) in a patient with a history of heparin-induced thrombocytopenia. J Thorac Cardiovasc Surg 103:597
16. Schettler E, Aulmann M, Remppis A, Ziegler R, Martin E, Fleischer E, Nawroth P (1995) Erfolgreiche Anwendung eines Heparinoids (Danaparoid-Natrium) wegen Heparin-induzierter Thrombozytopenie Typ II bei Aortenklappenreoperation. Z Kardiol 84:565
17. Schiele F, Vuillemenot A, Kramarz P, Kiefer Y, Anguenot T, Bernard Y, Bassand JP (1995) Use of recombinant hirudin as antithrombotic treatment in patients with heparin-induced thrombocytopenia. Am J Hematol 50:20
18. Shorten G, Comunale ME, Johnson RG (1994) Management of cardiopulmonary bypass in a patient with heparin-induced thrombocytopenia using prostaglandin E_1 and Aspirin. J Cardiothor Vasc Anesthesia 8:556
19. Warkentin TE, Kelton JG (1991) Heparin-induced thrombocytopenia. Progr Hemostas Thromb 10:1
20. Warkentin TE, Levine MN, Hirsh J, Horsewood P, Roberts RS, Tech M, Gent M, Kelton JG (1995) Heparin-induced thrombocytopenia in patients treated with low-molecular-weight heparin or unfractionated heparin. N Engl J Med 332:1330
21. Zulys VJ, Teasdale SJ, Michel ER, Skala RA, Keating SE, Viger JR, Glynn MF (1989) Ancrod (Arwin®) as an alternative to heparin anticoagulation for cardiopulmonary bypass. Anesthesiology 71:870

Axillobifemoraler Bypass mit chronischer Verbrauchskoagulopathie

E. Lechler, M. Kochanek, H. Erasmi-Körber, A. Türler

Der akute oder prothrahierte thrombotische Verschluß ist die häufigste Komplikation bei Gefäßprothesenoperationen. Eine ausgeprägte Verbrauchskoagulopathie bei Versorgung mit Kunststoffprothesen wurde nur in wenigen Fällen beobachtet [3-6]. Wir berichten über eine Patientin mit einem extraorganischen axillobifemoralen Bypass, die im Zusammenhang mit einer chronischen Verbrauchskoagulopathie mehrfach Blutungen erlitt.

Fallbericht

Die letzte Aufnahme der 81jährigen Patienten am 09.08.1995 erfolgte wegen ausgedehnter Hautblutungen nach geringen Einwirkungen wie Stoß und Blutdruckmessung (Abb. 1). Die erste Aufnahme erfolgte im Dezember 1979 wegen eines arteriellen Verschlußleidens Grad II bis III vom Becken-Oberschenkel-Typ zur Bypassoperation. Sie hatte außerdem eine arterielle Hypertonie und eine absolute Arrhythmie bei Vorhofflimmern bei Zustand nach Hemiplegie links 1976. Wegen des reduzierten Allgemeinzustands erfolgte die prothetische Gefäßversorgung mit einem axillobifemoralen Bypass mit einer Dacronprothese. Unmittelbar postoperativ kam es zum Herzstillstand, der durch Reanimation überwunden werden konnte. Die präoperativ bestimmten Gerinnungswerte waren Quick 64%, a-PTT 35 s und Thrombozyten 138000/µl. Postoperativ erhielt die Patientin u.a. Heparin, bei Entlassung wurde Colfarit®, Dusodril®, Novodigal®, Isoket® und Serpasil® verordnet. Die nachfolgenden halbjährlichen Kontrollen zeigten eine durchgängige Prothese.

Bei der zweiten Aufnahme im Juni 1985 war beabsichtigt, ein kurzstreckiges Prothesenaneurysma handbreit oberhalb der Bifurkation zu operieren. Wegen einer Bradyarrhythmia absoluta mußte ein Schrittmacher eingesetzt werden. Die vor dem Eingriff bestimmten Gerinnungswerte waren Quick 61%, Thrombozyten 118000/µl und Fibrinogen 108 mg/dl. Perioperativ und für einige Tage anhaltend trat eine erhebliche Blutung auf mit Abfall des Hämoglobins von 13 auf 7 g/dl; die Patientin erhielt 5 Blutübertragungen. Die Gerinnungsanalyse erbrachte den Befund einer Verbrauchskoagulopathie und eine Heparintherapie wurde eingeleitet (Tabelle 1), die zu einer Normalisierung der Gerinnungswerte führte (der Nachweis der Fibrinmonomere wurde im weiteren Verlauf negativ). Eine Tumorsuche

I. Scharrer/W. Schramm (Hrsg.)
26. Hämophilie-Symposion Hamburg 1995

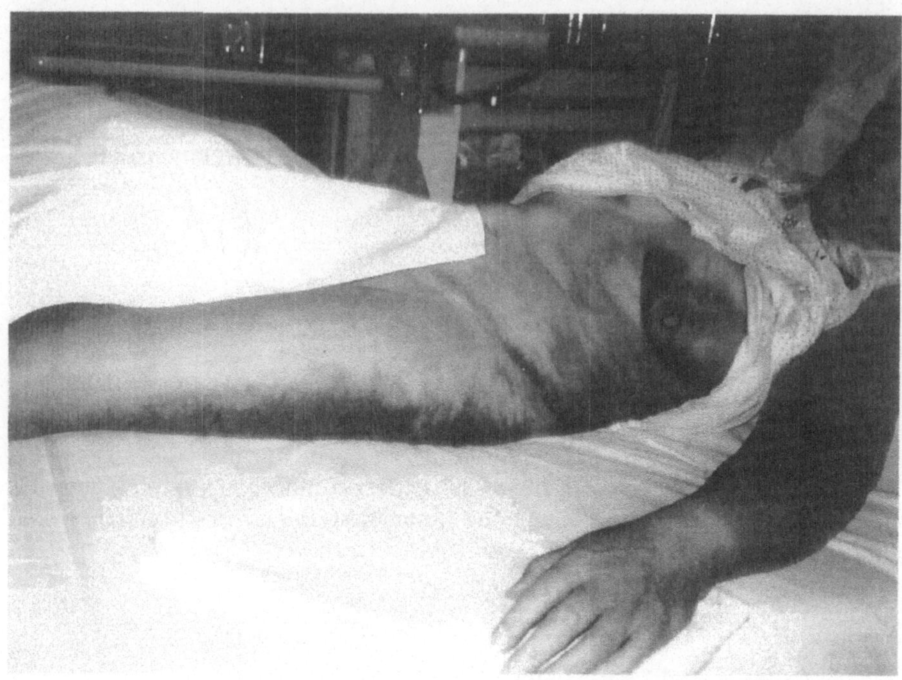

Abb. 1. 81jährige Patientin: ausgedehnte Hautblutungen nach geringen Einwirkungen wie Stoß und Blutdruckmessung (August 1995)

Tabelle 1. Erster Nachweis einer Verbrauchskoagulopathie 1985

	04.06.1985	25.06.1985	27.06.1985[a]	29.06.1985[b]	01.07.1985
Thrombozyten [/ml]	118000	145000	91000	70000	287000
Fibrinogen [mg/dl]	108,0	96,0	87,0	89,0	283,0
Quick [%]	61,0	55,0	46,0	51,0	98,0
a-PTT [s]	25,0	32,0	27,0	27,0	27,0
Alkoholgehaltstest (neg./+)	–	–	–	+	+
FDP/fdp [μg/ml]	–	–	–	24	0

[a] Befund nach Schrittmacherimplantation.
[b] Beginn einer Heparintherapie, 10000 E/24 h.

verlief erfolglos. Auf die Prothesenrevision wurde verzichtet und die Patientin wurde ohne Antikoagulation und ohne Thrombozytenaggregationshemmer entlassen. Die Verbrauchskoagulopathie war einige Wochen später bei ambulanter Kontrolle erneut nachweisbar. Die Patientin hatte keine Blutungszeichen und fühlte sich wohl.

Im September 1987 wurde die Patientin außerhalb stationär wegen massiver Hauteinblutungen, die das gesamte linke Bein bis zur Hüfte umfaßten mit Abfall

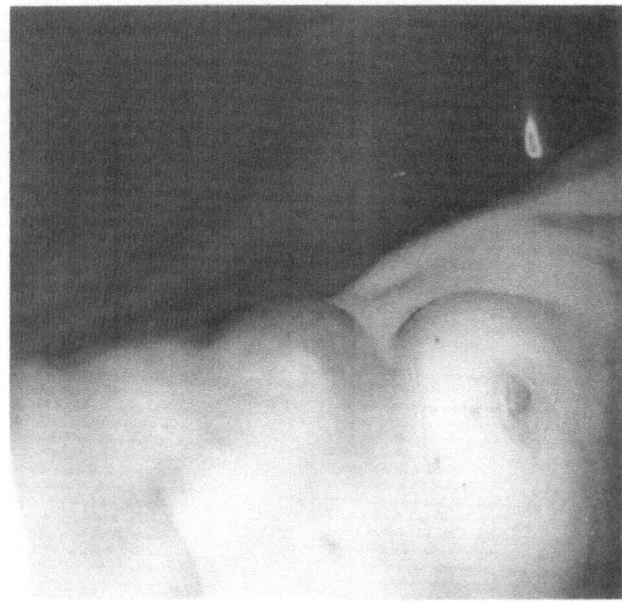

Abb. 2. Dieselbe Patientin (wie in Abb. 1) mit knapp tennisballgroßer Schwellung im Verlauf der Prothese im unteren Thoraxbereich (Dezember 1987)

des Hämoglobins auf 7,5 g/dl, aufgenommen. Besserung unter 5000 E Heparin/ 24 h. Erneut Entlassung ohne Behandlung der Gerinnungsstörung und wieder anschließend Nachweis einer Verbrauchskoagulopathie.

Die nächste Aufnahme erfolgte wegen eines akuten Protheseneinrisses im Dezember 1987. Innerhalb weniger Stunden hatte sich eine knapp tennisballgroße Schwellung im Verlauf der Prothese im unteren Thoraxbereich entwickelt (Abb. 2). Sonographisch stellte sich eine aneurysmatische Aufweitung mit Teilthrombosierung und mit einem Flüssigkeitsmantel dar. Die gesamte Prothese zeigte sich dilatiert. Der größte Teil der Prothese einschließlich der Prothesenbifurkation wurde operativ ersetzt. In den präoperativen Gerinnungsuntersuchungen waren der Quickwert 50%, Fibrinogen 111 mg/dl, a-PTT 28 s und die Thrombozyten 79 000/μl. Regelmäßige Verabreichung von 3mal 5000 E Heparin s.c. vom 6. postoperativem Tag an mit Normalisierung der Gerinnungswerte (Fibrinogen 302 mg/dl, Thrombozyten 191 000/μl). Am 18. postoperativen Tag entwickelt sich eine tiefe linksseitige Beinvenenthrombose, die mit therapeutischen Dosen an Heparin behandelt wurde. Entlassung mit Asasantin®. Ambulante chirurgische Kontrollen bis 1991 mit unauffälligen Gefäßbefunden.

Bei der letzten Aufnahme (s. oben) ist die Gefäßprothese massiv dilatiert (Abb. 3). In der ausführlichen Gerinnungsanalyse (Tabelle 2) zeigten sich die typischen Befunde einer Verbrauchskoagulopathie einschließlich hoher Werte für TAT (Thrombin-Antithrombin-Komplex), F1 + 2 (Prothrombinaktivierungsfragment) und D-Dimere (Fibrinfragmente). Antithrombin III war normal, Plasminogen

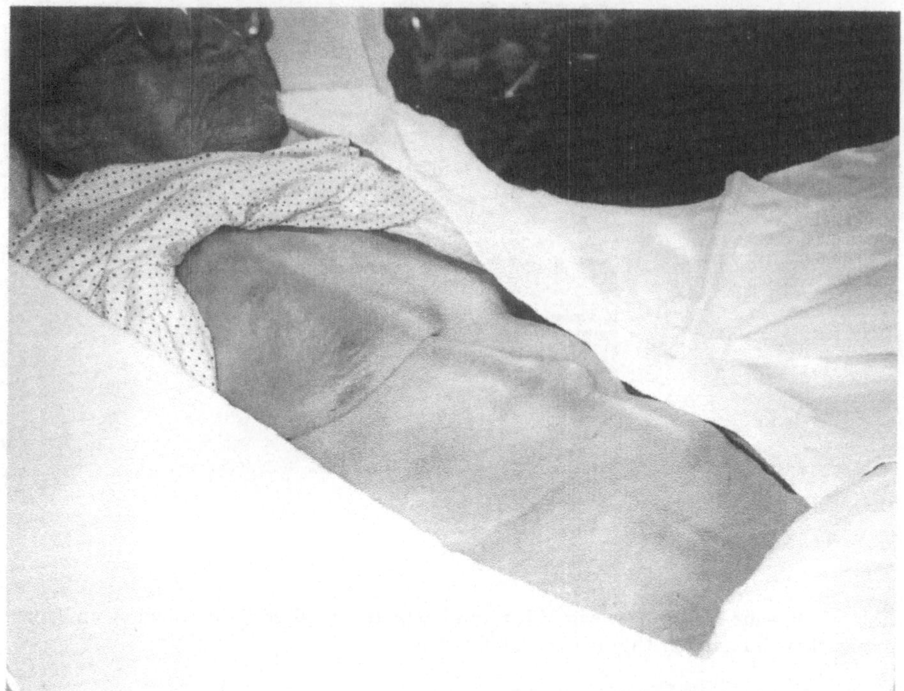

Abb. 3. Dieselbe Patientin (wie in Abb. 1) mit massiv dilatierter Gefäßprothese (August 1995)

vermindert. Unter Behandlung mit niedrigen Dosen an Heparin und niedermolekularem Heparin (Tabelle 2) normalisierten sich der Quicktest, Fibrinogen, Thrombozyten, Faktor V und das Plasminogen. Die Aktivierungsmarker TAT, F1 + 2 und die D-Dimere fielen deutlich ab, blieben aber insgesamt stark erhöht. Die Patientin verstarb unter zunehmender Eintrübung. Im Computertomogramm zeigten sich ausgedehnte kortikale und subkortikale Defekte (ischämisch) mit Erweiterung der inneren und äußeren Liquorräume; keine Blutung, kein frischer Infarkt erkennbar.

Diskussion

Verbrauchskoagulopathien bei Gefäßprothesen sind bisher nur vereinzelt beschrieben worden und traten überwiegend akut postoperativ auf [4, 5]. In einer kasuistischen Beschreibung [3] erkrankte ein 67jähriger Patient 10 Monate nach Entfernung eines Bauchaortenaneurysmas und Ersatz durch eine Dacronprothese mit Atemnot, Husten und Hämoptyse. Die Laborbefunde deckten eine schwere Verbrauchskoagulopathie auf, die mit Heparin erfolgreich behandelt wurde; Entlassung mit 5000 E Heparin s. c., Angaben zur Nachbeobachtung liegen nicht vor. In einer weiteren Kasuistik [6] wurde bei einem 73jährigen Mann 20 Tage nach

Tabelle 2. Gerinnungsanalysen bei Verbrauchskoagulopathie unter unterschiedlichen Formen der Heparintherapie 1995

	10.8.[a]	11.8	14.8.[b]	16.8	18.8.[c]	21.8.	22.8.[d]	30.8	Norm
Thrombozyten [/µl]	61000	70000	86000	83000	93000	119000	163000	132000	150000–350000
Fibrinogen [mg/dl]	68,0	118,0	194,0	196,0	208,0	310,0	267,0	247,0	160–350
Quick [%]	60,0	74,0	91,0	85,0	95,0	100,0	99,0	78,0	> 70
a-PTT [s]	28,0	24,0	26,0	32,0	30,0	29,0	29,0	29,0	≤ 38
FM-Test (neg./+ – +++)	++	+	+++	+	neg.	neg.	neg.	++	neg.
Alkoholgehalttest (neg./+)	+	neg.	+	neg.	neg.	neg.	neg.	+	neg.
D-Dimere [ng/ml]	35000	19300	17400	17900	5900	3500	4700	6200	< 500
TAT [ng/ml]	140,2	103,9	106,4	127,7	90,2	126,4	42,2	30,7	1,0–4,1
F1 + 2 [nmol/l]	11,4	7,69	11,5	4,5	3,6	5,2	7,3	6,6	0,44–1,11
AT III [%]	103,0	89,0	85,0	82,0	76,0	81,0	89,0	64,0	70–130
Protein C [%]	67,0	70,5	72,0	65,0	63,0	58,0	63,0	69,0	70–130
Faktor V [%]	38,6	71,3	57,5	66,5	83,0	85,6	90,8	78,5	70–130
Faktor VIII [%]	126,0	164,0	138,3	129,3	233,3	243,3	248,3	132,1	70–150
Faktor X [%]	80,3	85,5	119,0	63,0	71,6	89,0	83,0	87,3	70–130
Plasminogen [%]	54,0	55,0	70,0	74,0	69,0	74,0	80,0	73,0	70–130

[a] Beginn einer Heparintherapie i.v., 10000 E/24 h, bis 12.08.1995.
[b] Beginn einer Enoxaparintherapie i.v. am 13.08., 0,6 ml/24 h (Clexane 60), bis 17.08.1995.
[c] Beginn einer Enoxaparintherapie s.c. am 18.08., Clexane 40 + 20, bis 21.08.1995.
[d] Reduzierung der Enoxaparintherapie s.c., Clexane 40 vom 22.08. bis 03.09.1995.

Einpflanzung eines axillobifemoralen Bypasses bei petechialen Blutungen eine Verbrauchskoagulopathie diagnostiziert. Normalisierung mit 12 Tagen Heparin- und 2monatiger aggregationshemmender Behandlung.

Unsere Patientin war asymptomatisch bis 5 Jahre nach Prothesenimplantation, als im Rahmen eines kleinen operativen Eingriffs (Schrittmacherimplantation) eine verstärkte Blutung auffiel, die durch eine Verbrauchskoagulopathie ausgelöst war. In insgesamt 4 Untersuchungen in den nachfolgenden 2 1/2 Jahren bestand die Verbrauchskoagulopathie weiter. Da die Patientin nach dem Prothesenwechsel im Dezember 1987 bis zum Ende des Krankenhausaufenthalts mit Heparin behandelt wurde und keine weiteren Gerinnungskontrollen stattfanden (auch nicht beim Hausarzt), kann nicht entschieden werden, zu welchem Zeitpunkt die Verbrauchskoagulopathie wieder einsetzte. Trotzdem ist der dokumentierte Zeitraum mit Verbrauchskoagulopathie der längste bisher beobachtete bei einem Patienten mit Gefäßprothese.

Bei Implantation von Kunststoffprothesen erfolgt eine rasche Adsorption von Proteinen an die Oberfläche (Vroman-Effekt). Wohl über Vermittlung dieser Proteine kommt es zur Anlagerung von Thrombozyten an die Oberfläche, ein Vorgang der über Jahre (abnehmend) anhält [7]. Durch Aktivierung der Gerinnung (Oberfläche?, aktivierte Thrombozyten?) wird Fibrin gebildet, so daß schließlich eine Pseudointima aus Fibrin mit einigen eingeschlossenen Zellen entsteht [1]. In langstreckigen Prothesen mit geringem Durchmesser und/oder zu geringem Fluß setzt sich dieser Vorgang bis zum thrombotischen Verschluß fort. Ob dieser Vorgang auch einmal zu einer Verbrauchskoagulopathie führen kann, ist unklar. Vorstellbar wäre eine hohe thrombotische Tendenz mit hoher fibrinolytischer Aktivität. Ein verlangsamter Blutstrom in der dilatierten Prothese kann bei unserer Patientin vermutet werden, eine Messung des Durchflusses hat leider nicht stattgefunden. Eine andere Möglichkeit wäre die Aktivierung des Monozyten-/Makrophagensystems mit Bildung thromboplastischer Aktivität. Diese Zellen entwickeln thromboplastische Aktivität im Kontakt mit Fremd- bzw. Dacronoberflächen [2]. Letzlich steht keine sichere Erklärung für die Auslösung der Verbrauchskoagulopathie zur Verfügung, wie dies auch der Fall ist bei gelegentlichen Verbrauchskoagulopathien bei Aortenaneurysmen oder der Verbrauchskoagulopathie bei Hämangiomen.

In der Behandlung unserer Patientin fällt auf, daß sich trotz Normalisierung der Gerinnungswerte (z. B. Fibrinogen, Thrombozyten) die Parameter der Gerinnungs- und Fibrinolyseaktivierung (TAT, F1 + 2, D-Dimere) nur partiell besserten, so daß das Stadium einer kompensierten Verbrauchskoagulopathie erreicht war. Der Verlauf läßt vermuten, daß längerfristig unter 60 mg Enoxaparin eine völlige Normalisierung eingetreten wäre.

Literatur

1. Ito RK, Brophy CM, Contreras MA, Tsoukas A, LoGerfo FW (1991) Persistent platelet activation by passivated grafts. J Vasc Surg 13:822
2. Kalman PG, Rotstein OD, Niven J, Glynn MFX, Romaschin AD (1993) Differential stimulation of macrophage procoagulant activity by vascular grafts. J Vasc Surg 17:531

3. Kanda T, Kaneko K, Yamauchi Y, Kanazawa N, Sasaki T, Takeuchi H (1992) Indium 111-labelled platelets accumulation over abdominal aortic graft with chronic disseminated intravascular coagulation – A case history. Angiology 44:420
4. Mulcare AJ, Royster TS, Weiss AJ, Phillips LL (1973) Disseminated intravascular coagulation as a complication of abdominal aneurysm repair. Ann Surg 180:343
5. Mulcare AJ, Royster TS, Phillips LL (1976) Intravascular coagulation in surgical procedures on the abdominal aorta. Surg Gynec Obstet 143:730
6. Myers TJ, Hild DH (1977) Consumption coagulopathy and microangiopathic hemolytic anemia with an axillo-femoral graft. Circulation 56:891
7. Rubin BG, Santoro SA, Sicard GA (1993) Platelet interaction with the vessel wall and prothetic grafts. Ann Vas Surg 7:200

Auftreten von Lupusantikoagulanzien mit echtem Faktorenmangel bei einer 82jährigen Patientin

A. Wenke, S. Ehrenforth, S. Siegert, I. Scharrer

Lupusantikoagulanzien (LA) sind die häufigsten, erworbenen pathologischen Gerinnungsinhibitoren, die vermehrt bei Autoimmunerkrankungen, hier besonders beim SLE, bei lymphoproliferativen Erkrankungen oder anderen Neoplasien [7, 9], bei Infektionen [1], aber auch medikamenteninduziert oder spontan vorkommen.

Bei vorhandenen LA treten vermehrt thromboembolische Erkrankungen [3, 5], Thrombopenien, rezidivierende Spontanaborte und dermatologische (Livedo racemosa) Erkrankungen auf [4]. Leitsymptom bei vorhandenen LA ist die verlängerte aPTT [2]. Die Differentialdiagnose zu kongenitalen oder hemmkörperbedingten Gerinnungsstörungen ist oft schwierig.

Nur sehr selten, entweder bei gleichzeitig ausgeprägter Thrombopenie oder bei LA-induziertem echtem Faktorenmangel wie bei unserer Patientin, kommt es neben dem thromboembolischen Risiko zu einer vermehrten Blutungsneigung.

Lupusantikoagulanzienbestimmung

- *Screeningtests*
  - KCT nach Exner („caolin clotting time"): plättchenarmes Plasma, bei LA verlängerte Gerinnung,
  - DRVVT-Test ("dilute Russels viper venom time"): Enzym der Russel Viper aktiviert Faktor X (unabhängig von Vorphasenfaktoren VIII, IX, XI, XII,
  - PTT-Tauschtest: zur Differentialdiagnose gegenüber Einzelfaktormangel, bei Anwesenheit von LA keine PTT-Normalisierung!
- *Bestätigungstests*
  - Plättchenneutralisationstest Staclot: Phospholipide und Thrombozyten im Überschuß, LA werden neutralisiert und die Gerinnungszeit so korrigiert,
  - Textarin/Ecarin Ratio: Ecarin aktiviert im Gegensatz zu Textarin Prothrombin phospholipidunabhängig, bei LA Textarin/Ecarin-Ratio somit erhöht.
- *Titerbestimmung*
  - ICA („index for circulating anticoagulants activity"): Gerinnungszeit im 1:1 gemischten NP/PP-Testansatz minus Gerinnungszeit des NP dividiert durch die Gerinnungszeit des PP.

I. Scharrer/W. Schramm (Hrsg.)
26. Hämophilie-Symposion Hamburg 1995

Kasuistik

Die Patientin wurde uns wegen unklarer aPTT-Verlängerung, die bei einer präoperativen Gerinnungsanalyse bei Zustand vor Totalendoprothese (TEP) wegen einer bestehenden Pangonarthrose des rechten Knies auffiel, aus der orthopädischen Sprechstunde überwiesen. Aktuell bestand keine vermehrte Blutungsneigung und auch anamnestisch fand sich kein Hinweis auf eine hämorrhagische Diathese nach Verletzung, Zahnextraktion oder Operationen. Die Patientin fühlte sich wohl. Sie schilderte keine allgemeine Krankheitssymptomatik. Bei der durchgeführten Gerinnungsanalyse bestätigte sich die aPTT-Verlängerung (Tabelle 1). Auffällig war die stark erniedrigte F VIII-C-Aktivität von 8 % bei kaum vorhandenem F VIII-C-Hemmkörper. (F VIII-C-HK bei 2 h Inkubation: 0,68 BE, 24 h Inkubation: 1,02 BE). Das Willebrand-Faktor-Antigen (136 %, Norm: 70 – 150), der Ristocetin-Cofaktor (160 %, Norm: > 70), die Blutungszeit (4´50´´, Norm: < 9´30´´) sowie die Thrombozytenzahl (314/nl, Norm: 200 – 400) und die kollageninduzierte Aggregation zeigten Normwerte. Eine am 11.07.1995 durchgeführte Kontrolluntersuchung bestätigte diese Werte und zeigte gleichzeitig stark erniedrigte Aktivitäten für F IX und F XII (Tabelle 1). Eine weiterführende internistische Untersuchung zeigte bis auf eine IgM-Erhöhung von 462 mg/100 ml (Norm: 70 – 280) sowie leicht

Tabelle 1. Gerinnungsanalyse

	28.06.1995	11.07.1995	24.07.1995	7.08.1995	13.09.1995	Norm
TPZ	71%	75%	98%	70%	83%	75-100
PTT	78 s	68 s	55 s	59 s	64 s	25- 39
F VIII	8%	11%	25%	13%	16%	70-100
1:40				33%	35%	70-100
F IX		6%	9%	12%	6%	70-100
1:40				18%	12%	70-100
F XI				7%	4%	70-100
1:40				2%	5%	70-100
F XII		5%	8%	8%	6%	70-100
1:40				18%	15%	70-100
F II				85%		75-100
F V				86%		70-100
F VII				74%		70-100
F X				64%		70-100
F VIII-Ag					25%	> 70
F IX-Ag					119%	
F XII-Ag			31%		34%	51-115
Exner			positiv		positiv	
DRVVT			positiv		positiv	
PTTT			positiv		positiv	
Staclot			positiv		positiv	
Textarin/ Ecarin			2,16		2,16	< 1,57
ICA			43		72	0- 15

erhöhte Werte für GGT (40 U/l, Norm: < 23), LDH (234 U/l, Norm: < 200), Harnsäure (6,4 mg/dl, Norm: < 7,4), BSG (14/37) und HCG (5,8 Norm: < 2, BHCG, CEA, CA 19-9 opB) keinen pathologischen Befund. Die durchgeführte Oberbauchsonographie war unauffällig. Während der stationären Aufnahme konnte der bestehende Neoplasieverdacht nicht bestätigt werden (Röntgenthorax, CT-Abdomen, CT-Thorax opB).

Wegen des bestehenden Multifaktorenmangels des intrinsischen Systems (F VIII C, F IX, F XII) bei verlängerter aPTT und des nichtkorrelierenden F VIII-C-Hemmkörpertiters wurden bei Wiedervorstellung am 24.07.1995 neben der Durchführung einer Kontrolluntersuchung und der F XII-Aktivitäts- und Antigenbestimmung die Lupusantikoagulanzien bestimmt. Dabei ergaben sich positive Werte in allen Screening- (Exner, DRVVT, PTTT) sowie Bestätigungstests (Staclot LA, Textarin/Ecarin-Ratio).

Interessanterweise fand sich nicht nur eine Verminderung der F XII-Aktivität auf 8 %, sondern gleichzeitig ein mit 31 % verminderter F XII-Antigenspiegel.

So wurde eine Einzelfaktoranalyse in der üblichen 1:5- sowie in einer 1:40-Verdünnung durchgeführt.

Lupusantikoagulanzien sind in der Mehrzahl der Fälle nur gegen Phospholipide gerichtet, so daß bei einer Einzelfaktorbestimmung in einer 1:5-Verdünnung ein scheinbarer Faktorenmangel vorgetäuscht wird (verlängerte Gerinnungszeit wegen Phospolipidhemmung). Wird das Patientenplasma 1:40 verdünnt, so ist die phospholipidhemmende LA-Wirkung vernachlässigbar, die Gerinnungszeit verkürzt sich und es werden höhere bis normale Einzelfaktoraktivitäten gemessen. Kommt es zu keinem Anstieg der Einzelfaktorenwerte, so sind die vorhandenen LA nicht nur gegen Phospholipide, sondern auch gegen die Einzelfaktoren selbst gerichtet. Es besteht der Hinweis auf einen echten Faktorenmangel und damit auf ein gleichzeitiges Blutungs- sowie Thromboembolierisiko.

Die Untersuchungsergebnisse bei unserer Patientin zeigten bei einer 1:5-Verdünnung des Patientenplasmas Normwerte für die Einzelfaktorenwerte des extrinsischen Systems (F II, V, VII, X) sowie stark erniedrigte Werte für alle Einzelfaktoren des intrinsischen Systems (F VIII: C, IX, X, XII, Tabelle 1). Bei der daraufhin durchgeführten Faktorenbestimmung mit 1:40 verdünntem Patientenplasma stiegen die Aktivitäten des intrinsischen Systems nur unerheblich (Tabelle 1), so daß bei unserer Patientin von einem Vorliegen eines echten Faktorenmangels bei positiven LA ausgegangen werden mußte.

Interessanterweise fanden sich bei der am 13.09.1995 durchgeführten Antigenbestimmung erniedrigte Werte für F VIII: C und F XII jedoch ein normaler F IX-Antigenspiegel (Tabelle 1). So ist zu vermuten, daß für den F VIII und XII ein echter Faktorenmangel besteht, während die F IX-Werte eher für eine antikörperbedingte Aktivitätsverminderung sprechen. Eine kongenitale F VIII- und XII-Verminderung ist eher unwahrscheinlich, da bei einer routinemäßig durchgeführten Gerinnungsanalyse beim Hausarzt im Frühjahr 1995 die aPTT im Normbereich lag.

Im September 1995 erfolgte die stationäre Aufnahme der Patientin zum operativen Einsatz einer Totalendoprothese des rechten Knies. Wegen des gleichzeitig bestehenden Blutungs- und Thromboserisikos wurde die Operation am

18.09.1995 unter präoperativer Substitution von 500 ml FFP und 3mal 7500 IE Heparin-Na täglich durchgeführt. Die oben genannte Heparinisierung wurde während des gesamten stationären Aufenthalts und nach Entlassung bis zur Vollbelastung beibehalten. Vom 1. bis 3. postoperativen Tag erfolgte eine tägliche Gabe von 500 ml FFP. Am 4. postoperativen Tag sollte auf 200 ml FFP reduziert werden. Jedoch war zu diesem Zeitpunkt das Knie stark angeschwollen und blau-gelblich verfärbt, so daß der Verdacht auf eine Kniegelenksblutung bestand. Daraufhin wurde die tägliche Gabe von 500 ml FFP bis zur stationären Entlassung am 26.09.1995 beibehalten worunter sich der weitere postoperative Verlauf komplikationslos gestaltete. Am 20. postoperativen Tag kam es zur Wiederaufnahme der Patientin wegen Schwellung, Überwärmung und Rötung des rechten Kniegelenkes und Unterschenkels. Wegen des Verdachts auf das Vorliegen einer Thrombose wurde die s.c.-Heparinisierung von 3mal 7500 IE pro Tag auf eine i.v.-Heparinisierung von 25000 IE/24 h umgestellt. Unter dieser Therapie sowie Kühlung des Kniegelenkes kam es zu einer schnellen Besserung und die Patientin konnte am 10.10.1995 in gutem Allgemeinzustand entlassen werden.

Aus oben aufgeführter Kasuistik wird deutlich, daß bei unklarer aPTT-Verlängerung eine ausführliche differentialdiagnostische Abklärung notwendig ist und das eventuelle Auftreten von LA mit in Betracht gezogen werden muß. Um zwischen einem alleinigen Thromboserisiko und einem gleichzeitigen Blutungs- sowie Thromboserisiko unterscheiden zu können, ist neben der F II- [8] und Thrombozytenzahlbestimmung die Einzelfaktorbestimmung in 1:40 verdünntem Patientenplasma zu empfehlen.

Literatur

1. Alving B (1993) Management of patients with antiphospholipid antibodies. In: Scharrer I, Schramm W (Hrsg) Hämophilie-Symposium. Springer, Berlin Heidelberg New York Tokyo, S 183–192
2. Alving, B, Barr CF, Carrington L (1993) Coagulation factor levels in plasma with a prolonged APTT and lupus anticoagulant. SSC of ISTH New York, Juli 1993
3. Hasler K, Bernstein P (1993) Thrombophilie und Lupusantikoagulans. In: Scharrer I, Schramm W (Hrsg) Hämophilie-Symposium. Springer, Berlin Heidelberg New York Tokyo, S 193–195
4. Kampe CE (1994) Clinical syndromes associated with lupus anticoagulants. Semin Thromb Hemost 20/1:16–26
5. Lechner K (1987) Lupus anticoagulants and thrombosis. In: Thrombosis and haemostasis, Leuven Univ Press, Leuven, pp 525–547
6. Reyes H, Dearing L, Shoenfeld Y, Peter JB (1994) Antiphospholipid antibodies: A critique of their heterogeneity and hegemony. Semin Thromb Hemost 20/1:89–100
7. Schleider MA, Nachmann RL, Jaffe EA, Coleman M (1976) A clinical study of the lupus anticoagulant. Blood 48:499–509
8. Shaulian E, Shoenfeld Y, Berliner S, Shaklai M, Pinkhas J (1981) Surgery in patients with circulating lupus anticoagulant. Int Surg 66:157
9. Yebra M, Vargas JA, Menendez MJ, Cabrera JR, Diaz F, Diego FJ, Durantez A (1989) Gastric Castlemans disease with a lupus- like circulating anticoagulant. Am J Gastroenterol 84:566

Einsatz von Protein-C-Konzentrat bei heterozygotem Protein-C-Mangel und wachsendem Thrombus der Vena cava inferior

P. Zeitler, A. M. Mingers

Der heterozygote Protein-C-Mangel manifestiert sich in der Regel erst im Erwachsenenalter, kann aber auch bereits in jüngeren Altersstufen Ursache einer Thrombophilie sein. Wir stellen im folgenden die Kasuistik eines Jugendlichen mit Protein-C-Mangel vor, bei welchem der Einsatz von Protein-C-Konzentrat entscheidende Bedeutung für das weitere Krankheitsgeschehen hatte.

Fallbeschreibung

Aufgenommen wurde ein 16 Jahre alter junge Mann. Die Eigenanamnese des Patienten und Vorgeschichte der Familie waren bis zu diesem Zeitpunkt im wesentlichen unauffällig.

Der Patient spielte in seiner Freizeit Fußball. Seit einigen Tagen bestand eine Dyspnoe, der der Junge jedoch zunächst keine Beachtung schenkte. Die Aufnahme erfolgte wegen akuter kardiopulmonaler Dekompensierung. Echokardiographisch fand sich ein Cor pulmonale mit Rechtsherzdilatation. Die Lungenperfusionsszintigraphie bestätigte eine Lungenembolie beidseitig, links stärker ausgeprägt als rechts (Abb. 1).

In der Gerinnungsanalyse fand sich ein Protein-C-Mangel sowie zunächst auch positive Monomere und D-Dimere als Hinweis auf eine unphysiologische Gerinnungsaktivierung. Dieser Befund normalisierte sich im Verlauf. Der Protein-C-Mangel persistierte jedoch und zeigte sich auch bei Mutter und Bruder des Patienten, die beide bislang klinisch unauffällig waren (Tabelle 1).

Krankheitsverlauf und Therapie

Über einen Pulmonaliskatheter konnte initial erfolgreich eine Lyse mit rekombinantem Gewebsplasminogenaktivator (rt-PA) durchgeführt werden. Anschließend erhielt der Patient Heparin in therapeutischer Dosierung.

Eine Phlebographie 4 Tage später ergab das Vorliegen eines älteren, bereits organisierten Thrombus in der V. iliaca communis sinistra mit Kollateralenbildung. Die distal gelegenen Venen des linken Beins waren frei durchgängig (Abb. 2).

I. Scharrer/W. Schramm (Hrsg.)
26. Hämophilie-Symposion Hamburg 1995

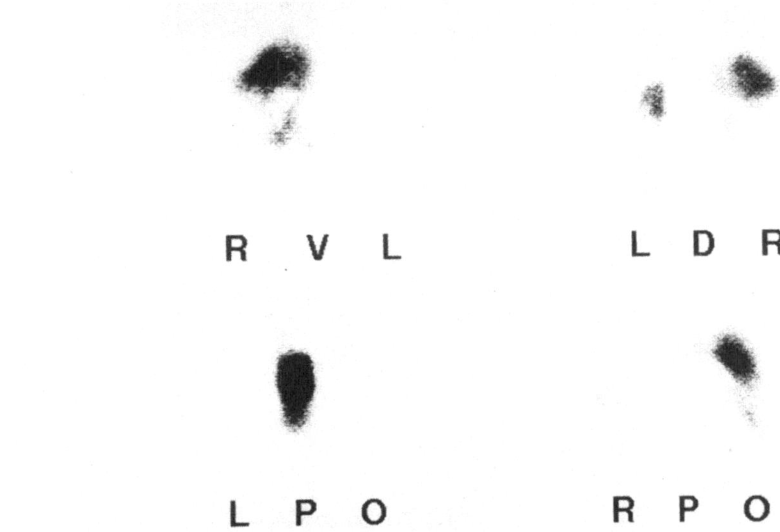

Abb. 1. Lungenperfusionsszintigramm nach stationärer Aufnahme

Tabelle 1. Gerinnungsanalyse

	Patient (bei Aufnahme)	Patient (unter Heparin)	Mutter	Bruder	Vater
PTT [s]	33	56	32	30	38
Quick	0,49	0,54	1,13	1,17	1,13
TZ [s]	16	29	17	15	17
Fibrinogen [mg/dl]	332	346	265	291	290
AT III	0,75	0,99	1,26	1,08	
Plasminogen	0,7	1,08	1,81	0,91	
Protein C (chromogen)	0,25	0,31	0,46	0,43	0,78
Protein C (immunologisch)	< 10%	nicht auswertbar	0,48	0,31	1
Protein S gesamt	1,05	1,44	0,7	1	0,7
Protein S frei	0,29	0,35	0,35	0,29	0,49
D-Dimere	+	+	negativ	negativ	negativ
Monomere	+	negativ	negativ	negativ	negativ

Unter fortwährend hochdosierter Heparinisierung des Patienten traten 9 Tage nach der Lyse erstmals Schmerzen in der linken Leiste auf, die im Verlauf zunahmen. Ein Kernspintomogramm 12 Tage nach Lyse zeigte ein Wachstum des Thrombus in die V. cava inferior bis auf 2 cm distal der Nierenveneneinmündung (Abb. 3).

Da ein chirurgisches Vorgehen nicht möglich war, wurde erneut eine Lysetherapie mit rekombinantem Plasminogenaktivator eingeleitet und jetzt zusätz-

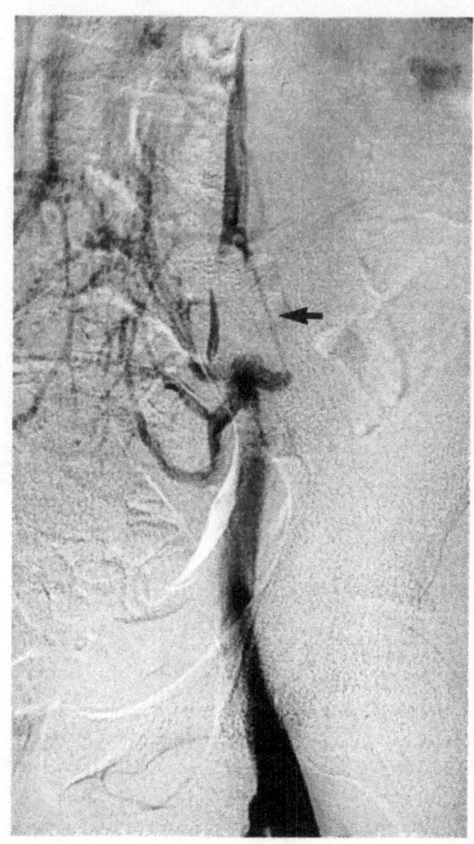

Abb. 2. Phlebographie links (femoro-iliakaler Bereich)

lich Protein-C-Konzentrat der Fimra Immuno 2mal 40 IE/kg KG täglich eingesetzt.

Es zeigte sich in der kernspintomographischen Kontrolle eine komplette Rückbildung des frischen Appositionsthrombus (Abb. 4). Daher erfolgte die Einstellung des Patienten auf Marcumar, zunächst unter überlappender Fortführung der Heparin- und Protein-C-Infusionen.

Zusammenfassung und Beurteilung

Bereits einige Zeit vor der stationären Aufnahme hatte der Patient einen thrombotischen Gefäßverschluß in der linken Femoral- und Beckenvene erlitten. Ursache hierfür war eine Verschiebung des Hämostasegleichgewichts zur prokoagulatorischen Seite, möglicherweise durch ein Trauma beim Fußballspielen ausgelöst, bei bestehendem heterozygoten Protein-C-Mangel.

Im Rahmen der Thrombusbildung wurde durch den damit verbundenen zusätzlichen Protein-C-Verbrauch die Thrombophilie noch gesteigert. Dieser Circu-

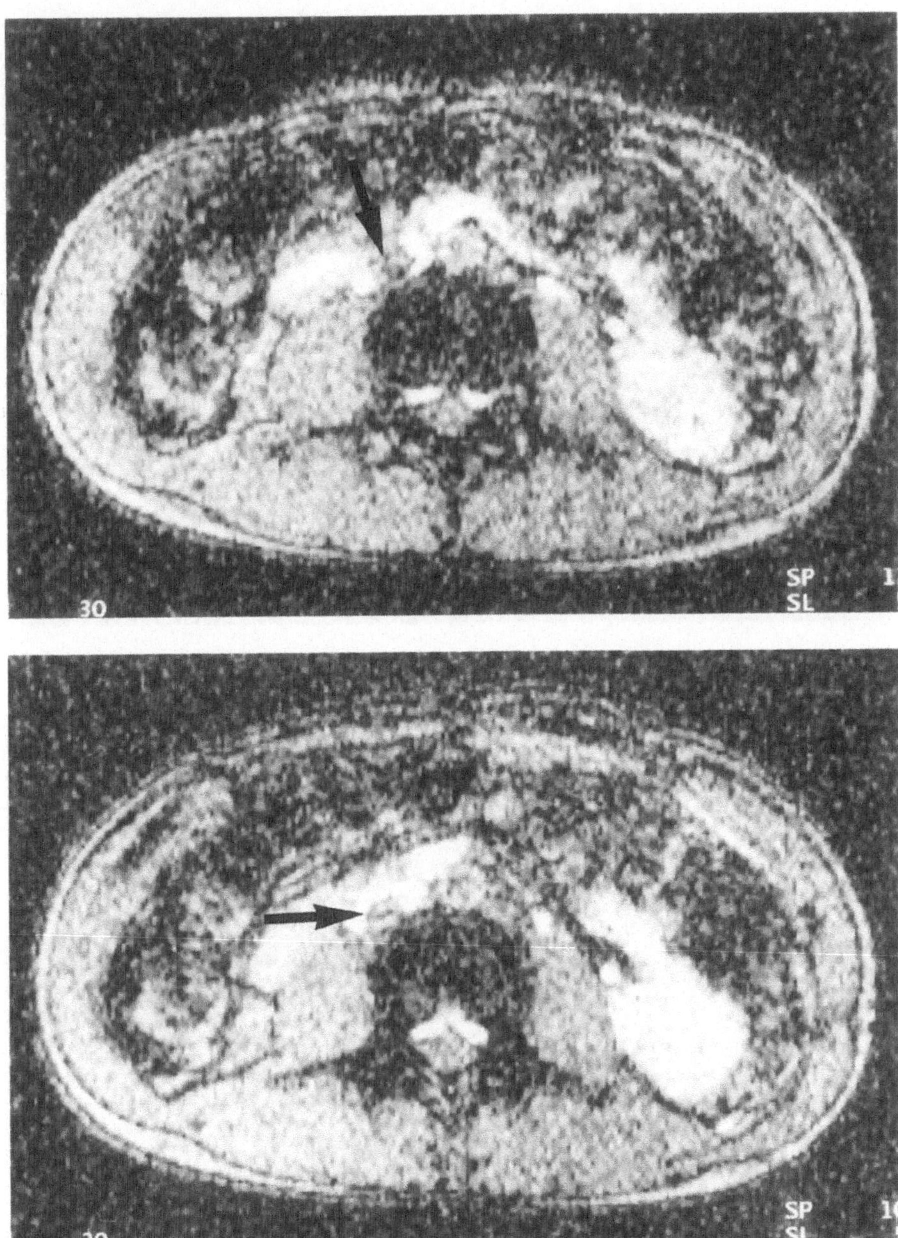

Abb. 3. Kernspintomogramm Abdomen nach erster Lyse, unter alleiniger Heparinisierung

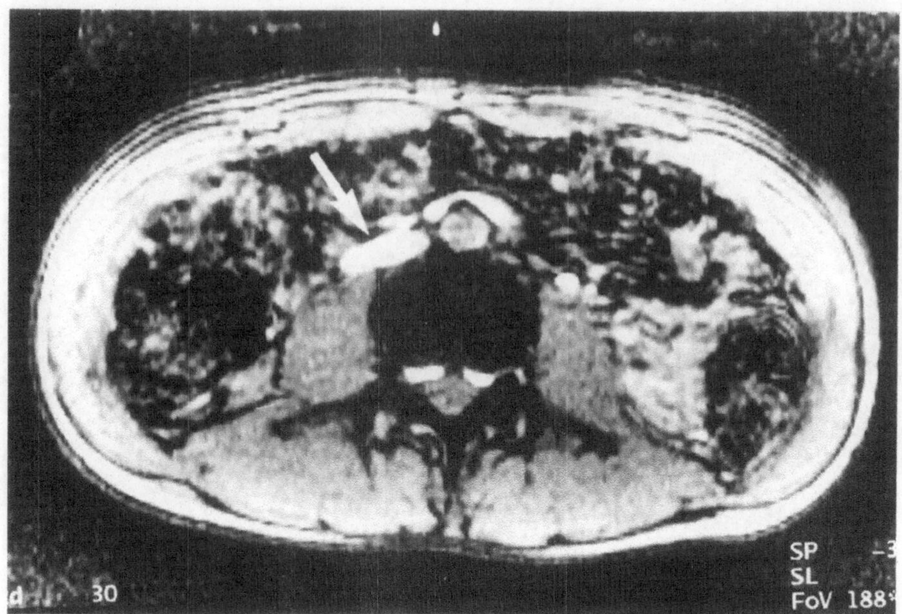

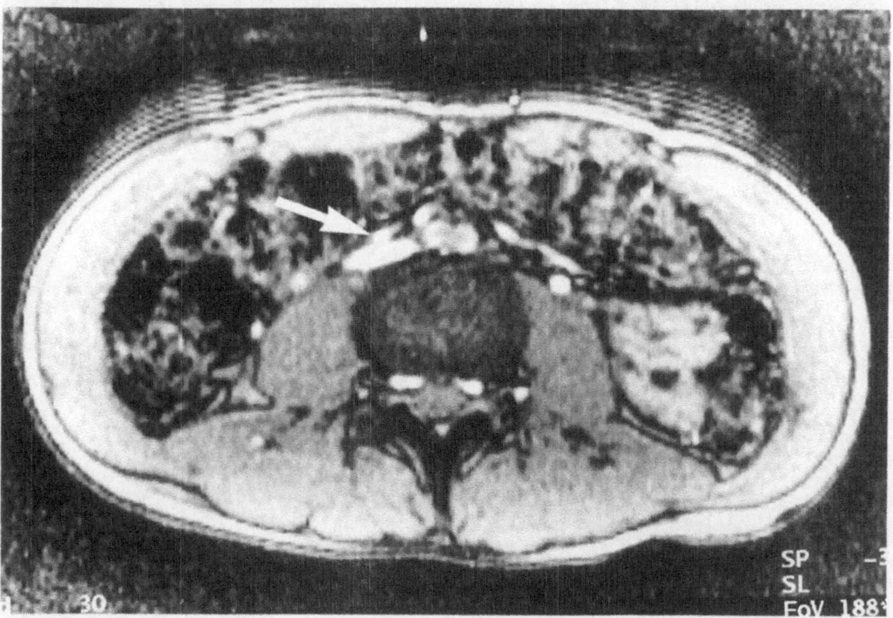

Abb. 4. Kernspintomogramm Abdomen nach erneuter Lyse und Gabe von Protein-C-Konzentrat

lus vitiosus konnte auch durch eine Lysetherapie und anschließende Heparinisierung des Patienten nicht durchbrochen werden.

Erst die zusätzliche Infusion von Protein-C-Konzentrat sicherte den Erfolg der Lysetherapie und erlaubte eine Umstellung des Patienten auf ein Kumarinderivat.

Literatur

1. Allaart CF et al. (1993) Increased risk of venous thrombosis in carriers of hereditary protein C deficiency defect. Lancet 341:134–138
2. Bertina RM, Broekmans AW (1982) Protein C concentrates for therapeutic use. Lancet 11:348
3. Kreuz W, Nowak-Göttl U (1990) Systemische und lokale Thrombolyse mit rt-PA – ein neuer Therapieansatz im Kindesalter. In: (Hrsg) Thrombosen im Kindesalter. Editiones Roche, Basel, S 365–371
4. Krogmann ON et al. (1990) Phenprocoumon-Therapie im Kindesalter. In: (Hrsg) Thrombosen im Kindesalter. Editiones Roche, Basel, S 265–299

Pathologische Kernspintomographiebefunde bei einem 8jährigen Patienten mit schwerer Hämophilie und komplex-fokalen Anfällen

J. Klinge, K.H. Lauffer, R. Rauch, T. Rupprecht, M. Ries

Neurologische Komplikationen bei Patienten mit Hämophilie wurden vor Auftreten von HIV-Infektionen im wesentlichen als Folge intrazerebraler Blutungen beobachtet [1]. In der neueren Literatur wird hingegen v.a. die Wirkung des HIV-Virus auf das zentrale Nervensystem beschrieben, wobei Patienten mit < 200 CD 4+-Zellen nicht selten eine diffuse zerebrale Atrophie aufweisen [2].

Im Jahr 1992 berichteten Wilson et al. [4] erstmals über eine größere Anzahl HIV-negativer Patienten mit Hämophilie A und B, z.T. ohne intrazerebrale Blutung, bei denen sie durch Kernspintomographie pathologische Veränderungen nachwiesen. Die Patienten waren großteils asymptomatisch, nur wenige hatten epileptische Anfälle.

Wir stellen einen HIV-negativen Patienten mit schwerer Hämophilie B vor, bei dem im Alter von 8 Jahren komplex-fokale Anfälle auftraten.

Kasuistik

Anamnese

Bei dem Patienten ist seit einer im Alter von 4 Wochen durchgeführten Pyloromyotomie eine schwere Hämophilie B bekannt. Mit 6 Wochen wurde eine Ureterabgangsstenose komplikationslos korrigiert. Die weitere Entwicklung war altersgerecht, es bestand nur ein geringer Substitutionsbedarf. Vor der erstmaligen Vorstellung in unserer Poliklinik im Alter von 8 Jahren hatte der Patient zuletzt 600 I.E. Faktor IX alle 2 Wochen substituiert. Die Vorstellung erfolgte wegen v.a. nachts auftretender, maximal 3 bis 4 min dauernder Schreiattacken und einem EEG-Befund mit hypersynchroner Aktivität. Bei V.a. komplexfokalen Anfällen war bereits eine Behandlung mit Carbamazepin begonnen worden, die jedoch nur eine vorübergehende Besserung des Krankheitsbildes bewirkt hatte.

I. Scharrer/W. Schramm (Hrsg.)
26. Hämophilie-Symposion Hamburg 1995

Klinischer Befund

Allgemein

Guter Allgemein- und Ernährungszustand, mehrere, z. T. ältere Hämatome an beiden Beinen und über der LWS, reizlose Narben nach Pyloromyotomie und Pyeloplastik links. Gelenke seitengleich frei beweglich. Sonstige internistische Untersuchung unauffällig.

Neurologie

Wach, bewußtseinsklar, orientiert, kooperativ. MER seitengleich mittellebhaft, keine pathologischen Reflexe, Sensibilität unauffällig, keine Hirnnervenausfälle, keine Koordinationsstörungen.

Anfallssymptomatik

Kurzes Aufschreien, dann Stereotypien (Nesteln, Schmatzen), tonisch-klonische Zuckungen. Während des Anfalls nicht ansprechbar.

Weiterführende Untersuchungen

EEG (s. Abb. 1)

Altersgerechte Grundaktivität mit mäßig häufig abwechselnd links und rechts auftretender, temporal betonter (s. Markierung), rasch generalisierender hypersynchroner Aktivität von maximal 3 s Dauer (Abb. 1).

Kernspintomographie (s. Abb. 2)

Rechts-frontal pathologische Signalanhebung in allen Techniken (T 1 und T 2 gewichtet, Protonendichte) im Sinne eines gliös veränderten Rindenherdes. Zusätzlich subependymal rechts kleines Knötchen.

Therapie und Verlauf

Wegen der erhöhten Verletzungsgefahr begannen wir eine Dauersubstitution mit 600 I. E. Faktor IX zunächst 3mal, nach Besserung der Anfallssituation 2mal pro Woche. Da nach Ergänzung der Therapie mit Carbamazepin um Phenhydan eine Zunahme der Anfallshäufigkeit und nach Umsetzen von Phenhydan auf Primidon Wesensveränderungen zu beobachten waren, leiteten wir schließlich eine Therapie mit Carbamazepin und Valproat ein. Unter dieser Therapie trat zuletzt noch etwa 1 Anfall/Tag auf. Der Patient besucht inzwischen die 3. Klasse (Grundschule), seine Leistungen werden von der Mutter als gut bezeichnet.

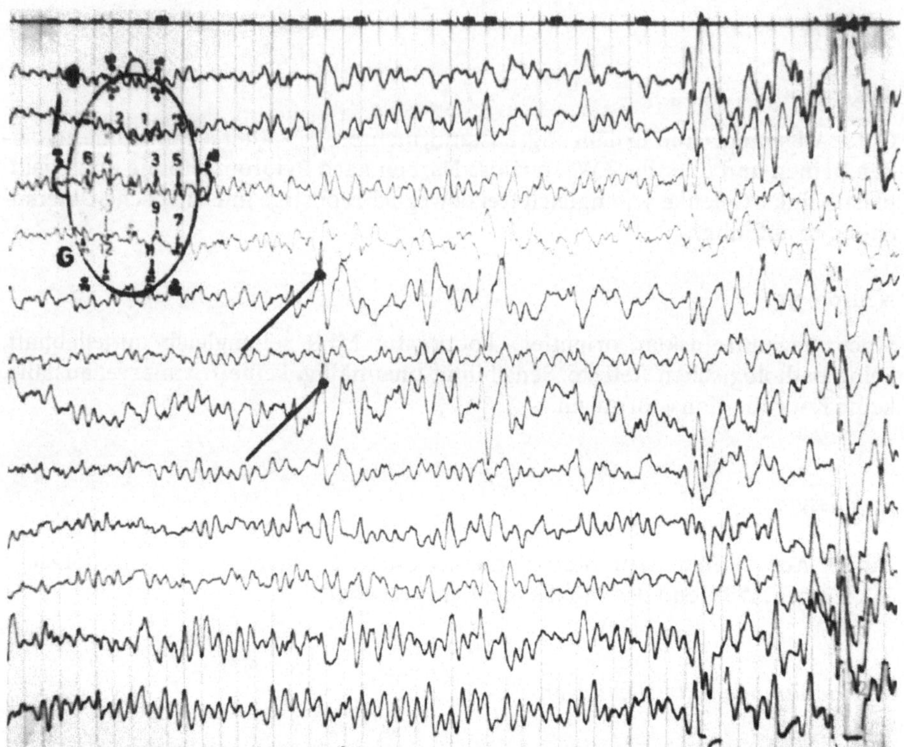

Abb. 1. Elektroenzephalographie. Von temporal rechts ausgehende (Markierungen), rasch generalisierende hypersynchrone Aktivität

Diskussion

Im Jahre 1992 beschrieben Wilson et al. [4] pathologische NMR-Befunde bei nicht HIV-infizierten Hämophiliepatienten. Sie fanden in 25 von 124 (20,2%) untersuchten Patienten mit Hämophilie A und B erworbene Auffälligkeiten. Am häufigsten (14/124 Patienten: 11,3%) waren fokale Läsionen in der weißen Substanz mit hoher Intensität auf den T 2-gewichteten Aufnahmen. Drei dieser Patienten – mit intrazerebraler Blutung – hatten epileptische Anfälle. Die Ätiologie dieser Läsionen ist nicht vollständig geklärt. Wilson et al. folgerten jedoch, daß die Veränderungen krankheits- oder therapiebedingt sein müßten, da sie häufiger waren, als in der Normalbevölkerung zu erwarten gewesen wäre.

Die Läsionen sind vergleichbar mit kleinen, nichthämorrhagischen Infarkten, wie sie z.B. Zimmermann et al. [5] 1987 bei Patienten mit Sichelzellanämie berichtet haben. Bei Patienten mit Hämophilie B können durch aktivierte Faktoren, v.a. in den mittelhochgereinigten Faktor-IX- und Prothrombinkomplexpräparaten, therapiebedingte Thrombosen auftreten [3]. Allerdings wurden bisher keine

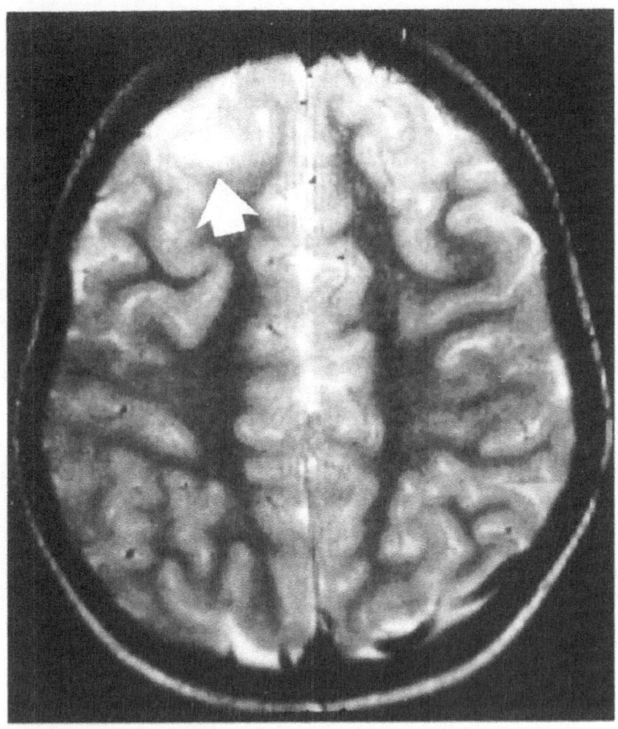

Abb 2. Kernspintomographie (T 2-gewichtetes Bild). Deutliche Signalintensitätssteigerung rechts frontal *(Pfeil)*

zerebralen Thrombosen beschrieben. Patienten mit Hämophilie A neigen dagegen auch bei hohem Substitutionsbedarf kaum zu Thrombosen.

Unser Patient hat ähnliche Läsionen rechts-frontal und subependymal, wie sie von Wilson et al. [4] beschrieben wurden. Da anamnestisch kein Schädel-Hirn-Trauma und keine intrazerebrale Blutung bekannt ist, muß in die differentialdiagnostischen Überlegungen sicherlich auch eine tuberöse Sklerose einbezogen werden.

Allerdings bestehen anamnestisch und klinisch keine weiteren Hinweise auf einen M. Bourneville-Pringle, so daß wir eine hämophiliebedingten Ursache der Anfälle und der kernspintomographischen Veränderungen annehmen.

Schlußfolgerungen

Bei Patienten mit Hämophilie und Epilepsie ist neben dem EEG auch eine Kernspintomographie zur weiteren Diagnostik sinnvoll.

Untersuchungen zu Häufigkeit und Ausmaß neurologischer Auffälligkeiten bei HIV-negativen Hämophiliepatienten sollten durchgeführt werden.

Literatur

1. Eyster ME, Gill FM, Blatt PM, Hilgartner MW (1978) Central nervous system bleeding in hemophiliacs. Blood 51:1179–1188
2. Mitchel WG, Nelson MD, Contant CF, Bale JF, Wilson DA, Bohan TP, Fenstermacher MJ (1993) Effects of Human Immunodeficiency Virus and immune status on Magnetic Resonance Imaging of the brain in hemophiliac subjects: results from the hemophilia growth and development study. Pediatrics 91:742–746
3. Santagostino E, Mannucci PM, Gringeri A, Tagariello G, Baudo F, Bauer KA, Rosenberg RD (1994) Markers of hypercoagulability in patients with hemophilia B given repeated, large doses of factor IX concentrates during and after surgery. Thromb Haemost 71/6:737–740
4. Wilson DA, Nelson MD, Fenstermacher MJ, Bohan TP, Hopper KD, Tilton A, Mitchell WG, Contant CF, Maeder MA, Donfield SM (1992) Brain abnormalities in male children and adolescents with hemophilia: detection with MR Imaging. Radiology 185:553–558
5. Zimmerman RA, Gill F, Goldberg HI (1987) MRI of sickle cell cerebral infarction. Neuroradiology 29:232–237

Hemmkörperhämophilie: Verlauf bei 2 Patienten, die 1988 mit dem Malmö-Protokoll behandelt wurden

E. Lechler

Wir behandelten 1988 2 Patienten mit einer Hemmkörperhämophilie bei Hämophilie A (High responder) mit dem – umständehalber leicht modifizierten – Malmö-Protokoll zur Induktion einer Immuntoleranz. Im Malmö-Protokoll wird unter Substitution mit Faktor VIII mit Anstieg auf 30 % oder höher (ggf. vorher Inhibitorreduktion durch extrakorporale Adsorption an Protein A) mit Immunglobulinen und Cyclophosphamid in empirisch erarbeiteter Dosierung über 9 bzw. 10 bis 12 Tage behandelt [1–3]. Bei der Vorstellung der Behandlungsergebnisse dieser beiden Patienten auf dem 19. Hämophilie-Symposion 1988 in Hamburg [4] konnte nur über eine Nachbeobachtungszeit von ca. 3 bzw. 5 Monaten berichtet werden. In der Beurteilung des Behandlungserfolgs kamen wir zu dem Schluß, daß bei dem einen Patienten sicher, bei dem anderen Patienten wahrscheinlich erfolglos behandelt wurde. Diese Einschätzung erwies sich als zu pessimistisch. Im weiteren Verlauf wurden beide Patienten vom High responder zum Low responder (maximaler Inhibitorwert 3,3 BU) und können bei Bedarf bzw. durch Dauerbehandlung erfolgreich mit Faktor-VIII-Konzentraten therapiert werden. Einer der Patienten ist wahrscheinlich sogar von seinem Inhibitor befreit.

Aktualisierung der Falldarstellungen

Fall 1

Der bei der stationären Aufnahme 1988 12jährige Junge (Y.D.) erlitt im Abstand von 16 Tagen 2 intrazerebrale Blutungen. Bei niedrigem Inhibitortiter (2,2 BU) konnte die erste intrazerebrale Blutung erfolgreich mit Faktor-VIII-Substitution behandelt werden. Wegen des anschließenden starken Inhibitoranstiegs mußte die zweite Blutung mit insgesamt 61 640 E Hyate:C (Faktor VIII vom Schwein) über 10 Tage behandelt werden. Die Faktor-VIII-Werte stiegen bis 53,3 % an. Am 6. Tag der Hyate:C-Behandlung wurde mit dem Malmö-Protokoll begonnen. Mit der Vorstellung einer Stimulation der antikörperproduzierenden Zellen wurde nach Hyate:C mit humanem Faktor VIII weiterbehandelt [4]. Der gesamte Inhibitorverlauf ist in Abbildung 1 dargestellt. Der Bericht von 1988 endete am Tag 64 nach Einleitung des Malmö-Protokolls mit einem Inhibitorwert von 19,8 BU. Der Patient stellte sich erst knapp 4 Jahre später wieder vor (0,6 BU). Seither ist er wiederholt und erfolg-

I. Scharrer/W. Schramm (Hrsg.)
26. Hämophilie-Symposion Hamburg 1995

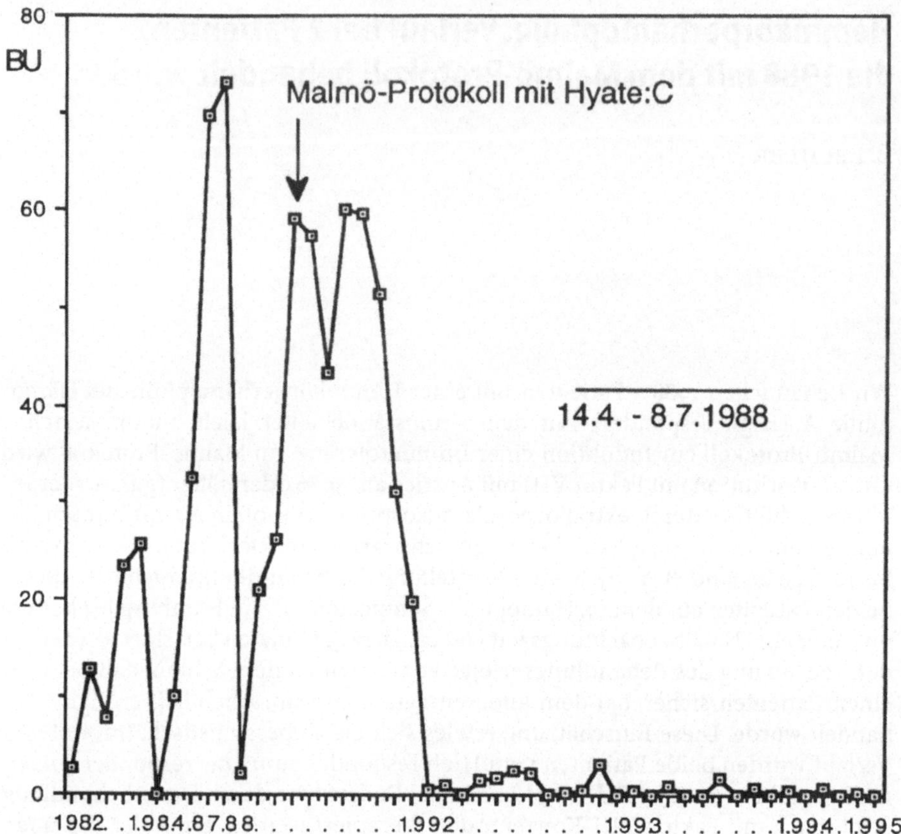

Abb. 1. Fall 1, Patient Y. D., Inhibitorverlauf

reich wegen schwerster Blutungen mit insgesamt mehreren 100 000 E Faktor-VIII-Konzentrat behandelt worden. Wie dem Verlauf aus Abb. 1 zu entnehmen ist, ist er offensichtlich zum Low responder geworden, der bei Bedarf mit F VIII-Konzentrat substituiert werden kann. Der Versuch einer Dauerbehandlung wurde von dem Patienten nach kurzer Zeit abgebrochen.

Fall 2

Dieser bei der stationären Aufnahme 1988 7jährige Junge (C.B.) hatte eine schwere Oberschenkelblutung mit Abfall des Hämoglobins auf 4 g/dl. Am 6. Behandlungstag wurde nach Neutralisation des Inhibitors mit dem Malmö-Protokoll begonnen (Abb. 2) und anschließend eine Dauerbehandlung eingeleitet [4], die von den Angehörigen nur intermittierend weitergeführt wurde. Erst seit Ende 1994 wird die Dauerbehandlung mit einiger Regelmäßigkeit durchgeführt. Von 1988 bis 1992 ist

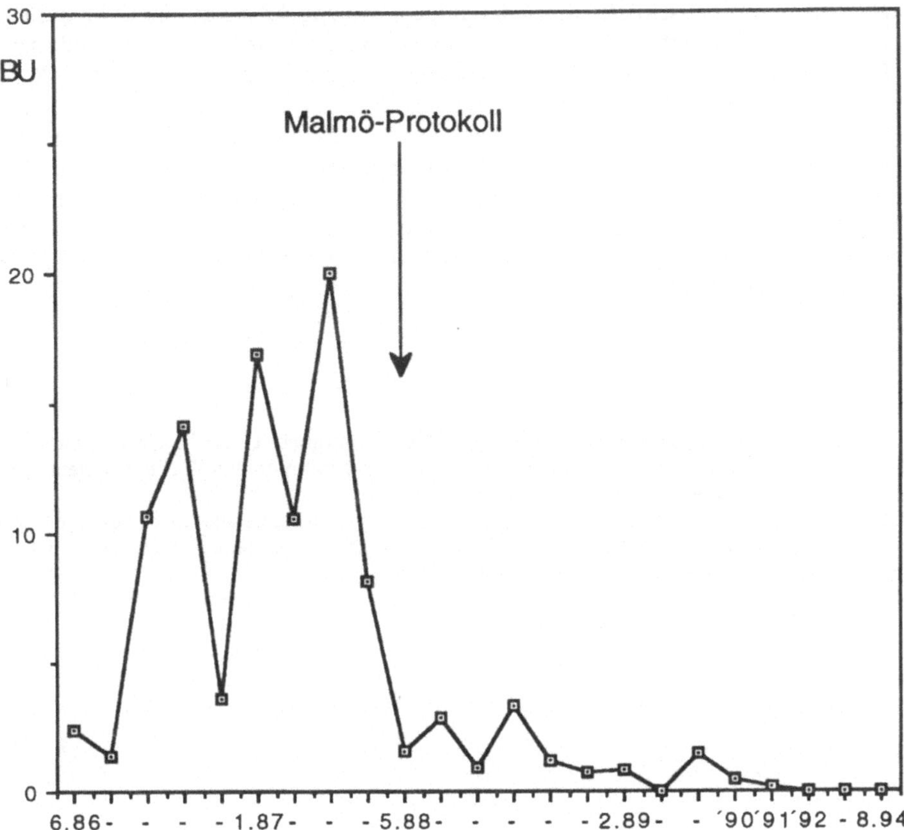

Abb. 2. Fall 2, Patient C.B., Inhibitorverlauf

der Inhibitor mehr oder weniger kontinuierlich abgefallen und ist seither nicht mehr nachweisbar.

Diskussion

Wir folgern aus diesen Verlaufsbeobachtungen, daß das Malmö-Protokoll wegen des relativ geringen zeitlichen und kostenmäßigen Aufwands als Behandlungsmöglichkeit bei der Hemmkörperhämophilie weiterhin Beachtung finden sollte. Nilsson et al. [2, 3] konnten bei 9 von 11 Hämophilie-A-Patienten mit Inhibitor (High responder) eine Inhibitorelimination mit Wiederherstellung einer normalen Recovery und normalen Halbwertszeit des Faktors VIII erreichen.

Ein Erfolg stellte sich selbst bei unserem nicht ganz protokollgerechtem Vorgehen ein. Beim Patienten Y.D. (Fall 1) fand die Behandlung bei einem hohen Inhibitortiter unter effektiver Behandlung mit Hyate:C statt. Ob diese spezielle Substitution, die bewußt anschließend wieder aufgenommene Substitution mit humanem Faktor-VIII-Konzentrat oder gar die vorausgehende Substitution mit humanem Faktor VIII von Bedeutung für die erfolgreiche Anwendung des Malmö-Protokolls waren (Einzelheiten s. [4]), läßt sich nicht entscheiden. Das Malmö-Protokoll wurde von Nilsson empirisch entwickelt und läßt deshalb sicherlich einen gewissen Spielraum in der Anwendung. Der Erfolg persistierte bei unseren beiden Patienten, obwohl anschließend keine durchgehende Dauerbehandlung erfolgte, wie von Nilsson et al. [2, 3] empfohlen wurde. Eine Bestimmung der Recovery und der Halbwertszeit substituierten Faktors VIII haben wir bei unseren Patienten noch nicht durchgeführt.

Literatur

1. Nilsson IM, Sundqvist S-B, Ljung R, Holmberg L, Freiburghaus C, Björlin G (1983) Suppression of secondary antibody response by intravenous immunoglobulin in a patient with haemophilia B and antibodies. Scand J Haematol 30:458
2. Nilsson IM, Berntorp E, Zetterwall O (1988) Induction of immune tolerance in patients with haemophilia and antibodies to factor VIII by controlled treatment with intravenous IgG, cyclophosphamide, and factor VIII. N Engl J Med 318:947
3. Nilsson IM, Berntorp E, Freiburghaus C (1993) Treatment of patients with factor VIII and factor IX inhibitors. Thromb Haemost 70:56
4. Lechler E, Roth B, Fuchshuber A, Dreyer R (1989) Therapie der Hemmkörperhämophilie: Erste Versuche mit dem Malmö(Nilsson)-Protokoll. In: Landbeck G, Marx R (Hrsg) 19. Hämophilie-Symposion 1988. Springer, Berlin Heidelberg New York Tokyo, p 283

Ausgeprägte plasmatische Gerinnungsstörung als Leitsymptom der Tyrosinämie Typ I

Y. MICHALSKI, A. H. SUTOR, D. MATERN, M. BRANDIS

Tyrosinämie Typ I ist eine seltene, autosomal-rezessiv vererbte Erkrankung des Tyrosinstoffwechsels. Sie wird durch die fehlende Aktivität der Fumarylacetoacetase, welche den letzten Schritt des Tyrosinabbaus katalysiert, hervorgerufen (Abb. 1).

Es stauen sich die unmittelbar vor dem Block liegenden Metabolite, aus denen Succinylacetoessigsäure und Succinylaceton entstehen. Die toxische Wirkung dieser Substanzen wird für die Organschäden und die Symptome der Tyrosinämie Typ I verantwortlich gemacht.

Die klinische Symptomatologie ist durch Befunde gekennzeichnet, die auf eine schwere Funktionseinschränkung von Leber und Niere hinweisen.

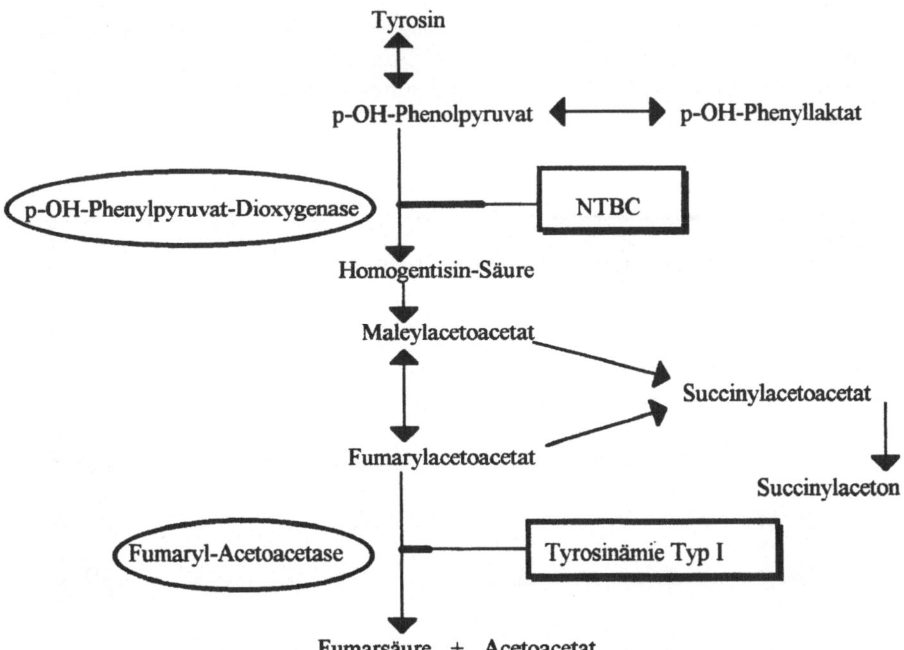

Abb. 1. Biochemie der Tyrosinämie; Wirkungsprinzip der Therapie mit NTBC

I. Scharrer/W. Schramm (Hrsg.)
26. Hämophilie-Symposion Hamburg 1995

Die folgende Kasuistik zeigt, daß eine ausgeprägte Störung von plasmatischen Gerinnungsfaktoren das Leitsymptom der hereditären Tyrosinämie Typ I sein kann.

Kasuistik

Bei dem 7 Wochen alten, vollgestillten, eutrophen Mädchen, Tochter nicht blutsverwandter, gesunder Eltern, bestand seit der Geburt eine Störung der plasmatischen Gerinnung, die sich durch wiederholte orale Vitamin-K-Gaben nicht beheben ließ. Sie wurde anläßlich einer Kontrolluntersuchung bei peripartaler Thrombozytopenie der Mutter diagnostiziert.

Das Mädchen wurde nach einem komplikationslosen Schwangerschaftsverlauf in der 38. SSW wegen Geburtsstillstand per Sectionem entbunden. Seine psychomotorische Entwicklung war altersentsprechend. Klinisch zeigte das Kind bis auf eine verlängerte Nachblutung aus venösen Blutentnahmestellen keine Symptomatik. Die Familienanamnese war unauffällig.

Diagnostik

Gerinnungsstatus

Normales Blutbild. Pathologische Werte für Quick (7–36%) und PTT (54–144 s.) bei normaler Thrombinzeit. Ausgeprägte Erniedrigung der pro- und antikoagulatorischen Einzelfaktoren, der Vitamin-K-abhängigen und -unabhängigen Faktoren (Abb. 2, 3). Ausschluß eines Vitamin-K-Mangels (kein Ansprechen auf Vitamin-K-Substitution). Kein Hinweis auf Inhibitoren (Lupus-

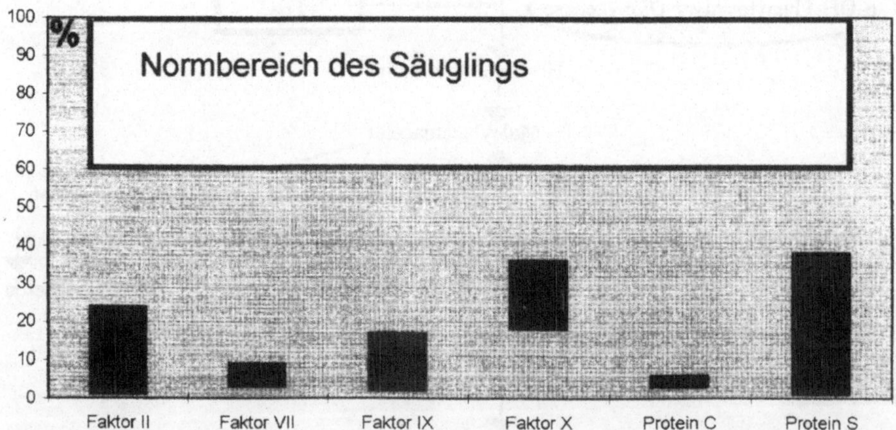

Abb. 2. Vitamin-K-abhängige und unabhängige Faktoren der plasmatischen Gerinnung der Patientin

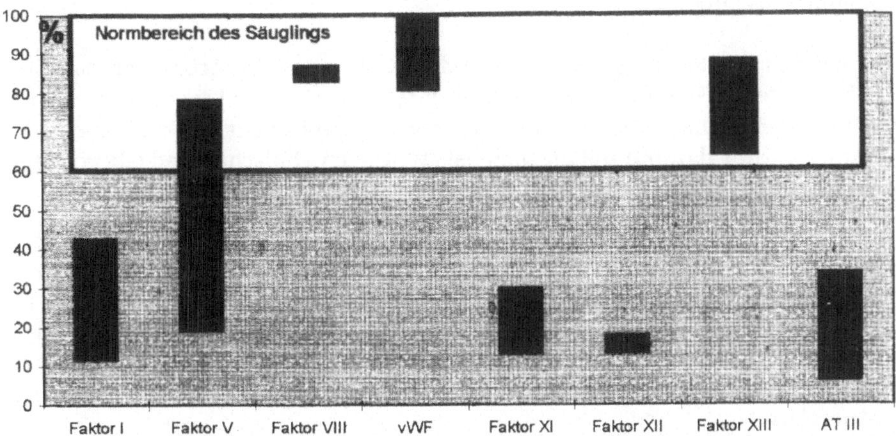

Abb. 3. Pro- und antikoagulatorische Einzelfaktoren der Gerinnung der Patientin

antikoagulans und Hemmkörper) oder auf Dysfunktion von Gerinnungsfaktoren (I. Scharrer, Frankfurt am Main); kein Hinweis auf Störung des Vitamin-K-Zyklus (C. Vermeer, Maastrich, Niederlande), auf Verbrauchskoagulopathie und Hyperfibrinolyse.

Weitere Labordiagnostik

Normalwerte für: Elektrolyte, Kreatinin, Harnstoff, Harnsäure, Cholesterin, Triglyceride, Blutzucker, GOT, GPT, γ-GT, LDH und Cholinesterase. Gesamtes Bilirubin mit 2 mg/dl erhöht, direktes Bilirubin mit 0,5 mg/dl im Normbereich.

Stoffwechselanalysen

Normalwerte für freies Carnitin, Ammoniak und Laktat. Zwei- bis 4fache Erhöhung von Prolin, Alanin, Methionin, Phenylalanin und Ornithin im Serum. Achtfache Erhöhung von Tyrosin im Serum. Nachweis einer erniedrigten Aktivität der Fumarylacetoacetase in Fibroblasten – beweisend für Tyrosinämie Typ I (Berger, Maastrich, Niederlande).

Behandlung

Die therapeutischen Maßnahmen bestanden v.a. in einer tyrosin- und phenylalaninarmen Diät, sowie in der Aufnahme des Kindes in die NTBC-Studie (Abb. 1). Sowohl klinisch als auch bei bildgebenden Verfahren wies der Säugling keine Blutungen auf. Im weiteren Verlauf stiegen die plasmatischen Gerinnungsfaktoren an.

Zusammenfassung

Eine ausgeprägte Störung der plasmatischen Gerinnungsfaktoren kann das einzige bzw. leitende Symptom der hereditären Tyrosinämie Typ I sein. Stoffwechselerkrankungen stellen eine wichtige Differentialdiagnose der plasmatischen Gerinnungsstörung dar und sollten auch bei atypischen klinischen und laborchemischen Verläufen ausführlich abgeklärt werden.

Literatur

1. Bell BA (1994) Bleeding associated with hepatocellular disease. Intern J Pediatr Haematol 1:53–61
2. Coskun T et al. (1991) Type I hereditary tyrosinaemia: presentation of 11 cases. J Inherited Metabol Dis 14:765–770
3. Grompe M, Al-Dhalimy M (1993) Mutations of the fumarylacetoacetate hydrolase gene in four patients with tyrosinemia, type I. Human Mutation 2:85–93
4. Kvittingen EA et al. (1985) Prenatal diagnosis of hereditary tyrosinemia by determination of fumarylacetoacetase in cultured amniotic fluid cells. Pediatric Res 19:334–337
5. Kvittingen EA et al. Tyrosin. In: Fernandes J et al. (eds) Inborn metabolic diseases. Springer, Berlin Heidelberg New York Tokyo, pp 161–167
6. Sovik O et al. (1990) Hereditary tyrosinemia of chronic course without rickets and renal tubular dysfunction. Acta Paediatrica Scand 79:1063–1068
7. Tanguay RM et al. (1990) Different molecular basis for fumarylacetoacetate hydrolase deficiency in the two clinical forms of hereditary tyrosinemia (type I). Am J Hum Gen 47:308–316
8. Tokunaga Y et al. (1994) Living-related liver transplantation for inborn errors of metabolism. Transplant Proc 26:2250–2251

Komplikationslose extrakorporale Schockwellenlithotrypsie (ESWL) bei einem Patienten mit Hämophilie A und Nierenstein

B. GRAF, H. MÜHLBACHER, R. KÖHLE, H. TRAUN

Die Verfügbarkeit der extrakorporalen Schockwellenlithotrypsie (ESWL) sowie die zunehmende Erfahrung mit dieser Technik hat den Indikationsbereich zur Behandlung von Harnsteinen mittels Stoßwelle von anfänglich 30% heute auf über 90% eines nichtselektionierten Steinpatientenguts ansteigen lassen. Potentielle klinische Nebenwirkungen hängen von der Summe der applizierten Energie ab, d. h. vom Stoßwellendruck, der Stoßwellenanzahl, der Fokusgröße und dem Ausmaß der Stoßwellendämpfung. Sie umfassen neben Schmerzen, Hautpetechien und Herzrhythmusstörungen, v.a. das Nierentrauma mit Makrohämaturie bis hin zu intra- und perirenalen Hämatomen. Diese Blutungen können je nach Untersuchungsmethode bei 15–80% des ESWL-behandelten Patienten nachgewiesen werden und sind – selbst bei normaler Gerinnung – in bis zu 25% als schwer einzustufen. Symptomatische perirenale Hämatome werden in der Literatur mit einer Häufigkeit von 0,2–0,66% angegeben. Deshalb stellt eine hämorrhagische Diathese – mit nur wenigen (14) publizierten Fallberichten – bisher eine Kontraindikation gegen die ESWL dar.

Kasuistik

Bei einem 40jährigen Patienten mit Hämophilie A (F VIII:C Aktivität 0,7%; 105 kg KG) und seit 9 Jahren (1985) bekannter HIV-Infektion entwickelte sich erstmals 1988 ein Harnleiterstein mit spontanem Steinabgang. 1993 trat wiederholt eine Makrohämaturie bei einem Kelchkonkrement auf und 1994 kam es zu einer heftigen Kolik mit Hämaturie. Aufgrund der Gesamtsituation wurde vom Urologen die Indikation zur ESWL gestellt. Initial wurden wegen der bestehenden Hämaturie 2000 IE Faktor-VIII-Konzentrat infundiert. Am nächsten Morgen wurde nach nochmaliger Gabe von 2000 IE Faktor-VIII-Konzentrat eine ESWL (Gerät Dornier HM3; 1500 Stoßwellen mit 28 kV – Maximaldruck) unter einer Sedoanalgesie (Midazolam und Piritramid) erfolgreich durchgeführt. Die weitere Substitution erfolgte mit 3mal 3000 IE Faktor-VIII-Konzentrat durch 3 Tage und 2mal 1000 IE Faktor-VIII-Konzentrat ambulant durch weitere 4 Tage (Abb. 1). Während der ersten 2 Tage bestand weiterhin eine Makrohämaturie, die jedoch nicht zu einem Hämoglobinabfall führte. Auch bei den folgenden engmaschigen Blutbildkontrol-

I. Scharrer/W. Schramm (Hrsg.)
26. Hämophilie-Symposion Hamburg 1995

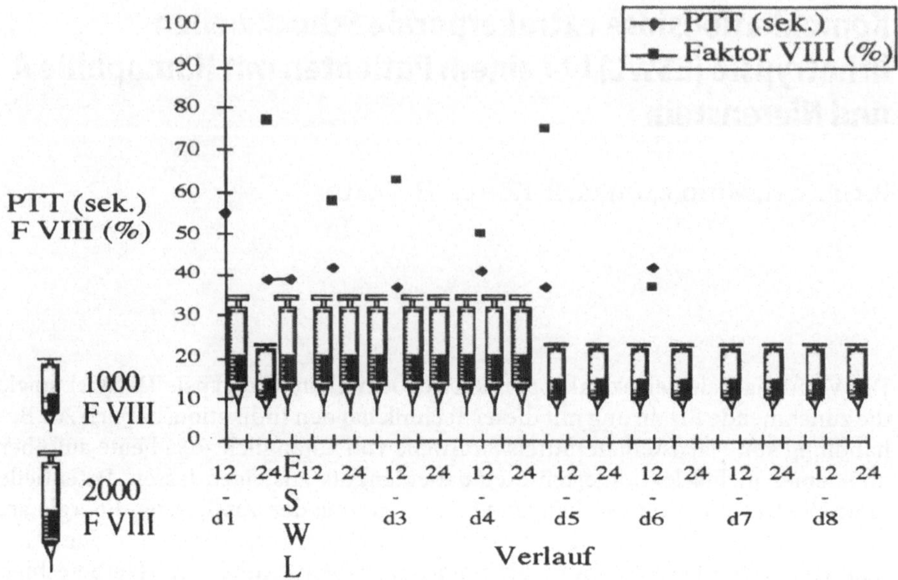

Abb. 1. Gerinnungsdaten und Substitutionsschema

len und Sonographien konnten innerhalb von 4 Wochen keine Blutungskomplikationen beobachtet werden.

Diskussion

Eine ESWL von Nierensteinen ist auch bei einem Patienten mit Hämophilie A unter einer suffizienten Substitutionstherapie ohne Komplikationen möglich und gegenüber einer Operation nicht nur schonender sondern auch kostengünstiger. Über das Ausmaß der notwendigen Substitution liegen bisher keine ausreichenden Daten vor. Da jedoch eine Makrohämaturie in den ersten 2 Tagen nach ESWL auch bei normalem Gerinnungsstatus in bis zu 80 % der Fälle beobachtet wird, sollte nach unserer Meinung zumindest über 3 Tage eine Substitution entsprechend dem operativen Vorgehen durchgeführt werden. In unserem Fall hat der Patient auf eigene Initiative über weitere 4 Tage eine niedrig dosierte Substitution fortgesetzt. Regelmäßige Kontrollen sind jedoch auch in den folgenden Tagen erforderlich, da eine Blutungskomplikation - z. B. bei Inhibitorentwicklung - auch noch nach 12 Tagen beschrieben wurde.

Literatur

1. Christensen JG, McCullough DL, Cline WA (1989) Extracorporeal shock-wave lithotripsy in a hemophiliac patient. Urology 33:424–426
2. Lauper M, Lammle B, Furlan M et al. (1988) Haemorrhagic shock nine days after extracorporeal shock-wave lithotripsy in a patient with hemophilia B. Thrombos Haemostas 60:532
3. Maziak DE, Ralph-Edwards A, Deitel M et al. (1994) Massive perirenal and intraabdominal bleeding after shock-wave lithotripsy. A case report. Can J Surg 37:329–332
4. Nabeshima S, Hamada H, Nishio S et al. (1994) Extracorporeal shock-wave lithotripsy in a patient with hemophilia A. Nippon Hinyokika Gakkai Zasshi 85:354–357
5. Schlick R, Djamilian M, de Riese W et al. (1992) ESWL bei Hämophilie B. Urologe (A) 31:238–242
6. Zwegel T, Miller K, Rassweiler J (1990) Moderne Steintherapie. Urologe (A) 29:21–28

Arthroskopische Sprunggelenkarthrodese bei einem Patienten mit Willebrand-Syndrom

H. H. Eickhoff, F. W. Koch, W. Effenberger, H.-H. Brackmann

Das obere Sprunggelenk ist eines der Zielgelenke bei der hämophilen Arthropathie.

Im Endstadium der hämophilen Arthropathie des oberen Sprunggelenkes ist häufig der einzige Ausweg die Durchführung einer Arthrodese. Zahlreiche offene Operationsverfahren mit interner und externer Fixation sind beschrieben [1, 7, 8, 9]. In letzter Zeit wurden auch arthroskopische Verfahren zur Durchführung der Arthrodese angewandt [6].

Nach guten Erfahrungen bei der posttraumatischen Arthrose mit einem arthroskopischen Verfahren, haben wir auch in einem Fall fortgeschrittener tibiotalarer Arthropathie bei einem Patienten mit Willebrand-Jürgens-Syndrom die arthroskopische Arthrodese durchgeführt.

Patient

Der Patient war zum Zeitpunkt der Operation 37 Jahre alt. Die Faktorenrestaktivität betrug unter 1%. Das rechte obere Sprunggelenk zeigte eine schmerzhafte Restbeweglichkeit von 5° Extension bis 10° Flexion. Es bestand Dauerschmerz. Eine konservative Behandlung mit Injektionen und orthopädischem Schuhwerk erbrachte keine Besserung. Radiologisch zeigte sich eine fortgeschrittene Arthropathie des oberen Sprunggelenkes (Abb. 1). Daraufhin empfahlen wir dem Patienten die Sprunggelenkarthrodese.

Operationstechnik

Der Eingriff wurde in Allgemeinnarkose durchgeführt. Es wurde eine adäquate Faktorensubstitution mit Haemate® von Behring vorgenommen.

Drei Arthroskopieportale wurden angelegt (anteromedial, anterolateral, posterolateral). Zusätzlich wurde ein externer Sprunggelenkdistraktor benutzt (Abb. 2a). Eine mediale Plazierung der Pins (sog. Schanzschrauben) in Tibia und Talus (Abb. 2b) ermöglicht eine Dorsalextension und Plantarflexion des Fußes bei paralleler Separation der Gelenkflächen [6]. Eine von anderen Autoren [3] empfohlene laterale Plazierung des Distraktor (Tibia/Kalkaneus) hat unseres Erach-

I. Scharrer/W. Schramm (Hrsg.)
26. Hämophilie-Symposion Hamburg 1995

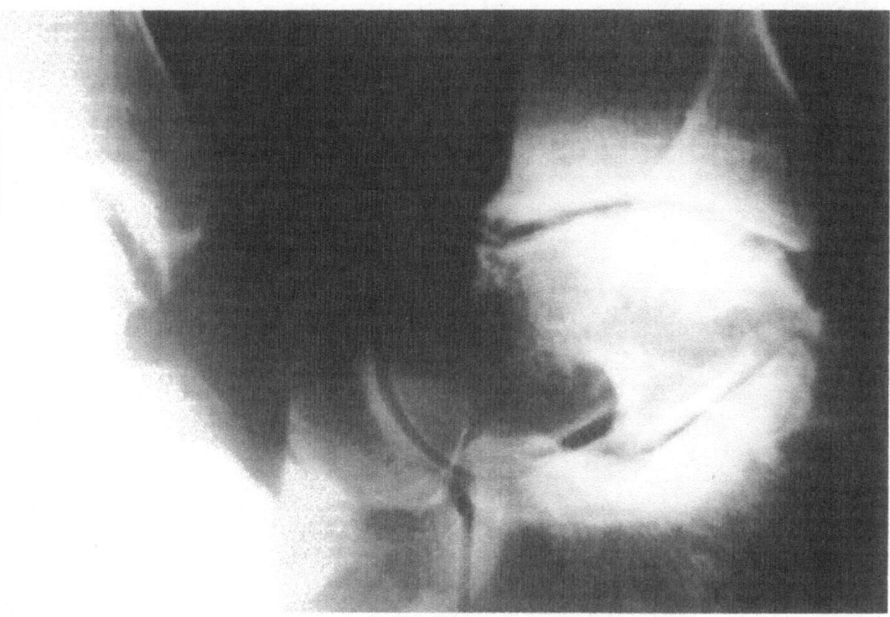

Abb. 1. Präoperative Röntgenbilder: Fortgeschrittene Arthropathie des oberen Sprunggelenkes

tens die Nachteile der valgischen Verkippungstendenz des Talus in der Sprunggelenkkapsel und die schlechtere intraoperative Beweglichkeit in der Sagittalebene. Der proximale Pin wird in die mediale Tibia ca. 4 cm oberhalb des Gelenkspaltes unikortikal parallel zur Gelenklinie eingedreht. Der distale Pin wird von medial nach lateral in den Taluskörper eingedreht, ausgehend von einer Stichinzision knapp unterhalb und kurz vor der Innenknöchelspitze (Abb. 2c). Dieser Eintrittspunkt plaziert den Pin in die Nähe der Rotationsachse der Talusrolle. Mit dem Distraktor werden die Gelenkflächen ca. 7 mm auseinandergezogen.

Ein normales 30°-Arthroskop wurde benutzt. Mit einem Shaversystem (Abb. 3a–c) wurde ein Debridement mit Entfernung der Knorpelreste durchgeführt. Der Knochen wurde bis zur Spongiosa mit einer arthroskopischen Fräse angefrischt. Hierbei wurde darauf geachtet die Knochenkontur der Talusrolle und der distalen Tibia zu erhalten. Somit konnte ein großflächiger Knochenkontakt zwischen Tibia und Talus erzielt werden. Eine Spongiosaplastik, welche prinzipiell auch arthroskopisch durchgeführt werden kann, war nicht erforderlich. Anschließend wurde der Distraktor entfernt und die Oberfläche reponiert. Der Fuß wurde plantigrad in der Sprunggelenkgabel eingestellt.

Unter Kontrolle mit einem Röntgenbildwandler wurde eine Osteosynthese (Abb. 4a, b) mit 2 perkutan eingebrachten 6,5 mm Spongiosaschrauben (fibulatalar, tibiotalar) in AO-Technik (Arbeitsgemeinschaft für Osteosynthesefragen) vorgenommen [4].

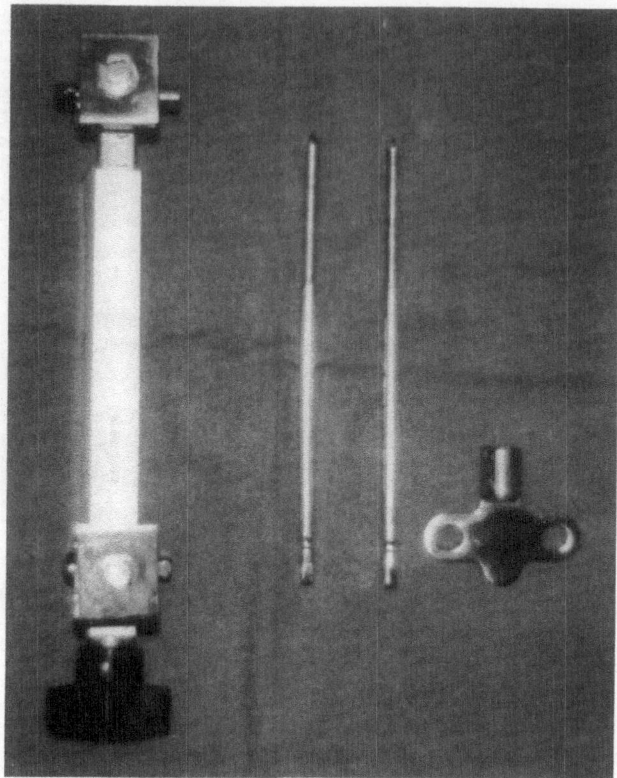

Abb. 2a. OSG-Distraktor, 2 Schanzschrauben, Schlüssel.

Nachbehandlung

Die Nachbehandlung wurde unter Ruhigstellung für 6 Wochen im Unterschenkelgips ohne Belastung und für weitere 6 Wochen mit Belastung vorgenommen. Der Verlauf war unkompliziert. Zum Ausgleich der nun fehlenden Bewegungen im oberen Sprunggelenk wurde als orthopädische Zurichtung eine rückversetzte Mittelfußrolle am normalen Konfektionsschuh angebracht [5]. Die Schrauben sind mittlerweile wieder entfernt. Der Patient ist mit dem Ergebnis der Operation sehr zufrieden.

Diskussion

Der vorgestellte Fall zeigt, daß die Arthrodese des oberen Sprunggelenkes auch bei der fortgeschrittenen Arthropathie in minimal-invasiver Technik durchführbar ist.

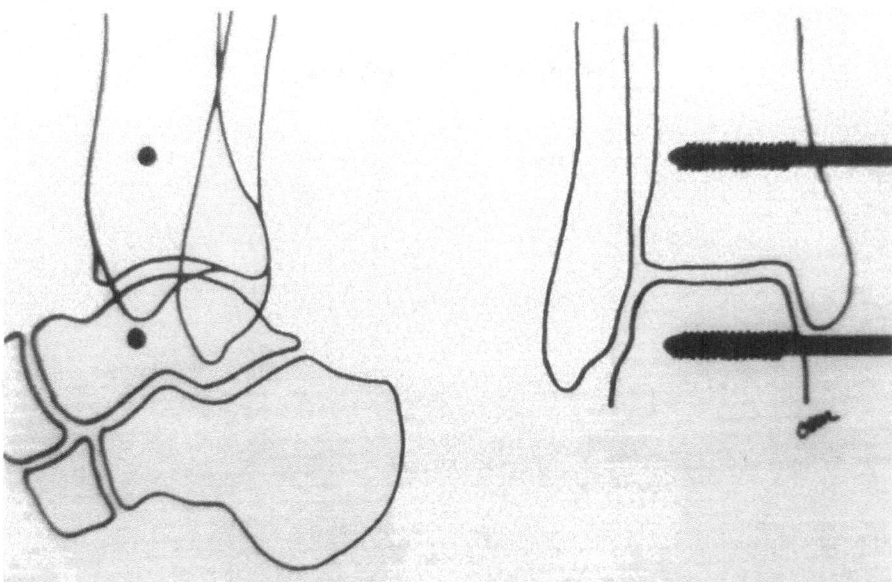

Abb. 2b. Position der Schanzschrauben in distaler Tibia und Taluskörper nahe der Rotationsachse des OSG

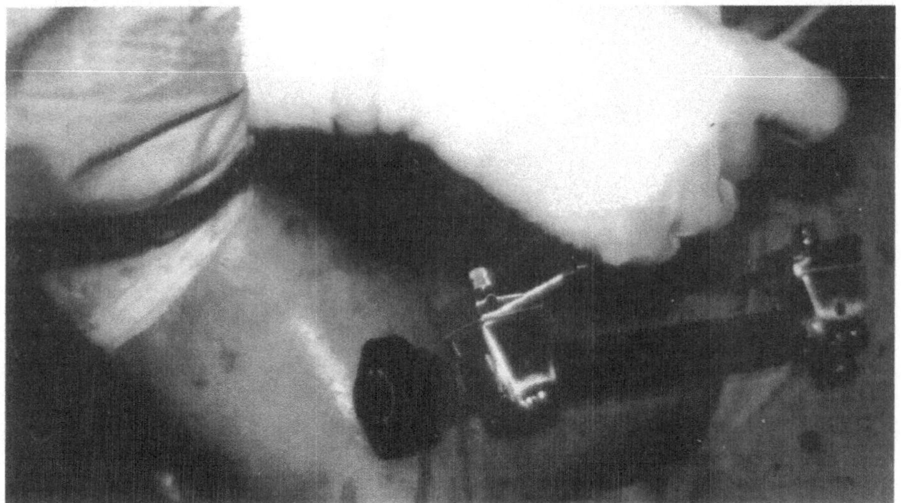

Abb. 2c. Lage des montierten OSG-Distraktor in situ

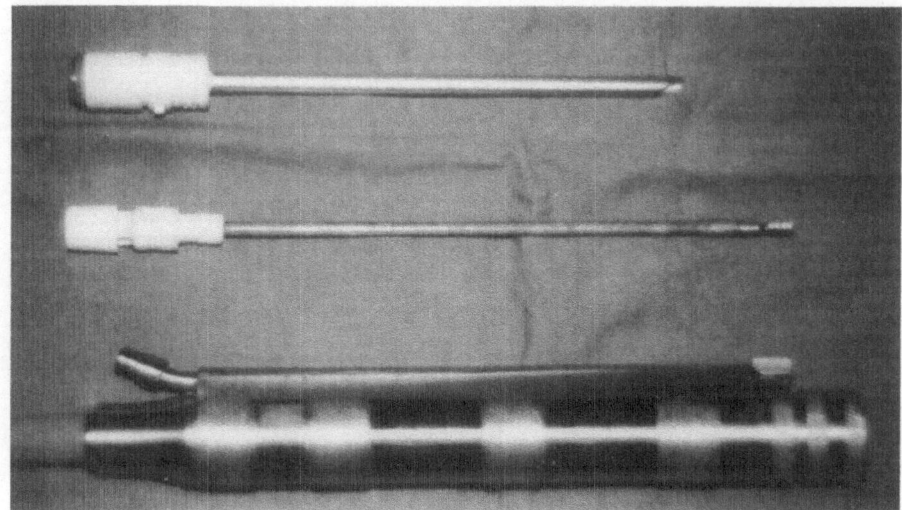

Abb. 3a. Shaversystem mit Fräsansatz

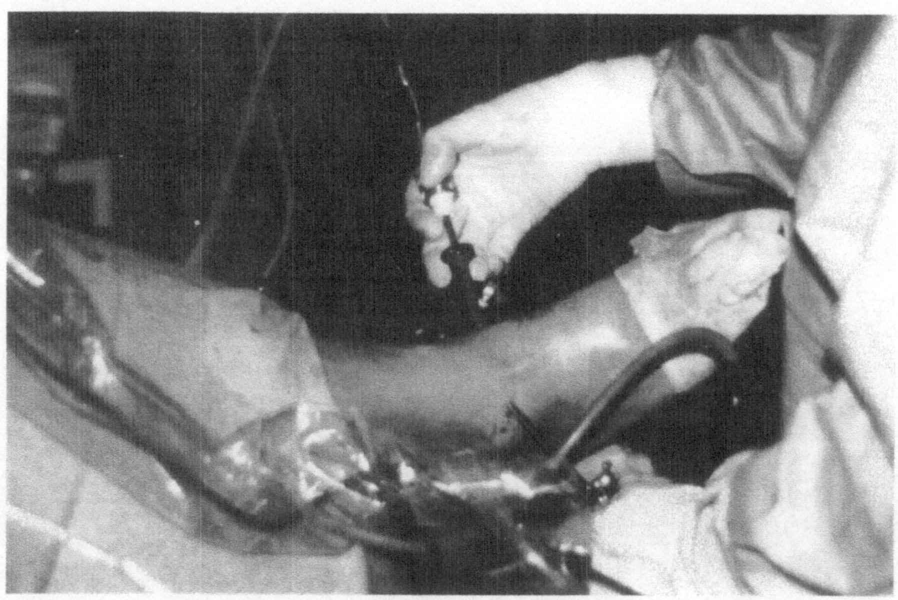

Abb. 3b. Intraoperativer Situs mit Arthroskop und Shaver

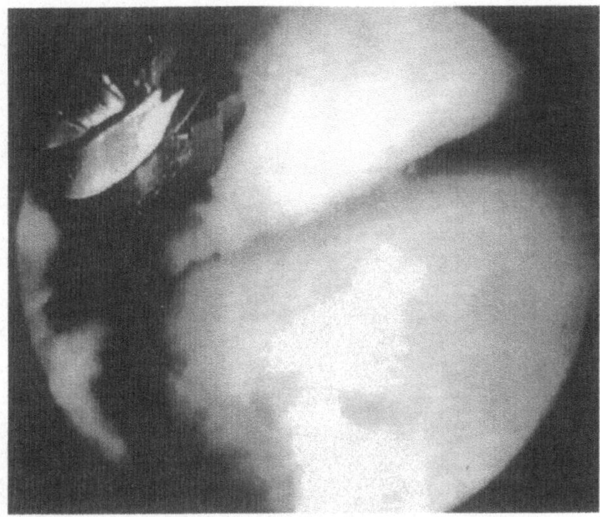

Abb. 3c. Intraartikuläre Ansicht der Fräse (oben: ventrale Tibiakante, unten: Talusrolle)

Insbesondere Wundheilungsstörungen und Infektionen, die im offenen Verfahren in der neuren Literatur mit bis zu 15% angegeben werden [2], lassen sich so vermeiden.

Die arthroskopische Sprunggelenkarthrodese ist allerdings eine technisch anspruchsvolle Operation und verlangt einen geübten Operateur. Besonders ventrale Osteophyten der distalen Tibiakante erschweren oft den Zugang zwischen die Gelenkflächen. Mit einem kleinen Spezialmeißel lassen sich diese Randleisten gegebenenfalls unter arthroskopischer Sicht abschlagen, was den Fortgang der Operation dann deutlich erleichtert. Zur Vereinfachung der Osteosynthese benützen wir mittlerweile kannülierte Schrauben, welche über Führungsdrähte eingedreht werden [4, 6]. Bei technischen Schwierigkeiten sollte die Arthroskopie beendet und die Operation offen fortgesetzt werden.

Prinzipiell ist die arthroskopische Arthrodese in allen Fällen fortgeschrittener Arthropathie des oberen Sprunggelenkes indiziert. Kontraindikationen für das arthroskopische Verfahren sehen wir bei Patienten mit einer Varus- oder Valgusfehlstellung von > 15° oder bei Patienten mit größeren Knochensubstanzdefekten. In solchen Fällen bietet nur der offene Eingriff eine hinreichende Korrekturmöglichkeit.

Literatur

1. Charnley J (1951) Compression arthrodesis of the ankle and shoulder. J Bone Joint Surg [Br] 33:180
2. Fink B, Schneider T, Strauss JM, Rüther W (1995) Pseudarthrosen nach OSG-Arthrodesen – eine Ursachenanalyse. Orthop Praxis 3:191

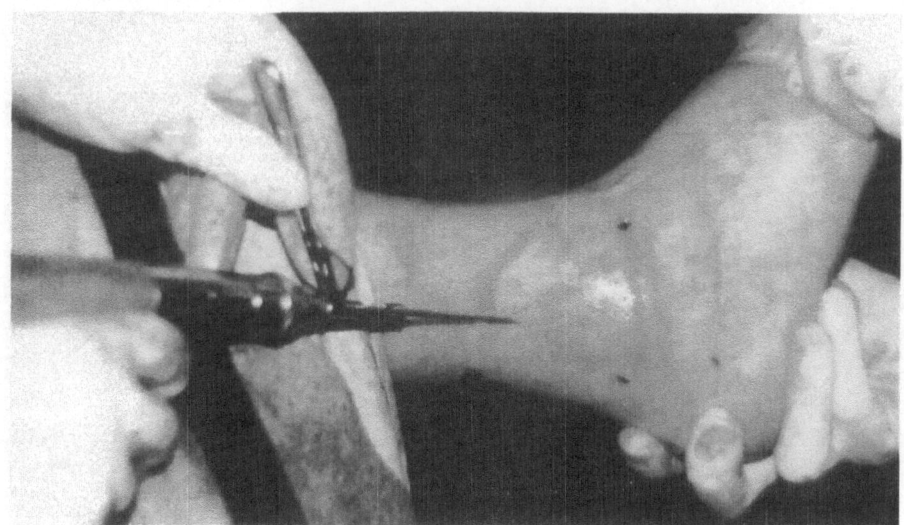

Abb. 4a. Perkutan transmalleoläre Osteosynthese in AO-Technik (im Bild: Bohren des lateralen Schraubenloches)

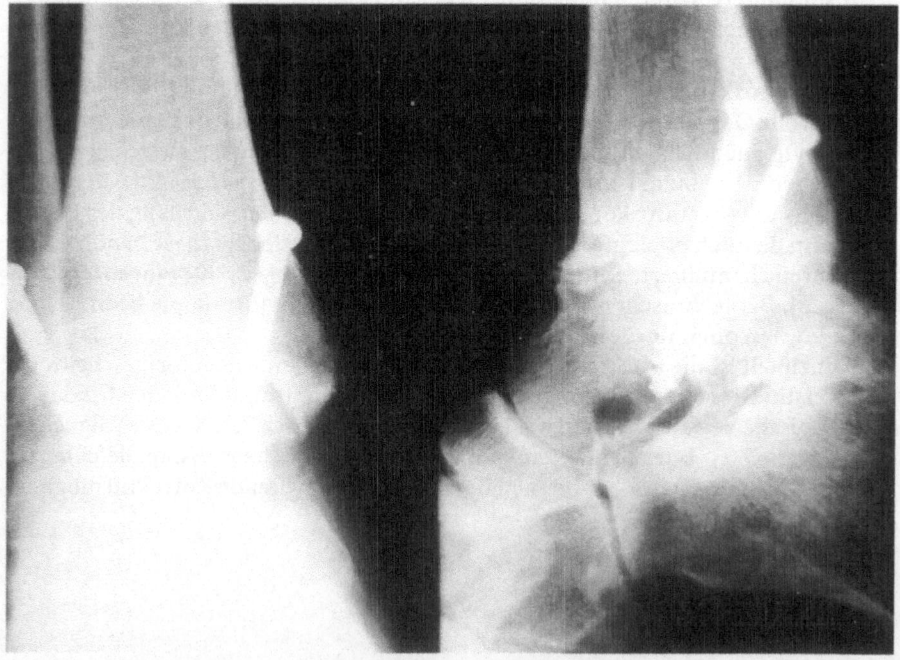

Abb. 4b. Lage des Osteosynthesematerials in a.p.- und seitlicher Projektion (6,5 mm Spongiosaschrauben)

3. Guhl JF (1988) Portals and techniques – mechanical distraction. In: Guhl JF (ed) Ankle arthroscopy, pathology and surgical techniques. Slack, Thorofare NJ
4. Müller ME, Allgöwer M, Schneider R, Willenegger H (1992) Manual der Osteosynthese – AO-Technik. Springer, Berlin Heidelberg New York Tokyo
5. Münzenberg KJ (1983) Der orthopädische Schuh – Indikation und Rezeptur. Edition Medizin, Weinheim
6. Morgan CD (1991) Arthroscopic tibiotalar arthrodesis. In: McGinty JB, Caspari RB, Jackson RW, Peohling GG (ed) Operative arthroscopy. Raven New York
7. Morgan CD, Henke JA, Bailey RW, Kaufer H (1985) Long-term results of tibiotalar arthrodesis. J Bone Joint Surg [Am] 67:546
8. Wagner H, Pock HG (1982) Die Verschraubungsosteosynthese der Sprunggelenke. Unfallheilkunde 85:280
9. White AA (1974) A precision posterior ankle fusion. Clin Orthop 98:239

Interferon α_{2a}-Therapie bei Hämangiomen im Kindesalter

N. Nohe, K. Auberger, G. Münch, R. Grantzow

Hämangiome stellen die häufigsten Tumoren im Kindesalter dar. Sie zeigen mit einem aggressiven Wachstum während der ersten Lebensmonate („Proliferationsphase"), gefolgt von einer allmählichen Regression („Involutionsphase") bis zur völligen Abheilung bei 90 % der Patienten im Alter von 10 bis 12 Jahren („Endstadium") in der Regel einen benignen Verlauf. Vereinzelt findet sich jedoch ein Befall vitaler Organe mit Funktionsbeeinträchtigung, eine Okklusion oder Kompression vitaler Strukturen oder Komplikationen wie Blutungen, einer Gerinnungsaktivierung bis hin zum Kasabach-Merritt-Syndrom. In solchen Fällen ist eine therapeutische Intervention erforderlich.

Verschiedene In-vitro-Untersuchungen konnten einen anti-angiogenetischen Effekt von Interferon α über eine Hemmung der Endothelzellproliferation und -migration sowie Hemmung der Fibroblasten nachweisen. In vivo wird neben einer indirekten Hemmung der Angiogenese über eine Verringerung der Produktion und/oder Freisetzung angiogenetisch wirksamer Faktoren v.a. eine direkte Inhibition dieser Wachstumsfaktoren (v.a. das fibroblast growth factors) durch Interferon diskutiert. Zudem zeigte sich unter Interferon eine Verminderung der Plättchenadhäsion an der Endothelmembran, eine Wirkung, die bei Patienten mit Kasabach-Merritt-Syndrom therapeutisch genutzt wird.

Eine Reihe von Studien [1–6] haben in letzter Zeit die klinische Wirksamkeit einer Interferon-α_{2a}-Therapie bei Hämangiomen dokumentiert. Wir berichten über 3 Patienten mit Hämangiomen, die mit Interferon α_{2a} (Roferon®, Roche) behandelt wurden.

Patienten

Patient 1

Der Patient zeigte bei Geburt multiple kutane und intrazerebrale Hämangiome, zusätzlich ein Riesenhämangiom der rechten Lungenhälfte. Im Alter von 3 Wochen wurde die Interferontherapie eingeleitet. Nach 4monatiger Behandlungsdauer zeigte sich eine 80 %ige Regression der kutanen und intrazerebralen Herde sowie eine 50 %ige Regression des pulmonalen Hämangioms.

I. Scharrer/W. Schramm (Hrsg.)
26. Hämophilie-Symposion Hamburg 1995

Patient 2

Postnatal fiel zunächst ein kutanes Hämangiom rechts temporal auf, welches im weiteren Verlauf rasch an Größe zunahm. Im Alter von 3 Monaten wurde zudem ein am Boden des 3. Ventrikels gelegenes Hämangiom mit der Gefahr einer Abflußbehinderung diagnostiziert. Mit 4 Monaten wurde die Interferontherapie angesetzt, nach 6 Monaten war eine 20- bis 40%ige Regression des kutanen, eine 75%ige Regression des intrazerebralen Hämangioms zu verzeichnen.

Patient 3

Ab der 3. Lebenswoche entwickelte sich ein rasch progredientes Wachstum eines Hämangioms im Bereich der linken Gesichtshälfte mit rezidivierenen Blutungen und lokalen Infektionen. Nach wiederholt erfolgloser Lasertherapie wurde im Alter von 7 Monaten mit einer Interferontherapie begonnen, nach 6monatiger Behandlungsdauer hatte sich eine deutliche Tumorregression eingestellt, Blutungen und Infektionen traten nicht mehr auf.

Ergebnisse

An Nebenwirkungen der Interferontherapie bei unseren Patienten waren während der ersten Behandlungstage ein Temperaturanstieg nach der Interferoninjektion, ein Anstieg der Transaminasen auf maximal 250 U/l sowie Granulopenien zwischen 400/µl und 1200/µl zu beobachten. Andere in der Literatur erwähnte Nebenwirkungen wie Autoimmunerkrankungen (Lupus erythematodes, Thyreoiditis, Autoimmunhämolyse), nephrologische Komplikationen (interstitielle Nephritis, neprotisches Syndrom), psychische Veränderungen, Krampfanfälle oder die Ausbildung von Interferonantikörpern traten bei unseren Patienten nicht auf.

Aufgrund unserer Erfahrungen halten wir die Interferon-α_{2a}-Therapie für eine vielversprechende Therapiealternative bei Hämangiomen des Kindesalters.

Literatur

1. Ezekowitz RA, Mulliken J, Folkman J (1992) Interferon α_{2a} therapy for life-threatening hemangiomas of infancy. N Engl J Med 326/22:1456–1463
2. Hatley R, Sabio H, Howl C, Flickinger F, Parrish R (1993) Successful management of an infant with a giant hemangioma of the retroperitoneum and Kasabach-Merritt-syndrome with α-interferon. J Pediatr Surg 28/10:1356–1359
3. Ohlms L, McGill T, Jones D, Healy G (1994) Interferon α_{2a} therapy for airway hemangiomas. Ann Otol Rhinol Laryngol 103:1–8
4. Ricketts R, Hatley R, Corden B, Sabio H, Howell C (1994) Interferon α_{2a} for the treatment of complex hemangiomas of infancy and childhood. Ann Surg 219/6:605–614
5. White C, Sondheimer H, Crouch E, Wilson H, Fan L (1989) Treatment of pulmonary hemangiomas with recombinant interferon α_{2a}. N Engl J Med 320 18:1197–1200
6. White C, Wolf S, Korones D, Sondheimer H, Tosi M, Yu A (1991) Treatment of childhood angiomatous diseases with recombinant interferon α_{2a}. J Pediatr 118/1:59–65

Chronische Hämodialyse bei einem Patienten mit schwerer Hämophilie A

C. Uhle, W. Huber, U. Budde, R. Zimmermann

Obwohl es bei Hämophiliepatienten oft zu blutungsbedingten renalen Komplikationen kommt, sind Berichte über Patienten mit terminaler Niereninsuffizienz und Hämodialysebehandlung sehr selten. Diese ist bei Patienten mit Hämophilie durch die im Rahmen der terminalen Niereninsuffizienz zusätzlich auftretenden Gerinnungsstörung mit einem erhöhten Blutungsrisiko verbunden.

Bisher gibt es nur wenige Veröffentlichungen zu diesem Themenkomplex (s. unten). Der Fall einer erfolgreichen Peritonealdialysebehandlung bei einem Hämophiliepatienten mit postrenalem Nierenversagen wurde 1972 von Köstering et al. [10] veröffentlicht. Im Jahr 1977 konnten Koene et al. [9] über einen Patienten mit schwerer Hämophilie A und extrakorporaler Hämodialyse bei terminaler Niereninsuffizienz berichten. Weitere Einzelfallberichte folgten [2, 3, 18]. 1988 und 1989 wurden 2 HIV-positive Hämophiliepatienten mit terminaler Niereninsuffizienz und Hämodialysebehandlung vorgestellt [13, 15]. Für eine HIV-Nephropathie, die erstmals 1984 beschrieben wurde, ergab sich bei diesen Patienten kein sicherer Anhalt. 1994 beschrieb Wolfrum erstmals die Hämodialysebehandlung eines Patienten mit schwerer Hämophilie A und HIV-Nephropathie [21].

Hämodialysebehandlung bei Hämophiliepatienten

1972 Peritonealdialyse und lokale Thrombolyse bei einem Patienten mit Hämophilie A und postrenalem Nierenversagen [10],

1977 chronisch intermittierende Hämodialyse und Nierentransplantation bei einem Patienten mit schwerer Hämophilie A [9],

1981 rezidivierende Dialyse-Shunt-Operationen bei einem dialysepflichtigen Patienten mit schwerer Hämophilie A [18],

1971 chronisch intermittierende Hämodialyse und Nierentransplantation bei einem Patienten mit leichter bis mittelschwerer Hämophilie A [3],

1984 Hämodialyse bei einem Patienten mit Hemmkörperhämophilie A [2],

1988 chronisch intermittierende Hämodialyse bei einem HIV-infizierten Patienten mit schwerer Hämophilie A [13],

1989 Peritonealdialyse bei einem HIV-infizierten Patienten mit schwerer Hämophilie A [15],

1994 Hämodialyse bei einem Patienten mit schwerer Hämophilie A und HIV-Nephropathie [21].

I. Scharrer/W. Schramm (Hrsg.)
26. Hämophilie-Symposion Hamburg 1995

Im Rahmen der terminalen Niereninsuffizienz kann es zu einer Thrombozytopathie und leichten Thrombozytopenie kommen, was zu einer Beeinträchtigung der Hämostase führt. Ebenfalls auftretende plasmatische Gerinnungsstörungen, wie ein Konzentrationsanstieg von Gerinnungsfaktoren, resultieren in einer Hyperkoagulabilität. Unter Hämodialysebehandlung sind diese Veränderungen häufig rückläufig [7, 8].

Gerinnungsstörungen bei chronischer Niereninsuffizienz

- Thrombozytopathie und leichte Thrombozytopenie,
- erhöhte Konzentrationen von Faktor VIII, IX, XI und XII,
- erhöhte Konzentrationen von AT III und Willebrand-Faktor,
- erhöhte Konzentration von Fibrinogen,
- erniedrigte Konzentration von Faktor XIII und Protein S,
- erniedrigte Fibrinolyseaktivität.

Kasuistik

Wir berichten über einen jetzt 21 Jahre alten Patienten mit schwerer Hämophilie A, bei dem seit 1985 eine HIV-Infektion bekannt ist. Bezüglich des Gelenkstatus bestand lediglich eine leichte hämophile Arthropathie des linken Ellenbogengelenks mit einer Streckhemmung von 5 Grad. Unter Faktor-VIII-Dauersubstitution mit 3mal 1500 IE Beriate HS/Woche traten nahezu keine Blutungen auf.

Im November 1991 fiel erstmals eine Erhöhung der harnpflichtigen Substanzen auf. Das Kreatinin betrug 2,3 mg/dl, der Harnstoff lag bei 40 mg/dl. Seit September 1991 nahm der Patient die antiretrovirale Substanz Zidovudin (Retrovir) in einer Dosierung von 400 mg/Tag ein. Im Januar 1992 lag das Kreatinin bei 3,4 mg/dl, bei einer Kreatinin-Clearance von 22 ml/min und einer Proteinurie von 4–5 g/Tag. Sonographisch wurde bei noch normal großen Nieren der Verdacht auf eine Glomerulonephritis geäußert. Auf eine Nierenbiopsie wurde mangels therapeutischer Konsequenz und angesichts der schweren Hämophilie verzichtet. Gleichzeitig bestand eine ausgeprägte arterielle Hypertonie, die sich mit Metoprolol und Nifedipin zufriedenstellend einstellen ließ. Zidovudin wurde wegen Unverträglichkeit wieder abgesetzt.

Im April 1992 lag das Kreatinin weiterhin bei 3,4 mg/dl. Sonographisch zeigten sich jetzt beidseits Schrumpfnieren. Im September 1992 kam es zu einer präterminalen Niereninsuffizienz mit deutlichem Anstieg der Retentionswerte. Das Kreatinin lag jetzt bei 6,7 mg/dl, der Harnstoff bei 140 mg/dl, die Kreatinin-Clearance bei 7,5 ml/min. Eine Urinproteinanalyse zeigte eine große, gemischte, nicht selektiv glomeruläre, komplette tubuläre (mikromolekulare) Proteinurie.

Am 01.10.1992 wurde unter Faktor-VIII-Substitution eine Brescia-Cimino-Fistel zwischen der A. radialis und der V. cephalica am linken Unterarm angelegt. Am 13.10.1992 mußte bei inzwischen terminaler Niereninsuffizienz mit einer chronisch intermittierenden Hämodialyse über 5 h 3mal pro Woche begonnen werden.

Der Gerinnungsstatus während Dialyse wurde mittels der „activated coagulation time“ (ACT) kontrolliert [5]. Diese sollte zwischen 150 s und 200 s liegen. Unser Patient erhielt nur während der ersten Dialyse 500 IE Heparin/h, nachdem wenige Stunden vor Dialyse 2000 IE Beriate HS gegeben worden waren. Die ACT lag zwischen 130 s und 200 s. Bei den folgenden Dialysen wurden nur noch am Dialyseende 1000–2000 IE Beriate HS gegeben. Auf eine Heparingabe vor und wähend Dialyse konnte so verzichtet werden. Die Faktor-VIII-Werte vor Dialyse lagen unter 2%, die ACT während Dialyse zwischen 150 s und 250 s. Die Dialysen konnten komplikationslos durchgeführt werden.

Nach Shuntpunktion kam es einmalig zu einer ausgeprägten Hämatombildung am linken Unterarm. Unter täglicher Substitution mit 2000 IE Beriate HS war dieser Befund nach einer Woche soweit rückläufig, daß wieder mit der Hämodialysebehandlung begonnen werden konnte.

Im Frühjahr 1995 kam es trotz regelmäßiger Faktor-VIII-Gabe zu rezidivierenden Blutungen in das vorgeschädigte linke Ellenbogengelenk sowie auch zu rezidivierender Epistaxis. Blutungen aus der AV-Fistel traten jedoch nicht auf. Die Faktor-VIII-Recovery war mit 67% leicht erniedrigt. Im Oktober 1992 war sie noch bei über 80% gelegen. Zur Klärung wurde bei Verdacht auf ein erworbenes Willebrand-Syndrom eine gerinnungsanalytische Untersuchung durchgeführt. Die Blutungszeit lag mit 4 min 22 s im oberen Normbereich, der Willebrand-Faktor mit 130% ebenfalls im oberen Normbereich. Der Ristocetinkofaktor war mit 54% grenzwertig erniedrigt. Die Bestimmung der Willebrand-Multimere zeigte ein Fehlen der großen Willebrand-Multimere. Diese Befundkonstellation spricht für ein erworbenes Willebrand-Syndrom Typ 2.

Nach Beginn der chronisch intermittierenden Hämodialysebehandlung kam es zu einem deutlichen Abfall der T 4-Helferzellen von 408/µl im September 1992 auf 89/µl im September 1995.

Diskussion

Wie eingangs erwähnt, existieren bisher nur begrenzte Erfahrungen über Patienten mit Hämophilie und Hämodialysebehandlung.

Koene et al. [9] berichteten 1977 über einen Patienten mit schwerer Hämophilie A und terminaler Niereninsuffizienz, der jeweils 5 h 3mal pro Woche dialysiert wurde. Initial erhielt der Patient, wohl um Blutungen zu vermeiden, am Dialysebeginn und am Dialyseende 1000 IE Kryopräzipitat. Dieses Regime machte eine Heparingabe während der Dialyse erforderlich. Später wurden nur noch 2000–2500 IE Kryopräzipitat unmittelbar am Dialyseende gegeben. Der Faktor-VIII-Wert lag bei Dialysebeginn bei 10%. Eine probatorische heparinfreie Dialyse führte zum Auftreten von Blutgerinnseln, so daß alle weiteren Dialysen wieder mit Heparin durchgeführt wurden.

Sechas et al. [18] stellten 1981 einen Patienten mit schwerer Hämophilie A und terminaler Niereninsuffizienz vor, der jeweils 3000 IE Heparin während Dialyse erhielt. Dies entsprach nach Angaben des Autors der halben üblichen Dosis. Am Dialyseende wurde das Heparin mit Protaminsulfat neutralisiert. Initial kam es trotz Faktor-VIII-Substitution häufig zu rezidivierenden Blutungen aus der AV-Fistel. Erst nach Anlage eines heterologen Shunts traten keine Blutungen mehr auf.

Im Jahr 1988 verzichteten Propper et al. [13] bei einem Patienten mit schwerer Hämophilie A und terminaler Niereninsuffizienz, der 6 h 2mal pro Woche dialysiert wurde, auf eine Antikoagulation mit Heparin während der Dialyse. Faktor VIII wurde in einer Dosierung von 1000 IE jeweils am Dialyseende gegeben.

Ein ähnliches Regime wie Propper et al. [13] haben wir auch bei unserem Patienten eingesetzt, ohne daß es bisher zu gerinnungsbedingten Komplikationen während Dialyse gekommen ist. Auf eine Heparinisierung konnte außer bei der ersten Dialyse mit vorheriger hochdosierter Faktor-VIII-Substitution verzichtet werden. Abweichend von Propper et al. [13] wurde unser Patient 5 h 3mal pro Woche dialysiert.

Wegen der bekannten HIV-Infektion dialysierte unser Patient an einer Maschine, die nur von ihm benutzt wurde. Patienten mit HIV-Infektion oder chronischer Hepatitis werden in unserem Zentrum in einer abgetrennten Abteilung behandelt. Im Gegensatz zu den von Propper et al. [13] angegebenen aufwendigen Sicherheitsvorkehrungen für das Personal, bis hin zum Duschen unmittelbar nach Dialyse, wurde lediglich auf das Tragen von doppelten Handschuhen während der Dialysetätigkeiten, wie Shuntpunktionen, Blutentnahmen der Gerinnungskontrollen, geachtet. Die Dienstkleidung wurde jeden Tag gewechselt. Eine Übertragung der HIV-Infektion konnte unter diesem Regime ausgeschlossen werden.

Bei unserem Patienten fiel, nachdem es trotz Faktor-VIII-Dauersubstitution im Frühjahr 1995 zu rezidivierenden Gelenksblutungen und rezidivierender Epistaxis kam, gerinnungsanalytisch ein Fehlen der großen Willebrand-Multimere, entsprechend einem Willebrand-Syndrom Typ 2, auf. 1988 hatten Gralnick et al. [4] ebenfalls über ein erworbenes Willebrand-Syndrom mit Fehlen der großen Willebrand-Multimere bei terminaler Niereninsuffizienz berichtet.

Ätiologie der chronischen Niereninsuffizienz (die Prozentangaben beziehen sich auf die jeweilige Häufigkeit)

- Chronische Glomerulonephritis > 20 %,
- diabetische Nephropathie > 20 %,
- interstitielle Nephritis und chronische Pyelonephritis 15 %,
- polyzystische Nephropathien < 10 %,
- hypertensive Nierenschäden < 10 %,
- Analgetikanephropathie 5 %,
- Systemerkrankungen [z. B. Vaskulitiden, systemischer Lupus erythematodes (SLE)] 5 %,
- nichtklassifizierte Formen 15 %,
- HIV-Nephropathie.

Verschiedene Grunderkrankungen können zu einer terminalen Niereninsuffizienz führen (s. oben). Eine HIV-Nephropathie wurde erstmals 1984 als Ursache eines Nierenversagens beschrieben [12, 16]. Inzwischen liegt die Prävalenz der HIV-Nephropathie in einigen Zentren bei 6 %, wobei sie gehäuft bei HIV-infizierten jungen schwarzen Männern auftritt [1, 17].

Zu den Merkmalen einer HIV-Nephropathie gehören eine ausgeprägte Proteinurie mit einer Eiweißausscheidung größer 3,5 g/Tag, eine Hypalbuminämie und Ödeme. Sonographisch fallen vergrößerte Nieren mit echodichtem Parenchym auf. Im Gegensatz zu anderen Nephropathien kommt es nicht zu einer Erhöhung des Blutdrucks. Histologisch zeigt sich oft eine fokale und segmentale Sklerose [11, 14, 19, 20].

Oft kommt es innerhalb von 3 bis 4 Monaten zum terminalen Nierenversagen. Wenn mit einer Hämodialysebehandlung begonnen wird, hängt die Überlebenszeit vom Stadium der HIV-Infektion ab. Im Vollstadium Aids beträgt sie weniger als 3 Monate [1, 17]. Im asymptomatischen Stadium hingegen mehr als ein Jahr [11].

Die Ursache für die rasch progrediente Niereninsuffizienz bei unserem Patienten bleibt, nachdem auf eine Nierenbiopsie verzichtet worden war, letztlich unklar. Bei Vorliegen einer arteriellen Hypertonie und Schrumpfnieren ist eine HIV-Nephropathie jedoch wenig wahrscheinlich. Möglicherweise besteht bei bekannter chronischer Hepatitis C eine HCV-assoziierte membranoproliferative Glomerulonephritis [6].

Wie unsere Erfahrungen und die Erfahrungen anderer Autoren zeigen, ist es möglich, Patienten mit schwerer Hämophilie ohne thrombotische oder hämorrhagische Komplikationen über einen langen Zeitraum zu dialysieren. Auch eine gleichzeitig bestehende asymptomatische HIV-Infektion stellt nach unserer Auffassung keine Kontraindikation für eine Hämodialysebehandlung dar.

Literatur

1. Bourgoignie JJ, Meneses R, Pardo V (1988) AIDS-associated nephropathy. Adv Nephrol 17:113–126
2. Endo Y, Mamiya S, Nakamoto Y, Miura NB, Watanuki T (1984) Chronic renal failure in an aged hemophilia A patient treated with hemodialysis. Acta Haematol 47:173–177
3. Gomperts ED, Malekzadeh MH, Fine RN (1981) Dialysis and renal transplant in a hemophiliac. Thromb Hemostasis 46:626–628
4. Gralnick HR, McKeown LP, Williams SB et al. (1988) Plasma and platelet von Willebrand factor defects in uremia. Am J Med 85:806–810
5. Hattersley P (1971) Activated coagulation time of whole blood. J Am Med Assoc 136:369
6. Johnson RJ, Gretch DR, Yamabe H et al. (1993) Membranoproliferative3 glomerulonephritis associated with hepatitis C virus infection. N Engl J Med 328:465–470
7. Joist JH, Remuzzi G, Mannucci PM (1994) Abnormal bleeding and thrombosis in renal disease. In: Hemostasis and Thrombosis: Basic principles and clinical practice, 3rd edn. pp 921–935
8. Jubelirer SJ (1985) Hemostatic Abnormalities in renal disease. Am J Kid Dis 5:219–225
9. Koene RAP, Gerlage PGG, Jansen JLJ et al. (1977) Successful hemodialysis and renal transplantation in a patient with hemophilia A. Proc Eur Dial Transplant Assoc Eur Ren Assoc 14:401–406
10. Köstering VH, Grabner FM, Henning HV, Heimburg H (1972) Peritonealdialyse und lokale Thrombolyse bei Haemophilie A mit postrenalem Nierenversagen. Z Urol Nephrol 65:341–346
11. Ortiz-Butche C (1993) The spectrum of kidney diseases in patients with human immunodeficiency virus infection. Curr Op Neph Hyper 2:355–364
12. Pardo V, Aldana M, Colton RM et al. (1984) Glomerular lesions in the acquired immunodeficiency syndrome. Ann Intern Med 101:429–434

13. Propper D, Dawson A, Bennett B, Catto G (1988) Hemodialysis for a hemophiliac with human immunodeficiency virus. Br J Haematol 70:381
14. Rao TKS (1993) A decade of human immunodeficiency virus-associated nephropathy (HIVAN). Transplan Proc 25:2439–2440
15. Rao KS, Vohra RM (1989) Peritoneal dialysis in a patient with haemophilia and chronic renal failure. Postgrad Med J 64:506
16. Rao TKS, Fillipone EJ, Nicastri AD et al. (1984) Associated focal and segmental glomerulosclerosis in the acquired immunodeficiency syndrome. N Engl J Med 310:669–673
17. Rao TKS, Friedman EA, Nicastri AD (1987) The types of renal disease in the acquired immunodeficiency syndrome. N Engl J Med 316:1062–1068
18. Sechas M, Kastakis A, Homatus J, Mandalaki T, Zerefas N, Skalkeas G (1981) Vascular surgery in a hemophiliac. Am J Surg 141:723–725
19. Stone HD, Appel RG (1994) Human immunodeficiency virus-associated nephropathy: Current concepts. Am J Med Sci 307:212–217
20. Strauss J, Zilleruelo G, Abitbol C et al. (1993) Human immunodeficiency virus nephropathy. Pediatr Nephrol 7:220–225
21. Wolfrum J (1994) Challenges of caring for a hemophiliac patient with HIV-nephropathy. ANNA J 21:82–83

Plasma Levels of Protein Z in Patients with Chronic Renal Failure

A. Voss, K. Gutensohn, H. Reuter, R. Stahl

Introduction

Protein Z is a vitamin K-dependent glycoprotein found in bovine and human plasma. Human protein Z is a single chain protein of approximately 62 kDa and is synthesized in the liver. The molecular structure of protein Z is similar to that of factors VII, IX, X, and protein C.

Protein Z was isolated several years ago; however, its function is still unknown. Recently, low plasma levels of protein Z were found in two thirds of a group of patients with a bleeding tendency of unknown origin. It is presumed that a diminution of plasma protein Z gives rise to a new type of bleeding disorder. Characteristic clinical features are petechial bleeding, nose bleeding, bleeding after tooth extraction, and increased menstrual bleeding.

It has been shown that in patients with chronic renal failure, the composition of plasma proteins during hemodialysis treatment is altered. Disorders of blood coagulation leading to either thrombus formation or prolonged bleeding are common. Since in a number of patients prolonged bleeding after hemodialysis treatment occurs independently of heparinization, protein Z deficiency could be the cause of this disorder. Therefore, we examined the plasma levels of protein Z in a group of patients on maintenance hemodialysis.

Material and Methods

Blood was taken from 25 patients with end stage renal disease at the beginning of hemodialysis treatment and from 50 healthy blood donors. Blood samples were diluted in 0.109 m*M* trisodium citrate anticoagulant solution and centrifuged within 1 h after collection. Plasma was frozen at – 20 °C and analyzed in a batch using the Asserachrom Protein Z Enzyme Immunoassay (Boehringer Mannheim). In this test, strips which had been precoated with $F_{ab}2$ fragments of anti-protein Z monoclonal antibody were incubated with the test sample or a standard solution. After rising, peroxidase-conjugated monoclonal anti-protein Z antibody was added, and after a 2 h incubation excess antibody was washed off. OPD/H_2O_2 was added immediately after the last washing step and the color reaction stopped after 5 min. After colour stabilization, optical density was measured at 492 nm. Results

I. Scharrer/W. Schramm (Hrsg.)
26. Hämophilie-Symposion Hamburg 1995

were plotted on log graph paper and the concentration of protein Z was determined by interpolation from the standard curve.

Results

We measured plasma protein Z levels in 50 healthy controls and in 25 patients with end stage renal disease. The plasma level of protein Z was 2900 + 487 ng/ml in the control group and 3133 + 1394 ng/ml in patients with end stage renal disease.

We found no statistically significant difference between plasma concentrations in patients with end stage renal disease and healthy controls. In one patient who had a marked bleeding tendency after hemodialysis we found a relatively low plasma protein Z level.

We checked repeatedly for over-heparinization by determining the anticoagulant therapy-clotting-time. After an increase during the beginning of hemodialysis treatment, it always returned to normal towards the end of treatment; heparin administration is routinely stopped 20 min before the end of treatment.

Discussion

Patients with end stage renal disease who are undergoing maintenance hemodialysis treatment frequently suffer from disorder of blood coagulation. Thrombosis of the Cimino shunt is a common hemodialysis-related complication. Presumably the altered blood flow through the arteriovenous fistula and an increase in turbulence and shear forces directly activate thrombocytes. Prolonged bleeding usually occurs in conjunction with overheparinization. However, in a few patients, we find prolonged bleeding times without heparin. In one of our patients exhibiting this phenomenon we found a relatively low level of plasma protein Z.

Since plasma protein Z deficiency may cause a bleeding tendency, we speculate that this may be the cause of the prolonged bleeding time in our patient.

In general, the incidence of protein Z deficiency does not seem to be increased in patients with chronic renal failure undergoing maintenance hemodialysis. However, if patients have a prolonged bleeding time, protein Z deficiency as a possible cause should be recognised. Patients with protein Z deficiency can be administered PPSB before undergoing elective surgery.

Peripartaler Vitamin-K-Mangel bei Vierlingen der 31. Schwangerschaftswoche

H.-G. Limbach, G. Löffler, J. Tossounidis

Vitamin K, ein fettlösliches Vitamin, welches als Phyllochinon (K1) in Pflanzen oder Menaquinon (K2) von grampositiven Darmbakterien erzeugt wird, wird zur Carboxylierung der Gerinnungsfaktoren II, VII, IX und X benötigt. Nur nach Anfügung der Carboxylgruppen an die Glutaminsäurereste der Peptidvorstufen sind die genannten Faktoren zusammen mit Kalzium zur Bindung an Membranphospholipide befähigt [8]. Obwohl auch antikoagulatorisch wirksame Faktoren wie Protein S und C Vitamin-K-abhängig synthetisiert werden [9], erzeugt eine Mangelversorgung des Organismus mit dem „Koagulationsvitamin" eine hämorrhagische Diathese.

In den letzten Jahren ist in der Pädiatrie die späte Manifestation von Vitamin-K-Mangelblutungen zwischen der 4. bis 6. Lebenswoche bei voll gestillten Säuglingen in den Mittelpunkt des Interesses gerückt [2, 4]. Ich möchte im folgenden eine interessante Kasuistik einer Vierlingsgravidität vorstellen, bei der mütterlicherseits kein Anhalt für eine Verminderung der Vitamin-K-abhängigen Gerinnungsfaktoren bestand, bei allen 4 Frühgeborenen aber post partum diese Gerinnungsstörung vorlag.

Kasuistik

23jährige, gesunde, grazile I-Gravida, Körperlänge: 158 cm, Ausgangsgewicht: 46 kg. Nach hormoneller, ovarieller Stimulation Nachweis einer Vierlingsgravidität. In der 29. SSW, bei bisher komplikationsloser Schwangerschaft Verlegung in das perinatologische Zentrum der Universitäts-Frauenklinik, 66421 Homburg/Saar (Direktor: Prof. Dr. W. Schmidt). Beginn einer zunächst oralen Tokolyse mit Fenoterol und einer Thromboseprophylaxe mit 3mal 5000 I.E. Calciparin s.c. Mit Beginn der 30. Gestationswoche mußte wegen zunehmender Wehentätigkeit Fenoterol als i.v.-Dauerinfusion appliziert werden. Drei Tage später (29 + 3 SSW) Entwicklung von Schüttelfrost und Fieber, laboranalytisch Leukozytenabfall auf 4400/mm^3 und Anstieg des CRP auf maximal 180 mg/l. Als Ursache konnte eine Urosepsis mit E. coli infolge beidseitiger Nierenstauungen diagnostiziert werden. Unter antibiotischer Therapie mit Piperacillin, Gentamycin und Metronidazol wurde in der 29 + 6 SSW eine beidseitige perkutane Nephrostomie angelegt. Danach Rückgang der Infektionsproblematik aber weiterhin zunehmende We-

I. Scharrer/W. Schramm (Hrsg.)
26. Hämophilie-Symposion Hamburg 1995

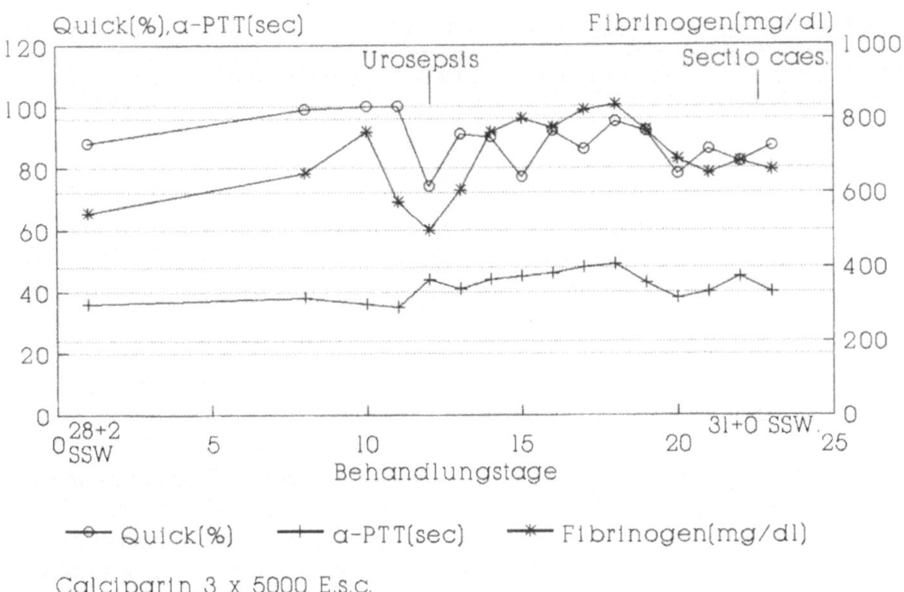

Abb. 1. Mutter, Gerinnungsparameter

hentätigkeit. Da die Möglichkeit der Schwangeren zur oralen Nahrungsaufnahme zunehmend stärker eingeschränkt war, wurde mit einer parenteralen Zufuhr von Kohlenhydraten, Eiweiß, Aminosäuren und wasserlöslichen Vitaminen, jedoch ohne Applikation von Fett und fettlöslichen Vitaminen begonnen. Die Parameter der plasmatischen Gerinnung der Mutter während der 3 Wochen des stationären Aufenthalts bis zur Kaiserschnittentbindung demonstriert Abb. 1. Hinweise auf einen manifesten Vitamin-K-Mangel liegen bei normalen Werten für Quick über 70 % nicht vor.

Nach Vollendung der 31. SSW wurde aus mütterlicher Indikation die Kaiserschnittentbindung durchgeführt. Die 4 weiblichen Frühgeborenen mit Geburtsgewichten zwischen 1340 und 1500 g mußten wegen der Entwicklung eines IRDS intubiert und nach Gabe von Surfactant maximal 14 Tage beatmet werden (Tabelle 1). Bei allen 4 Frühgeborenen wurden nach der initialen Versorgung im Kreißsaal

Tabelle 1. Vierlinge. Postpartale Befunde

Nr.	Geschlecht (w/m)	Geburtsgewicht [g]	IRDS (Stadium)	Beatmung (Tage)	Apgar 1/5/10
1	w	1500	II–III	8	5/7/8
2	w	1350	IV	10	7/9/9
3	w	1500	II–III	7	8/9/9
4	w	1340	III–IV	14	7/8/9

Tabelle 2. Vierlinge. Gerinnungsbefunde post partum

Nr.	Quick [%]	Hepato-Quick [%]	a-PTT [s]	Thrombinzeit [s]	Fibrinogen [mg/dl]
1	11	< 5	101	16	179
2	< 5	< 5	> 140	20	240
3	11	< 5	> 140	20	235
4	< 5	< 5	> 140	20	127

Gerinnungsstaten venös entnommen. Hierin fanden sich pathologisch erniedrigte Werte für Quick (minimal < 5%, maximal 11%) und Hepato-Quick (jeweils < 5%; Tabelle 2).

Die a-PTT war jeweils über 100 s verlängert bei normalen Thrombinzeiten. Im altersgemäßen Normbereich lagen die Meßwerte für Fibrinogen und AT-III. Der Verdacht auf einen manifesten Vitamin-K-Mangel der Frühgeborenen konnte dadurch bewiesen werden, daß 24 h nach i.v.-Applikation von jeweils 0,5 mg Vitamin K 1 und einmaliger Gabe von 10 ml Fresh-frozen-Plasma/kg KG die Werte für Quick, Hepato-Quick und a-PTT normalisiert waren (Abb. 2, 3).

Blutungskomplikationen ereigneten sich nicht, alle 4 Kinder konnten im Alter von 10 Wochen gesund nach Hause entlassen werden.

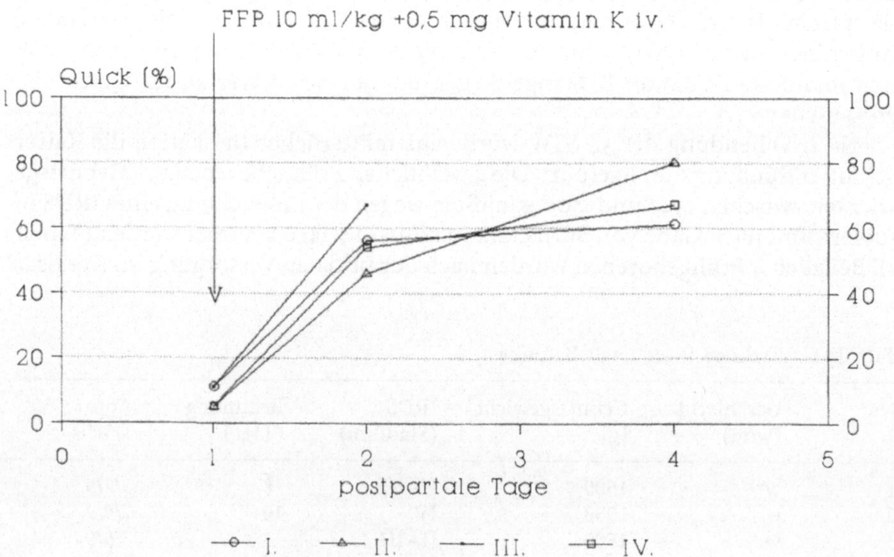

Abb. 2. Vierlinge, Quickwerte unter Therapie

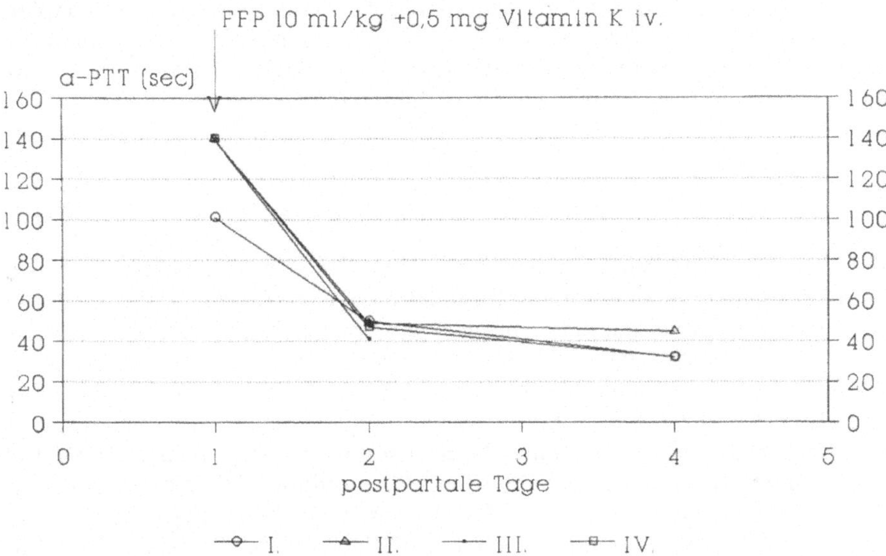

Abb. 3. Vierlinge, a-PTT-Werte unter Therapie

Diskussion

Höhergradige Mehrlingsschwangerschaften weisen trotz längerer Hospitalisierungszeiten und Einsatz tokolytischer Medikamente eine markante Verkürzung der Gestationsdauer auf. Nach Ron-El et al. [6] beträgt die mittlere Schwangerschaftsdauer von Vierlingsgraviditäten 241, nach Knitza et al. [3] 208 Tage. Danach steigt für die Feten das Risiko eines intrauterinen Fruchttods infolge plazentarer Insuffizienz. Mit zunehmender Schwangerschaftsdauer erzwingen aber auch mütterliche Komplikationen die vorzeitige Beendigung solcher Mehrlingsschwangerschaften. Die Verdrängung und Kompression intraabdomineller Organe stellt wie in unserer Kasuistik eine der möglichen mütterlichen Risiken dar. Die Urosepsis konnte mit einer hochdosierten antibiotischen Therapie in Kombination mit chirurgischen Entlastungsmaßnahmen überbrückt werden. Schwieriger ist die gastrointestinale Obstruktion zu beherrschen. Die orale Ernährungssituation Schwangerer mit Mehrlingsgraviditäten ist häufig schlecht, so daß die Aufnahme und Resorption des Vitamin K eingeschränkt sein kann. Der relative Mangel an Vitamin K muß sich jedoch bei der Mutter selbst klinisch nicht manifestieren. Dennoch ist der insuffiziente Ernährungszustand der Schwangeren für die Feten bedeutungsvoll [1, 5]. Nach Untersuchungen von Shearer [7] wirkt die Plazenta als erhebliche Transportbarriere für Vitamin K1. Der Gradient zwischen mütterlichen und fetalen Plasmaspiegeln beträgt im Mittel 30:1. Die Konzentration des in der fetalen Leber gespeicherten Phyllochinons ist verglichen mit Erwachsenen auf ca. ein Fünftel reduziert. Bei höhergradigen Mehrlingsschwangerschaften ist zudem der deutlich gesteigerte fetale Bedarf zu berücksichtigen, so daß die laborchemische und – bei verspäteter Diagnose – auch klinische Manifestation des Vitamin K-Mangels plausibel erscheint. Der therapeutische Einsatz bestimmter Medikamente – wie z. B. Antibiotika – kann dieses Risiko zusätzlich erhöhen [5].

Zusammenfassung

Wir berichten im folgenden über die Vierlingsschwangerschaft einer 23jährigen Frau nach hormoneller ovarieller Stimulation. Bis zur 28. Woche der Gestation gestaltete sich der Verlauf der Schwangerschaft bei der zierlichen Frau (Körperlänge: 158 cm, Ausgangsgewicht: 46 kg) komplikationslos. Zu diesem Zeitpunkt mußte zunächst mit einer Tokolyse begonnen werden. Eine Woche später entwickelte sich eine Urosepsis (Erreger: E. coli) infolge beidseitiger Nierenstauungen. Nach beidseitiger perkutaner Nephrostomie in der 30. Schwangerschaftswoche unter antibiotischer Therapie mit Piperacillin, Metronidazol und Gentamycin gelang eine nochmalige Stabilisierung der Schwangerschaft bis zur Vollendung der 31. SSW. In den letzten 3 Wochen vor der Kaiserschnittentbindung war die Nahrungsaufnahme bei der Schwangeren sehr stark eingeschränkt. Dennoch wurden regelmäßig Quickwerte zwischen 74 und 100% gemessen. Die Konzentrationen des gerinnbaren Fibrinogens waren auf 499 mg/dl bis maximal 839 mg/dl erhöht.

Unmittelbar nach Kaiserschnittentbindung wurden bei allen 4 weiblichen Frühgeborenen (Gewichte bei Geburt zwischen 1340 und 1500 g) Quickwerte von unter 5% (2mal), 8% und 11% gemessen, wobei die Werte des Hepato-Quick jeweils unter 5% lagen. Die Fibrinogenkonzentrationen wurden im Normbereich ermittelt. Nach i.v.-Applikation von Vitamin K (0,5 mg) und Substitution mit 10 ml/kg FFP normalisierten sich die Quickwerte innerhalb von 24–48 h.

Als wahrscheinliche Ursache des Vitamin-K-Mangels muß die mütterliche Ernährungsstörung zu Ende der Mehrlingsschwangerschaft angesehen werden.

Literatur

1. Ekelund H (1986) Vitamin-K-Mangelblutungen in Schweden. In: Sutor AH, Künzer W (Hrsg) Physiologie und Pathophysiologie des Vitamin K. Editiones Roche, Basel, S 181–183
2. Greer F, Marshall S, Cherry J, Suttie JW (1991) Vitamin K status of lactating mothers, human milk, and breast-feeding infants. Pediatrics 88:751–756
3. Knitza R, Ott M, Hasbargen U, Hepp H (1993) Duration of multifetal gestation, birth weight and infant prognosis. J Perinat Med 21:295–298
4. v. Kries R, Göbel U, Masse B (1985) Vitamin K deficiency in the newborn. Lancet II:728–729
5. Künzer W, Niederhoff H, Pancochar H, Sutor AH (1983) Das Neugeborene und Vitamin K. Dtsch Med Wochenschr 108:1623–1624
6. Ron-El R, Mor Z, Weinraub Z et al. (1992) Triplet, quadruplet and quintuplet pregnancies. Management and outcome. Acta Obstet Gynecol Scand 71:347–350

7. Shearer MJ (1991) Absorption, metabolism, and storage of K vitamins in the newborn: In: Suzuki S, Hathaway WE, Bonnar J, Sutor AH (eds) Perinatal thromobosis and hemostasis. Springer, Berlin Heidelberg New York Tokyo, pp 203–211
8. Thaiss H (1986) Vorkommen, Resorption und Transport von Vitamin K. In: Sutor AH, Künzer W (Hrsg) Physiologie und Pathophysiologie des Vitamin K. Editiones Roche, Basel, S 21–27
9. Witt I (1984) Protein C – Ein neuer Faktor der Hämostase. In: Roka L, Spanuth E (Hrsg) Neue Aspekte der Gerinnungsdiagnostik. Schattauer, Stuttgart New York, S 1–16

Fibrinolytische Behandlung von Portkatheterverschlüssen bei Patienten mit Hemmkörperhämophilie A

R. Zimmermann, C. Uhle, A. Huth-Kühne, V. Korten

Bei ungünstigen Venenverhältnissen hat sich die Anlage von zentral-venösen Kathetern oder Portkathetersystemen bewährt [4, 5, 9]. Bei einem Kleinkind mit Hämophilie und Hirnblutung wurde erstmals ein zentral-venöser Katheter zur Gewährleistung einer regelmäßigen Substitution mit Faktor-VIII-Konzentrat im Jahr 1984 implantiert [7]. Inzwischen haben mehrere Autoren über den Einsatz von zentral-venösen Kathetersystemen oder Portkathetersystemen bei Kindern mit Hämophilie oder anderen Blutgerinnungsstörungen berichtet [1, 5–7].

Trotz intensiven Anlernens und Punktion der Portkammern unter aseptischen Bedingungen können Komplikationen nicht ausgeschlossen werden. Ingram et al. [4] berichteten über Infektionen, Verschlüsse und Rupturen der Kathetersysteme. Die Häufigkeit wird in der Literatur unterschiedlich angegeben. In einer kürzlichen Arbeit berichteten Liesner et al. [6] über 4 Katheterinfektionen bei 6 Kindern mit Hemmkörperhämophilie. In unserem Patientengut traten bei 2 Kindern mit einem Faktor-VIII-Inhibitor und einer Dauerfaktor-VIII-Behandlung zur Elimination des Inhibitors Katheterverschlüsse auf.

Fallbeschreibungen

Kasuistik 1

Bei einem 15jährigen Patienten wurde am 03.02.1994 eine Emmet-Plastik durchgeführt. Eine Bluterkrankheit war bei diesem Patientenen bisher nicht bekannt. Im postoperativen Verlauf kam es zu rezidivierenden Wundblutungen. Im Rahmen der gerinnungsanalytischen Diagnostik wurde eine mittelschwere Hämophilie A mit einer spontanen Faktor-VIII-Aktivität von 2,5% diagnostiziert. Daraufhin wurde am 28.02.1994 eine Substitutionsbehandlung mit einem gentechnischen Faktor-VIII-Konzentrat (Recombinate) begonnen. Nach Wundrevision kam es unter der Faktor-VIII-Substitutionsbehandlung zum Abschluß der Wundheilung innerhalb von 16 Tagen.

Zwei Wochen später wurde anläßlich einer Kontrolluntersuchung ein Faktor-VIII-Inhibitor von 1,36 BE diagnostiziert. Ab dem 07.04.1994 wurde mit einer Hemmkörpereliminationsbehandlung mit Faktor-VIII-Konzentrat in einer Dosierung von 50 IE/kg KG/Tag begonnen. Nach zwischenzeitlicher Dosiserhöhung

I. Scharrer/W. Schramm (Hrsg.)
26. Hämophilie-Symposion Hamburg 1995

mußte wegen der problematischen Venenverhältnisse am 08.09.1994 ein Portsystem in die rechte V. jugularis externa implantiert werden. Aber auch nach Portimplantation machte die Punktion der Kammer wegen der massiven Übergewichtigkeit des Patienten Probleme.

Anfang Januar 1995 wurde der Patient zur Zahnextraktion stationär aufgenommen. Zu diesem Zeitpunkt lag der Inhibitortiter bei 4,2 BE. Unter gleichzeitiger Gabe von aktiviertem Prothrombinkomplex (FEIBA) 3mal 35 IE/kg KG über 3 Tage und Verabreichung von Faktor-VIII-Konzentrat 2mal 100 IE/ kg KG traten keine hämorrhagischen Erscheinungen auf. Im weiteren Verlauf erhielt der Patient wieder 2mal 100 IE Faktor VIII/kg KG.

Am 12.01.1995 traten wiederum Probleme bei der Portinjektion auf. Das Portsystem konnte zwar noch angespült werden, Blut ließ sich aber nicht mehr aspirieren. Bei Kontrastmittelgabe zeigte sich röntgenologisch eine frei flottierende ausgedehnte Gerinnselbildung am Ende des Katheters über ca. 10 cm Länge. Nach i.v.-Gabe von 9000 IE Faktor-VIII-Konzentrat entschlossen wir uns zur Durchführung einer fibrinolytischen Behandlung mit Urokinase (Abb. 1). Diese führte zu einer vollständigen Beseitigung der thrombotischen Veränderungen. Das Kathetersystem ließ sich frei anspülen und Blut problemlos aspirieren. Weitere Probleme traten auch zwischenzeitlich bis zum heutigen Tage nicht auf.

Kasuistik 2

Bei einem 3 Jahre altem Kind mit Hemmkörperhämophilie A wurde nach zunächst ablehnender Haltung der Eltern am 05.10.1992 mit einer Hemmkörpereliminationstherapie begonnen. Wegen ungünstiger Venenverhältnisse erfolgte am

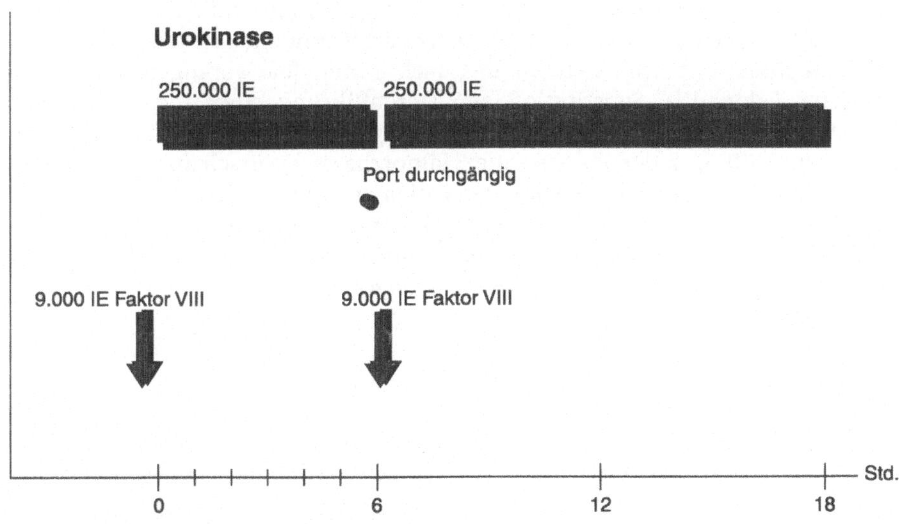

Abb. 1. Portkatheterlyseschema von Patient 1

27.11.1992 die Implantation eines Portkathetersystems in die rechte V. jugularis externa. Über diesen Port führten die Eltern nach entsprechender Anleitung unter sterilen Kautelen die tägliche Faktor-VIII-Gabe durch (200 IE/kg KG).

Am 23.05.1993 trat erstmals nach Faktor-VIII-Injektion über das Portsystem kurzfristig Schüttelfrost und Fieber auf. Am 25.05.1993 wurde aus einer Blutkultur Enterobacter Spezies nachgewiesen. Zur Portsanierung wurde daraufhin eine testgerechte Antibiotikabehandlung mit Zienam in einer Dosierung von 3mal 500 IE über das Portsystem appliziert durchgeführt. Der Patient wurde rasch fieberfrei. Am 14.06.1993 war das Portsystem jedoch nicht mehr durchgängig. Daraufhin wurde am gleichen Tag eine fibrinolytische Behandlung des Portsystems mit Urokinase begonnen. Es konnte eine Wiedereröffnung des Portkathetersystems erreicht werden. Nachdem aber wiederum Fieberschübe nach Faktor-VIII-Injektionen in das Portsystem auftraten, entschlossen wir uns am 18.06.1993 unter perioperativer antibiotischer Abdeckung zur Portexplantation. Am 29.06.1993 wurde ein neues Portkathetersystem appliziert, das bis heute einwandfrei funktioniert.

Diskussion

Die fibrinolytische Behandlung mit Streptokinase, Urokinase und rt-PA hat sich bei Patienten mit tiefer venöser Thrombose, Lungenembolie und Myokardinfarkt bewährt. Bei Patienten mit Verschlüssen von zentralvenösen Kathetern führt die Thrombolyse bei 60–90% der Fälle zu einer Rekanalisation. Erfolgreiche Behandlungen mit Streptokinase, Urokinase und rt-PA bei zentral-venösen Kathetern wurden von mehreren Autoren berichtet [2, 3, 8]. Über die thrombolytische Behandlung von Verschlüssen von Portkathetersystemen liegen unseres Wissens bisher keine Mitteilungen vor. Bei Patienten mit hämorrhagischen Diathesen gilt darüber hinaus die thrombolytische Behandlung als kontraindiziert.

Bei 2 Patienten mit Portkathetersystemverschlüssen und schwerer Hemmkörperhämophilie A entschlossen wir uns nach unmittelbar vorangehender hochdosierter Faktor-VIII-Substitution zur Durchführung einer niedrigdosierten Thrombolyse mit Urokinase. Diese Behandlung führte in beiden Fällen zur vollständigen Eröffnung der Portsysteme. Hämorrhagische Erscheinungen wurden nicht beobachtet. Die bei unserem ersten Patienten durchgeführte gerinnungsanalytische Untersuchung zum Ende der Urokinasebehandlung zeigte keine Beeinflussung des Blutgerinnungssystems. Insbesondere konnte eine systemische Steigerung des Fibrinolysesystems ausgeschlossen werden.

Zusammenfassung

Die beiden Fallberichte zeigen, daß eine lokale thrombolytische Behandlung mit Urokinase in niedriger Dosierung auch bei Patienten mit einer schweren Hemmkörperhämophilie durchgeführt werden kann, sofern eine gewisse Faktor-VIII-Mindestaktivität durch hochdosierte Faktor-VIII-Gabe gewährleistet ist. Nach hochdosierter Substitution mit Faktor-VIII-Konzentrat verlief die Thrombolyse problemlos ohne hämorrhagische Komplikationen. Eine Fibrinolyse-bedingte Beeinträchtigung der Hämostase konnte nicht nachgewiesen werden. Hämorrhagische Erscheinungen wurden nicht beobachtet. In beiden Fällen wurde eine Wiedereröffnung der Portkathetersysteme erreicht. Durch die rasche Wiedereröffnung der Portkathetersysteme konnte die hochdosierte Faktor-VIII-Hemmkörpereliminationsbehandlung ohne Unterbrechung weitergeführt werden. Eine Boosterung mit Wiederanstieg des Inhibitortiters und Infragestellung des Erfolgs der Hemmkörperbehandlung wurde somit vermieden.

Literatur

1. Becton DL, Kletzel M, Golladay ES, Hethaway G, Berry DH (1988) An experience with an implanted port system in 66 children with cancer. Cancer 61:376–378
2. Haire WD, Liebermannn RP, Lund GB, Edney J, Wieczorek BM (1990) Obstructed central venous catheters. Restoring function with a 12-hour infusion of low-dose urokinase. Cancer 66:2279–2285
3. Haire WD, Atkinson JB, Stephens LC, Kotulak GD (1994) Urokinase versus recombinant tissue plasminogen activator in thrombosed central venous catheters: A double-blinded, randomized trial. Thromb Haemost 72:543–547
4. Ingram J, Weitzman S, Greenberg ML, Parkin P, Filler R (1991) Complications of indwelling venous access lines in the pediatric hematology patient: A prospective comparison of external venous catheters and subcutaneous ports. Am J Pediatr Hematol Oncol 13:130–136
5. Kreuz W, Ehrenforth S, Funk M, Auerswald G, Mentzer D, Joseph-Steiner J, Beeg T, Klarmann D, Scharrer I, Kornhuber B (1995) Immune tolerance therapy in paediatric haemophiliacs with factor VIII inhibitors: 14 years follow up. Haemophilia 1:24–32
6. Liesner RJ, Vora AJ, Hann IM, Lilleymann JS (1995) Use of central venous catheters in children with severe congenital coagulopathy. Br J Haematol 91:203–207
7. Miser AW, Roach JE, Harmel RP, Sayers MP, Miser JS (1984) Insertion of a central venous catheter for longterm venous access in a child with severe hemophilia and recurrent intracranial hemorrhage. Clin Pedaitr 23:589–592
8. Rubin RN (1983) Local installation of small doses of streptokinase for treatment of thrombotic occlusions of long-term access catheters. J Clin Oncol 1:572–573
9. Wesenberg F, Flaatten H, Jansson CW (1993) Central venous catheter with subcutaneous injection port (PORT-A-CATH): 8 years clinical follow-up with children. Pediatr Hematol Oncol 10:233–239
10. McWhirter WR, Gry L (1988) Indwelling intravenous catheter in a young haemophiliac. Lancet II:99–100

Verlaufsbeobachtung von Sexualhormonen bei HIV-infizierten Patienten mit Testosteronsubstitution bei Hypotestosteronämie

H. Buxmann, M. von Depka Prondzinski, I. Scharrer, M. Behre

Die HIV-Infektion ist durch Defekte des Immunsystems gekennzeichnet, die insbesondere in den fortgeschrittenen Stadien der Erkrankung zu multisystemischen Störungen führt, in deren Folge endokrine Dysfunktionen beobachtet werden.

Dobs et al. [8] beschrieben erstmalig signifikant erniedrigte mittlere Testosteronspiegel bei HIV-infizierten Patienten in den Stadien ARC und Aids. Die Werte der asymptomatischen Patienten hingegen unterschieden sich nicht signifikant von denen gesunder Männer. Diese Ergebnisse wurden durch Arbeiten von Croxon et al. [6], Villette et al. [36] und Wagner et al. [37] bestätigt. Depka et al. [7] konnten zeigen, daß diese Veränderungen der Testosteronspiegel auch bei HIV-infizierten Patienten mit Gerinnungsstörungen eintreten.

Erniedrigte Testosteronspiegel korrelieren mit Gewichtsverlust [5, 8, 29], einem Abfall der Lymphozyten insgesamt [8] und der CD 4-Zellzahl [29]. Coodley et al. [5] fanden bei HIV-infizierten Patienten mit Wasting-Snydrom signifikant erniedrigte Serumspiegel von Testosteron und freiem Testosteron im Vergleich zu HIV-infizierten Patienten ohne Wasting-Syndrom. Weiterhin werden bei hypotestosteronämischen Patienten häufig eine verminderte Libido [8] und sexuelle Dysfunktionen in Form von verminderter Qualität und verkürzter Dauer der Erektion, sowie verspätete Ejakulation [22] beobachtet.

Testosteronsubstitutionstherapien bei HIV-infizierten Patienten mit Hypotestosteronämie sind bisher nur in Einzelfallbeschreibungen dokumentiert [1, 20] und fehlen für Patienten mit Gerinnungsstörungen.

Ziel

In der vorgestellten Längsschnittstudie werden endokrinologische, immunologische, weitere laborchemische sowie physische und psychometrische Parameter bei HIV-infizierten Patienten mit Gerinnungsstörungen im Verlauf dargestellt, um die Inzidenz und Prävalenz der Hypotestosteronämie zu ermitteln und die Effekte einer Testosteronsubstitutionstherapie zu eruieren.

I. Scharrer/W. Schramm (Hrsg.)
26. Hämophilie-Symposion Hamburg 1995

Patienten

Es wurden nur Daten von Patienten ausgewertet, die innerhalb des Studienzeitraums mindestens 4 Untersuchungstermine wahrgenommen haben und mindestens 18 Jahre alt waren. Alkohol- oder Drogenabusus, Prostatakarzinom oder Vorbehandlung mit Androgenen bzw. Anabolika in den letzten 3 Monaten vor Studienbeginn führten zum Ausschluß. Es konnten 30 HIV-positive Patienten in die Untersuchung aufgenommen werden, deren Grunderkrankungen und HIV-Stadien der Tabelle 1 entnommen werden können.

Tabelle 1. Klinische Daten der Patienten

Gesamtzahl (n)	30	
Grunderkrankung (n)	Hämophilie A:	19
	Hämophilie B:	4
	Von Willebrand-Syndrom:	1
	Thrombopenie:	6
Mittleres Alter[a] (Jahre)	35 (Range 22–59)	
HIV-Stadium[a, b] (n)	asymptomatisch:	4
	ARC:	19
	Aids:	7

[a] Bei Studienbeginn.
[b] Gliederung nach klinischen Kategorien A bis C der CDC-Klassifikation 1993, unabhängig von der Helferzellzahl.

Methoden

Über einen Zeitraum von 12 Monaten fanden mindestens 4 Untersuchungen statt. Dabei wurden folgende Parameter erhoben.

Klinische Parameter

Anamnese, körperliche Untersuchung inklusive Orchidometrie, Größe, Gewicht.

Immunologische Parameter

CD 4-, CD 8-Zellen (relativ und absolut), CD4/CD 8-Ratio, β_2-Mikroglobulin, HIV-1-Antigen (p 24 vor und nach Säuredissoziation), IgG, IgM, IgA.

Endokrinologische Parameter

Testosteron (T): Bestimmung mittels Testosterone Maia®, einem Radioimmunoassay mit Magnettrenntechnik von Serono Diagnostika GmbH in Freiburg/Breisgau, BR Deutschland. Normwerte für Männer: 280–980 ng/dl.
Freies Testosteron (freies T): Bestimmung mit Freies Testosteron-RIA Coat-A-Count (^{125}I) von H. Biermann GmbH in Bad Nauheim, BR Deutschland. Normwerte für Männer: 16–41 pg/ml.
Sexualhormonbindendes Globulin (ShbG): Quantitative Serumbestimmung mit Delfia® ShbG Kit A070-101, einem Fluorimmunoassay von Pharmacia Biotech GmbH in Freiburg/Breisgau, BR Deutschland. Normwerte für Männer: 15–103 nmol/l.
Östradiol (E_2): Ermittlung der Serumwerte mit Estradiol Maia®, einem RIA mit Magnettrenntechnik von Serono Diagnostika GmbH in Freiburg/Breisgau, BR Deutschland. Normwerte für Männer: 9,5–36,7 pg/ml.
LH und FSH: Erfaßt mit Enzymun-Test® LH bzw. Enzymun-Test® FSH, enzymimmunologische Tests von Boehringer Mannheim, BR Deutschland. Normwerte LH für Männer: 0,5–6,0 mE/ml; Normwerte FSH für Männer: 1,7–11,0 mE/ml.
Prolaktin (PRL): Bestimmung mittels AIA-Pack PRL, einem Enzymimmunometrischen Assay von Eurogenetics Germany, Eschborn, BR Deutschland. Normwerte für Männer: 3,6–16,3 ng/ml.

Sonstige Laborparameter

sGPT, sGOT, sγGT, AP, Bilirubin, Kreatinin, Gesamtprotein, Albumin, Cholesterin (Chol), LDL, HDL, Triglyceride (TG), Blutbild und Differenzialblutbild.

Bioelektrische Impedanzanalyse

Der Körpermassenindex (BMI; Normwerte für Männer: 20,0–25,0 kg/m^2) wurde aus dem Körpergewicht und der Körpergröße berechnet. Der BMI dient als Maß zur Einschätzung einer Unter-, Normal- oder Übergewichtigkeit. Die Ratio Extrazellularmasse zu Körperzellmasse (ECM/BCM; Normwerte für Männer: 0,7–1,3) wurde durch tetrapolare bioelektrische Impedanzanalyse (BIA) ermittelt (RJL-Akern BIA 109; Data-Input, Frankfurt, BR Deutschland; Programm Bodycomp 2.55 unterstützt mit BIA-Analyser).

Dieses Verfahren wurde von McDougall u. Shizgal [23], Jodoin et al. [19] und Shizgal [33] validiert und bezieht sich auf ein Dreikompartimentenmodell, welches den Organismus in Körperfett, Extrazellularmasse und Körperzellmasse unterteilt. Die ECM/BCM-Ratio ist eine gewichtsunabhängige Größe zur Beschreibung des Ernährungszustandes [10]. In katabolen Ernährungsphasen ist eine Abnahme der Körperzellmasse bei gleichzeitiger Vergrößerung der Extrazellularmasse charakteristisch. Während das Körpergewicht dabei unverändert bleibt, bzw. zunehmen kann, zeigt die zunehmende ECM/BCM-Ratio die katabole Ernährungssituation zuverlässig an [27].

Psychometrische Parameter

Das Ausmaß testosteronabhängiger, psychometrischer Parameter wie Kontaktfreude, Konzentriertheit, Erregtheit, Selbstsicherheit, Lustlosigkeit, Benommenheit, Aktiviertheit, Deprimiertheit, Müdigkeit, Ängstlichkeit, gute Stimmung und Aggressivität wurden im Rahmen einer Selbstbeurteilung von den Patienten angegeben. Dabei schätzten sie ihr durchschnittliches emotionales Befinden während der letzten Woche ein und markierten das Ergebnis auf 100 mm Linien. Null Millimeter entsprachen der Einschätzung „gar nicht", während 100 mm „sehr stark" zum Ausdruck brachte. Zwischen diesen Extremwerten konnte stufenlos gewählt werden.

Parameter der sexuellen Aktivität

Die sexuellen Phantasien, das sexuelle Verlangen sowie die Zufriedenheit mit dem Sexualleben wurden von den Patienten in der gleichen Form wie die psychometrischen Parameter zum Ausdruck gebracht. Die Anzahl der Ejakulationen, der morgendlichen Erektionen und der Erektionen insgesamt in den letzten 7 Tagen wurden mit einer Absolutzahl angegeben.

Substitution

Die Entscheidung zur Testosteronsubstitution wurde anhand der Hormonspiegel und klinischer Zeichen einer Hypotestosteronämie getroffen. Dabei flossen die Serumwerte für Testosteron und freiem Testosteron wie auch Erektions- und Ejakulationsstörungen, Libidoverlust und Vigilanzstörungen sowie Zeichen eines reduzierten Allgemeinbefindens ein. Die Substitution wurde mit 250 mg Testosteronenantat (Testoviron®, Schering) s.c. alle 14 Tage als Standard durchgeführt.

Statistik

Zur Auswertung wurden die Patienten in 2 Gruppen aufgeteilt. Gruppe KS (keine Substitution) beinhaltet alle Patienten, die während der gesamten Studiendauer keiner Testosteronsubstitution zugeführt wurden. In Gruppe S (Substitution) fanden alle Patienten Eingang, die während der Studiendauer eine Testosteronsubstitution erhielten.

Die zeitliche Einteilung der Gruppe KS erfolgte in Halbjahren über die Studiendauer. Bei Gruppe S wurde die Halbjahreseinteilung zum Vergleich der Werte vor und unter Therapie nach dem Substitutionsbeginn zeitlich justiert. Die Daten sind hier in ein Halbjahr vor und 2 Halbjahre unter Substitution geordnet.

Die Meßwerte werden mit dem Median, der 25. und 75. Perzentile sowie den Maximal- und Minimalwerten pro Halbjahr (180 Tage) dargestellt.

Die Signifikanzberechnungen innerhalb der Gruppen erfolgte mit dem Wilcoxon-Test für Paardifferenzen und zwischen den Gruppen mit dem U-Test von Mann, Whitney und Wilcoxon. Eine Berechnung signifikanter Unterschiede bei den psychometrischen Parametern war nicht sinnvoll, da 12 Patienten keine Fragebögen ausfüllten und somit eine Vorselektion der Daten nicht ausgeschlossen werden kann.

Korrelationen wurden im Rahmen der linearen Regressionsanalyse berechnet.

Ergebnisse

Es konnten insgesamt 30 Patienten in die Studie aufgenommen werden, wobei die Werte eines Patienten unter Therapie wegen mangelnder Compliance bei der Substitution von der weiteren Auswertung ausgeschlossen werden mußten.

Während des Untersuchungszeitraums von 14 Monaten im Median blieben alle Patienten im gleichen Stadium der HIV-Infektion. Bei 8/30 Patienten (27%) fanden wir zu Studienbeginn eine klinisch manifeste Hypotestosteronämie, 3/30 Patienten (10%) entwickelten diese während der Studiendauer. So wurden 11 Patienten einer Testosteronsubstitution zugeführt und 19 Patienten über die Studiendauer beobachtet.

Gruppe KS (keine Substitution)

4/4 (100%) der asymptomatischen Patienten, 14/19 (74%) der Patienten im Stadium ARC und 1/7 (13%) der Patienten mit Aids blieben wähend des Untersuchungszeitraums im Hinblick auf ihre Testosteronwerte oder klinischer Zeichen einer Hypotestosteronämie unauffällig und wurden nicht substituiert. Mit Ausnahme der CD 4-, CD 8-Zellzahl und des HDL befinden sich alle Mediane im Normbereich. Wir fanden signifikant niedrigere Werte für FSH von 3,6 mE/ml in Halbjahr 2 gegenüber 4,3 mE/ml im Halbjahr 1 und eine signifikant niedrigere Thrombozytenzahl im gleichen Zeitraum. Das HDL-Cholesterin blieb im Beobachtungszeitraum unterhalb des Normwerts stabil. Der Hb-Gehalt zeigte über den Beobachtungszeitraum eine Tendenz zu niedrigeren Werten und die 25. Perzentile lag im 3. Halbjahr unterhalb der Normgrenze. Das Signifikanzniveau wurde hier nicht erreicht.

Ergebnisse dieser und weiterer Beobachtungen sind in Tabelle 2 zusammengefaßt.

Die psychometrischen Parameter zeigten im Beobachtungszeitraum keine klinisch relevanten Veränderungen.

Ergebnisse der linearen Regressionsanalyse von Testosteron und freiem Testosteron über die Zeit finden sich in Abbildung 1 und 2.

Gruppe S (substituiert)

5/19 (26%) der Patienten im Stadium ARC und 6/7 (86%) der Patienten mit Aids fielen durch eine klinisch manifeste Hypotestosteronämie auf und wurden einer Substitution zugeführt.

Tabelle 2. Werte der Gruppe KS über die Studiendauer

Keine Substitution	Halbjahr 1[a]		Halbjahr 2[b]		Halbjahr 3[c]	
	Median	25. bis 75. Perzentile	Median	25. bis 75. Perzentile	Median	25. bis 75. Perzentile
T [ng/dl]	574	471-689	618	473-824	594	442-906
Freies T [pg/ml]	19,8	17,0-22,7	18,0	14,4-23,7	16,8	12,0-22,1
ShbG [nmol/l	48	37-67	44	40-74	46	30-69
E_2 [pg/ml]	20,9	18,9-27,5	24,0	18,6-28,7	19,0	15,5-24,4
FSH [mE/ml]	4,3	3,2-6,1	3,6	2,8-5,9	4,4	3,1-6,1
LH [mE/ml]	4,0	3,0-5,2	3,9	2,8-5,0	3,4	2,7-4,9
PRL [ng/ml]	7,4	5,1-9,9	6,3	4,5-9,3	7,4	4,8-10,6
CD 4 [/µl]	286	127-517	298	150-414	227	117-436
CD 8 [/µl]	1242	805-1551	1066	875-1226	1143	804-1299
Thrombozyten [/nl]	205	154-225	171	159-195	188	170-197
Hb [g/dl]	15,5	15,0-15,6	15,1	14,2-15,5	14,8	13,7-15,2
Albumin [g/dl]	4,8	4,6-5,0	4,8	4,5-5,0	4,9	4,3-5,2
LDL [mg/dl]	100	86-114	97	75-111	100	84-118
HDL [mg/dl]	33	30-39	33	30-39	38	33-43
Chol [mg/dl]	166	149-187	158	139-182	164	140-194
TG [mg/dl]	160	93-190	159	110-182	134	103-176
Gewicht [kg]	74	66-85	74	63-86	73	63-84
BMI [kg/m²]	23,6	21,0-26,1	23,2	20,8-25,9	21,8	20,8-25,7
ECM/BCM	0,91	0,89-0,99	0,94	0,91-1,02	0,95	0,91-1,00

[a] Tage 1-180, n = 19,
[b] Tage 181-360, n = 19,
[c] Tage 361-540, n = 19.

Unter der Therapie traten keine unerwünschten Wirkungen von Testosteron auf. Auch wurden keine Blutungen und keine Infektionen am Injektionsort beobachtet.

Im Untersuchungshalbjahr vor Substitution liegt der Median für Testosteron und freies Testosteron unterhalb des Normbereichs. Die Serumspiegel für FSH und LH sind normwertig. Unter Substitution stiegen die Werte von Gesamttestosteron, freiem Testosteron und Östradiol deutlich an, während die Konzentrationen von FSH und LH signifikant abfielen. Während der Median für FSH dabei unter die untere Normgrenze abfiel, blieb der LH-Spiegel im unteren Normbereich.

Das Gewicht der Patienten stieg insbesondere im zweiten Halbjahr der Behandlung an und die Zunahme des Body-mass-Indexes erreichte in diesem Untersuchungszeitraum das Signifikanzniveau $p < 0{,}05$. Das Hämoglobin erreichte unter Therapie wieder Normwerte (Abb. 3; Tabelle 3). Es kam im ersten Halbjahr unter Testosteronsubstitution zu einem signifikanten ($p < 0{,}05$) Abfall des ShbG von 51 auf 34 nmol/l, welches im zweiten Halbjahr unter Substitution wieder auf 52 nmol/l anstieg (Tabelle 3).

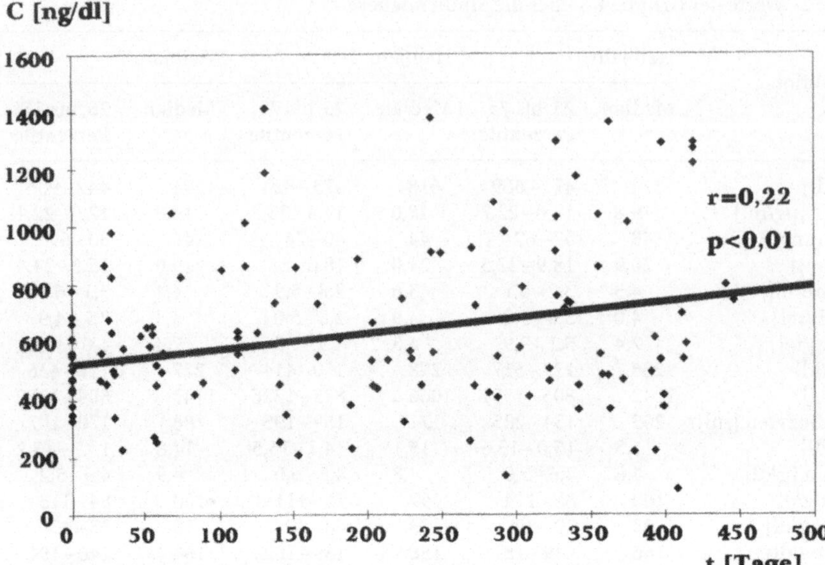

Abb. 1. Lineare Regressionanalyse und Korrelationen des Testosterons der Gruppe KS über die Studiendauer

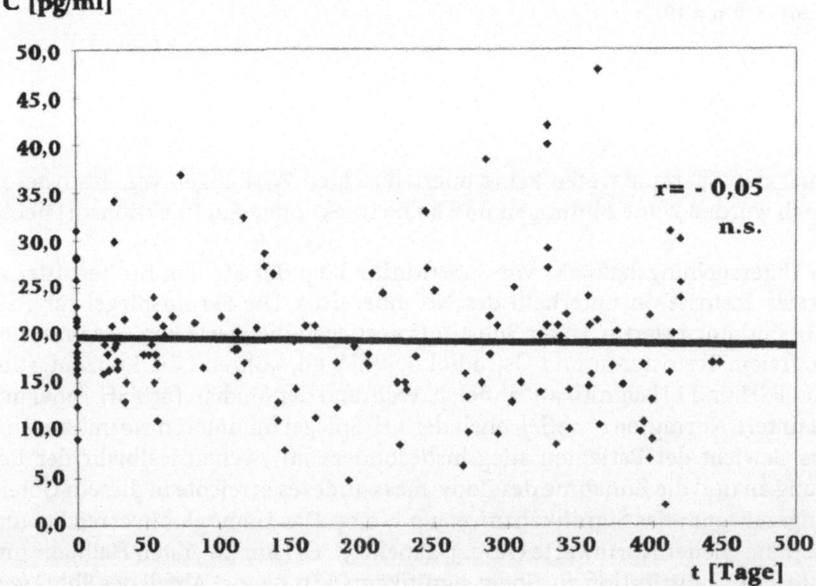

Abb. 2. Lineare Regressionsanalyse und Korrelationen des freien Testosterons der Gruppe KS über die Studiendauer

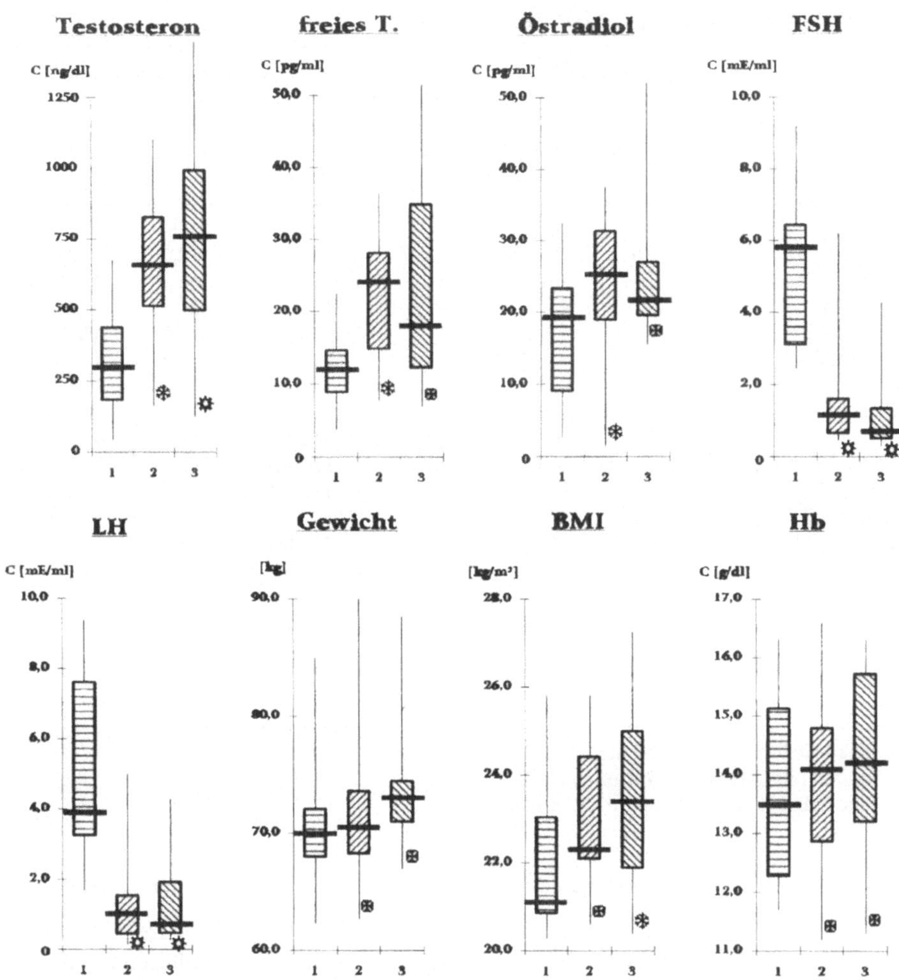

ter Substitution = Werte 1–180 Tage unter Substitution (n = 10); 3 = Halbjahr 2 unter Substitution = Werte 181–360 Tage unter Substitution (n = 8). Dargestellt sind Maximum und Minimum (Endpunkte der vertikalen Linie), der Bereich 25.–75. Perzentile (Box) und Median (horizontale Linie)
✻ = $p < 0{,}01$; ❄ = $p < 0{,}05$; ⊞ = nicht signifikant im Vergleich zu Halbjahr 1

Eine Zusammenstellung weiterer Ergebnisse von Gruppe S findet sich in Tabelle 3.

Von den psychometrischen Parametern nahmen die Kontaktfreude und Konzentriertheit deutlich zu, während die Deprimiertheit abfiel. Die Selbstsicherheit verminderte sich im ersten Halbjahr unter Substitution ebenfalls sehr deutlich, er-

Tabelle 3. Werte der Gruppe S über die Studiendauer

Substitution	Halbjahr vor Substitution[a]		Halbjahr 1 unter Substitution[b]		Halbjahr 2 unter Substitution[ac]	
	Median	25. bis 75. Perzentile	Median	25. bis 75. Perzentile	Median	25. bis 75. Perzentile
T [ng/dl]	297	181-439	657	513-828	756	498-994
Freies T [pg/ml]	12,1	8,9-14,7	24,1	14,9-28,1	18,0	12,2-34,8
ShbG [nmol/l	51	36-102	34	31-91	52	28-101
E_2 [pg/ml]	19,4	9,1-23,5	25,3	19,0-31,3	21,8	19,6-27,1
FSH [mE/ml]	5,8	3,1-6,4	1,2	0,7-1,6	0,7	0,5-1,3
LH [mE/ml]	3,9	3,3-7,6	1,0	0,4-1,6	0,7	0,5-1,9
PRL [ng/ml]	9,2	7,2-12,7	8,8	7,6-11,7	8,4	7,3-10,9
CD 4 [/µl]	171	19-206	119	20-232	91	17-213
CD 8 [/µl]	639	507-751	551	442-948	513	422-913
Thrombozyten [/nl]	174	115-230	167	114-260	156	81-243
Hb [g/dl]	13,5	12,3-15,1	14,1	12,9-14,8	14,2	13,2-15,7
Albumin [g/dl]	4,3	4,0-4,7	4,5	3,8-4,8	4,3	4,1-4,7
LDL [mg/dl]	53	45-84	61	41-63	84	46-92
HDL [mg/dl]	27	25-35	33	23-36	33	29-37
Chol [mg/dl]	123	112-178	140	108-172	131	106-164
TG [mg/dl]	251	158-265	189	139-297	173	137-266
Gewicht [kg]	70	68-72	71	68-74	73	71-75
BMI [kg/m^2]	21,1	20,9-23,1	22,3	22,1-24,4	23,4	21,9-25,0
ECM/BCM	0,98	0,96-1,03	1,05	0,89-1,06	0,97	0,79-1,00

[a] Tage 180-0 vor Substitution, n = 10,
[b] Tage 1-180 unter Substitution, n = 10,
[c] Tage 181-360 unter Substitution, n = 8.

Tabelle 4. Veränderungen psychometrischer Parameter und der Anzahl der Erektionen in Gruppe S

Substitution	Halbjahr vor Substitution[a]		Halbjahr 1 unter Substitution[b]		Halbjahr 2 unter Substitution[c]	
	Median	25. bis 75. Perzentile	Median	25. bis 75. Perzentile	Median	25. bis 75. Perzentile
Kontaktfreude	32	30-43	45	34-63	55	45-66
Konzentriertheit	35	34-54	39	23-56	49	47-59
Deprimiertheit	45	29-51	35	25-40	30	18-47
Selbstsicherheit	74	68-81	52	44-68	69	54-83
morgendliche Erektionen	1	1- 3	3	0- 6	5	2- 8
wöchentliche Erektionen	6	4- 9	7	2-15	10	8-12

[a] Tage 180-0 vor Substitution, n = 7,
[b] Tage 1-180 unter Substitution, n = 6,
[c] Tage 181-360 unter Substitution, n = 4.

reichte im zweiten Halbjahr der Substitution aber fast wieder den Ausgangswert (Tabelle 4).

Im Rahmen der Erfassung der sexuellen Aktivität kam es unter Substitution im Vergleich zu den Angaben vor Substitution zu einer deutlichen und über den Zeitraum kontinuierlichen Zunahme der morgendlichen Erektionen und der Erektionen über 7 Tage insgesamt (Tabelle 4).

Ergebnisse der Gruppen KS und S im Vergleich

In der Gruppe S (substituiert) fanden wir im Halbjahr vor Substitution im Vergleich zum ersten Halbjahr der Gruppe KS (keine Substitution) deutlich erniedrigte Serumspiegel von Testosteron, freiem Testosteron, Hb und LDL (vgl. Tabellen 2 u. 3). Während die Unterschiede für die Hormonparameter im ersten Halbjahr der Therapie nicht mehr signifikant waren, stiegen die Werte für LDL und den Hb erst innerhalb des zweiten Behandlungshalbjahres so weit, daß keine signifikanten Differenzen mehr zum ersten Halbjahr der Gruppe KS beobachtet wurden (Tabelle 5).

Tabelle 5. Signifikante Unterschiede zwischen den Gruppen *KS* (keine Substitution) und *S* (substituiert)

Gruppenvergleich	*KS*[a] *S vor Substitution*[b]	*KS*[a] *S 1. Halbjahr unter Substitution*[c]	*KS*[a] *S 2. Halbjahr Substitution*[d]
Testosteron	$p < 0{,}01$	n. s.	n. s.
freies T	$p < 0{,}001$	n. s.	n. s.
Hb	$p < 0{,}05$	$p < 0{,}05$	n. s.
LDL	$p = 0{,}06$	$p < 0{,}05$	n. s.

[a] Gruppe KS, Tage 1–180, n = 19; n.s. nicht signifikant.
[b] Gruppe S, Tage 180–0 vor Substitution, n = 11,
[c] Gruppe S, Tage 1–180 unter Substitution, n = 10,
[d] Gruppe S, Tage 181–360 unter Substitution, n = 8.

Diskussion

Die in unserem Patientengut gefundene Prävalenz der klinisch manifesten Hypotestosteronämie von 36% unterstreicht ebenso wie die ermittelte Inzidenz von 13% die klinische Relevanz dieser endokrinen Dysfunktion, obwohl diese Ergebnisse aufgrund der geringen Anzahl an Studienteilnehmer insgesamt vorsichtig zu bewerten sind. Das stadienabhängige Auftreten der Hypotestosteronämie von 0% bei asymptomatischen Patienten, 26% bei Patienten im Stadium ARC und 86% bei Patienten im Stadium Aids bestätigt die Ergebnise von Dobs et al. [8], Croxon et al. [6], Villette et al. [36] und Wagner et al. [37].

Gruppe KS (keine Substitution)

Die lineare Regressionsanalyse des Testosterons dieser Patientengruppe über die Studiendauer ergab einen signifikanten Anstieg der Serumspiegel (Abb. 1). Das freie Testosteron hingegen blieb im wesentlichen unverändert mit einer leichten Tendenz zu niedrigeren Werten bei zunehmender Beobachtungsdauer (Abb. 2). ShbG als auch Albumin, die als testosteronbindende Proteine diese Divergenz zwischen Testosteron und freiem Testosteron erklären könnten [31], blieben in dieser Gruppe über die Studiendauer gleich hoch (Tabelle 2). In der Literatur sind bisher keine Längsschnittuntersuchungen dieser Hormonparameter bei HIV-infizierten Patienten veröffentlicht, so daß Querschnittuntersuchungen zum Vergleich und zur Bewertung dieser Ergebnisse herangezogen werden müssen. Coodley et al. [5] ermittelten für eine Gruppe HIV-infizierter Patienten mit mehr als 200 CD 4-Zellen/μl und ohne Wasting-Syndrom einen Mittelwert für Testosteron von 510,6 ± 66,7 ng/dl und von 119,0 ± 14,6 pg/ml für das freie Testosteron. In einer anderen Patientengruppe ohne Wasting-Syndrom, die sich mit weniger als 200 CD 4-Zellen/μl in einem fortgeschrittenen Stadium der Erkrankung befand, wurden 546,3 ± 64,7 ng/dl für Testosteron und 89,8 ± 12,1 pg/ml für das freie Testosteron als Mittelwerte angegeben. Das ebenfalls bestimmte ShbG zeigte keine signifikanten Unterschiede zwischen den einzelnen Gruppen. Auch hier sind tendenziell höhere Serumspiegel an Gesamttestosteron bei gleichzeitig niedrigeren Werten für das freie Testosteron zu erkennen. Sowohl Raffi et al. [29], Wagner et al. [37] als auch Christeff et al. [4] fanden erhöhte Serumspiegel für Testosteron bei asymptomatischen HIV-infizierten Patienten im Vergleich zu Patienten im Stadium ARC und Aids, ohne jedoch das freie Testosteron zu bestimmen. Merenich et al. [24] erarbeiteten bei HIV-infizierten Patienten ohne ARC und Aids Mittelwerte für Testosteron im oberen Normbereich. Im Gegensatz zu unseren Ergebnissen lag dabei der Mittelwert des freien Testosterons deutlich oberhalb des Normbereichs. Insgesamt waren die Testosteronspiegel dieser Patienten signifikant höher als die der Kontrollgruppe, während die Serumspiegel für ShbG in beiden Gruppen etwa gleich hoch waren. Für ein besseres Verständnis der pathogenetischen Zusammenhänge der Hypotestosteronämie bei HIV-infizierten Patienten sind weitere Arbeiten zur Klärung der Frage notwendig, ob es im Verlauf der HIV-Infektion zunächst zu einem Anstieg des Gesamttestosterons bei gleichbleibenden oder fallenden Serumwerten des freien Testosterons kommt, bevor in späteren Stadien beide Parameter abfallen.

Das über den Beobachtungszeitraum unterhalb der Normwertgrenze stabile HDL-Cholesterin bestätigt Ergebnisse von Grundfeld et al. [15] und zeigt erste Störungen im Cholesterinmetabolismus. Erniedrigte HDL-Serumspiegel gehen der im Verlauf der HIV-Infektion zunehmenden Hypertriglyceridämie deutlich voraus und werden auch bei anderen akuten Infektionen beobachtet [32].

Die langsame aber stetige Abnahme des Hämoglobins in dieser Patientengruppe über die Studiendauer deutet auf eine Verschlechterung des Gesundheitszustands der Patienten hin. Daß hierbei das Signifikanzniveau nicht erreicht wird, legt die Vermutung nahe, daß der Studienzeitraum mit einem Median von 14 Monaten für eine Längsschnittuntersuchung bei Patienten in frühen Stadien der HIV-Erkrankung möglicherweise zu kurz ist.

Gruppe S (substituiert)

Im Untersuchungshalbjahr vor Substitution lag der Median für Testosteron und freies Testosteron unterhalb der Normgrenze, während die Werte für FSH und LH im mittleren Normbereich lagen. Unter Substitution erreichten Serumspiegel für Testosteron und freies Testosteron sowohl im ersten als auch im zweiten Halbjahr der Behandlung Normwerte. In dieser Zeit fielen die medianen FSH-Werte signifikant unter die untere Normgrenze, während LH zwar signifikant aber im Median nur bis in den unteren Normbereich abfiel (vgl. Tabelle 3 und Abb. 3).

Die inadäquat niedrigen FSH- und LH-Serumspiegel vor Substitution zeigen eine deutliche Störung des hypothalamisch-hypophysären Rückkopplungsmechanismus, die durch normwertige LH-Serumspiegel unter Substitution unterstrichen wird. Weiterhin zeigen erniedrigte Werte für Testosteron und freies Testosteron bei normwertigen FSH- und LH-Spiegeln auch eine verminderte Wirkung der gonadotropen Hormone an. Insgesamt scheinen damit sowohl zentrale als auch gonadale Dysfunktionen an der Entstehung der Hypotestosteronämie bei HIV-infizierten Patienten beteiligt zu sein.

Während Dobs et al. [8] als auch Raffi et al. [29] inadäquat niedrige FSH- und LH-Spiegel bei HIV-infizierten hypotestosteronämischen Patienten fanden und erstgenannte Arbeitsgruppe aufgrund normwertiger GnRH-Stimulationstests eine hypothalamische Dysfunktion vermutete, fanden Croxon et al. [6] signifikant erhöhte FSH- und LH-Werte bei hypogonadalen Patienten im Stadium Aids im Vergleich zur HIV-negativen Kontrollgruppe und schlossen daraus auf eine Dominanz des primären Hypogonadismus bei HIV-infizierten Patienten. Diese kontroversen Ergebnisse unterstreichen die komplexe Pathogenese der Hypotestosteronämie bei HIV-infizierten Patienten. Hierbei sind u.a. Faktoren wie hormonelle Streßadaptation bei schweren chronischen und akuten Erkrankungen [13, 41], testikuläre oder hypophysäre Infektionen durch Erreger wie das Zytomegalievirus, Toxoplasma gondii, atypische Mykobakterien, Histoplasma capsulatum [2, 9, 16, 25, 30], testikuläre Malignome [38, 40] und medikamentös verursachte endokrine Dysfunktionen [3, 11, 28] zu berücksichtigen.

Im ersten Halbjahr unter Substitution kam es weiterhin zu einem signifikanten Abfall des ShbG um 33% (vgl. Tabelle 3), was mit der Beobachtung von Vermeulen et al. [35], Tochimoto et al. [34] und Heyns [17] übereinstimmt, daß eine Verabreichung von Androgenen zu einer Reduktion der ShbG-Serumspiegel führt. Unter der Testosterondauertherapie stiegen die ShbG-Werte im zweiten Halbjahr der Behandlung wieder in den Bereich vor Substitution an. Die dadurch erhöhte Menge an gebundenem Testosteron ist wahrscheinlich die Ursache für die Beobachtung, daß es im zweiten Halbjahr der Substitution zu niedrigeren Serumspiegel von freiem Testosteron im Vergleich zum ersten Halbjahr der Therapie kam, während die Werte des Gesamttestosterons im zweiten Behandlungshalbjahr höher lagen als im ersten. Daraus ergibt sich die Konsequenz, daß eine Therapiekontrolle durch Bestimmung der Serumspiegel für Gesamttestosteron unzureichend ist und das freie Testosteron als Kontrollparameter herangezogen werden sollte.

Unter der Substitutionstherapie beobachteten wir eine Gewichtszunahme im Median von insgesamt 3 kg, die mit 2 kg im zweiten Behandlungshalbjahr deutlicher ausfiel als im ersten. Der BMI kletterte im Lauf der Substitution signifikant vom unteren Normbereich vor Substitution in den oberen Normbereich (vgl. Tabelle 3). Da die Ratio ECM/BCM im wesentlichen unverändert blieb, kann ausgeschlossen werden, daß es sich bei dieser Gewichtszunahme nur um Wassereinlagerungen aufgrund einer durch Testosteron bedingten Natriumretention [14, 39] handelt. Damit konnte durch die Testosteronsubstitution der von Dobs et al. [8], Raffi et al. [29] und Coodley et al. [5] beschriebene Gewichtsverlust bei HIV-infizierten Patienten mit erniedrigten Testosteronspiegeln aufgehalten und ein Gewichtsaufbau erreicht werden.

Von den durch Testosteron beeinflußten [18] psychometrischen Parametern ist der Anstieg der Kontaktfreude und der Konzentriertheit sowie der Abfall der Deprimiertheit unter Substitution (vgl. Tabelle 4) als Zeichen einer gesteigerten Lebensqualität positiv zu bewerten. Die verminderte Selbstsicherheit (vgl. Tabelle 4) insbesondere im ersten Halbjahr unter Substitution steht möglicherweise im Zusammenhang mit dem z. T. frustranen Versuch der Patienten, sich ihrer Umwelt gegenüber verstärkt zu öffnen.

Die unter Substitution beobachtete Zunahme der Erektionen insgesamt (vgl. Tabelle 4) läßt sich im wesentlichen auf eine Zunahme der morgendlichen Erektionen zurückführen. Bei hypogonadalen Männern unter Testosteronsubstitution ist die verbesserte erektiele Funktion eine häufige Beobachtung [18].

Insgesamt dürfen die Ergebnisse der psychometrischen Parameter aufgrund der geringen Patientenzahl und der Tatsache, daß nur 7 von 10 ausgewerteten Patienten bereit waren, den Fragebogen auszufüllen, nur vorsichtig bewertet werden.

Unter der Testosteronsubstitution wurden keine unerwünschten Wirkungen des Testosteronenantats wie Elektrolytstörungen, Wasserretention und Prostatahyperplasie [21] beobachtet. Ebenso wurden keine durch die subkutane Applikationsform bedingten Blutungen oder Infektionen am Injektionsort beobachtet. Bei mindestens 234 durchgeführten Substitutionen ergibt sich daraus eine theoretische Prävalenz dieser Komplikation von < 0,5 %. Diese Zahl ist angesichts der durch die Grunderkrankung bedingten Infektionsneigung der Patienten niedrig. Die Testosteronsubstitution ist somit eine gut verträgliche Therapie der Hypotestosteronämie bei HIV-infizierten Patienten. Dennoch sollte gerade im Hinblick auf die HIV-Infektion die mögliche Entwicklung eines Prostataadenoms oder -karzinoms unter Testosterondauertherapie engmaschig kontrolliert werden.

Gruppen KS und S im Vergleich

Neben den signifikant erniedrigten Werten von Testosteron und freiem Testosteron der Gruppe S vor Substitution im Vergleich zur Gruppe KS im ersten Studienhalbjahr beobachteten wir auch deutlich erniedrigte Werte für den Hb-Gehalt und das LDL-Cholesterin. Im ersten Halbjahr der Substitution konnten die Unterschiede bei den Hormonparametern bereits ausgeglichen werden, während wir für den Hb und das LDL-Cholesterin hier weiter signifikant erniedrigte Serumspiegel fanden. Im zweiten Halbjahr unter Substitution besserten sich auch diese

Parameter soweit, daß keine signifikanten Differenzen mehr beobachtet wurden (vgl. Tabelle 5).

Diese Ergebnisse zeigen, daß Testosteron auch bei HIV-infizierten Patienten in fortgeschrittenen Krankheitsstadien seine Wirkung auf die Erythropoese [26] entfaltet und möglicherweise einen Einfluß auf den Cholesterinstoffwechsel [12] hat. Auch die Tatsache, daß sich das Gewicht, der Hb-Gehalt und das LDL-Cholesterin im zweiten Behandlungshalbjahr weiter verbessern, zeigt, daß eine Testosteronsubstitution als Dauertherapie durchgeführt werden sollte, um seine positiven Wirkungen entfalten zu können.

Zusammenfassung

Die in unserem Patientenkollektiv gefundene Prävalenz der klinisch manifesten Hypotestosteronämie von 86% der Patienten im Stadium Aids und 26% im Stadium ARC unterstreicht die klinische Relevanz dieser endokrinen Dysfunktion bei HIV-infizierten Patienten in fortgeschrittenen Stadien der Erkrankung. Ungeachtet der bisher wenig verstandenen komplexen Pathomechanismen dieser endokrinen Störung kann eine Testosteronsubstitution den Hormonmangel bei Patienten mit Gerinnungsstörungen dauerhaft beheben.

Die Testosteronsubstitution wurde von unseren Patienten gut vertragen und war komplikationsarm. Sie führte über eine Gewichtszunahme, Verbesserung des BMI, Steigerung des Hb und des LDL-Cholesterins sowie einer positiven Beeinflussung psychometrischer Parameter zu einer verbesserten Lebensqualität der Patienten. Diese Beobachtungen lassen es sinnvoll erscheinen, unsere Ergebnisse in Studien mit größeren Patientenzahlen zu überprüfen. Hierbei sollten einerseits mögliche Komplikationen einer Testosterondauertherapie weiterhin besonders aufmerksam beobachtet werden, andererseits sollte geklärt werden, ob eine Substitutionsdauertherapie zur Prophylaxe oder Behandlung des Wasting-Syndroms geeignet ist und möglicherweise auch einen lebensverlängernden Effekt hat.

Literatur

1. Berger JR, Pall L, Winfield D (1993) Effect of anabolic steroids on HIV-related wasting myopathy. South Med J 86:865–866
2. Chabon AB, Stenger RJ, Grabstald H (1987) Histopathology of testis in acquired immune deficiency syndrome. J Urol 29:658–663
3. Chachoua A, Dieterich D, Krasinski K et al. (1987) 9-(1,3-Dihydroxy-2-propoxymethyl) guanine (ganciclovir) in the treatment of cytomegalovirus gastrointestinal disease with the acquired immunodeficiency syndrome. Ann Int Med 107:133–137
4. Christeff N, Gharakhanian S, Thobie N, Rozenbaum W, Nunez EA (1992) Evidence for changes in adrenal and testicular steroids during HIV infection. J Acquir Immune Defic Syndr 5:841–846
5. Coodley GO, Lovelss MO, Nelson H, Coodley MK (1994) Endocrine function in the HIV-wasting syndrome. J Acquir Immune Defic Syndr 7:46–51

6. Croxon TS, Chapman WE, Miller LK et al. (1989) Changes in the hypothalamicpituitary-gonadal axis in human immunodefiency virus infected homosexual men. J Clin endocrinol Metab 68:317–321
7. Depka Prondzinski M von, Witte V, Scharrer I, Behre HM (1996) Prävalenz endokriner Dysfunktionen bei HIV-infizierten Patienten mit Gerinnungsstörungen. In: Scharrer I, Schramm W (Hrsg) 25. Hämophilie-Symposion Hamburg 1994. Springer, Berlin Heidelberg New York Tokyo, S 329–337
8. Dobs AS, Dempsey MA, Ladenson PW, Polk BF (1988) Endocrine disorders in men infected with human immunodeficiency virus. Am J Med 84:611–616
9. Falk S, Schmidts HL, Müller H, Berger K, Schneider M, Schlote W, Helm EB, Stille W, Hübner K, Stutte HJ (9187) Autopsy findings in AIDS – a histopathological analysis of fifty cases. Klin Wochenschr 65:654–663
10. Fischer H, Lembcke B (1991) Die Anwendung der bioelektrischen Impedanzanalyse (BIA) zur Beurteilung der Körperzusammensetzung und des Ernährungszustandes. Inn Med 18:13–17
11. Glass AR, Eil C (1988) Ketoconazole-induced reduction of 1,25 Dihydroxyvitamin D and total serum calcium in hypercalcemic patients. J Endocrinol Metab 66:934–938
12. Gooren LJG, Polderman KH (1990) Safety aspects on androgen therapy. In: Nieschlag E, Behre HM (eds) Testosterone-action, deficiency, substitution. Springer, Berlin Heidelberg New York Tokyo, pp 189–190
13. Goussis O, Pardridge RW, Jull HL (1983) Critical illness and low teststerone: effects of human serum on testosterone transport into rat brain and liver. J Clin Endocrinol Metab 56:710–714
14. Griffin JE, Wilson JD (1985) Disorders of the tests and male reproductive tract. In: Wilson JD, Foster DW (eds) Textbook of endocrinology, 7th edn. pp 293–298
15. Grunfeld C, Pang M, Doerrler W, Shigenage JK, Jensen P, Feingold KR (1992) Lipids, lipoproteins, triglyceride clearance, and cytokines in human immunodeficiency virus infection and the acquired immunodeficiency syndrome. J Clin Endocrinol Metab 74:1045–1052
16. Guarda LA, Luna MA, Smith JL et al. (1984) Acquired immunodefiency syndrome: postmortem findings. Am J Clin Pathol 81:549–57
17. Heyns W (1977) The steroid-binding β-globulin of human plasma. Adv Steroid Biochem Pharmacol 6:59
18. Hubert W (1990) Psychotropic effects of testosterone. In: Nieschlag E, Behre HM (eds) Testosterone-action, deficiency, substitution. Sprigner, Berlin Heidelberg New York Tokyo, pp 51–71
19. Jodoin RR, Trott SG, Shizgal HM (1988) Determination of whole body compositon from whole body electrical impedance. Surg Forum 39:50–52
20. Klein SA, Klauke S, Dobmeyer T et al. (1995) Testosteronsubstitution bei einem AIDS Patienten mit Wasting-Syndrom hemmte Apoptose. 5. Deutscher AIDS Kongreß Hannover, Abstract book, Abstract Nr. 369
21. Krieg M, Tunn S (1990) Androgens and human benign prostatic hyperplasia (BPH). In: Nieschlag E, Behre HM (eds) Testosterone-action, deficiency, substitution. Springer, Berlin Heidelberg New York Tokyo, pp 219–244
22. McCutchan A, Jacobson D, Robinson R et al. (1993) Impact of hypogonadism on sexual function in HIV/AIDS. Xth International Conference on AIDS, Berlin, June 6–11, Abstract book 1: WS-B23–26
23. McDougall D, Shizgal HM (1986) Body compositon measurements form whole body resistance and reactance. Surg Forum 37:42–45
24. Merenich JA, McDermott MT, Asp AA, Harrison SM, Kidd GS (1990) Evidence of endocrine involvement early in the course of human immunodeficiency virus infection. J Clin Endocrinol Metab 70:566–571
25. Milligan SA, Katz MS, Craven PC, Strandberg DA, Rusell IJ, Becker RA (1984) Toxoplasmosis presenting as panhypopituitarism in a patient with acquired immunedeficiency syndrome. Am J Med 77:760

26. Murad F, Haynes RC (1980) Androgens and anabolic steroids. In: Goodman LS, Gilmann A (eds) The pharmacological basis of therapeutics. New York, pp 1448–1465
27. Ott M, Lembcke B, Fischer H et al. (1993) Early changes of body compositon in human immunodefiency virus-infected patients: tetrapolar body impedance analysis indicates significant malnutrition. Am J Clin Nutr 57:15–19
28. Pont AP, Williams PL, Loose DS et al. (1982) Ketoconazole blocks adrenal steroid synthesis. Ann Int Med 97:370–372
29. Raffi F, Brisseau JM, Planchon B et al. (1991) Endocrine funktion in 98 HIV-infected patients: a prospective study. AIDS 5:729–733
30. Reichert CM, O'Leary TJ, Levens DL et al. (1983) Autopsy pathology in acquired immune defiency syndrome. Am J Pathol 112:357–382
31. Rommerts FFG (1990) Testosterone: an overview of biosynthesis, transport, metabolism and action. In: Nieschlag E, Behre HM (eds) Testosteroneaction, deficiency, substitution. Springer, Berlin Heidelberg New York Tokyo, pp 1–22
32. Sammalkorpi K, Valtonen V, Kerttula Y, Nikkila E, Taskinen MR (1988) Changes in serum lipoprotein pattern induced by acute infections. Metab Clin Exp 37:859–865
33. Shizgal HM (1990) Validation of the measurement of body compositon from whole body bioeletric impedance analysis. Infusionstherapie 17:64–74
34. Tochimoto S, Olivo J, Southern AL, Gordon GG (1970) Studies of plasma β-globulins: sex difference and effect of estradiol and testosterone. Proc Soc Exp Biol Med 134:700
35. Vermeulen A, Verdonck L, Van der Straeten M, Orie N (1969) Capacity of the testosterone-binding globulin in human plasma and influence of specific binding of testosterone on its metabolic clearance rate. J Clin Endocrinol Metab 29:1470
36. Villette JM, Bourin P, Doinel C et al. (1990) Circadian variations in plasma levels of hypophyseal, adrenocortical and testicular hormones in men infected with human immunodefiency virus. J Clin Endocrinol Metab 70:572–577
37. Wagner G, Rabkin JG, Rabkin R (1995) Illness stage, concurrent medications, and other correlations of low tesosterone in men with HIV-illness. J Aquir Immune Defic Syndr 8:204–207
38. Wilkinson M, Carroll PR (1990) Testicular carcinoma in patients positive and at risk for human immunodeficiency virus. J Urol 144:1157–1159
39. Wilson JD, (1987) Androgen abuse by athletes. Endocrinol Rev 2:181–199
40. Wilson WT, Frenkel E, Vuitch F, Sagalowsky AL (1992) Testicular tumors in men with human immunodeficiency viurs. J Urol 147:1038–1040
41. Woole PD, Hamill RW, McDonald IV, Lee E, Kelly M (1985) Transient hypogonadotropin hypogonadism caused by critical illness. J Clin Endocrinol Metab 60:444–450